Operationsberichte

H. Siekmann
L. Irlenbusch
S. Klima
(Hrsg.)

Operationsberichte Orthopädie und Unfallchirurgie

2. Auflage

Mit 171 Abbildungen und 13 Tabellen

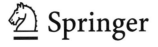 Springer

Herausgeber:
Holger Siekmann
Universitätsklinikum Halle (Saale)
Universitätsklinikum für Unfallchirurgie
Halle (Saale), Deutschland

Lars Irlenbusch
Universitätsklinikum Halle (Saale)
Unfall- und Wiederherstellungschirurgie
Halle (Saale), Deutschland

Stefan Klima
orthós
Orthopädische Chirurgie
Berlin, Deutschland

ISBN 978-3-662-48880-5   978-3-662-48881-2 (eBook)
DOI 10.1007/978-3-662-48881-2

Die Deutsche Nationalbibliothek verzeichnet diese Publikation in der Deutschen Nationalbibliografie; detaillierte
bibliografische Daten sind im Internet über http://dnb.d-nb.de abrufbar.

Springer
© Springer-Verlag Berlin Heidelberg 2012, 2016

Umschlaggestaltung: deblik Berlin
Fotonachweis Umschlag: © Universitätsklinikum Halle – Zentrale Fotostelle – Daniel Gandyra

Gedruckt auf säurefreiem und chlorfrei gebleichtem Papier

Springer ist Teil von Springer Nature
Die eingetragene Gesellschaft ist Springer-Verlag GmbH Berlin Heidelberg

Vorwort

Der Reiz der Unfallchirurgie liegt für viele operativ tätige Kollegen in der Notwendigkeit, anhand einer teils nur eingeschränkten Datenlage schnell Entscheidungen zu treffen, deren Güte über Erfolg oder Misserfolg entscheidet. Daher sollten gerade in diesem Fach, in dem nicht jeder Eingriff elektiv zu planen ist, das operative Vorgehen und der Weg zu dieser Entscheidung für Dritte (Patienten, Gutachter, Juristen) gut nachvollziehbar sein. Da die Operation häufig die zentrale Tätigkeit der unfallchirurgischen Behandlung ist, gilt ihrer Dokumentation ein besonderes Interesse. Sie ist zentrales Dokument in der unfallchirurgischen Patientenakte.

Dieser Situation entsprechend muss eine vollständige Dokumentation der präoperativ zur Verfügung stehenden Informationen, der Diagnose, des operativen Vorgehens und der gewünschten Nachbehandlung schon im Operationsbericht beachtet werden.

Während der Unfallchirurg bei seiner Therapieentscheidung häufig nur auf eine beschränkte Datenlage zurückgreifen kann, ist es dem orthopädisch tätigen Chirurgen oft vergönnt, vor seiner Entscheidung zum operativen vs. konservativen Vorgehen umfangreiche Untersuchungen zu veranlassen, die ihm die Entscheidung zur weiteren Therapie erleichtern. Aus dieser Situation ergibt sich aber auch die Notwendigkeit, diese Diagnostik und Planung, die dann letztlich ggf. in einer operativen Therapie mündet, zu dokumentieren. Hierbei spielen nicht nur innerklinische diagnostische Maßnahmen eine Rolle, sondern auch vor der stationären Aufnahme im ambulanten Bereich durchgeführte Untersuchungen. Im Weiteren spielt der präoperative Behandlungsverlauf eine entscheidende Rolle bei der Wahl des späteren operativen Vorgehens bzw. für die schließlich favorisierte operative Maßnahme. Da in Zeiten knapper Personalressourcen wenig Zeit für die Dokumentation bleibt und Eingangsuntersuchungen zuweilen auch von unerfahrenen Assistenzärzten durchgeführt werden, sollte das Augenmerk des Operateurs auf der fundierten Indikationsstellung seiner Operation liegen. Eine entsprechende Niederschrift des Entscheidungswegs zur Operation einschließlich der präoperativen Planung des Eingriffs, zumindest in Stichworten, ist sinnvoll. Der Bericht über den operativen Eingriff selbst ist dann in der Regel von einem standardisierten Ablauf geprägt, intraoperative Entscheidungswechsel sind selten. Während in der Unfallchirurgie die Akutsituation entscheidend ist und sich aus der Verletzung das zeitnahe operative Vorgehen ergibt (Bisswunden, offene Frakturen, Fehlstellungen, Gefäß-Nerven-Läsionen, Kompartmentsyndrom, Polytrauma usw.), sind auf orthopädischer Seite eher der langjährige frustrane konservative Behandlungsverlauf und das über Jahre dauernde Beschwerdebild entscheidend. Zudem müssen mögliche Alternativdiagnosen als Ursache der Beschwerden sicher ausgeschlossen sein.

Hierbei sollte der Operationsbericht jeweils zeitnah nach der Operation diktiert bzw. geschrieben werden, da üblicherweise schon mit Zuführung des Patienten in den Aufwachraum die Phase der Nachbehandlung beginnt.

Während sich der operativ tätige Arzt in früheren Jahren kaum Gedanken über die Dokumentation der von ihm durchgeführten Operationen machen musste, tritt diese Notwendigkeit in Zeiten kontinuierlich steigender Arzthaftpflichtprozesse zunehmend in den Fokus. So hat die Zahl entsprechender Klagen bei den Schlichtungsstellen im Zeitraum 1991–2000 zu 2001–2010 um 33 % von knapp 30.000 auf knapp 40.000 Fälle[1] zugenommen. Hierbei enden die Anstrengungen des Patienten oft nicht mit der Aktivierung der Gutachtenstellen für Arzthaftpflichtfragen oder des MdK, sondern viele dieser Bestrebungen werden bis zu den Amts- und Landgerichten weiterverfolgt.

Eine umfangreiche und detaillierte Dokumentation schützt daher nicht nur den jeweiligen Arbeitgeber, sondern auch die eigene Person vor unnötigen Regressansprüchen.

Da gerade jungen Kollegen bei der Erstellung ihrer OP-Berichte ausführliche Vorlagen zur Orientierung fehlen, entstand die Idee, eine entsprechende Hilfestellung in Form dieses Buches zu schaffen.

Hierbei kam dem Projekt die Erfahrung eines der Autoren zugute, der in den letzten 15 Jahren mit der Bearbeitung von mehr als 500 Schlichtungsstellen- und Gerichtsgutachten befasst war.

Das vorliegende Buch soll dazu beitragen, jungen Kollegen die Erstellung von Operationsberichten zu vereinfachen und zugleich Formulierungen zu erstellen, die das eigene operative Vorgehen schriftlich absichern und nachvollziehbar erklären. Unabhängig davon bleibt jedoch die jeweils notwendige individuelle Niederschrift jedes einzelnen Berichtes. Somit kann dieses Buch nur als Orientierungshilfe dienen.

Holger Siekmann, Lars Irlenbusch, Stefan Klima
Halle und Berlin im Herbst 2015

---

1 Angaben des ehemaligen Geschäftsführers der Norddeutschen Schlichtungsstelle auf entsprechende Anfrage der Autoren

Inhaltsverzeichnis

III   Nachbehandlungsschemata

Autorenverzeichnis

Böhme, Jörg, PD Dr. med. habil.
Universitätsklinikum Leipzig, Klinik und Poliklinik
für Orthopädie, Unfallchirurgie und Plastische Chirurgie
Liebigstr. 20, 04103 Leipzig
joerg.boehme@medizin.uni-leipzig.de

Delank, Karl-Stefan, Prof. Dr. med. habil.
Universitätsklinikum Halle (Saale), Department für
Orthopädie, Unfall-,und Wiederherstellungschirurgie
Ernst Grube Straße 40, 06120 Halle (Saale)
stefan.delank@uk-halle.de

Fakler, Johannes, Dr. med.
Universitätsklinikum Leipzig, Klinik für Orthopädie,
Unfallchirurgie und Plastische Chirurgie
Liebigstr. 20, 41030 Leipzig
johannes.fakler@medizin.uni-leipzig.de

Franck, Alexander, Dr. med.
Klinikum Coburg gGmbH, Klinik für Orthopädie und
Unfallchirurgie
Ketschendorfer Str. 33, 96450 Coburg
alexander.franck@klinikum-coburg.de

Glasmacher, Stefan
Universitätsklinikum Leipzig, Klinik für Unfall-,
Wiederherstellungs- und Plastische Chirurgie
Liebigstr. 20, 04103 Leipzig
stefan.glasmacher@medizin.uni-leipzig.de

Hardes, Jendrik, Prof. Dr. med. habil.
Universitätsklinikum Münster, Klinik und Poliklinik
für Allgemeine Orthopädie und Tumororthopädie
Albert-Schweizer-Str. 33, 48149 Münster
hardesj@ukmuenster.de

Hein, Matthias, RA
Kanzlei Stephan und Hein
Karl-Heine-Str. 25b, 04229, Leipzig
office.hein@stephan-hein.com

Henniger, Martina, Dr. med.
Klinik für Orthopädie und Unfallchirurgie,
Agaplesion Markus Krankenhaus
Wilhelm-Epstein-Str. 4, 60431 Frankfurt am Main
orth-uch@fdk.info

Hepp, Pierre, Prof. Dr. med. habil.
Universitätsklinikum Leipzig, Klinik für Orthopädie,
Unfallchirurgie und Plastische Chirurgie, Bereich Arthroskopi-
sche und spezielle Gelenkchirurgie/Sportverletzungen
Liebigstr. 20, 04103 Leipzig
pierre.hepp@medizin.uni-leipzig.de

Huschak, Maria, Dr. med.
Universitätsklinikum Halle (Saale), Universitätsklinik
und Poliklinik für Unfall- und Wiederherstellungschirurgie
Ernst-Grube-Str. 40, 06120 Halle (Saale)
maria.huschak@medizin.uni-halle.de

Irlenbusch, Lars, Dr. med.
Universitätsklinikum Halle (Saale), Universitätsklinik
und Poliklinik für Unfall- und Wiederherstellungschirurgie
Ernst-Grube-Str. 40, 06120 Halle (Saale)
lars.irlenbusch@medizin.uni-halle.de

Jansch, Lars, Dr. med.
HELIOS Klinik Sangerhausen, Klinik für Unfallchirurgie
Am Beinschuh 2a, 06526 Sangerhausen
lars.jansch@helios-kliniken.de

Jarvers, Jan-Sven, Dr. med.
Universitätsklinikum Leipzig, Klinik und Poliklinik
für Orthopädie, Unfallchirurgie und Plastische Chirurgie
Liebigstr. 20, 04103 Leipzig
jan-sven.jarvers@medizin.uni-leipzig.de

Jensen, Gunnar, Dr. med.
Diakoniekrankenhaus Friederikenstift gGmbH,
Klinik für Unfall- und Wiederherstellungschirurgie
Humboldstr. 5, 30196 Hannover
gunnar.jensen@ddh-gruppe.de

Josten, Christoph, Prof. Dr. med. habil.
Universitätsklinikum Leipzig, Klinik und Poliklinik
für Orthopädie, Unfallchirurgie und Plastische Chirurgie
Liebigstr. 20, 04103 Leipzig
christoph.josten@medizin.uni-leipzig.de

Katthagen, Christoph, Dr. med.
Diakoniekrankenhaus Frederikenstift gGmbH,
Klinik für Unfall- und Wiederherstellungschirurgie
Humboldstr. 5
30169 Hannover
sekretariat.uc@ddh-gruppe.de

Klima, Stefan, PD Dr. med.
Universitätsklinikum Leipzig, Klinik für Orthopädie,
Unfallchirurgie und Plastische Chirurgie
Liebigstr. 20, 04103 Leipzig
stefan.klima@medizin.uni-leipzig.de

Lill, Helmut, Prof. Dr. med. habil.
Diakoniekrankenhaus Frederikenstift gGmbH,
Klinik für Unfall- und Wiederherstellungschirurgie
Humboldstr. 5, 30169 Hannover
sekretariat.uc@ddh-gruppe.de

Neef, Rüdiger, Dr. med.
Universitätsklinikum Halle (Saale), Universitätsklinik
und Poliklinik für Unfall- und Wiederherstellungschirurgie
Ernst-Grube-Str. 40, 06120 Halle (Saale)
ruediger.neef@uk-halle.de

Rehart, Stefan, Prof. Dr. med. habil.
Klinik für Orthopädie und Unfallchirurgie,
Agaplesion Markus Krankenhaus
Wilhelm-Epstein-Str. 4, 60431 Frankfurt am Main
stefan.rehart@fdk.info

Schendel, Kai, Dr. med.
HELIOS Klinik Köthen, Klinik für Orthopädie
Hallesche Str. 29, 06366 Köthen (Anhalt)
kai.schendel@helios-kliniken.de

Scholz, Roger, Dr. med.
Collm Klinik Oschatz, Abteilung für Orthopädie
Parkstr. 1, 04758 Oschatz
rscholz@collm-klinik-oschatz.de

Schulz, Mathias, Dr. med.
Universitätsklinikum Halle (Saale), Universitätsklinik
und Poliklinik für Unfall- und Wiederherstellungschirurgie
Ernst-Grube-Str. 40, 06120 Halle (Saale)
mathias.schulz@uk-halle.de

Siekmann, Holger, Dr. med.
Universitätsklinikum Halle (Saale), Universitätsklinik
und Poliklinik für Unfall- und Wiederherstellungschirurgie
Ernst-Grube-Str. 40, 06120 Halle (Saale)
holger.siekmann@uk-halle.de

Streitbürger, Arne, PD Dr. med.
Universitätsklinikum Münster, Klinik für Allgemeine
Orthopädie und Tumoroerthopädie
Albert Schweitzer-Campus 1, Geb. A1 1, 48149 Münster
streitb@mednet.uni-muenster.de

Voigt, Christine, Prof. Dr. med. habil.
Diakoniekrankenhaus Friederikenstift gGmbH,
Klinik für Unfall- und Wiederherstellungschirurgie
Humboldstr. 5, 30196 Hannover
sekretariat.uc@ddh-gruppe.de

Völpel, James Henry, Dr. med.
Praxisklinik für Plastische und Ästhetische Chirurgie
Dr. Wachsmuth & Dr. Völpel
Fritz-Seger-Straße 21, 04155 Leipzig
jhvoelpel@aol.com

Wojan, Magdalena, Dr. med.
Universitätsklinikum Leipzig, Klinik und Poliklinik
für Kinderorthopädie
Liebigstr. 20, 04103 Leipzig
magdalena.wojan@medizin.uni-leipzig.de

Abkürzungsverzeichnis

A.	Arteria
a. a. O.	am angegebenen Ort
AC-Gelenk	Acromioclaviculargelenk
ALIF	anteriore lumbale intercorporelle Fusion
ALRI	anterolaterale Rotationsinstabilität des OSG
anschl.	anschließend
AO	Arbeitsgemeinschaft für Osteosynthesefragen
AR/IR	Außen-/Innenrotation
bd.	beidseitig
bds.	beidseits
BG-lich	berufsgenossenschaftlich
BÜ	Bewegungsübungen
BV	Bildverstärker
BW	Bildwandler
BWK	Brustwirbelkörper
Ch.	Charrière
CT	Computertomografie
deutl.	deutlich
diskolig.	diskoligamentär
DRG	Diagnosis Related Groups
EB	Ellenbogen
entspr.	entsprechend
ex.	entfernen
Fa.	Firma
Fix. interne	Fixateur interne
g	Gramm
h	Stunde
HKB	hinteres Kreuzband
HWK	Halswirbelkörper
HWS	Halswirbelsäule
ICD-10	International Statistical Classification of Diseases and Related Health Problems, Tenth Revision
ISG	Iliosacralgelenk
IS-Fuge	Iliosacralfuge
ITN	Intubationsnarkose
ITS	Intensivstation
i. v.	intravenös
K-Draht	Kirschnerdraht
KFI	Kleinfragmentinstrumentarium
KG	Krankengymnastik
konv.	konventionell
lat.	lateral
li.	links
Lig.	Ligamentum
LWK	Lendenwirbelkörper
M.	Musculus
ME	Metallentfernung
MKG	Mund-Kiefer-Gesicht
MPFL	mediales patellofemorales Ligament
MRT	Magnetresonanztomografie
MTP	Metatarsophalangeal
m. w. N	mit weiteren Nachweisen
N.	Nervus
NFA	Notfallambulanz
NSAR	nichtsteroidale Antirheumatika
OA	Oberarzt
OATS	osteochondral autologous transfer system
OPS	Operationen- und Prozedurenschlüssel
OS	Oberschenkel
OSG	oberes Sprunggelenk
Pat.	Patient
PLIF	posteriore lumbale intercorporelle Fusion
PNF	propriozeptive neuromuskuläre Fazilitation
Proc.	Processus
PT	Physiotherapie
re.	rechts
Reha	Rehabilitation
ROM	range of motion
Rö.-Ko.	Röntgenkontrolle
SAB	Subarachnoidalblutung
s. c.	subkutan
seitl.	seitlich
SLAP	superior labrum anterior to posterior
SSP	Supraspinatussehne
SSS	Subscapularissehne
SWK	Sakralwirbelkörper
TB	Teilbelastung
TENS	transkutane elektrische Nervenstimulation
TEP	Totalendoprothese
TFCC	triangulärer fibrokartilaginärer Komplex
TLIF	transforaminale lumbale intercorporelle Fusion
Trpf.	Tropfen
u.	und
u. g.	unten genannt
US	Unterschenkel
U-Scheibe	Unterlegscheibe
USG	unteres Sprunggelenk
V.	Vene
VKB	vorderes Kreuzband
zw.	zwischen

Grundlagen

Gliederung eines Operationsberichts

H. Siekmann, K. Schendel

H. Siekmann et al. (Hrsg.), *Operationsberichte Orthopädie und Unfallchirurgie*,
DOI 10.1007/978-3-662-48881-2_1, © Springer-Verlag Berlin Heidelberg 2016

1.1   Basisdaten

Der Operationsbericht beginnt üblicherweise mit den Angaben der Basisdaten zur Operation. Diese enthalten Angaben zur Identifikation des Patienten, notwendige Angaben zum Operationsteam und grundlegende Daten zur Operation.

Üblicherweise enthält der »Kopf« eines Operationsberichts dementsprechend folgende essenzielle Angaben:
- Patienten- und Fallnummer,
- die behandelnde Klinik und die Station,
- den Namen, das Geschlecht und das Alter sowie das Geburtsdatum des Patienten,
- den Operationssaal und das Operationsdatum sowie die Schnitt-/Nahtzeit,
- die Namen des Operateurs bzw. der Operateure, der Assistenten, der Anästhesisten und des Pflegepersonals.

Die **Angabe mehrerer Operateure** sollte – sofern dies der Fall war – in Betracht gezogen werden. Beispiele für die Anwesenheit mehrerer Operateure sind parallel arbeitende Operationsteams bei Mehrfachverletzungen (z. B. distale Radiusfraktur bds.) oder die Beteiligung mehrerer Fachdisziplinen bei Komplexverletzungen (Gefäß-, Neuro- und Unfallchirurg).

Durch die Angabe mehrerer Operateure kann auch die aktive und unterstützende Beteiligung des Facharztes unterstrichen werden, der dem jungen und noch unerfahrenen Kollegen eine Operation »aktiv« assistiert. Die Verantwortung am Tisch obliegt im Normalfall dem Facharzt. Teilweise lässt sich das Aktivitätsausmaß bei der Operation zwischen Operateur und 1. Assistenten kaum trennen. So benötigen Schaftnagelungen der unteren Extremitäten häufig einen ausgiebigen Aktivismus des Assistenten, der die Fraktur teils offen reponieren und retinieren muss, während der Nagel im Markraum vorgetrieben wird.

Legen Sie ein besonderes Augenmerk auf die **Angaben der Schnitt-/Nahtzeiten:** Gerade die Dauer zwischen Schnitt- und Nahtzeit lässt für den erfahrenen Beobachter ggf. Rückschlüsse auf den operativen Ablauf zu. Die angegebene Zeit sollte dabei mit dem operativen Ablauf in Einklang stehen. Beispielsweise erklärt eine unkomplizierte Osteosynthese des Malleolus lateralis in diesem Rahmen keine OP-Zeit von 90 min oder mehr. Möglicherweise deuten in dieser Situation überlange Operationszeiten auf einen unerfahrenen Operateur hin, dem es an der Unterstützung eines erfahrenen Facharztes mangelte.

Wünschenswert ist daher in diesem Zusammenhang die **Angabe des Ausbildungsstandes** bzw. die Angabe der Funktion der Operateure und Assistenten (Assistenzarzt, Facharzt, subspezialisierter Facharzt, Ober- oder Chefarzt), um die »Kompetenz am Tisch« zu dokumentieren.

1.2   Vorgeschichte

Mit den Angaben zur Vorgeschichte legt der Operateur dar, dass er sich umfassend mit der präoperativen Situation des Patienten, für dessen Wohl er Verantwortung trägt, auseinandergesetzt hat. Soweit vorhanden, sollten die Angaben zur Vorgeschichte Informationen zu folgenden Fragen liefern:

- Voroperationen,
- Medikamente,
- Unfallhergang,
- Lokalbefund,
- Aufklärung erfolgt,
- Therapiealternativen,
- präoperative Planung.

1.2.1   Voroperationen, Nebenerkrankungen und Degenerationen

Gerade mit steigendem Patientenalter treffen wir zunehmend auf Patienten, die im Bereich der Operationslokalisation schon Voroperationen, sei es ein Knochenbruch oder ein Weichteileingriff, erlitten haben. Hier sei z. B. speziell auf die hohe Zahl von pertrochantären Femurfrakturen oder distalen Radiusfrakturen verwiesen, bei denen es sich mit um häufige Knochenbrüche des älteren Menschen handelt. Entsprechende Brüche können entscheidend das operative Vorgehen beeinflussen. Hier können sich sowohl Einflüsse auf die Wahl des Zugangs als auch auf die Implantatwahl ergeben. Ähnlich verhält es sich mit vorbestehenden Degenerationen v. a. bei gelenknahen Frakturen oder solchen mit Gelenkbeteiligung. Vorhandene Degenerationen sollten hier Erwähnung finden, da sie einerseits die Operation erschweren bzw. Einfluss auf das Operationsergebnis haben können, sie zudem in ihrer Ausprägung Einfluss auf die Art der Operation ausüben können (Versorgung proximaler Femurfrakturen durch Osteosynthese vs. Prothese). Hinweise auf eine vorhandene Osteoporose sollten ebenso wenig fehlen. Diesbezüglich sei davor gewarnt, Wirbelfrakturen des älteren Menschen grundsätzlich als »osteoporotische Sinterungsfrakturen« zu beschreiben und evtl. aus dieser Entscheidung heraus diese immer mit einer Kyphoplastie zu behandeln. Bei Vorliegen eines Unfallereignisses, und sei es nur ein Bagatellsturz auf das Gesäß, muss bedacht werden, dass dieses mitursächlich an der Frakturausprägung beteiligt war. Neben versicherungsrechtlichen Fragen ist im Zusammenhang mit einem Unfallereignis auch immer zu bedenken, dass auch im Alter eine höhergradige unfallabhängige Fraktur vom Typ B oder C vorliegen kann. Hier ist es sicher sinnvoller, die Fraktur zu beschreiben und im Weiteren auf die zusätzlich bestehende Osteoporose hinzuweisen. Da auch die ältere Generation zunehmend über eine private Unfallversicherung verfügt, kann man sich auf diesem Weg auch unnötige Korrespondenzen mit den Unfall- und Haftpflichtversicherungen ersparen. An typischen Nebenerkrankungen, die häufig Einfluss auf die operative Vorgehensweise und meist einen negativen Einfluss auf das angestrebte Operationsereignis haben, seien exemplarisch die nachfolgenden Krankheiten genannt:
- Diabetes mellitus,
- chronisch obstruktive Lungenerkrankungen,
- periphere arterielle Verschlusskrankheit,
- chronische Niereninsuffizienz,
- dementielle Erkrankungen,
- Osteoporose,
- chronischer C_2H_5OH-Abusus.

◻ Tab. 1.1 Gerinnungsaktive Medikamente

Thrombozytenaggregationshemmer	
COX-Inhibitoren	ASS, Aloxiprin
Glykoprotein IIb/IIIa-Inhibitoren	Abciximab, Eptifibatide, Tirofiban
ADP-Rezeptor-Inhibitoren	Clopidogrel, Ticlopidin, Prasugrel
Prostaglandinanaloga	Prostacyclin, Iloprost, Treprostinil
Sonstige	Ditazol, Dipyridamol, Cilostazol
Antikoagulantien	
Vitamin-K-Antagonisten	Phenprocoumon, Warfarin u. a
Heparine	Unfrakt. Heparin, LMWH (Enoxaparin, Dalteparin, Certoparin), Heparinoide (Danaparoid, Sulodexide)
Faktor Xa-Inhibitoren	Rivaroxaban, Fondaparinux, Apixaban
Direkte Thrombin-Inhibitoren	Melagatran, Hirudin, Argatroban u. a.
Plasminogen Aktivatoren	
TPA	Alteplase, Reteplase
UPA	Urokinase, Saruplase
Streptokinase	

◻ Tab. 1.2 Osteoaktive Medikamente

Osteoklastenhemmer	SERM (Raloxifen), Calcitonin (Karil), Bisphosphonate (Alendronat, Etidronat, Risedronat, Strontiumranelat)
Osteoblastenstimulanzien	Teriparatid, BMP-7, TGF-ß
Vitamin D_3	
Kalzium	
Prednisolon	
Parathormon	

1.2.2 Medikamente und Allergien

Hinweise zur präoperativen Medikamenteneinnahme des Patienten sind sinnvoll, wenn diese einen Einfluss auf die Operation bzw. das Operationsergebnis erwarten lassen. Dies trifft besonders auf osteoaktive Medikamente wie Kortison oder auf mögliche Störungen der Gerinnung, z. B. durch ASS oder Marcumar, zu.

Bei der geplanten Nutzung von Chrom-Nickel-Implantaten (z. B. Cerclagen) ist ein Hinweis auf die Allergiesituation des Patienten angezeigt.

Die nachfolgenden Tabellen (◻ Tab. 1.1, ◻ Tab. 1.2) spiegeln ohne Anspruch auf Vollständigkeit ein breites Spektrum möglicher Medikamente wider.

1.2.3 Unfallhergang und Krankheitsverlauf

Kurze Angaben zum Unfallgeschehen bzw. zum Krankheitsverlauf sind, wenn vorhanden, niederzulegen. Sie erklären ggf. in sich schon das folgende operative Vorgehen. Beispielhaft sei hier das Hochrasanz- oder das Polytrauma genannt, das mit seiner Erwähnung häufig schon die Indikation zur zügigen Operation mit der Anlage temporärer Fixateure erklärt. Ein direktes Anpralltrauma speziell am Unterschenkel mit Fraktur rechtfertigt ggf. ebenso die Anlage eines Fixateurs bei einem hierdurch bedingten oder drohenden Kompartmentsyndrom.

Ebenso wichtig ist zudem, ob eine operationswürdige Arthrose z. B. Folge eines Traumas ist, ob Voroperationen stattfanden und welche Arten der Therapie vor der Operation durchgeführt worden sind.

1.2.4 Lokalbefund

Neben dem Unfallhergang ist auch eine kurze Beschreibung des Lokalbefundes wünschenswert, da auch diese Angaben Nachbegutachtern das operative Vorgehen nachvollziehbar machen.

Wenig auffällige Weichteile rechtfertigen eine sofortige definitive Stabilisierung. Kompartmentsyndrome, höhergradig offene und/oder stark verschmutzte Weichteile können hingegen den Einsatz eines Fixateur externe unterstreichen. Angaben zu lokalen Schürfungen belegen die Indikation zur zeitnahen Versorgung vor der Keimbesiedelung der unfallbedingten Wunde.

Lokale Narbenplatten oder alterungsbedingte Verschiebungen von Narben rechtfertigen zudem eine Abweichung von ggf. vormaligen Zugängen.

1.2.5 Aufklärung

Schriftliche Hinweise zu einem stattgehabten Aufklärungsgespräch einschließlich der Hinweise auf alternative Therapieverfahren belegen nochmals das präoperativ mit dem Patienten geführte Gespräch. Sie sind sowohl in der Unfallchirurgie als auch der Orthopädie in akuten Notfallsituationen des möglicherweise noch nicht intubierten Patienten denkbar und ggf. einziger Hinweis auf das zumindest noch kurz geführte präoperative Gespräch (z. B. beim akuten Querschnittsyndrom bei massivem Bandscheibenprolaps).

Bei zunehmend fachübergreifenden Dienstsituationen zwischen Orthopädie und Unfallchirurgie können sie einziger Beleg dafür sein, dass eine Aufklärung des schon vor oder während der stationärer Aufnahme intubierten oder sedierten Patienten nicht mehr möglich war (intubierter wirbelverletzter Patient).

1.2.6 Therapiealternativen

Hinweise auf dem Patienten dargelegte alternative Therapieoptionen sollten im Operationsbericht zumindest kurz noch einmal durch den Operateur Erwähnung finden. Dies trifft insbesondere auf Eingriffe zu, bei denen z. B. konservative Alternativverfahren gleichberechtigt neben den operativen Maßnahmen stehen oder zumindest auch mit einer konservativen Therapie ein akzeptables Ausheilungsergebnis zu erwarten ist. Die in diesen Fällen notwendige alternative Aufklärung über die konservative Therapie sollte aber schon präoperativ, umfassend und separat dokumentiert, erfolgt sein.

Therapiealternativen und ihre präoperative Aufklärung spielen speziell in Bezug auf spätere Rechtsstreitigkeiten eine Rolle, v. a. dann, wenn auf alternativem Weg ebenfalls akzeptable und gleichwertige Behandlungserfolge erreicht werden können.

1.2.7 Präoperative Planung

Präoperative Planungen am Modell bzw. mit präoperativen Schemazeichnungen werden in der Praxis in der Orthopädie und auch der Unfallchirurgie häufig genutzt. In der elektiven Prothetik sollte der Operateur zumindest anhand der Röntgenbilder unter Nutzung entsprechender Schablonen präoperativ die Prothesendimension (z. B. bei medialen Schenkelhalsfrakturen) abschätzen und dieses Vorgehen dann auch dokumentieren. Hier stehen zudem Computerprogramme zur Verfügung, die das entsprechende Ausmessen der Prothesendimension erleichtern. Eine Operationsplanung sollte ebenso bei sekundär rekonstruktiven Eingriffen wie der Planung von Arthrodesen oder Umstellungen als auch bei Sekundäreingriffen z. B. infolge von Pseud-

arthrosen erfolgen. Da entsprechende Schemazeichnungen nicht selten im Weiteren verlorengehen, ist zumindest ein kurzer Eintrag im Operationsbericht sinnvoll, der eine entsprechende Auseinandersetzung des Operateurs mit dem geplanten Eingriff dokumentiert. Computeranimierte OP-Planungen spielen zudem im Rahmen von Zertifizierungen (z. B. Prothesenzentren) eine zunehmende Rolle.

1.3 Diagnose

Auf die dezidierte Angabe der Diagnose sollte im Zentraldokument der unfallchirurgischen Patientenakte besonderer Wert gelegt werden. Die genaue Diagnose an sich stellt schon die nachvollziehbare Indikation zur Operation dar.

In Zeiten von ICD und ICPM verwischen hingegen sinnvolle Diagnosen zunehmend. Nachbeurteilenden bieten sich häufig Diagnosen, die die Frage rechtfertigen, ob der Operateur wirklich wusste, was er gerade operiert. Nachstehend sei hier auf einige ICD-Beispiele verwiesen, die in dieser Form sicher in einem adäquaten Operationsbericht nur zwecks der Abrechnung etwas zu suchen haben:

- T02.20: Frakturen mit Beteiligung mehrerer Regionen einer oberen Extremität, geschlossen oder o. n. A.;
- T02.31: Frakturen mit Beteiligung mehrerer Regionen einer unteren Extremität, offen;
- M24.80-5: sonstige näher bezeichnete Gelenkbeschädigung, andernorts nicht klassifiziert;
- M84.9: Veränderungen der Knochenkontinuität, nicht näher bezeichnet;
- T02.90: Multiple Frakturen, nicht näher bezeichnet, geschlossen oder o. n. A.

Im günstigsten Fall kann die ICD-Codierung mit dem entsprechenden Programm aus dem Codierungssystem zwecks Abrechnung übernommen und dann durch den Operateur der eigentlichen Operationssituation angepasst werden. Ist eine Änderung der ICD-Diagnose in einen sinnvolleren Text nicht möglich, so sollte der Operateur noch zusätzlich eine dezidierte Diagnose dokumentieren.

Eine gute Diagnose erklärt deskriptiv das Ausmaß der Verletzung. Sie setzt sich zusammen aus:

- dem Zustand der Weichteile (geschlossen, offen, stark verschmutzt, infiziert, kontusioniert, lokale Schürfung usw.) und
- der Knochensituation (disloziert, unverschoben, mehrfragmentär, spiralig usw.).

Sie wird ergänzt durch eine sinnvolle, wenn möglich schon das operative Vorgehen erklärende **Klassifikation**: Hier hat sich z. B. an langen Röhrenknochen und an der thorakolumbalen Wirbelsäule international die AO-Klassifikation durchgesetzt, während sich z. B. an der oberen HWS (Effendi- und Anderson-Klassifikation), dem proximalen Humerus (Neer-Klassifikation), dem Becken (Letournel) oder dem Talus (Hawkins) und dem Calcaneus (Sander, Zwipp) weitere Klassifikationen gleichwertig oder praktikabler zeigen.

Exemplarisch seien hier noch einmal einige Diagnosen genannt:

- geschlossene, instabile Fraktur des Dens axis (Anderson II),
- geschlossener, instabiler inkompletter BWK VII-Berstungsbruch (AO 52 A3.2) mit Querschnittsymptomatik,
- geschlossene, dislozierte proximale Humerusfraktur links (Neer IV),
- erstgradig offene, dislozierte Femurschaftquerfraktur rechts (AO 32 A3),
- geschlossene, dislozierte mediale Schenkelhalsfraktur links (Garden III, AO 31 B3).

Die hier genannten Klassifikationen erheben nicht den Anspruch auf Vollständigkeit. Es handelt sich jedoch um gängige Klassifikationen, die sich aufgrund ihrer guten Struktur, ihrer Nachvollziehbarkeit und ob ihres Einflusses auf die Wahl des operativen Vorgehens bewährt haben.

1.4 Operation

Wie für die Diagnose gilt auch für die Beschreibung der eigentlichen Operation, dass mit diesen Angaben schon kurz, aber nachvollziehbar das operative Vorgehen dargestellt werden soll. Die wesentlichen Maßnahmen sollten Erwähnung finden.

Hier sei verwiesen auf

- die blutige (offene) oder geschlossene Reposition,
- den Vorgang der Markraumerweiterung (aufgebohrt oder unaufgebohrt),
- das benutzte Implantat sowie
- die wesentlichen Angaben zum Hersteller und der Dimension.

Die Angaben zum Hersteller sind aus unserer Sicht immer sinnvoll, da sie später unnötigen Schriftverkehr bei Folgeoperationen verhindern oder zumindest einschränken.

Herstellerangaben haben in der eigentlichen operativen Maßnahme hingegen nichts zu suchen. So sind Operationen im Sinne einer »Sirusnagelung, Expertnagelung oder LISS-Verplattung« nicht zu akzeptieren.

Hinweise auf eine Spongiosaentnahme oder die Nutzung von Knochenersatzstoffen sollten ebenso Erwähnung finden wie Hinweise auf eine Histologie oder eine Abstrichentnahme.

Auch der Einsatz der Navigation ist hier zu dokumentieren. Im Folgenden seien z. B. exemplarisch genannt:

- Arthroskopie, arthroskopisch gestützte Semitendinosus- u. Gracilisersatzplastik (Transfix), 10er i. a.-Redondrainage;
- Neurolyse des N. ulnaris, Olecranonosteotomie (Chevron); offene Reposition, Osteosynthese mittels KFI-Titan-LCP's (7- u. 9-Loch) + Zugschrauben, Zuggurtungsosteosynthese des Olecranon, lokaler Redon;
- offene Reposition der Fibula, Osteosynthese mit 7-Loch-Titan-Drittelrohrplatte; geschlossene Reposition der Tibia, aufgebohrte dynamische Verriegelungsnagelung (Fa. Synthes, Expert-Nagel, 10/380 mm, prox. 1-fach, dist. 3-fach verriegelt, lokale Drainagen;
- Implantation einer Hüfttotalendoprothese links (Variall Schraubpfanne 58 mm, Inlay PE 10° überhöht dorsolateral,

Kopf 32/M Metall, zementierter Müller Geradschaft, Größe 11,5, C-Plug Größe 14, Fa. Zimmer), 12er Redondrainage i. a.

1.5 Bericht (zum operativen Vorgehen)

1.5.1 Ablauf

Der eigentliche Vorgang bzw. die Durchführung der Operation soll in gutem und verständlichem Deutsch mit den wesentlichen, auch für den späteren Leser nachvollziehbaren Schritten niedergeschrieben werden.

Hierbei ist es günstig, wenn sich die Individualität der Operation anhand intraoperativer »landmarks« von selbst erklärt (Beschreibungen von individuellen Fragmentstellungen, Schraubenlagen, Gefäßclips o. ä.). Die einzelnen Schritte der Operation müssen nachvollziehbar sein, ebenso intraoperative Probleme, z. B. bei der Reposition der Fraktur oder intraoperative Redislokationen und nochmalige Auflösungen der Osteosynthese, die dann wiederum verlängerte Operationszeiten hinreichend erklären können. So belegt z. B. ein einfacher unkomplizierter Eingriff infolge einer pertrochantären Fraktur, selbst durch einen Ausbildungsassistenten, keine Operationszeit von 90 min. Der operative Ablauf muss somit die Operationszeit erklären.

Auf **Formulierungen zum Repositionsergebnis** sollte geachtet werden, da selbst dem erfahrensten Operateur anatomische Repositionen z. B. bei geschlossenen Verfahren (Marknagelungen, untergeschobene Plattenosteosynthesen, perkutane Schrauben) selten gelingen. Hier sind Beschreibungen wie »weitestmöglich achsgerecht, achsgerechte Stellung der Hauptfragmente, unter Würdigung der Trümmerung akzeptable Reposition u. a.« günstiger. Die Formulierung »anatomische Reposition« gebührt auch nur der anatomischen Reposition.

Ein abweichendes Verhalten vom üblichen operativen Standard bei klassischen Osteosynthesen sollte sich aus dem Operationsbericht erschließen.

Die Gabe eines Antibiotikums und somit auch die Angabe im Operationsbericht sind bei Materialentfernungen nicht notwendig. Bei Osteosynthesen sollte es sich um ein knochengängiges Antibiotikum handeln.

Für die Nähte sollten die **Nahttechnik** (z. B. Kirchmayr, Bunnell, Kessler) und das Material genannt werden (◘ Tab. 1.3).

1.6 Nachbehandlung/Procedere

Angaben zum Procedere sind essenziell, da eigentlich nur der Operateur die Stabilität seiner Osteosynthese bzw. seiner implantierten Prothese einschätzen kann. In der Regel sind hier gerade in der Prothetik und bei arthroskopischen Eingriffen klinikinterne oder allgemeingültige Standards vorgegeben. Auch diese oder speziell Abweichungen von diesen sowie die Gründe für ein evtl. nicht standardisiertes Vorgehen sollten angemerkt werden.

Für die Zeit im Aufwachraum mögen entsprechende Festlegungen noch nicht so wichtig sein, da die operativ versorgte Extremität häufig mit externen Hilfsmitteln (Gilchrist-Verband,

◻ Tab. 1.3 Nahttechniken

Sehnennähte	
Beuge-/Strecksehnen Hand	4/0 nichtresorbierbare Kernnaht, monofil
	6/0 (nicht)resorbierbare umlaufende Naht, monofil
	4/0 doppelt armiert für Ausziehdrahtnaht
Beuge-/Strecksehnen Fuß	3/0 bis 4/0 nichtresorbierbare Kernnaht, monofil
	5/0 (nicht)resorbierbare umlaufende Naht, monofil
Unterarm/Unterschenkel	3/0 nichtresorbierbare Kernnaht, monofil
	4/0 bis 5/0 (nicht)resorbierbare umlaufende Naht, monofil
Schulter	0 nichtresorbierbar für RM-Rekonstruktion
Achilles-/Quadrizeps-/Patellarsehne	1 nichtresorbierbare Kernnaht, monofil
	3/0 (nicht)resorbierbare umlaufende Naht
Nervennähte	
Große Nerven stammnah	7/0 nichtresorbierbar, monofil
Kleine Nerven peripher	10/0 nichtresorbier, monofil
Gefäßnähte	
Große Gefäße	6/0 nichtresorbierbar, monofil (Erwachsene)
	8/0 nichtresorbierbar, monofil (Kinder)
Kleine Gefäße	8/0 bis 10/0 nichtresorbierbar, monofil
Knochenanker	
Rotatorenmanschette	3,5 oder 5 mm Durchmesser, Faden 0 oder 2
Distale Bizepssehne	3,5 mm Durchmesser, Faden 0
Finger und Fuß	z. B. 2,5 mm Minianker

Gipsschiene, Orthese) temporär versorgt ist. Spätestens mit Rücktransport auf die Station jedoch sollte das weitere Procedere schriftlich festgelegt worden sein. Daher wird der Operationsbericht im eigenen Vorgehen üblicherweise noch am Operationstag schriftlich niedergelegt. Angaben zum Procedere durch den Operateur sollten Hinweise zu folgenden Fragen enthalten:

- Analgesie und Thromboseprophylaxe,
- Datum der Röntgenkontrollen,
- Belastungs- und Mobilisationsgrad,
- Notwendigkeit weiterer Operationen,
- stattgehabte Histologie und Abstrich,
- Empfehlung ggf. weiterer diagnostischer Maßnahmen.

Die zu ausgesuchten Operationen am Ende des Buches ausgeführten Nachbehandlungsschemata sind als Empfehlungen zu sehen und nicht umfassend. Andere Kollegen haben natürlich andere Vorgaben und differente Erfahrungen gemacht, an denen sich ihre postoperativen Empfehlungen orientieren. Auch diese Nachbehandlungsschemata werden sich in der Praxis bewährt haben. Zielführend bei der Indikationsstellung zur Operation sind bei der Frakturbehandlung jedoch neben der achsgerechten Einrichtung im Schaft- sowie der stufenfreien Einrichtung im Gelenkbereich das Erreichen einer zumindest übungsstabilen

Osteosynthese, sodass auf ruhigstellende Mittel postoperativ, wenn möglich, zu verzichten ist.

Angaben zum postoperativen Procedere sind somit für die Behandlung des Patienten essenziell. Dementsprechend wird ihre schriftliche Dokumentation juristisch gefordert.

1.7   Datum und Unterschrift

Die zeitnahe Angabe zum Erstellungsdatum des Operationsberichts sowie die Unterschrift, mit der der Operateur sein Handeln abzeichnet, verstehen sich von selbst. Hierbei wird im eigenen Vorgehen darauf geachtet, dass der Zeitraum zwischen der Operation und dem Gegenzeichnen des Operationsberichts 5 Arbeitstage nicht überschreitet. Im günstigsten Fall wird der Operationsbericht vom Operateur selbst noch im Operationssaal, zumindest am Operationstag, erstellt. Hierdurch wird gewährleistet, dass auch Details während der Operation nicht vergessen werden, z. B. besondere Schwierigkeiten in der Reposition, zudem kann im Rahmen möglicher späterer Auseinandersetzungen nicht der Vorwurf einer Verfälschung des Operationsberichts erhoben werden.

Besonderheiten eines unfall-chirurgischen oder orthopädischen Operationsberichts

H. Siekmann, S. Klima

H. Siekmann et al. (Hrsg.), *Operationsberichte Orthopädie und Unfallchirurgie*,
DOI 10.1007/978-3-662-48881-2_2, © Springer-Verlag Berlin Heidelberg 2016

2.1   Unfallchirurgischer Operationsbericht

Während in der elektiven Chirurgie das operative Vorgehen üblicherweise planbar ist, liegt die besondere Situation in der Unfallchirurgie in der häufig akuten Notwendigkeit der Operationsplanung und -durchführung. Hierbei ist das Erlangen umfangreicher Informationen oft nicht möglich. Offene Frakturen, begleitende Gefäß- oder Nervenverletzungen sowie den Patienten vital bedrohende Verletzungen machen ein akutes Handeln bei reduzierter präoperativer Diagnostik notwendig. So sind Nebenbefunde und -diagnosen, das Alter und der Allgemeinzustand des Patienten zu sichten und stets mitzubewerten und zu dokumentieren.

Bei der für den Unfallchirurgen oft durchzuführenden Frakturversorgung gleicht keine Fraktur der anderen, oft konkurrieren mehrere gleichwertige Operationsverfahren (Nagelsysteme, Plattensysteme, Fixateure u. a.) an nahezu jeder Verletzungslokalisation miteinander. Häufig ergeben sich intraoperativ Unwägbarkeiten und überraschende Wendungen. Diese können soweit führen, dass das zuvor geplante intraoperative Vorgehen nochmals komplett überdacht, angepasst und auch geändert werden muss. Hinzu kommen die persönlichen Erfahrungen des verantwortlichen Unfallchirurgen, aber auch des gesamten operativ tätigen Arztteams am OP-Tisch.

Diese außergewöhnliche Ausgangslage bedingt gerade in der Unfallchirurgie die zentrale Stellung des Operationsberichts in der Dokumentation des ärztlichen Handelns.

Dem möglicherweise nachträglich beurteilenden Gutachter sind entsprechend komplizierte Operationsverläufe und unbefriedigende Operationsergebnisse hinsichtlich der Reposition und der Materiallage nicht unbekannt. Intraoperative Probleme und Komplikationen wie auch akute Entscheidungswechsel sind daher gerade **nicht** zu verschweigen, vielmehr sollten sie im Operationsbericht dokumentiert werden, da sie die Auseinandersetzung des Operateurs mit seiner Operation widerspiegeln. Zudem begründen sie möglicherweise prolongierte Operationszeiten. Der Operationsbericht sollte hierbei Schritt für Schritt das operative Vorgehen nachvollziehbar machen. Nicht optimale Frakturstellungen und Implantatlagen sollten im Operationsbericht aufgeführt und ggf. begründet werden. Die ausschließliche Erwähnung der BV-Kontrolle ohne eine intraoperative Auswertung zur Frakturstellung und Materiallage reicht hingegen nicht aus, um schlechte Ergebnisse in der ersten postoperativen Röntgenkontrolle zu erklären. Hier ist es günstiger, suboptimale Repositions- oder Osteosynthesemateriallagen schon in der intraoperativen BV-Kontrolle zu erwähnen. Auch intraoperative Wechsel des Operationsteams, z. B. das Hinzurufen weiterer ärztlicher Kollegen der eigenen oder fremder Kliniken, wie auch der Wechsel der Assistenten sollten im Sinne einer lückenlosen Dokumentation der Operation niedergeschrieben werden.

Vor diesem Hintergrund muss von einer reinen Übernahme der nachstehend aufgeführten Operationsberichte abgeraten werden. Diese können einzig als Orientierung bei der Erstellung der eigenen Operationsberichte dienen. Jeder Operationsbericht muss individuell die jeweils einzigartige Situation bei der betreffenden Operation widerspiegeln. Ein gut dokumentierter Operationsbericht sichert das eigene Handeln ab.

2.2   Orthopädischer Operationsbericht

Operationen im Bereich der Orthopädie stehen meist am Ende einer langen konservativen Behandlung. Während der Unfallchirurg in der Regel seine operativen Maßnahmen darauf konzentriert, die vor dem Unfall bestandenen Verhältnisse wieder herzustellen bzw. den Weg für eine natürliche Heilung zu ermöglichen, hat der Orthopäde das Ziel, bestehende Pathologien des Stütz- und Bewegungssystems zu korrigieren. Der orthopädische Chirurg hat daher die Möglichkeit, seinen operativen Eingriff ohne wesentlichen Zeitdruck abzuwägen und vorzubereiten. Planbar sind sowohl der Zeitpunkt der Operation als auch der Zugangsweg und die zur Anwendung kommenden Prothesen und Implantate. Sogar die Anfertigung individueller Implantate ist möglich. Das Auftreten von Komplikationen während und nach der Operation sollte so minimiert werden. Akutes Handeln ist selten verlangt, und die Indikation zur Operation muss die individuelle Situation des Patienten (Alter, Allgemeinzustand, Nebenerkrankungen, Ansprüche etc.) und die persönliche operative Erfahrung und Fertigkeit des Arztes berücksichtigen.

Die elektive Chirurgie am Stütz- und Bewegungssystem ist weitaus seltener der individuellen Patientensituation ausgesetzt als bei unfallchirurgischen Eingriffen, bei denen Zusatzverletzungen (Weichteilschäden, Kontaminationen im Operationsgebiet, bedrohlicher Allgemeinzustand des Patienten) das operative Vorgehen wesentlich beeinflussen können. Diese Situation gestattet dem orthopädischen Chirurgen in der Regel ein weitgehend standardisiertes Vorgehen. Allerdings haben sich in den vergangenen Jahren neue Operationsverfahren etabliert, die das Behandlungsspektrum deutlich erweitern (minimalinvasive Techniken, arthroskopische Verfahren usw.). So erklärt sich auch in der Orthopädie die zunehmende Spezialisierung auf bestimmte Gelenke und Körperregionen (gelenkerhaltende und gelenkersetzende Chirurgie, Fußchirurgie, Rheumachirurgie). Dieser Umstand macht es notwendig, sich dezidiert mit der Dokumentation des Operationsberichts auseinanderzusetzen, um auch für den Nichtspezialisten das individuelle operative Vorgehen nachvollziehbar zu machen.

Hieraus ergibt sich in der orthopädischen Chirurgie die zentrale Stellung des Operationsberichts in der Dokumentation des ärztlichen Handelns. Intraoperative Probleme und Komplikationen wie auch, glücklicherweise selten notwendige, akute intraoperative Entscheidungswechsel sind nicht zu verschweigen, vielmehr sollten sie im Operationsbericht dokumentiert werden, da sie die inhaltliche Auseinandersetzung des Operateurs mit seiner Operation widerspiegeln. Zudem begründen sie möglicherweise prolongierte Operationszeiten. Der Operationsbericht soll hierbei Schritt für Schritt das operative Vorgehen nachvollziehbar machen. Nicht optimale Einstellungen der Knochen und Gelenke sowie vom Standard abweichende Implantatpositionen sollten im Operationsbericht Erwähnung finden und ggf. begründet werden. Die ausschließliche Erwähnung der BV-Kontrolle ohne eine intraoperative Auswertung zur Gelenkstellung und zur Implantatlage reicht hingegen nicht aus, um sich für später auffällige Fehlstellungen zu rechtfertigen. Wichtig ist die Beschreibung der verwendeten Implantate, um künftigen Operateuren bei späteren Revisionen, Materialentfernungen und Prothesenwechseln die Planung zu erleichtern. Auch intraoperative Wechsel des Operationsteams, z. B. das Hinzurufen weiterer ärztlicher Kollegen, sollten im Sinne einer lückenlosen Dokumentation der Operation niedergeschrieben werden.

Ökonomische Bedeutung von Operationsberichten

R. Neef

H. Siekmann et al. (Hrsg.), *Operationsberichte Orthopädie und Unfallchirurgie,*
DOI 10.1007/978-3-662-48881-2_3, © Springer-Verlag Berlin Heidelberg 2016

3

3.1 Notwendigkeit detaillierter Dokumentation

Von einem Operationsbericht werden die exakte Reihenfolge der operativen Schritte und die detaillierte Schilderung des Operationsgebiets erwartet. Alle Veränderungen an den einzelnen Gewebeschichten sind zu dokumentieren, wie z. B.:

- Inzision,
- Exzision,
- Resektion,
- Amputation,
- Adaption durch Naht,
- Implantation,
- Explantation,
- Reposition,
- Retention durch Implantate,
- endoprothetischer und jeder andere Gewebeersatz,
- Art des Wundverschlusses.

Der Operationsbericht stellt damit einen **essenziellen Bestandteil der Krankenakte** dar und muss die medizinischen Sachverhalte nachvollziehbar beschreiben.

Gleichzeitig ist er ein Dokument von großer **juristischer Bedeutung**, stellt doch jede Operation per se eine Körperverletzung dar.

3.2 Bedeutung für die Vergütung

Spätestens seit der Einführung der **DRG (Diagnosis Related Groups)** in Deutschland (2003) dient der Operationsbericht als Beleg für die korrekte Kodierung der operativen Prozeduren im OPS (Operationen- und Prozedurenschlüssel – Internationale Klassifikation der Prozeduren in der Medizin) und damit der **monetären Rechnungsstellung** gegenüber den Kostenträgern wie den gesetzlichen und privaten Krankenkassen, den gewerblichen Berufsgenossenschaften sowie Versorgungseinrichtungen wie den Sozialämtern und der freien Heilfürsorge.

Die ursprünglich als verdachtsabhängige Einzelfallprüfung durch den **MDK (Medizinischen Dienst der Krankenkassen)** gedachte Überprüfung der Krankenhausrechnungen hat sich zu einer flächendeckenden Hinterfragung im Abrechnungssystem entwickelt. Je nach Fachgebiet und regionalen Gegebenheiten werden bis zu einem Drittel der stationären Fälle einer kritischen Prüfprozedur unterzogen. Bei gegenteiligen Standpunkten von Leistungserbringer und Kostenträger können sich Widerspruchsverfahren Monate bis Jahre hinziehen.

Neben gegensätzlichen Auffassungen zu Haupt- und Nebendiagnosen sowie der stationären Verweildauer ist die Kodierung der Prozeduren das dritte große Streitthema. Dabei kommt der exakten Beschreibung entscheidender Operationsdetails im ursprünglich zeitnah angefertigten Operationsbericht die allergrößte Bedeutung zu.

Generell gilt auch bei der Leistungserbringung die **Dokumentationspflicht**. Jede nicht oder nur mangelhaft dokumentierte Leistung wird nicht vergütet. Die Kostenintensität steht hierbei völlig außer Acht. Röntgendichte orthopädische Implantate können vielleicht ersatzweise durch intra- oder postopera-

tive Aufnahmen noch glaubhaft nachgewiesen werden; es gilt aber, dass bei Weichteiloperationen einzig der Operationsbericht das **beweisende Dokument** darstellt.

Da sich die über die Höhe des Entgelts entscheidende DRG aus einer Kombination von Haupt- sowie Nebendiagnosen und den operativen Prozeduren ermittelt, müssen beide Faktoren hinlänglich und nachvollziehbar beschrieben werden.

3.2.1 Endoprothetik

Eine der Hauptdomänen der operativen Orthopädie ist die endoprothetische Versorgung des Hüftgelenks. Entsprechend der Vielzahl an unterschiedlichen Eingriffen und Prothesenmodellen existieren detaillierte Kodierungsmöglichkeiten. Prinzipiell ist die Unterscheidung in zementierte, unzementierte und kombinierte (Hybrid-)Systeme vorzunehmen. Die verwendeten Modelle sind wie in den Vorjahren vorrangig den folgenden Gruppen zugeordnet:

- Totalendoprothese,
- Sonderprothese (einschl. Langschaft-, Tumor- und CAD-CAM-Prothese),
- Femurkopfprothese,
- Duokopfprothese,
- Gelenkpfannenstützschale,
- Gelenkschnapp-Pfanne,
- Oberflächenersatzprothese,
- Kurzschaft-Femurkopfprothese.

Bei der Verwendung von Revisions- oder Sonderprothesen, insbesondere modularen Endoprothesen, ist auf die Möglichkeit der Abrechnung von hausspezifischen Zusatzentgelten zu achten, wenn sie mit den regionalen Kostenträgern verhandelt wurden. Im Gegensatz zu bundeseinheitlichen Zusatzentgelten werden diese nicht automatisch über die kommerziell erhältlichen Grouper ermittelt, sondern müssen bei Rechnungslegung gesondert ausgewiesen werden. An dieser Stelle verbirgt sich ein mögliches Verlustpotenzial!

Wichtig, weil erlössteigernd, sind zusätzliche operative Schritte wie die Pfannendach-, Pfannenboden- und Spongiosaplastik. Hierfür sind spezielle Prozedurenschlüssel vorhanden.

Zusätzlich kann die Anwendung eines OP-Roboters oder eines Navigationssystems angegeben werden. Dies dokumentiert den geleisteten Mehraufwand, es resultiert jedoch kein Zusatzerlös.

Analog gilt dies auch für den alloplastischen Ersatz aller anderen großen Gelenke.

3.2.2 Periprothetische Frakturen

Bedingt durch die große Anzahl der in den vergangenen Jahrzehnten implantierten Endoprothesen und das deutlich zunehmende Durchschnittsalter in der Bevölkerung, ist eine steigende Tendenz der periprothetischen Frakturen zu beobachten. Begünstigend kommen die weitere Abnahme der Knochenqualität durch die zunehmende Osteoporose und das »stress shielding«

auf der einen und die erhöhte Sturzneigung des geriatrischen Patienten auf der anderen Seite hinzu. Die kumulative Spitze dieser Entwicklung ist noch nicht abzusehen.

Die Klassifikation der periprothetischen Frakturen (Vancouver, Lewis-Rorabeck u. a.) orientiert sich an der Höhe der Fraktur im Verhältnis zum Implantat und der Frage, ob die Endoprothese noch einen festen intraossären Sitz aufweist oder gelockert ist. Bei der Kodierung ist diejenige der betroffenen frakturierten Knochen anzugeben, z. B. S72.3 – Fraktur des Femurschafts. Ist wegen der instabilen Prothese ein Wechsel auf eine Revisionsendoprothese notwendig, wird zusätzlich der wichtige Code M96.6 – Knochenfraktur nach Einsetzen eines orthopädischen Implantats, einer Gelenkprothese oder einer Knochenplatte – angegeben. Dies führt in höherwertige DRGs. Dies ist die begründete Auffassung des »Fachausschusses für ordnungsgemäße Kodierung und Abrechnung« (FoKA) der Deutschen Gesellschaft für Medizincontrolling. Ein Kommentar der SEG-4 (Sozialmedizinische Expertengruppe der MDK-Gemeinschaft »Vergütung und Abrechnung«) steht aktuell noch aus. Die Prozeduren werden dann entsprechend den operativen Einzelschritten angegeben und beinhalten im Regelfall den Wechsel der bisherigen Prothese auf das Modell der Revisionsprothese und einen möglichen Knochenaufbau durch Transplantation von autologem oder allogenem Knochen. Ist das künstliche Gelenk durch die Fraktur nicht gelockert und soll eine Plattenosteosynthese die Fraktur stabilisieren, ist die zusätzliche Angabe des Codes M96.6 ebenfalls nicht eindeutig festgelegt.

Die Erfahrung zeigt, dass der MDK trotz der oft schwierigen intraoperativen Situation (Fixierung der Platte auf Prothesenhöhe) meist nur die Angabe der Fraktur (z. B. S72.3) anerkennt.

Nunmehr werden durch die Industrie jedoch spezielle Platten für diese Verletzungsentitäten angeboten, wie z. B. die periprothetischen Platten der Firma Zimmer. Diese zeichnen sich durch ein verstärktes und anatomisch vorgeformtes Plattendesign, polyaxiale Winkelstabilität und die Verwendungsmöglichkeit verschiedener Schraubendurchmesser aus. Diese innovative Implantatgeneration hat aber auch einen entsprechend höheren Preis. In einem solchen Fall erscheint die Angabe des Codes M96.6 in Analogie zum frakturbedingten Prothesenwechsel gerechtfertigt. Hierfür existieren aber aktualitätsbedingt noch keine Äußerungen von SEG-4 oder FoKA. Somit ist diese Abrechnung gegenwärtig noch eine individuelle Entscheidung zwischen Leistungserbringer und MDK. An dieser Stelle muss das DRG-System kontinuierlich weiterentwickelt werden.

3.2.3 Wirbelsäulenoperationen

Die operativen Prozeduren an der Wirbelsäule sind vielfältig. Regelhaft wird vom MDK die Kyphoplastie geprüft. Hier besteht eine strenge Abgrenzung zur Vertebroplastie ohne instrumentelle Aufrichtung des Wirbelkörpers. Ferner spielt die korrekte Angabe der Anzahl der versorgten Wirbelkörper eine wichtige Rolle für die richtige DRG-Ermittlung.

Ein häufig praktizierter Fehler ist die Kodierung einer Vertebroplastie bei der zementbasierten Stabilisierung von Pedikelschrauben im osteoporotischen Knochen. Dabei entsteht

ein Upgrading der DRG. Korrekterweise wird der hierfür vorgesehene Zusatzkode 5-83w.0 – Zementaugmentation des Schraubenlagers – verwendet. Dieser ist jedoch nicht erlössteigernd.

In den vergangenen Jahren war bei der dorsalen Versorgung von Wirbelsäulenfrakturen die Differenzierung zwischen einem Fixateur interne und einem Schrauben-Stab-System oft Streitthema. Im klinischen Sprachgebrauch wird allgemein bei Implantaten, bestehend aus Pedikelschrauben und paravertebralen Längsträgern, der Begriff »Fixateur interne« benutzt. Der Unterschied zwischen beiden Implantatgruppen besteht darin, dass beim Schrauben-Stab-System der Längsträger direkt im Kopf der Pedikelschraube fixiert wird, beim Fixateur interne aber eine Überwurfbacke oder eine spezielle Hülse die Verbindung zwischen Pedikelschraube und Längsträger herstellt. Dies führte bislang in unterschiedliche DRGs, wobei diejenige mittels Fixateur interne höher bewertet war. Mit Inkrafttreten des OPS-Kataloges für 2012 ist nunmehr einheitlich die Codierung 5-83b.5 – Dynamische Stabilisierung durch Schrauben-Stab-System – zu verwenden. Der Begriff des Fixateur interne wurde komplett gestrichen.

Bei Wirbelkörperersatzoperationen ist die korrekte Angabe der Anzahl der durch Implantate ersetzten Wirbelkörper notwendig, da pro Wirbelkörper ein nicht unerhebliches bundeseinheitliches Zusatzentgelt abgerechnet wird. Jeder nicht kodierte Wirbelkörper führt bei hohen Implantatkosten zu einem erlösseitigen Defizit.

3.2.4 Osteosynthesen

Neben der klinisch orientierten beschreibenden Angabe der Diagnose im Operationsbericht muss diese zusätzlich entsprechend den Vorgaben durch den **ICD-10-Katalog** (International Statistical Classification of Diseases and Related Health Problems, Tenth Revision) angegeben werden.

Wichtig und auch DRG-relevant ist zusätzlich die Angabe von **höhergradigen Weichteilschäden** als Sekundärcodes. Weichteilschäden ab Grad 3 bei geschlossenen Frakturen, wie beispielsweise nach schweren Luxationsfrakturen, sowie zweit- und drittgradige offene Frakturen werten die DRG auf. Definitionsgemäß darin enthaltene Schäden an Bändern, Muskeln, Sehnen sowie größere und anatomisch terminierte Nerven und Gefäße sind zusätzlich gesondert zu beschreiben, um das komplexe Verletzungsausmaß darzustellen.

Die Prozeduren werden entsprechend dem **OPS-Kode** (Operationen- und Prozedurenschlüssel) verschlüsselt. Dabei sind die Art der Osteosynthese (Schraube, Platte, Marknagel usw.) und die Frakturlokalisation durch einen kombinierten Prozedurenschlüssel miteinander verknüpft.

Bei den Frakturen der Extremitäten ist eine Auswahl zwischen einfachen und Mehrfragmentfrakturen möglich. Konventionellen Röntgenaufnahmen ist nicht immer mit Sicherheit die **Anzahl der Fragmente** zu entnehmen. Deshalb ist die Beschreibung der Fraktur im Text des OP-Berichts notwendig. Auch kleine Fragmente, die möglicherweise im Rahmen der Reposition entfernt werden oder im Weichteilverbund unter einer Drahtcerclage fixiert werden, begründen die Angabe einer Mehrfragmentfraktur. Diese kann zur Erlössteigerung beitragen, insbesondere wenn unterschiedliche Osteosyntheseverfahren zur Anwendung kommen.

Bis einschließlich 2009 wurden diese, wie z. B. der proximaler Femurnagel in Kombination mit einer Drahtcerclage bei pertrochanteren Frakturen mit Abbruch des Trochanter minor oder die kombinierte Schrauben- und Drahtosteosynthese bei Innenknöchelfrakturen, als Materialkombinationen zusammengefasst und deutlich unterbewertet. Seit 2010 müssen nun alle verwendeten Osteosynthesematerialien gesondert kodiert werden, also z. B. die Reposition durch eine Schraubenosteosynthese an der distalen Tibia oder die Drahtosteosynthese am proximalen Femur. Ausgenommen sind lediglich die zu einer Plattenosteosynthese gehörenden Schrauben einschließlich einer typischerweise eingebrachten Zugschraube neben der Platte. Hier ist allein die Plattenosteosynthese zu kodieren. Wird aber beispielsweise eine Doppelplattenosteosynthese bei Tibiakopffrakturen angewendet, wobei jede Platte durch einen separaten Zugang medial und lateral eingebracht wird, ist dies auch durch die doppelte Eingabe des Schlüssels für die Plattenosteosynthese anzugeben. Ähnliches gilt für die Versorgung von supra- und transkondylären Humerusfrakturen. Auch bei nur einem dorsalen Zugang besteht dabei ein erheblicher präparativer Aufwand radial und ulnar, u. a. durch die Darstellung und eventuelle Verlagerung des Nervus ulnaris. Dies stellt eine deutliche Verbesserung der bisherigen Erlössituation dar.

Besonders wichtig ist die **Erwähnung radiogisch »unsichtbarer« Verfahren** im OP-Bericht, wie z. B. transossäre Nähte zur Fixierung kleiner Fragmente, da ansonsten die Beweisführung ihrer Verwendung nahezu unmöglich ist (z. B. Fadencerclagen der Tubercula des proximalen Humerus).

3.2.5   Weichteileingriffe

Die Spannbreite von Weichteileingriffen in der Unfallchirurgie ist groß und reicht von Sehnenrekonstruktionen über Wunden aller Art bis zur Behandlung von infizierten Wunden. Da bis auf die immer noch zu wenig eingesetzte Fotodokumentation von Wunden bildgebende Verfahren kaum anwendbar sind, ist die ausführliche und exakte Beschreibung durch den Operateur unverzichtbar.

Die Beschreibung der präparierten anatomischen Strukturen, die das Ausmaß des Eingriffs beschreiben, ist oft zu knapp und allgemein gehalten.

Ist die End-zu-End-Naht der Achillessehne simpel mit einem Kode abgebildet, bedarf die OPS-Verschlüsselung in der Versorgung infizierter Wunden genauer Überlegungen und Sorgfalt. Schließlich kann es in diesen Fällen um einen Differenzbeträge von mehreren Tausend Euro gehen.

Wichtig ist zunächst die **Festlegung von Haupt- (HD) und Nebendiagnosen (ND):**

- Handelt es sich um eine bei Erstvorstellung bereits infizierte traumatische Wunde (HD S51.0 Offene Wunde des Unterarmes, ND T89.02 Komplikation einer offenen Wunde durch Infektion)?

- Liegt ein Abszess (M71.0 Schleimbeutelabszess), eine Phlegmone (L03.10 Phlegmone an der oberen Extremität) oder eine Fasziitis (M72.6 Nekrotisierende Fasziitis) vor?
- Welche Strukturen sind davon betroffen (Haut, Unterhaut, Faszie, Sehne, Muskulatur, Knochen, Gelenke)?
- Gibt es bereits einen Erregernachweis?
- Gibt es einen spezifischen ICD-10-Schlüssel für diese Infektion (z. B. M00.0 Eitrige Arthritis durch Staphylokokken)? Ist dieser vorhanden, muss dennoch der Sekundärkode (z. B. B95.6! Staphylokokkus aureus als Ursache von Krankheiten, die in anderen Kapiteln klassifiziert sind) angegeben werden.

Durch die richtige Auswahl der Haupt- und der Nebendiagnose(n) sollen schlüssig die Art der Infektion, ihre Ätiologie und eingetretene Komplikationen/Schweregrade dargestellt werden.

Ähnlich komplex verhält es sich mit den operativen Prozeduren. In aller Regel werden bei Wundinfektionen **chirurgische Débridements** durchgeführt. Hierfür eignen sich häufig Kodierungen für die chirurgische Wundtoilette (5-893) oder die radikale und ausgedehnte Exzision von erkranktem Gewebe an Haut und Unterhaut (5-894). Bei der Angabe des OPS für die Wundtoilette ist die Angabe der **Wundgröße** durch eine Untergruppe des Kodes von Bedeutung. Wunden sind nur bis zu einer Länge von 3 cm und einer Fläche bis 4 cm² als kleinflächig zu bezeichnen. Jede andere Wunde ist per OPS-Katalog großflächig! An dieser Stelle wird oft falsch kodiert.

Neben der horizontalen Ausbreitung spielt auch die **Tiefenausdehnung der Wunde** eine wichtige Rolle für die DRG. Sind mehrere übereinanderliegende unterschiedliche anatomische Gewebeschichten betroffen, so kann ein schichtenübergreifendes Weichteildébridement (5-869.1) abgerechnet werden. Dies ist einfach, birgt jedoch das Risiko, später beim Schreiben des OP-Berichts nicht alle Schichten und die Art ihres Débridements zu beschreiben. Wird beispielsweise einer Sehnenscheide eröffnet, ein scharfer Löffel verwendet und eine ausgiebige Spülung vorgenommen, stellt dies ein Débridement an gleicher Stelle dar. Nur diese detaillierte Beschreibung wird vom MDK anerkannt und schützt vor einer Herabstufung der DRG. Aus diesem Grund wird die Kodierung jeder einzelnen chirurgisch revidierten Gewebestruktur bis hin zum Knochen empfohlen.

Kommt im Rahmen der operativen Behandlung die **Vakuumtherapie** (V.A.C.) zum Einsatz, so wird dies mit den einen hohen Erlös erzielenden Vakuum-DRGs verschlüsselt. In Unfallchirurgie und Orthopädie ist v. a. die DRG J98Z mit einem Effektivgewicht von 6,265 zu erzielen. Dafür gilt es jedoch, Minimalvoraussetzungen zu erfüllen: mindestens 4 operative Eingriffe mit ausgedehntem Débridement oder andere hochwertige Eingriffe an 4 verschiedenen Tagen unter operativen Bedingungen, jeweils mit V.A.C.-Anlage und eine Mindestdauer der V.A.C.-Therapie von 8 Tagen.

Auch Gewebetransfers zur Defektdeckung in Kombination mit mehrzeitigen Débridements führen in gut dotierte DRGs.

3.3   Fazit

Zur kostendeckenden Erlössicherung ist in operativen Fächern ein umfassender und exakt formulierter Operationsbericht notwendig. Dieser muss alle wichtigen Details zur nachvollziehbaren Diagnose enthalten. Die Prozeduren sind in Einzelschritten darzustellen und alle verwendeten Implantate aufzuführen. Besondere Beachtung gilt den bundeseinheitlichen und hausspezifischen Zusatzentgelten.

Juristische Aspekte bei der Erstellung eines Operationsberichts

M. Hein

H. Siekmann et al. (Hrsg.), *Operationsberichte Orthopädie und Unfallchirurgie*,
DOI 10.1007/978-3-662-48881-2_4, © Springer-Verlag Berlin Heidelberg 2016

4.1 Rechtliche Anforderungen an die Erstellung des Operationsberichts

Gemäß § 630f Abs. 2 BGB sind über »sämtliche aus fachlicher Sicht für die derzeitige und künftige Behandlung wesentlichen Maßnahmen und deren Ergebnisse« Aufzeichnungen zu fertigen. Die Norm nennt nicht abschließende Beispiele, wie etwa die Anamnesen, Befunde, Therapien sowie Eingriffe und deren Wirkung. Bei operativen Eingriffen beinhaltet dies die Fertigung eines Operationsberichts durch den Arzt. Als »aus fachlicher Sicht [wesentlich]« in diesem Sinne werden Aufzeichnungen gewertet, die aus medizinischen Gründen zu dokumentieren sind.

4.1.1 Zweck des Operationsberichts

Zweck der ärztlichen Dokumentation ist die Sicherung der Therapie und nicht die Schaffung von Beweisen für einen denkbaren Arzthaftungsprozess. Maßgebliches Kriterium ist damit die Nachvollziehbarkeit der getroffenen Maßnahmen aus ärztlicher Sicht, so etwa die Verständlichkeit für einen Nachbehandler.

Dementsprechend zielt der Operationsbericht nicht auf die Abwehr oder Erleichterung von Arzthaftungsprozessen (OLG Koblenz, Urteil vom 27.07.2006 – 5 U 212/99 – im Internet im Volltext abrufbar über Juris). Dessen Inhalt ist ausreichend, wenn sich einem Mediziner der jeweiligen Fachrichtung hinreichend erschließt, wie der Operateur vorgegangen ist und welche Besonderheiten dabei aufgetreten sind (OLG Koblenz a. a. O.).

4.1.2 Standardisiertes Vorgehen und Abkürzungen

Hierbei ist zu berücksichtigen, dass selbst bei schwierigsten Operationen der Weg bis zum eigentlichen Operationsfeld häufig standardisiert ist. Solchenfalls ist nicht zu beanstanden, wenn der operierende Arzt sich auf den Hinweis beschränkt, der Zugang sei typischerweise erfolgt (OLG Koblenz a. a. O.).

Wenn – wie die Kläger fordern – auch standardisierte Vorgehensweisen als mögliche Fehlerquellen im Einzelnen zu beschreiben wären, würden Operationsberichte bei komplexen und lang dauernden Eingriffen zu Rechtfertigungsschriften ausufern, ohne damit einen Informationsgewinn zu verschaffen (OLG Koblenz a. a. O.).

So kann es auch ausreichend sein, die Lagerung der Patientin auf dem Operationstisch in dem Operationsbericht technisch schlagwortartig als »SSL« (Steinschnittlage) zu bezeichnen, wodurch für den Fachmann erkennbar ist, nach welcher Methode die Klägerin während der Operation gelagert worden ist (OLG Hamm, Beschluss vom 05.01.2011 – 3 U 64/10 – im Internet im Volltext abrufbar über Juris).

4.1.3 Medizinische Sachverständige

Die gerichtliche Beweisaufnahme erfolgt regelmäßig durch Beauftragung medizinischer Sachverständiger. Diese haben sich dann zu der Nachvollziehbarkeit des konkret streitgegenständlichen Operationsberichts zu äußern. In dem Fall, über welchen das OLG Koblenz (a. a. O.) zu entscheiden hatte, kamen zwei medizinische Sachverständige zu dem Ergebnis, der Operationsbericht schildere den Operationsverlauf »noch hinreichend deutlich und nachvollziehbar«.

4.1.4 Zeitpunkt der Berichtserstellung

Der Arzt ist gemäß § 630f Abs. 1 BGB verpflichtet, den Operationsbericht »in unmittelbarem zeitlichen Zusammenhang mit der Behandlung« zu erstellen. Nach bisheriger Rechtsprechung kann es bei einem schwierigen und lange andauernden Eingriff – auch angesichts der mannigfachen anderen Aufgaben eines Oberarztes in einer großen Universitätsklinik – nicht zu beanstanden sein, den Operationsbericht erst am Folgetag zu fertigen und eine Zusammenfassung mit einem am Folgetag erforderlichen Revisionseingriff vorzunehmen (OLG Koblenz a. a. O.). Insbesondere ergäbe sich kein Informationsgewinn, wären über beide Eingriffe zwei getrennte Berichte gefertigt worden.

4.1.5 Keine Dokumentation von medizinischen Selbstverständlichkeiten

Nach der zivilgerichtlichen Rechtsprechung ist es nicht erforderlich, im Operationsbericht medizinische Selbstverständlichkeiten wiederzugeben, wie z. B. eine spannungsfreie Verknotung der Anastomosennähte bei einer Prostatektomie (OLG Oldenburg, Urteil vom 30.01.2008 – 5 U 92/06 – im Internet abrufbar über Juris). Der Operationsbericht muss dagegen eine stichwortartige Beschreibung der jeweiligen Eingriffe und Angaben über die hierbei angewandte Technik enthalten (OLG Oldenburg a. a. O.).

Das dem Urteil des OLG Oldenburg vorausgegangene Verfahren zeigt, dass die im Urteil getroffenen eindeutigen Feststellungen zum Inhalt des Operationsberichts aus Sicht der zugezogenen medizinischen Sachverständigen umstritten waren. Ein von dem Landgericht (der Vorinstanz) zugezogener Sachverständiger hatte aufgrund der ärztlichen Übung in einer Universitätsklinik den streitgegenständlichen Operationsbericht in seinem Umfang kritisiert und gefordert zu dokumentieren, an welcher Stelle die Knoten der Anastomosennaht platziert worden sind. Ein Privatgutachter der Beklagtenseite und der später in 2. Instanz beauftragte Sachverständige waren anderer Auffassung. Der Knoten müsse in der Weise gesetzt werden, dass das Nahtmaterial nicht straff ist, um zu vermeiden, dass umliegendes Gewebe zerschnitten wird. Dies sei eine absolute Selbstverständlichkeit.

Somit zeigt der Verfahrensverlauf den Einfluss der Wertungen der zugezogenen medizinischen Sachverständigen auf die Urteile der Zivilgerichte. In 1. Instanz war der Klage stattgegeben worden, erst nach Einbringung des Privatgutachtens und Auswahl eines weiteren Sachverständigen in 2. Instanz konnte die Arztseite obsiegen.

4.1.6 Dokumentation von Schutzmaßnahmen

Erforderliche Schutzmaßnahmen sind im Operationsbericht dokumentationspflichtig (OLG Koblenz, Urteil vom 12.02.2009 – 5 U 927/06 – im Internet im Volltext abrufbar über Juris). Dem Urteil liegt der Fall einer Umstellungsosteotomie zugrunde, bei der es zur Schädigung des Nervus peroneus kam. Sachverständig beraten kam das OLG Koblenz aufgrund der Erkenntnis, dass der Peroneusschaden eine der häufigsten und schwerwiegendsten Komplikationen ist, zu dem Ergebnis, dass die zu seinem Schutz erforderlichen intraoperativen Maßnahmen erheblichen Informationswert für nachbehandelnde Ärzte haben, falls nach dem Eingriff neurologische Beschwerden oder gar Ausfälle auftreten (OLG Koblenz a. a. O.). Die Arztseite hatte sich auch hier mit dem Argument zu verteidigen versucht, derartige Selbstverständlichkeiten seien nicht dokumentationspflichtig.

4.1.7 Dokumentation von Abweichungen von Standardvorgängen

Im Operationsbericht dokumentationspflichtig sind zudem Abweichungen von Standardvorgängen, etwa angetroffene anatomische Abweichungen und Komplikationen (Brandenburgisches Oberlandesgericht, Urteil vom 29.05.2008 – 12 U 81/06 – im Internet im Volltext abrufbar über Juris m. w. N.).

Dagegen ist der Operateur grundsätzlich nicht verpflichtet, eine Abweichung von durchschnittlichen Operationszeiten zu begründen, sofern sie nicht auf Komplikationen beruht, die für die Nach- und Weiterbehandlung von Bedeutung sind (OLG München, Urteil vom 15.07.2010 – 1 U 5309/09 – im Internet im Volltext abrufbar über Juris).

4.2 Rechtliche Bedeutung des Operationsberichts

Einen hohen Stellenwert bei rechtlichen Auseinandersetzungen hat die ärztliche Dokumentation – so auch der Operationsbericht – bei der Abwehr von (behaupteten) Arzthaftpflichtansprüchen des Patienten durch den Arzt. Die in zivilrechtlichen Arzthaftpflichtprozessen beschriebene rechtliche Wirkung bestimmt maßgeblich auch das außergerichtliche Regulierungsverhalten der Arzthaftpflichtversicherer.

Grundsätzlich gilt Folgendes:

Die ordnungsgemäße Dokumentation hat zugunsten der Behandlungsseite Indizwirkung (OLG Zweibrücken, Urteil vom 27.07.2004 – 5 U 15/02 – im Internet im Volltext abrufbar über Juris). Das entscheidende Gericht hat demnach bei der Beurteilung der Frage, ob ein Behandlungsfehler vorliegt, den dokumentierten Behandlungsverlauf zugrunde zu legen, soweit keine konkreten Anhaltspunkte für Zweifel an der Zuverlässigkeit bestehen und dieser äußerlich ordnungsgemäß ist (OLG Düsseldorf, Urteil vom 17.03.2005 – 8 U 56/04 – im Internet im Volltext abrufbar über Juris; OLG Oldenburg, Urteil vom 18.02.2007 – 5 U 147/05 – im Internet abrufbar über Juris).

Der unterzeichnete Operationsbericht ist **Privaturkunde im Rechtssinne** und begründet demnach die Vermutung der Richtigkeit und Vollständigkeit. Allerdings geht diese Vermutung lediglich dahin, dass der Unterzeichner die Erklärung zum angegebenen Datum so abgegeben hat. Nicht vermutet wird dagegen, dass der Inhalt auch (sachlich) zutreffend ist.

Die rechtliche Qualität des Operationsberichts wird nicht dadurch (maßgeblich) beeinträchtigt, dass eine EDV-Dokumentation erfolgt. § 630f Abs. 1 BGB geht von der Zulässigkeit einer elektronischen Behandlungsdokumentation aus. Gemäß § 10 Abs. 5 Musterberufsordnung Ärzte bedarf es besonderer Sicherungs- und Schutzmaßnahmen, um deren Veränderung, Vernichtung oder unrechtmäßige Verwendung zu verhindern.

Davon unabhängig hat die zivilgerichtliche Rechtsprechung bisher auch die ungesicherte EDV-Dokumentation genügen lassen. Nach einer Entscheidung des OLG Hamm wird der Beweiswert einer ärztlichen Behandlungsdokumentation nicht dadurch gemindert, dass ein EDV-Programm verwendet wird, das nicht gegen nachträgliche Veränderbarkeit gesichert ist, wenn der beklagte Arzt plausibel darlegen kann, dass seine Eintragung richtig ist und dies aus medizinischen Gesichtspunkten schlüssig erscheint (OLG Hamm, Urteil vom 26.01.2005 – 3 U 161/04 – im Internet im Volltext abrufbar über Juris). Aus Sicht des Gerichts hatte der beklagte Arzt glaubhaft versichert, die Dokumentation nicht nachträglich verändert zu haben. Auch der gerichtliche Sachverständige hat bei seiner Anhörung im Gerichtstermin die Dokumentation als medizinisch plausibel angesehen, eine solche Dokumentation würde er auch in seiner Klinik erwarten.

Für Behandlungsfälle nach Inkrafttreten des Patientenrechtegesetzes (26. Februar 2013, a. a. O.) kann nicht mehr davon ausgegangen werden, dass einer ungesicherten EDV-Dokumentation derselbe Beweiswert wie einer gesicherten Dokumentation zukommt. Der Wortlaut des § 630f Abs. 1 S. 3 BGB nennt hier die Sicherstellungspflicht explizit in Zusammenhang mit elektronisch geführten Patientenakten.

4.3 Rechtliche Folgen von Dokumentationspflichtverletzungen

Gemäß § 630h Abs. 3 BGB wird für eine medizinisch gebotene wesentliche Maßnahme vermutet, dass diese nicht stattgefunden hat, wenn der Behandelnde diese Maßnahme und ihr Ergebnis nicht in der Patientenakte aufgezeichnet hat. Entsprechendes gilt bei einem Verstoß gegen die Aufbewahrungspflicht (§ 630f Abs. 3 BGB, in der Regel 10 Jahre).

Im Prozess kommt es darauf an, ob die nicht dokumentierte Maßnahme aus medizinischen Gründen dokumentationspflichtig gewesen ist. Steht für das Zivilgericht in einem Arzthaftpflichtprozess (sachverständig beraten) fest, dass eine aus medizinischen Gesichtspunkten gebotene Dokumentation nicht oder nicht ausreichend vorgenommen wurde, wird vermutet, dass eine solche dokumentationspflichtige Maßnahme tatsächlich unterblieben ist. Der Arztseite obliegt dann der Beweis, dass dennoch lege artis – wie nicht dokumentiert – vorgegangen wurde.

Die unterbliebene oder fehlerhafte Dokumentation ist damit nicht einem Behandlungsfehler gleichgestellt. Erst wenn das Unterbleiben einer dokumentationspflichtigen Maßnahme/Vorgehensweise einen Behandlungsfehler darstellt, trifft auch das entscheidende Gericht eine entsprechende Wertung. Dies gilt allerdings nicht für das Tatbestandsmerkmal der Kausalität für einen eingetretenen Schaden. Insoweit tritt erst dann eine Umkehr der Beweislast ein, wenn ein zu unterstellender Behandlungsfehler nach objektiven Kriterien völlig unverständlich, mithin »grob« im Sinne der höchstrichterlichen Rechtsprechung ist.

Wird im Operationsbericht eine erforderliche Schutzmaßnahme zur Vermeidung eines Nervenschadens nicht dokumentiert, obwohl diese medizinische Bedeutung hat, wäre zu unterstellen, dass eine solche Schutzmaßnahme tatsächlich unterblieben ist.

Der Arztseite bleibt dann die Möglichkeit, das Gericht von der tatsächlichen Durchführung dieser Schutzmaßnahme zu überzeugen. Dies ist naturgemäß schwierig, weil geeignete Zeugen, die die konkrete Vorgehensweise Jahre später für den Einzelfall aus der Erinnerung beschreiben können, regelmäßig nicht zur Verfügung stehen. Dennoch hat das OLG Koblenz (Urteil vom 12.02.2009 – 5 U 927/06 – im Internet im Volltext abrufbar über Juris) hinsichtlich der zur Vermeidung einer Schädigung des Nervus peroneus bei einer Umstellungsosteotomie durchzuführenden Schutzmaßnahmen aufgrund der Befragung der beklagten Ärzte im Verhandlungstermin die Überzeugung gewonnen, solche Schutzmaßnahmen seien getroffen worden. Damit war für das Gericht die Lücke des Operationsberichts geschlossen.

Allerdings kam es für die Entscheidung des Gerichts auf diesen Umstand nicht an, weil eine Verurteilung der Ärzte aus Aufklärungsgesichtspunkten erfolgte.

Sind anatomische Abweichungen im Operationsbericht nicht dokumentiert, ist zu vermuten, dass diese nicht vorgelegen haben (Brandenburgisches Oberlandesgericht, Urteil vom 29.05.2008 – 12 U 81/06 – im Internet im Volltext abrufbar über Juris). Auch diese Vermutung kann die Beklagtenseite widerlegen, wenn aufgrund anderer Umstände der Beweis gelingt, dass die anatomischen Abweichungen tatsächlich bestanden (Brandenburgisches Oberlandesgericht a. a. O.).

Rechtlich noch nicht abschließend geklärt ist die Frage, wie zu verfahren ist, wenn die Vermutung, eine dokumentationspflichtige Maßnahme sei unterblieben, nicht weiterhilft. Dies ist immer dann der Fall, wenn feststeht, dass eine konkrete Maßnahme durchgeführt wurde, ein Fehler in der Dokumentation aber offen lässt, ob dies tatsächlich lege artis war. Es besteht das Risiko, dass damit befasste Gerichte die durch den Dokumentationsfehler begründete Unsicherheit nicht zu Lasten des Patienten berücksichtigen wollen und damit im Ergebnis einen Behandlungsfehler vermuten.

Abzugrenzen ist die rechtliche Situation im Zivilprozess von Strafverfahren, die ebenfalls den Vorwurf ärztlicher Behandlungsfehler zum Gegenstand haben können. Der Vorwurf gegen den Arzt ist solchenfalls regelmäßig eine fahrlässige Tötung und/oder fahrlässige Körperverletzung. In solchen Strafverfahren gelten die oben genannten Beweiserleichterungen aufgrund von Dokumentationsmängeln nicht. Vielmehr wären auch bei unvollständiger oder fehlerhafter Dokumentation dem Arzt der Behandlungsfehler und die Kausalität (diese mit an Sicherheit grenzender Wahrscheinlichkeit) für den eingetretenen Schaden (Körperverletzung/Tod) nachzuweisen.

4.4   Der manipulierte Operationsbericht

Das nachträgliche Verändern eines Operationsberichts kann als Verfälschen einer echten Urkunde i. S. d. §§ 267 Abs. 1, 2. Alt. StGB strafbar sein. Unabhängig von der Frage, ob ein Urkundsdelikt verwirklicht ist, kommt bei nachträglichen Veränderungen der Dokumentation durch den Arzt eine Strafbarkeit wegen versuchten Prozessbetruges gemäß § 263 Abs. 1 StGB in Betracht, wenn die veränderte Krankenunterlage/der veränderte Operationsbericht zur Abwehr von Behandlungsfehlervorwürfen in einem Zivilprozess eingebracht wird.

Neben der drohenden Strafbarkeit besteht das Problem, dass bei nachträglichen Ergänzungen und Abänderungen oder dem nachträglichen Erstellen eines Operationsberichts die Gefahr, enttarnt zu werden, unterschätzt wird. So ist mir aus meiner eigenen anwaltlichen Tätigkeit ein Fall bekannt, in welchem ein Operationsbericht der erstinstanzlichen Entscheidung zugrunde gelegt wurde und erst in der Berufungsinstanz bei näherer Befragung des geladenen Sachverständigen sich herausstellte, dass die Art und Weise des beschriebenen Wundverschlusses sich nicht mit der weiteren Behandlungsdokumentation in Einklang bringen ließ. Der den Operationsbericht fertigende Arzt hatte zuvor versichert, diesen – wie immer – in unmittelbarer zeitlicher Nähe zu dem Eingriff gefertigt zu haben. Das Gericht nahm dies zum Anlass, die Beweiskraft der Dokumentation als erschüttert anzusehen. Der Fall selbst konnte in 2. Instanz durch einen gerichtlichen Vergleich abgeschlossen werden, auch um zu verhindern, dass im Anschluss staatsanwaltschaftliche Ermittlungen gegen den Arzt folgen.

Ergänzend ist darauf zu verweisen, dass der Erlass eines Strafbefehls oder die Erhebung der Anklage regelmäßig die Information der Ärztekammer zur Folge haben und damit zusätzlich noch eine berufsrechtliche Verfolgung droht.

Derartige Risiken sollte der Arzt keinesfalls eingehen. Fällt ihm auf, dass etwas übersehen wurde oder die Erstellung des Operationsberichts versehentlich unterblieben war, ist stattdessen zu empfehlen, unter dem dann aktuellen Datum die Ergänzung als Nachtrag vorzunehmen oder den Operationsbericht – soweit noch zuverlässig möglich – zu fertigen. Das hat zwar zur Folge, dass die Beweiswirkung der dann dokumentierten Umstände geringer ist als bei zeitgerechter Dokumentation. Andererseits wird der Arzt zu diesem Zeitpunkt oft noch nicht wissen, ob und in welcher Form konkret Vorwürfe gegen ihn erhoben werden. Zudem dürfte die Erinnerung zu einem solchen Zeitpunkt noch wesentlich frischer sein als (möglicherweise Jahre) später bei einer etwaigen Gerichtsverhandlung. Ein gewisser Beweiswert wäre dann auch einer solchen suboptimalen Dokumentation zuzuschreiben. In jedem Fall ist es besser, die Dokumentationslücke und den eingeschränkten Beweiswert in Kauf zu nehmen als das Risiko einer Strafverfolgung einzugehen.

4.5   Nachträgliche Änderungen

Die Empfehlung, Nachträge unter dem aktuellen Datum als Ergänzung vorzunehmen, hat Eingang in das Patientenrechtegesetz gefunden. In § 630f Abs. 1 BGB heißt es, dass Berichtigungen und Änderungen von Eintragungen in der Patientenakte nur zulässig sind, wenn sowohl der ursprüngliche Inhalt der Eintragung als auch das Datum der Änderung erkenntlich sind. Dies gilt für handschriftliche und elektronische Patientenakten. Damit ist gleichzeitig klargestellt, dass andere Veränderungen nicht zulässig sind und damit auch den Beweiswert der Behandlungsdokumentation beeinträchtigen.

OP-Berichte nach Lokalisation und Operation

Wirbelsäule

H. Siekmann, C. Josten, J.-S. Jarvers, K. S. Delank, S. Glasmacher, A. Franck

H. Siekmann et al. (Hrsg.), *Operationsberichte Orthopädie und Unfallchirurgie,*
DOI 10.1007/978-3-662-48881-2_5, © Springer-Verlag Berlin Heidelberg 2016

5.1   Halswirbelsäule

H. Siekmann, C. Josten, J.-S. Jarvers, A. Franck

5.1.1 Densfraktur – Verschraubung

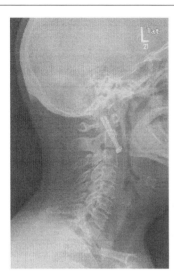

OP-Bericht, Abteilung für Unfall- und Wiederherstellungschirurgie

Pat.-Nr.: 282996673   **Fall-Nr.:** A3585561/2010
Aktuelle Abteilung: Unfallchirurgie   **Station:** B3-3
Pat.-Name: Hoft, Ernst   **Geb.-Dat.:** 20.05.1947
                    Geschlecht/Alter: m, 63 J.

OP-Datum: 14.06.2010
OP-Dauer (Schnitt/Naht): 13.50 – 14.48 Uhr
Saal: B 6

Personal:
Operateur: Dr. H. Siekmann   **Anästhesist:** Fr. Dr. M. Bauer
1. Assistent: Dr. M. Schulz   **Anästhesieschw./-pfl.:** B. Senftenberg
2. Assistent: C. Nettlau   **OP-Schwester/-pfl.:** X. Montez
                       OP-Springer: B. Seifert

Bericht

Vorgeschichte/Indikation: Sturz auf den Schädel unter Alkoholeinfluss. Anschl. HWS-Schmerzen. Konventionell radiologisch sowie im CT Nachweis der u.g. Fraktur. Bei Instabilität Indikation zur Verschraubung. Der Pat. hat nach entsprechend umfangreicher Risikoaufklärung in die Operation eingewilligt.

Diagnose: Geschlossene, instabile Fraktur des Dens axis (Anderson II, keine Neurologie)

Operation: Geschlossene Reposition, Osteosynthese mittels zweier kanülierter Zugschrauben (38 + 40 mm)

Vorgehen: Unkomplizierte ITN. Cefuroxim 1,5 g i.v. Rückenlagerung, Kopf auf Kopfschale. Entsprechende Sicherung und Polsterung. Unter Einstellung zweier BV gute Darstellbarkeit der knöchernen Strukturen auch transoral, der Dens steht reponiert. Gleichzeitig Zugangsmarkierung. Wiederholte Hautdesinfektion, übliches steriles Abdecken.

Nun typischer, leicht diagonal horizontal laufender Hautschnitt im Verlauf der Hautspannungslinien rechts ventral. Das Platysma wird scharf durchtrennt, darunterliegende Venen werden teils ligiert, überwiegend elektrokoaguliert. Medial des M. sternocleidomastoideus wird auf die palpable A. carotis zupräpariert, überwiegend stumpf spreizend. Diese wird unter einem Zenker-Haken einschl. des M. sternocleidomastoideus nach lateral gehalten. Weitere, überwiegend stumpf spreizende Präparation diagonal auf die HWS zu. Hier werden nun unter Darstellung der vorderen Längsbandstrukturen Trachea u. Ösophagus mittels Zenker-Haken nach links gehalten. Mittels eines K-Drahtes folgt die BV-Orientierung. Bei etwas distaler Position wird mittels Stielchen auf dem Längsband noch etwas nach kranial bis zum Bandscheibenfach HWK II/III präpariert. Nun folgt, in beiden Ebenen BV-kontrolliert, die Platzierung von 2 parallelen K-Führungsdrähten. Hierbei wird eine ventral das Bandscheibenfach tangierende Lage akzeptiert, um die Gefahr eines Ausbrechens der vorderen Korpuskortikalis am HWK II zu vermindern. Übliches Überbohren des ersten Drahtes, hierbei vorsichtige Perforation an der Densspitze. Nach Längenmessung Einbringen der ersten, 40 mm langen Denszugschraube mit Unterlegscheibe. Die Denskortikalis wird gerade mitgefasst, wodurch eine sichere Kompression im Frakturspalt erreicht werden kann. Überbohren des zweiten Drahtes, dann hier Längenmessung. Unkompliziertes Einschrauben der zweiten Schraube (38 mm), die ebenfalls gut im Knochen zieht und sich mit der ersten Schraube verklemmt. BV-Abschluss, der Dens steht reponiert, gewünschte Materiallage.

Kontrolle auf Bluttrockenheit, auf eine Redondrainage kann verzichtet werden. Ausgiebige Spülung (500 ml). Das Gewebe legt sich kulissenartig gut übereinander. Naht des Platysma mit 2-0 Vicryl. Fortlaufende resorbierbare Intrakutannaht. Steriler Verband.

Procedere: Übliche Wund-/Laborkontrollen. Röntgen nach 24 h sowie 2 + 6 Wochen. Nur Isometrie für 6 Wochen bei protektivem Schanz-Kragen., anschl. physiotherapeutische Mobilisation schrittweise schmerzorientiert erlaubt. Analgesie u. Thromboseprophylaxe nach Maßgabe der Stationsärzte. Ambulant weitere Behandlung in unserer Wirbelsäulenspezialsprechstunde.

Dr. med. H. Siekmann (spez. Unfallchirurg)

5.1.2 Denspseudarthrose – dorsale Verschraubung (Magerl) und Fusion mit Span (Gallie)

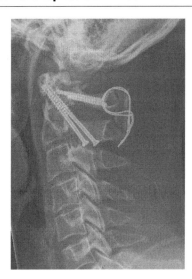

OP-Bericht, Klinik für Unfall- und Wiederherstellungschirurgie

Pat.-Nr.: 656563333   **Fall-Nr.:** A2323500/2010
Aktuelle Klinik: Unfallchirurgie   **Station:** B3-2
Pat.-Name: Bunke, Stiev   **Geb.-Dat.:** 27.03.1982
                                              Geschlecht/Alter: m, 28 J.

OP-Datum: 13.07.2010
OP-Dauer (Schnitt/Naht): 08.37 – 10.00 Uhr
Saal: B 1

Personal:
1. Operateur: Prof. Dr. C. Josten   **Anästhesist:** Dr. Ball
2. Operateur: S. Glasmacher   **Anästhesieschw./-pfl.:** B. Fuss
Assistent: Dr. A. Franck   **OP-Schwester/-pfl.:** D. Graylich
                                              OP-Springer: B. Senft

Bericht

Vorgeschichte/Indikation: Bei dem Pat. besteht nach BG-lichem Sturz trotz primärer ventraler Schraubenosteosynthese und späterem dorsalem Vorgehen eine symptomatische Denspseudarthrose mit teils elektrisierenden Beschwerden an beiden Armen. Nach Zweitoperation dorsal ist zwischenzeitlich das Schraubenmaterial gebrochen. Nach Abklärung der Therapieoptionen Entscheid zur u.g. Operation im Einvernehmen mit dem Pat.

Diagnose: Symptomatische Denspseudarthrose nach zuvor ventraler, später dorsaler Stabilisierung mit Bruch des Osteosynthesematerials

Operation: Dorsale transartikuläre atlantoaxiale Verschraubung nach Magerl, Beckenkammspananlagerung (entnommen rechts dorsal) und ergänzende Gallie-Fusion

Vorgehen: Ungestörte ITN, Cefuroxim 1,5 g i.v. Nach entsprechender Polsterung Drehen des Patienten in Bauchlage, Lagerung des Kopfes in einer entsprechenden Kopfschale, wobei die Arme bds. an den Körper gelegt werden. BV-Kontrolle in bd. Ebenen, regelhafte Darstellbarkeit. Zugangsmarkierung, wiederholte Hautdesinfektion und übliches steriles Abdecken inklusive des dorsalen Beckenkamms rechts.

Es erfolgt ein axialer Hautlängsschnitt vom Okziput bis auf Höhe des Dornfortsatzes von HWK III unter spindelförmiger Umfahrung der alten Narbe. Zunächst wird das vernarbte Subkutangewebe inzidiert, das Lig. nuchae gespalten und die Nackenmuskulatur mit Elektrokauter von den Dornen abpräpariert. Hierbei Darstellung des Implantats und schrittweise Entfernung. Zwei gebrochene Schraubengewinde können nicht geborgen werden. Sukzessive wird nun der Verlauf des Atlasbogens unter dezidierter Beachtung des Verlaufs der A. vertebralis dargestellt. Nach Darstellung des Gelenkspalts zwischen C1/2 wird die Bohrrichtung von posterior nach anterior und von kaudal nach kranial festgelegt. Der Eintrittspunkt wird ca. 2 mm kranial des Facettengelenks C2/3 und ca. 23 mm lateral der medialen Wand des Isthmus von C2 gewählt. Zunächst wird jeweils ein Kirschnerdraht platziert, wobei dieser unter BV-Kontrollen a.p. und seitlich vorsichtig über die vier Kortikales vorgeschoben wird. Dann folgt die Überbohrung, die Länge der Schrauben wird gemessen und jeweils eine kanülierte 3,5 mm Kortikalisschraube eingedreht. Einlage von Feuchtkompressen bilateral.

Nun Zuwenden zum rechten hinteren Beckenkamm. Nochmals Desinfektion. Hautquerschnitt, schichtweise Präparation bis auf den hinteren Beckenkamm. Sukzessive Blutstillung. Beiseitehalten der Weichteile mit Hohmann-Haken. Mit Meißeln Lösung eines entsprechenden Beckenkammspans. Gelasponeinlage nach Kontrolle auf Bluttrockenheit. Eine Redondrainage ist nicht notwendig. Spülung, schichtweiser Wundverschluss. Hautrückstichnähte.

Nach Zubereitung des gewonnenen Spans in H-Form wird dieser als reitender Span auf den Processus spinosus von C2 gesetzt. Der Proc. spinosus wird mit dem Luer angefrischt. Abschließend wird ein sublaminärer Draht über den Knochenspan geknotet und dieser dadurch fest verankert. BV-Abschlusskontrolle, regelhaftes Alignment der HWS, regelhafte Implantatlage. Schichtweiser Wundverschluss mit Einlage einer lokalen Wunddrainage, Hautnaht nach Donati, steriler Verband. Öffnen der Drainage bei regelhaftem Sog.

Procedere: Zervikalstütze für 6 Wochen, in dieser Zeit nur Isometrie, engmaschige Wundkontrollen bis zur zeitgerechten Nahtmaterialentfernung. Röntgenkontrolle nach Entfernung der Drainage nach 48 h sowie nach 2 u. 6 Wochen. CT nach 12 Wochen. Weiterbehandlung in unserer BG-Sprechstunde.

Prof. Dr. Josten (Klinikdirektor)

5.1.3 HWS – trisegmentale ventrale Spondylodese

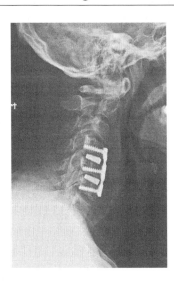

OP-Bericht, Abteilung für Unfall- und Wiederherstellungschirurgie

Pat.-Nr.: 114789919   **Fall-Nr.:** A5570000/2010
Aktuelle Abteilung: Unfallchirurgie   **Station:** B3-2
Pat.-Name: Bart-Hahn, Andreas   **Geb.-Dat.:** 20.05.1968
     Geschlecht/Alter: m, 42 J.

OP-Datum: 29.07.2010
OP-Dauer (Schnitt/Naht): 13.40 – 15.27 Uhr
Saal: B 6

Personal:
Operateur: Dr. H. Siekmann   **Anästhesist:** Fr. C. Rippenstiel-Beyerlein
1. Assistent: Dr. J. Jansch   **Anästhesieschw./-pfl.:** B. Senftenberg
2. Assistent: P. Derst   **OP-Schwester/-pfl.:** X. Montez
     OP-Springer: B. Seifert

Bericht

Vorgeschichte/Indikation: Nach privatem PKW-Unfall direkter Transport mit Rettungshubschrauber zu uns. Primär starke HWS-Beschwerden, Kribbelparästhesien beider Hände. Im konventionellen Röntgen, dann im MRT bestätigte diskolig. Instabilität HWK IV/V sowie als Nebenbefund eine deutliche Degeneration HWK V/VI. Nach entsprechender Risikoaufklärung hat der Pat. in das nachfolgende operative Vorgehen eingewilligt.

Diagnose: Geschlossene diskoligamentäre Instabilität HWK IV/V mit Rückenmarksirritation bei unfallunabhängiger Degeneration HWK V/VI

Operation: Ventrale Spondylodese HWK IV/V/VI mit winkelstabiler Plattenosteosynthese (Trinica, Fa. Zimmer) und Cages (HWS-Cage, Fa. Deltacor), Histologie

Vorgehen: Ungestörte ITN, Cefuroxim 1,5 g i.v. Rückenlage u. Kopfschale unter entsprechender Polsterung und Sicherung, Arme beidseits angelegt unter Zug nach kaudal. BV-Kontrolle, regelhafte Darstellbarkeit, Zugangsmarkierung, wiederholte Hautdesinfektion und übliches steriles Abdecken.

Typischer, leicht diagonal horizontal laufender Hautschnitt im Verlauf der Hautspannungslinien rechts ventral. Scharfe Platysmatrennung, darunterliegende Venen werden teils ligiert, überwiegend elektrokoaguliert. Medial des M. sternocleidomastoideus wird auf die palpable A. carotis zupräpariert. Diese wird unter einem Langenbeck-Haken einschl. des M. sternocleidomastoideus nach lateral gehalten. Weitere, überwiegend stumpf spreizende Präparation diagonal auf die HWS zu. Hier werden nun unter Darstellung des vorderen Längsbandes Trachea u. Ösophagus nach links gehalten. Mit dem K-Draht BV-Orientierung, dieser liegt knapp unter dem Bandscheibenfach HWK V/VI. Mit Stielchen wird auf dem Längsband noch etwas nach kranial bis oberhalb des Bandscheibenfachs HWK IV/V präpariert. Hier sichtbare Einblutungen unter dem Längsband. Einsatz eines Caspar-Spreizers unter Expansion, zuerst in Höhe HWK IV/V. Querinzision des Bandscheibenfachs nach Resektion weiterer Bandanteile. BV-kontrolliert schrittweise Resektion der Bandscheibe (Histologie) HWK IV/V mit dem Rongeur bis auf das Lig. longitudinale posterius. Hier noch Gewinnung subligamentär prolabierten Bandscheibengewebes. Nun Anfrischung von Grund- und Deckplatte mit der Kugelfräse. Anschl. mit Rongeur vorsichtige Kerbung des posterioren Längsbandes und weitere Resektion nach kranial/kaudal mit der Stanze. Anschl. liegt sichtbar der unverletzte Duralschlauch. In gleicher Weise wird über den umplatzierten Caspar-Spreizer auch das Bandscheibenfach HWK IV/V gereinigt. Hier makroskopisch kein Traumaanhalt (Histologie). Bei fehlendem Prolaps wird das posteriore Längsband nicht tangiert. Anschl. folgt nach Höhenkontrolle das Einbolzen der bd. Cages, die sich gut in den Bandscheibenfächern verklemmen. Wahl der Platte und nach Ausrichtung derselben Fixation am HWK IV, V u. VI mit je zwei gerade bikortikalen Schrauben, die gut im Knochen anziehen. Winkelstabile Arretierung der Schrauben. BV-Abschluss, gute HWS-Ausrichtung, gute Implantatlage. Kontrolle auf Bluttrockenheit, intensive Spülung (500 ml). 10er Redon lateral ausgeleitet. Platysmanähte, subkutane Nähte und spannungsfreie Hautrückstichnähte. Steriles Pflaster.

Procedere: 6 Wochen Schanz-Kragen, in dieser Zeit nur Isometrie. Zeitgerechte Nahtmaterialentfernung. *Postoperativ fachspez. neurologisches Konsil (bei präoperativen Kribbelparästhesien).* Röntgen nach Entfernung der Drainage nach 48 h sowie nach 2 + 6 Wochen. Angepasste Analgesie und Thromboseprophylaxe.

Dr. med. H. Siekmann (spez. Unfallchirurg)

5.1.4 HWK-Fraktur – dorsaler Fixateur interne

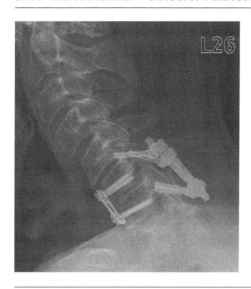

OP-Bericht, Klinik für Unfall- und Wiederherstellungschirurgie

Pat.-Nr.: 112166668
Aktuelle Klinik: Unfallchirurgie
Pat.-Name: Bier, Ernst

Fall-Nr.: A2094444/2010
Station: Intensivstation 2
Geb.-Dat.: 06.10.1950
Geschlecht/Alter: m, 60 J.

OP-Datum: 12.11.2010
OP-Dauer (Schnitt/Naht): 11.16 – 12.59
Saal: B 3

Personal:
Operateur: Prof. Dr. C. Josten
1. Assistent: S. Glasmacher
2. Assistent: Dr. J. Jarvers

Anästhesist: Fr. D. Doop
Anästhesieschw./-pfl.: G. Greiner
OP-Schwester/-pfl.: B. Leut
OP-Springer: R. Quandt

Bericht

Vorgeschichte/Indikation: BG-lich versicherter Verkehrsunfall. Laut Notarzt klagte der Pat. vor Intubation über Kribbelparästhesien beider Hände sowie Schwäche der oberen Extremitäten. Bei verhakter Instabilität besteht die Indikation zum dorsoventralen Vorgehen, beginnend dorsal. CT-diagnostisch isolierte Verletzung.

Diagnose: Geschlossene verhakte Luxationsfraktur HWK III/IV (bei unklarer Neurologie)

Operation: Offene Reposition, primär dorsale Stabilisierung C 3-4 (Fix. interne, Neon, Fa. Ulrich), 10er Redon

Vorgehen: Ungestörte ITN, Cefuroxim 1,5 g i.v. Bei situationsorientierter umfangreicher Polsterung Drehen des Patienten in Bauchlage, Lagerung des Kopfes in eine entsprechende Kopfschale, wobei die Arme beidseits unter leichtem Zug nach kaudal angelegt werden. BV-Kontrolle in beiden Ebenen, regelhafte Darstellbarkeit der verletzten HWS, achsgerechte Einstellung derselben. Zugangsmarkierung. Wiederholte Hautdesinfektion, übliches steriles Abdecken.

Längsschnitt von HWK II bis über den HWK V, Durchtrennung des Subkutangewebes und beidseits Längsspaltung der Faszie mittels monopolarer Elektrode. Anschließend wird das Lig. nuchae in der Mittellinie durchtrennt und bis zur Spitze der Dornfortsätze eingeschnitten. Nun wird die Rückenmuskulatur unmittelbar an den Dornfortsätzen beidseits unter permanenter Blutstillung und Einlage von Tuchstreifen schichtweise von kranial nach kaudal mittels Elektrokauter und Cobbschem Raspatorium abpräpariert. Hierbei deutlichere Blutungen lokal aus der gelösten Muskulatur, dezidierte Blutstillung. Von kranial nach kaudal werden die kurzen Rotatoren und Multifidusmuskeln von den Procc. spinosi und den Gelenkfortsätzen abgelöst. Nun wird die Subluxationsstellung HWK III/IV mit Rotationskomponente sichtbar. Bei linksseitig verhakter Luxation erfolgt hier schonend die Reposition mit typischem Einrasten des Facettengelenkes. Unter BV nun wieder gute Ausrichtung der HWS. Identifikation der typischen Eintrittspunkte zur Schraubenplatzierung in der Massa lateralis von HWK III und IV bds. Ankörnen und Vorbohren der Schraubenkanäle über scharfe und stumpfe Aalen, Austasten der Kanäle mittels Taststab. Allseits Knochen spürbar. Nun Insertion von Massa-lateralis-Schrauben in den HWK III und den HWK IV. Die Schrauben ziehen sehr gut im Knochen an. Bildwandlerkontrolle mit Dokumentation der regelrechten Lage aller Schrauben.

Ausmessen der Längsträger, ein Anbiegen ist nicht notwendig. Problemlose Montage. BV-Kontrolle mit regelrechter Implantatlage bei korrekter Platzierung der dorsalen Stabilisierung und wiederhergestelltem Alignment.

Spülung der Wunde (1.000 ml), subtile Blutstillung. Schichtweiser Wundverschluss durch Faszien-, Subkutan- und Hautnähte unter Einlage einer 10er Redondrainage bds. Hautverschluss durch Rückstichnähte. Desinfektion, steriler Wundverband. Öffnen der Drainagen bei regelhaftem Sog.

Nun Umwendung in Rückenlage und ergänzend ventrales Vorgehen (siehe separaten OP-Bericht)

Procedere: Schanz'sche Krawatte für 6 Wochen. Engmaschige Wundkontrollen bis zur zeitgerechten Nahtmaterialentfernung. Röntgen nach Entfernung der Drains nach 48 h und nach 2 + 6 Wochen. Engmaschige Kontrollen der Infektparameter.

Prof. Dr. med. C. Josten (Klinikdirektor)

5.1.5 HWK-Fraktur – dorsaler Fix. interne bis okzipital

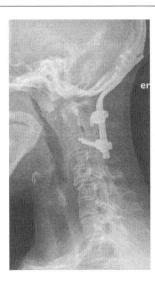

OP-Bericht, Klinik für Unfall- und Wiederherstellungschirurgie

Pat.-Nr.: 150933955
Aktuelle Klinik: Unfallchirurgie
Pat.-Name: Dünn, Gerlind

Fall-Nr.: A3393397/2010
Station: B3-1
Geb.-Dat.: 12.09.68
Geschlecht/Alter: w, 41 J.

OP-Datum: 09.09.2010
OP-Dauer (Schnitt/Naht): 09.14 – 11.02 Uhr
Saal: B 2

Personal:
Operateur: Prof. Dr. C. Josten
1. Assistent: Dr. A. Franck
2. Assistent: F. Stierling (PJ)

Anästhesist: Fr. C. Rumpf
Anästhesieschw./-pfl.: B. Sanft
OP-Schwester/-pfl.: D. Wut
OP-Springer: F. Baneglor

Bericht

Vorgeschichte/Indikation: Die Pat. ist auf einem Fußgängerüberweg von einem PKW angefahren worden, anschl. unkontrolliert mit dem Schädel angeschlagen. Sie zog sich u.g. Verletzungen zu. Bei Instabilität erfolgte der Entscheid zur Operation, in die die Pat. nach entspr. umfangreicher Risikoaufklärung eingewilligt hat

Diagnose: Geschlossene, instabile vordere und hintere Atlasbogenfraktur (Typ Gehweiler III, keine Neurologie) in Kombination mit einer Densfraktur Typ II (nach Anderson und D'Alonzo)

Operation: Dorsale okzipitozervikale Fusion C0/C2/3 (System Neon, Fa. Ulrich)

Vorgehen: Ungestörte ITN, Cefuroxim 1,5 g i.v. Nach Polsterung Drehen der Pat. in Bauchlage, Lagerung des Kopfes in eine entsprechende Kopfschale, wobei die Arme bds. unter leichtem Zug nach kaudal angelegt werden. Umfangreiche situationsangepasste Polsterung. BV-Kontrolle, regelhafte Darstellbarkeit, regelhafte Stellung der HWS. Zugangsmarkierung, wiederholte Hautdesinfektion, übliches steriles Abdecken.

Längsverlaufender Hautschnitt okzipital beginnend bis zur oberen HWS. Durchtrennung des Subkutangewebes und bds. Längsspaltung der Faszie. Nun wird das Lig. nuchae in der Mittellinie durchtrennt und bis zur Spitze der Dornfortsätze eingeschnitten. Ablösen des M. erector spinae von den Dornfortsätzen mittels monopolarer Elektrode. Abschieben des M. erector spinae von der Lamina mittels Cobbschem Raspatorium. Die am Okziput ansetzende Muskulatur wird T-förmig abgelöst und der Knochen mit dem Raspatorium dargestellt. Identifikation der Eintrittspunkte zur Schraubenplatzierung in den Massa lateralis von HWK III beidseits sowie Feinpräparation für den Hakeneinsatz HWK II. Ankörnen und schonendes Vorbohren der Schraubenkanäle über die scharfe und stumpfe Aale am HWK III. Kontrolle der präparierten Kanäle mittels Taststab. Nachfolgend Insertion von Massa-lateralis-Schrauben beidseits in den HWK III. Diese ziehen jeweils fest im Knochen an. Bildwandlerkontrolle mit regelrechter Lage der Schrauben

Auswählen und Anmodellieren der Längsträger, diese werden jeweils mit 3 gerade bikortikal reichenden Schrauben am Okziput fixiert. Nun Fixation mit den Haken am HWK II sowie über die Schrauben am HWK III bds. BV-Kontrolle mit Nachweis einer regelrechten Implantatlage bei regelhaftem HWS-Alignement.

Ausgiebige Spülung der Wunde (1.000 ml), subtile Blutstillung. Schichtweiser Wundverschluss durch Faszien-, Subkutan- und Hautnähte unter Einlage einer 10er Drainage bds. Spannungsfreier Hautverschluss durch Rückstichnähte nach Donati. Desinfektion, steriler Wundverband. Öffnen der Drainage bei regelhaftem Sog. Anlage einer PDC-Zervikalstütze.

Procedere: Zervikalstütze für 6 Wochen, in dieser Zeit nur Isometrie. Engmaschige Wundkontrollen bis zur zeitgerechten Nahtmaterialentfernung. Röntgen nach Entfernung der Drainage nach 48 h sowie nach 2 + 6 Wochen. Analgesie und Thromboseprophylaxe nach Maßgabe der Stationsärzte.

Prof. Dr. med. C. Josten (Klinikdirektor)

5.1.6 Ventrale Spondylodese mit Dekompression bei Spondylodiszitis

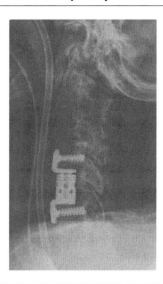

OP-Bericht, Abteilung für Unfall- und Wiederherstellungschirurgie

Pat.-Nr.: 54344443   Fall-Nr.: B0098453/2010
Aktuelle Abteilung: Unfallchirurgie   Station: 1
Pat.-Name: Zündler, Elisabetha   Geb.-Dat.: 19.11.1937
                                        Geschlecht/Alter: w, 72 J.

OP-Datum: 14.10.2010
OP-Dauer (Schnitt/Naht): 17.48 – 19.26 Uhr
Saal: B 6

Personal:
Operateur: Dr. H. Siekmann   Anästhesist: Fr. Dr. L. Leerlauf
1. Assistent: Dr. L. Becherer   Anästhesieschw./-pfl.: C. Geier
2. Assistent: A. Eisenkrämer   OP-Schwester/-Pfl.: R. Rot
                                        OP-Springer: I. Bär

Bericht

Vorgeschichte/Indikation: Die Aufnahme der Pat. in einem auswärtigen Krankenhaus erfolgte vor ca. einer Woche. Im stationären Verlauf zunehmende Sepsis mit Intensivpflichtigkeit und Intubation. Vor 2 Tagen folgte die Extubation, wobei im Tagesverlauf mit zunehmender Vigilanz der Pat. eine inkomplette Tetraplegie aufgefallen ist. Im Rahmen einer MRT besteht der dringende Verdacht auf eine Spondylodiszitis HWK 5/6 mit perispinaler Abszedierung dorsal des Corpus HWK 5. Hierauf Verlegung der Patientin in unsere Klinik.

Diagnose: Spondylodiszitis HWK 5/6 mit perispinaler Abszedierung und inkompletter Tetraplegie

Therapie: Partielle Resektion HWK 5 einschl. der angrenzenden Bandscheiben mit spinaler Dekompression und Abszessentfernung, Abstrich, ventrale Spondylodese HWK 4–6 (ADDplus-Cage, Fa. Ulrich, lokale Drainage)

Bericht: Ungestörte ITN. Rückenlagerung der Patientin unter Nutzung der Kopfschale. Die Arme werden unter Zug nach kaudal gezogen. Entsprechende Sicherung und umfangreiche Polsterung. Cefuroxim 1,5 g i.v. Unter BV in beiden Ebenen gute Darstellbarkeit der HWS bis hälftig HWK 7. Markierung des Zugangs. Wiederholte Hautdesinfektion und übliches steriles Abdecken.

Typischer Zugang zur HWS von rechts ventral. Leicht diagonaler Hautschnitt. Scharfe Platysmaspaltung. Ligatur lokaler Venen und weitere Präparation unter schrittweiser Blutstillung. Darstellung des M. sternocleidomastoideus, auf dem kranial und kaudal das Platysma etwas mobilisiert wird. Der Muskel wird rechts lateralisiert, dann weiter auf die A. carotis zu präpariert. Diese wird ebenfall nach rechts lateral gehalten. Nun diagonale Präparation auf die vordere HWS zu, überwiegend stumpf spreizend. Trachea und Ösophagus werden mittels Langenbeckhaken nach links lateral gehalten, das vordere Längsband der HWS wird mit dem Stielchen freipräpariert. BV-orientiert Markierung des Bandscheibenfaches HWK 5/6 mittels K-Draht, hierbei schon Pusaustritt aus dem Bandscheibenfach. Mit dem Stielchen wird von HWK 4-6 das vordere Längsband dargestellt, dann das Bandscheibenfach HWK 5/6 mit Skalpell unter weiterer Pusentlastung gefenstert. Abstrichentnahme. Nun schrittweise Resektion der Bandscheibenreste nach dorsal. Dann Fensterung des Bandscheibenfachs HWK 4/5 und auch hier Resektion der Bandscheibe, da aufgrund des perispinalen Abszesses eine partielle Korporektomie HWK 5 notwendig ist. Diese erfolgt nun schrittweise mittels Luer und Rongeur bis zur HWK 5-Hinterwand. Unter *Nutzung der Lupenbrille* wird nun auch dorsal der Rest der Bandscheibe einschließlich der folgenden Bänder vorsichtig reseziert. Nun ist induriertes perispinales Fettgewebe sichtbar. Mit der Stanze wird die gesamte Hinterwand des HWK 5 reseziert einschließlich der Reste vom Bandscheibenfach HWK 5/6. Vorsichtige Entfernung des indurierten Fetts. Nun liegt auf ganzer Länge der Duralschlauch gut sichtbar, zeigt keine Läsionen. Vorsichtige Spülung. Ausmessen der Cagehöhe und Wahl eines expandierbaren ADDplus-Cages (Höhe 13 mm). Dieser wird vorsichtig und BV-kontrolliert in beiden Ebenen eingebolzt. Mit Erreichen der Ventralflächen von HWK 4 und 6 erfolgt hier die Fixation mit jeweils 2 gut ziehenden Schrauben basisnah am HWK 4 und deckblattnah am HWK 6. Die Schrauben ziehen exzellent im Knochen. Sodann, ebenso BV-kontrolliert im seitlichen Bild, Expansion des Cages und bei regelhaftem HWS-Alignment Arretierung des Cages mittels der Madenschraube. BV-Abschluss, regelhaftes HWS-Alignment, gute Lage des expandierten Cages. Ausgiebige Spülung (500 ml). 10er Redon. Kulissenartig legt sich die Muskulatur der vorderen HWS übereinander. Einzelknopfnähte des Platysma, dann des Fettgewebes. Hautrückstichnähte. Steriler Verband. Öffnen der Drainage bei regelhaftem Sog. Transport der Patientin intubiert auf die Intensivstation.

Procedere: In Orientierung an den Abstrichen Antibiose i.v. auf der Intensivstation fortsetzen (3 Wochen).

Engmaschige neurologische Verlaufskontrollen nach Extubation. Neurologische Frührehabilitation veranlassen. Röntgen der HWS in 2 Tagen nach Entfernung der Redon sowie nach 2 + 6 Wochen. Bei Auffälligkeiten Revision. Thromboseprophylaxe und Analgesie nach Maßgabe der Stationsärzte. Weiterbehandlung in unserer Wirbelsäulenspezialsprechstunde.

Dr. med. H. Siekmann (spez. Unfallchirurg)

5.1.7 Monosegmentale ventrale Spondylodese (Cage u. Platte) bei Degeneration

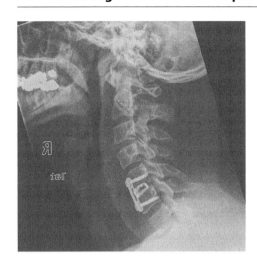

OP-Bericht, Klinik für Unfall- und Wiederherstellungschirurgie

Pat.-Nr.: 76777776

Aktuelle Klinik: Unfallchirurgie

Pat.-Name: Kreuz, Andreas

Fall-Nr.: B7621212/2010

Station: 1

Geb.-Dat.: 30.01.1956

Geschlecht/Alter: m, 54 J.

OP-Datum: 11.02.2010

OP-Dauer (Schnitt/Naht): 08.28 – 10.02 Uhr

Saal: B 3

Personal:

Operateur: Dr. J.-S. Jarvers

1. Assistent: Dr. H. Siekmann

2. Assistent: U. Rosig (PJ)

Anästhesist: Fr. Dr. Lohmann

Anästhesieschw./-pfl.: B. Bachmann

OP-Schwester/-Pfl.: R. Gallmeister

OP-Springer: D. Schön

Bericht

Vorgeschichte/Indikation: Der Pat. beklagt seit ca. 4 Jahren anhaltende HWS-Beschwerden nach körperlicher Belastung, aber auch regelmäßig in Ruhe. Wiederholt sind Phasen von Kribbelparästhesien an bd. Händen aufgetreten. Umfangreiche konservative Therapiemaßnahmen (Rückenschule, KG, PT, Extensionsbehandlung, Rotlicht und medikamentöse Maßnahmen) brachten nur temporäre Besserungen. Konventionell radiologisch sowie MRT-diagnostisch Nachweis einer isoliert monosegmentalen Degeneration HWK 5/6 mit beginnender Sequestrierung der Bandscheibe dorsal Der Patient hat nach entsprechend umfangreicher Aufklärung in das operative Vorgehen eingewilligt.

Diagnose: Symptomatische monosegmentale Degeneration des Segmentes HWK 5/6 mit beginnender Sequestrierung

Operation: Bandscheibenresektion und ventrale Spondylodese HWK 5/6 (Syncage + Caspar-Platte, Fa. Synthes) lokale Drainage

Bericht: Rückenlagerung des Patienten unter entsprechender Nutzung der Kopfschale. Lagerung der Arme bds. nach kaudal unter leichtem Zug. Entsprechende Sicherung und Polsterung. Lagerung der HWS leicht rekliniert. Cefuroxim 1,5 g i.v. BV-Kontrolle in beiden Ebenen mit Zugangsmarkierung, gute Darstellbarkeit. Wiederholte Hautdesinfektion, übliches steriles Abdecken.

Leicht diagonaler Hautschnitt im Bereich der rechts ventralen Halsweichteile bis zur Mittellinie. Quertrennung des Platysma und Ligatur lokaler Venen. Mit dem Stielchen Lösen des Gewebes auf dem M. sternocleidomastoideus nach kranial und kaudal. Weitere stumpf-spreizende Präparation medial des M. sternocleidomastoideus auf die A. carotis zu, die mittels Langenbeck lateralisiert wird. Nun diagonal spreizende Präparation auf die vordere HWS zu. Trachea und Ösophagus werden mittels Langenbeck nach links lateral gehalten. Gut sichtbar zeigt sich das vordere Längsband, das Segment HWK 5/6 ist aufgrund ventraler Spondylophyten gut nachvollziehbar. Die BV-Kontrolle im seitlichen Bild bestätigt das entsprechende Segment. Resektion der ventralen Spondylophyten und Eröffnung des Bandscheibenfaches HWK 5/6. Resektion der Bandscheibe mittels Rongeur und Fräse. *Unter Nutzung der Lupenbrille* vorsichtige Resektion auch der dorsalen Bandscheibenstrukturen einschl. der Sequestrierung sowie beginnender Retrospondylophyten nach kranial und kaudal mittels Stanze. Das Längsband wird nicht tangiert, bleibt intakt. Mittels des gebogenen Häkchens kann an den Hinterkanten HWK 5/6 kein weiteres Bandscheibengewebe identifiziert werden. Spülung des Bandscheibenfachs. Letzte Anfrischung der Grundplatte HWK 5 sowie der Deckplatte HWK 6 mit der Kürette. Höhenmessung und Einbolzung des o. g. Cages unter BV in beiden Ebenen. Nochmals Entfernung des Cages und Nachpräparation, da der Cage etwas rechts exzentrisch liegt. Erneute Platzierung des Cages, nun zentrale Lage. Auflage einer passend dimensionierten Caspar-Platte unter BV-Orientierung, Fixation mittels K-Draht und Lagekontrolle in beiden Ebenen. Gewünschte Lage. Die Platte wird mit insgesamt 4 sehr gut im Knochen ziehenden Schrauben, jeweils gerade bikortikal, fixiert. BV-Abschluss, regelhafte Ausrichtung der Halswirbelsäule in beiden Ebenen, gewünschte Implantatlage. Kontrolle auf Bluttrockenheit. Ausgiebige Spülung (500 ml). 10er Redon. Die ventrale Halsmuskulatur legt sich kulissenartig übereinander. Einzelknopfnähte des Platysma. Subkutannaht. Hautrückstichnähte. Steriler Verband. Öffnen der Drainage bei regelhaftem Sog. *Nach Extubation Neurologie orientierend unauffällig.*

Procedere: 6 Wochen Tragen einer Schanz'schen Krawatte. Röntgen nach 2 Tagen nach Entfernung der Drainage sowie nach 2 + 6 Wochen. Analgesie und Thromboseprophylaxe nach Maßgabe der Stationsärzte. Neurologische Verlaufskontrolle nach 3 Wochen. Für 6 Wochen nur Isometrie. Weiterbehandlung in unserer Wirbelsäulenspezialsprechstunde.

Dr. J.-S. Jarvers (FA f. Orthopädie u. spez. Unfallchirurgie)

Dr. H. Siekmann (1. Oberarzt)

5.1.8 Einzeitige dorsoventrale Spondylodese bei instabiler Wirbelkörpermetastase

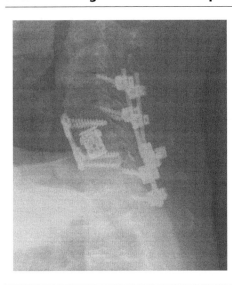

OP-Bericht, Klinik für Unfall- und Wiederherstellungschirurgie

Pat.-Nr.: 97894557

Aktuelle Klinik: Unfallchirurgie

Pat.-Name: Optiker, Paul

Fall-Nr.: B0676563/2010

Station: 2

Geb.-Dat.: 20.04.1966

Geschlecht/Alter: m, 43 J.

OP-Datum: 04.02.2010

OP-Dauer (Schnitt/Naht): 08.48 – 12.38 Uhr

Saal: B 6

Personal:

1. Operateur: Dr. H. Siekmann

2. Operateur: Dr. J.-S. Jarvers

Assistent: U. Rosig (PJ)

Anästhesist: Dr. B. Baudendistel

Anästhesieschw./-pfl.: A. Bergmann

OP-Schwester/-Pfl.: W. Sinn

OP-Springer: U. Erträglich

Bericht

Vorgeschichte: Die stationäre Aufnahme des Pat. erfolgt bei metastatischer ossärer Destruktion HWK 6 mit progredienter Neurologie und Schmerzsymptomatik bei bekanntem Bronchialkarzinom. Radiologisch zeigt sich ein metastatischer Einbruch des Corpus HWK 6 mit Rückenmarkskompression. Der Pat. hat nach entsprechender Risikoaufklärung in die operative Notfallversorgung eingewilligt.

Diagnose: Instabile HWK 6-Metastase mit spinaler Einengung und Wirbelkörperdestruktion bei Bronchialkarzinom

Operation: Einzeitige dorsoventrale Spondylodese mit partieller Korporektomie (Histologie) mit RM-Dekompression HWK 6, ventraler Spondylodese (Cervilift-Cage, Fa. Deltacor, ACP-Platte, Fa. DePuy)) sowie dorsaler Stabilisierung C4/5-C7/T1 (Vertex-Fixateur, Fa. Methronic), lokale Drainagen

Bericht: Dorsaler Beginn. Ungestörte ITN. Cefuroxim 1,5 g i.v. Bauchlagerung mit angelegten Armen mit sorgfältiger Polsterung. Zugangsmarkierung über den Dornen HWK 4–BWK 1 unter BV. Wiederholte Hautdesinfektion, übliches steriles Abdecken.

Hautlängsschnitt vom Dorn HWK 3 ausgehend ca. 10 cm nach kaudal über die Dornfortsätze bis zum Dorn BWK 1. Schichtweise Präparation mit sukzessiver Blutstillung. Nach Darstellen der Faszie werden die Muskulatur mittig gelöst und die gerade Halsmuskulatur mit dem Raspatorium seitlich abgeschoben. Das dorsale Längsband bleibt intakt. Erneute Blutstillung, Kompresseneinlage links und Feinpräparation der Eintrittspunkte rechts an den Halswirbelkörpern mit dem kleinen Raspatorium. Nun sorgfältig Darstellung des Gelenks zwischen C 4/5. rechts. Nun wird unter BV-Kontrolle der Bohrer mit Gewebeschutz vom unteren Gelenkfortsatz C4 leicht schräg nach kranial ansteigend (10–15°) lateral in die Massa lateralis vorgebohrt. Der Bohrer geht in der a.-p.-Ansicht durch die Gelenkmitte und verletzt weder den Rückenmarkskanal noch die A. vertebralis. *Beim Rückzug des Bohrers keine auffällige Blutung, kein Liquor.* Nach Längenmessung wird hier die erste selbstschneidende Schraube eingedreht. In identischer Weise folgt die weitere Schraubenplatzierung in HWK 5 sowie HWK 7 und BWK 1 rechtsseitig (Schraubenlängen 12–14 mm). Anschl. Einlage von Kompressen rechts und Setzen der Schrauben links an HWK 4, 5 und 7 sowie BWK 1 (jeweils 12–14 mm). Alle Schrauben ziehen gut im Knochen, jeweils kein Blut- oder Liquorfluss. Entfernung aller Kompressen. Anpassen der Längsstäbe über die Biegeschablone. Einlage der Längsträger, die sich gut den polyaxialen Schraubenköpfen anpassen, der Längsträger rechts muss etwas nachgebogen werden. Nun unkomplizierte Arretierung der Längsträger über die Kontermuttern an allen 8 Schrauben. Abschließende unkomplizierte Montage eines Querträgers in Höhe HWK 6. BV-Kontrolle und 3 D-Scan, welcher eine regelhafte Schraubenlage zeigt. Blutstillung, ausgiebige Spülung (1000 ml). Einlegen von zwei 10er-Drainagen und schichtweiser Wundverschluss. Öffnen der Drainagen bei regelhaftem Sog. Schichtweiser Zugangsverschluss. Spannungsfreie Hautrückstichnähte. Steriler Verband. Nun vorsichtige Umlagerung des Patienten für den ventralen Eingriff.

Rückenlagerung, Lagerung des Kopfes auf einer entsprechenden Carbon-Kopfschale. Die Arme werden seitlich am Körper unter guter Polsterung mit Lagerungskissen gelagert. Zur besseren seitlichen BV-Einsicht werden zusätzlich die Schultern mit breitem Tape kaudalisiert und fixiert. Schnittmarkierung auf der Haut unter BV. Wiederholte Hautdesinfektion, übliches steriles Abdecken. Leicht diagonaler Hautschnitt an den rechten ventralen Halsweichteilen in den Hautspannungslinien. Schichtweise Präparation, quere Trennung des Platysma, sukzessive Blutstillung. Zwischen der Halsmuskulatur wird nun überwiegend stumpf spreizend bzw. digital auf die vordere HWS zugegangen. Die A. carotis wird sicher identifiziert, ebenso der Ösophagus/die Trachea. Die anatomischen

Strukturen werden mit Zenkerhaken beiseite gehalten. Feinpräparation mit Tupfern. Unter BV in beiden Ebenen wird der HWK 6 identifiziert. Bei ausgedehnten überbrückenden ventralen Spondylophyten müssen diese von HWK 5–7 breit abgetragen werden. Darunter ist schon Tumorgewebe am HWK 6 zu identifizieren. Nun werden die Schrauben für den Casparspreizer am HWK 5 und 7 in üblicher Weise zentral gesetzt. Aufsatz des Spreizers bei milder Distraktion. Mit Luer, Meißel und Fräse wird anschl. der zentrale Corpus HWK 6 schrittweise, teils unter Lupenbrille, reseziert. Die Resektion einschl. der Bandscheiben HWK 5/6 und 6/7 erfolgt zudem unter regelmäßiger BV-Kontrolle und gelingt unkompliziert bis auf das Längsband. Ausgiebige Histologie. BV-kontrolliert Umfahrung der Hinterkanten HWK 5 u. 7 mit dem Häkchen, keine Bandscheibensequester.

Einpassen des Cages und angepasste Distraktion nach Lösung des Casparspreizers, in der BV-Kontrolle zeigt sich ein guter Sitz des Implantats bei harmonischer Lordosierung der HWS ohne Stufenbildung. Auflage der o. g. H-Platte und Ausrichtung unter BV. Im Anschluss Fixierung mit je 2 Schrauben im HWK 5 u. 7. BV-Kontrolle, gute Schrauben-, Platten- und Cagelage. Abschlusskontrolle auf Bluttrockenheit. Tachosil wird über den Cage gelegt. Spülung. 10er-Redon. Schichtweiser Wundverschluss. Einzelknöpfe des Platysma. Rückstichnähte nach Donati. Öffnen der Drainage bei regelhaftem Sog. Steriler Verband. Anlage einer semirigiden HWS-Orthese. ***Mit Extubation werden alle 4 Extremitäten bewegt.***

Procedere: Engmaschige Labor- und Wundkontrollen. Neurologische Kontrolle auf ITS. Röntgen nach Redonzug nach 48 h sowie nach 2 + 6 Wochen. Thromboseprophylaxe und Analgesie nach Stationsschema. Belassen der Orthese für 6 Wochen mit isometrischen Übungen. Vorstellung des Patienten im interdisziplinären Tumorboard. Nach Entlassung Weiterbehandlung in unserer Wirbelsäulensprechstunde.

Dr. med. H. Siekmann (1. Oberarzt), Dr. med. Jan-Sven Jarvers (Facharzt)

5.2   Brustwirbelsäule

H. Siekmann, K. S. Delank, S. Glasmacher

5.2.1 Nukleotomie BWS über eine Costotransversektomie

OP-Bericht, Abteilung für Wirbelsäulenchirurgie

Pat.-Nr.: 45132901
Aktuelle Klinik: Wirbelsäulenchirurgie
Pat.-Name: Grube, Claire

Fall-Nr.: B8761214/2011
Station: 1
Geb.-Dat.: 01.06.1977
Geschlecht/Alter: w, 34 J.

OP-Datum: 17.09.2011
OP-Dauer (Schnitt/Naht): 11.22 – 12.26 Uhr
Saal: B 6

Personal:
1. Operateur: OA Dr. M. Müller
2. Operateur: OA Dr. L. Ludwig

Anästhesist: Dr. B. Habib
Anästhesieschw./-pfl.: B. Blau
OP-Schwester/-Pfl.: R. Fuchs
OP-Springer: I. Bär

Bericht

Vorgeschichte/Indikation: Bei der Patientin besteht ein großer rechts mediolateral lokalisierter Bandscheibenvorfall in Höhe Th 8/9. Sie leidet seit 3 Monaten unter heftigsten therapieresistenten Dorsalgien und rechtsseitigen interkostalen Neuralgien. Die Chancen und Risiken des operativen Eingriffs und alternativer Verfahren wurden mit ihr ausführlich besprochen, die schriftliche Einverständniserklärung liegt vor.

Diagnose: Rechts mediolateraler Bandscheibenvorfall Th 8/9

Operation: Nukleotomie Th 8/9 über eine Costrotransversektomie

Vorgehen: Ungestörte ITN. Cefuroxim 1,5 g i.v. Bauchlagerung mit entsprechender Polsterung. Arme nach lateral ausgelagert, Achselhöhle ohne Kompression, HWS nicht überstreckt, Augen frei. Wiederholte Hautdesinfektion, übliches steriles Abdecken. Sichere Höhenlokalisation unter BV-Kontrolle im seitl. und a.-p.-Strahlengang.

Mediolaterale Längsinzision der Haut über den Segmenten Th 7–9. Rechts paraspinöses Ablösen der Faszie und Mobilisation der paravertebralen Muskulatur weit nach lateral. Quere Inzision derselben, sodass die subperiostale Freilegung der 8. Rippe bis etwa 5 cm nach lateral möglich wird. Nun zirkumferente Freilegung der Rippe unter Schonung des kaudalen Gefäß-Nervenbündels von lateral kommend bis zum Costotransversalgelenk. Hier Inzision der Gelenkkapsel. Zirkuläre Freilegung des Proc. transversus und Abtragung desselben an seiner Basis. Lateralseits Osteotomie der Rippe und Hebung aus ihrem Bett. Mobilisation des Rippenstumpfes bis zum costovertebralen Gelenk unter drehenden Bewegungen und mit Schonung der kaudalen Gefäße. Entfernung der Rippe. Identifikation des Intervertebralraums. Darstellen des Duralsacks sowie der abgehenden Nervenwurzel. Sichtbar wird ein subligamentärer Bandscheibenvorfall, der zu einer deutlichen Verdrängung des Duralsacks führt. Nach Weghalten der Nervenwurzel posterolaterale Inzision der Bandscheibe. Es quillt bereits jetzt spontan BS-Gewebe hervor. Mit dem stumpfen Rongeur folgt die Ausräumung des Zwischenwirbelraums. Mit dem Tasthaken Mobilisation von subligamentären Bandscheibenanteilen und Entfernung. Subtiles wiederholtes Austasten und Ausspülen des Betts ohne Tangierung des Duralsacks. Nun zeigt sich ein vollständig freier Verlauf des Duralsacks und der abgehenden Nervenwurzel. **Überprüfung der Unversehrtheit der Pleura parietalis durch Überdruckbeatmung.** Einlage einer 12er-Redondrainage auf Überlauf. Adaptation des durchtrennten Muskelgewebes, der Faszie und der Subkutis. Hautnaht in intrakutan fortlaufender Technik. Steriler Verband.

Mit Extubation in der orientierenden Untersuchung unauffälliger neurologischer Befund.

Procedere: Schmerzadaptierte korsettfreie Mobilisation. Analgesie und Thromboseprophylaxe nach Maßgabe der Stationsärzte. Weiterbehandlung nach Entlassung in unserer Wirbelsäulenspezialsprechstunde.

OA Dr. M. Müller (FA f. Orthopädie und Unfallchirurgie)

5.2.2 Transpedikuläre Entnahme einer Probebiopsie BWK 6

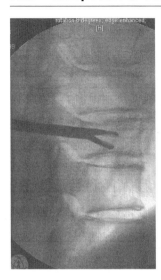

OP-Bericht, Klinik für Unfall- und Wiederherstellungschirurgie

Pat.-Nr.: 45736101   **Fall-Nr.:** B0020214/2011
Aktuelle Klinik: Unfallchirurgie   **Station:** 1
Pat.-Name: Sedlarwik, Else   **Geb.-Dat.:** 02.01.1941
                                           Geschlecht/Alter: w, 70 J.

OP-Datum: 06.02.2011
OP-Dauer (Schnitt/Naht): 14.22 – 14.31 Uhr
Saal: B 6

Personal:
1. Operateur: C. Bauer   **Anästhesist:** Dr. B. Habib
2. Operateur: Dr. H. Siekmann   **Anästhesieschw./-pfl.:** B. Blau
                                           OP-Schwester/-Pfl.: R. Fuchs
                                           OP-Springer: I. Bär

Bericht

Vorgeschichte/Indikation: Seit 6 Wochen bestehen thorakale Rückenschmerzen unklarer Genese. In der MRT stellt sich eine große tumoröse Raumforderung im 6. Brustwirbelkörper mit erheblichem paraspinalen Weichteilanteil dar. *Im MRT kein Anhalt für Nierenprimum*. Daher kann auf eine Embolisation verzichtet werden. Ansonsten unauffällige Anamnese, insbesondere keine Tumoranamnese. Die schriftliche Einwilligung zu dem o. g. Eingriff liegt zum Zeitpunkt der Narkoseeinleitung vor.

Diagnose: V. a. Metastase BWK 6 (COUP-Syndrom, DD: primärer maligner Knochentumor)

Operation: Transpedikuläre Biopsie BWK 6 links (Wirbelkörper und paravertebral)

Vorgehen: Ungestörte ITN. Bauchlagerung der Pat. mit entsprechender Polsterung. Arme druck- und dehnungsfrei nach lateral ausgelagert, Achselhöhle ohne Kompression, HWS nicht überstreckt, Augen frei. Wiederholte Hautdesinfektion, übliches steriles Abdecken. Höhenlokalisation unter BV-Kontrolle durch Abzählen der Wirbel von der 12. Rippe kranialwärts. Zudem stellt sich der Pedikel links unter BV-Kontrolle destruiert dar und kann so sicher identifiziert werden. Nun erfolgt in Höhe des Pedikels BWK 6 links die Stichinzision etwa 2-3 Querfinger lateral der Mittellinie. Stichinzision der Faszie. Einführen der Jamshidi-Nadel bis zum Knochen. Lagekontrolle unter BV in beiden Ebenen. Einführen und Vortreiben der Nadel in den Knochen in üblicher Weise mit leichten Hammerschlägen unter BV-Kontrolle in beiden Ebenen. Nun nochmalige BV-Kontrolle. Die Nadel hat noch nicht die mediale Begrenzung des Pedikels überschritten. Herausnahme des Trokars und weiteres Vortreiben der Hülse bis zur Wirbelkörpervorderkante. Unter Durchführung von kreisenden Bewegungen bei gleichzeitigem Sog über eine Spritze (5 ml) Zurückziehen der Hülse. Der gewonnene Gewebezylinder (3 mm Länge) wird zur *histologischen Aufarbeitung* abgegeben. Das in der Spritze befindliche Blut wird zur *mikrobiologischen Untersuchung* abgegeben. Es folgt das Ansetzen eines Rangeúrs und Vortreiben über dasselbe Eintrittloch, jedoch mit einer lateraleren Ausrichtung. Somit kann ein zweiter ebenfalls 3 mm langer paravertebraler Gewebezylinder gewonnen werden. Entfernung der Nadel, Spülung der Wunde, Einzelknopfnaht der Stichinzision. Steriler Verband.

Procedere: Unmittelbar nach Extubation Überprüfung der neurologischen Funktion. Analgesie und Thromboseprophylaxe nach Schema der Klinik, Mobilisation am Nachmittag möglich. Weiteres onkologisches Procedere in Abhängigkeit vom histologischen Befund.

C. Bauer (FA f. Orthopädie u. Unfallchirurgie)

5.2.3 Langstreckige Derotation bei juveniler Skoliose (King IV)

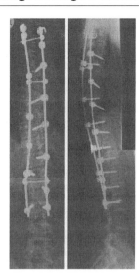

OP-Bericht, Abteilung für Wirbelsäulenchirurgie

Pat.-Nr.: 45165661
Aktuelle Klinik: Wirbelsäulenchirurgie
Pat.-Name: Oberstein, Ida

Fall-Nr.: B8733814/2011
Station: 2
Geb.-Dat.: 01.06.1996
Geschlecht/Alter: w, 15 J.

OP-Datum: 20.09.2011
OP-Dauer (Schnitt/Naht): 13.09 – 17.36 Uhr
Saal: B 2

Personal:
1. Operateur: Prof. Dr. K. Schmidt
1. Assistent: Dr. P. Knapp
2. Assistent: PJ-Student Michel

Anästhesist: Dr. B. Habib
Anästhesieschw./-pfl.: B. Blau
OP-Schwester/-Pfl.: R. Fuchs
OP-Springer: I. Bär

Bericht

Vorgeschichte/Indikation: Seit 4 Jahren bekannte rechtskonvexe Skoliose, bislang auswärtig mit einem Korsett versorgt. Bei schlechter Compliance und deutlichem Progress Erstvorstellung in unserer WS-Spezialsprechstunde vor 4 Wochen. Aktuell besteht ein Krümmungsausmaß von 92° nach Cobb (Th4-L1). Skelettreife abgeschlossen (Risser V). Umfangreiche Aufklärung der Operationsrisiken präoperativ mit schriftlicher Einwilligung zur Operation durch die Pat. und die Eltern.

Diagnose: Hochgradige idiopathische rechtskonvexe Thorakalskoliose

Operation: Dorsale langstreckige Aufrichtungsspondylodese Th1-L3

Vorgehen: Ungestörte ITN. Cefuroxim 1,5 g i.v. Bauchlagerung mit entsprechender Polsterung. Arme lateral ausgelagert, Achselhöhlen ohne Kompression, HWS nicht überstreckt, Augen frei.
  Wiederholte Hautdesinfektion, übliches steriles Abdecken. Medianer Hautschnitt über den Dornen Th1-L3. Scharfe Trennung der Subkutis. Bilateral paraspinöses Ablösen der Faszie, subperiostale Mobilisation der paravertebralen Muskulatur nach lateral. Freilegung bis weit nach lateral, so dass im Scheitelbereich alle Wirbelbogengelenke erreicht werden können. Schritt- und zeitweises Einsetzen von Wundspreizern. Sukzessive Blutstillung. Nun zunächst Eröffnung sämtlicher Wirbelbogengelenke konkavseitig im Scheitel (Th5-11). Es wird hier ein ausführliches Release durchgeführt. Nun folgt die Instrumentation beginnend kaudal mit L3. Eröffnung der Pedikel mit dem Pfriem und Aufbohren desselben unter BV-Kontrolle zunächst mit dem 3,2-mm-Bohrer. Austasten des Pedikels und bei einer sicher intraossären Lage Erweiterung der Pedikeleingangsebene mit dem 4,5 mm-Bohrer. Platzieren der 6 mm-Pedikelschraube. Auf diese Weise erfolgt die Besetzung der Pedikel L3 bds., konkavseitig L2, Th12, Th10, Th8, Th5 sowie konvexseitig Th11, Th9, Th6. Konkavseitig werden nun am kranialen Ende ein nach kranial gerichteter Pedikelhaken und ein nach kaudal gerichteter Transversushaken platziert. Ausmessen und Anschränken des Stabes. Einlegen in die Stabaufnahmen und Rotation desselben unter gleichzeitiger mäßiger Distraktion. Kompression der beiden Haken gegeneinander. Sukzessive Applikation translatorischer Kräfte durch Aufschrauben der Madenschrauben. Auf diese Weise lässt sich eine hervorragende Reposition der Skoliose erzielen. Verriegelung des Stabes. Nun Zuwendung zur Konvexseite. Hier ebenfalls Verankerung eines Pedikel- und eines Transversushakens wie auf der Gegenseite. Einlage des Längsträgers konvexseitig und Fixation unter Kompression. Zu diesem Zeitpunkt positiver Aufwachtest. Anbringung von 3 Querträgern nach entspr. Untertunnelung des Lig. supraspinosum. BV-Kontrolle, gute Lage der Implantate, sehr gute Ein-/Aufrichtung der Wirbelsäulenachse. Ausgiebige Spülung des OP-Situs und nochmalige Überprüfung der Hämostase. Frakturierung sämtlicher Dornfortsätze im Fusionsbereich, sorgfältige Anfrischung aller Wirbelbögen und Facettengelenke, zusätzliche Auflagerung von homologer Spongiosa. Einlage von zwei 14er-Redondrainagen bds. paraspinös. Fasciennaht. Subkutane Einzelknopfnaht. Spannungsfreier Verschluss der Haut in Rückstichtechnik. Steriler Verband.

Procedere: *Unmittelbar nach Extubation Überprüfung der Neurologie.* Ausreichend hochdosierte Analgesie, schmerzadaptierte Mobilisation ohne Korsett möglich. Röntgen nach üblichem Drainagenzug sowie nach 2 + 6 Wochen in der WS-Spezialsprechstunde.

Prof. Dr. K. Schmidt (FA f. Orthopädie und Unfallchirurgie)

5.2.4 Dorsale Stabilisierung mit Laminektomie (bei Nierenzellkarzinom)

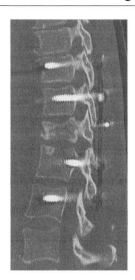

OP-Bericht, Klinik für Unfall- und Wiederherstellungschirurgie

Pat.-Nr.: 33113324
Aktuelle Klinik: Unfallchirurgie
Pat.-Name: Costa, Angela

Fall-Nr.: B5521212/2011
Station: 2
Geb.-Dat.: 19.07.1957
Geschlecht/Alter: w, 54 J.

OP-Datum: 25.08.2011
OP-Dauer (Schnitt/Naht): 08.25 – 10.08 Uhr
Saal: B 5

Personal:
1. Operateur: Dr. H. Siekmann
2. Operateur: Dr. J.-S. Jarvers

Anästhesist: Fr. Dr. Lohmann
Anästhesieschw./-pfl.: B. Bachmann
OP-Schwester/-Pfl.: R. Gallmeister
OP-Springer: I. Bär

Bericht

Vorgeschichte/Indikation: Bei der Pat. erfolgte vor einem Jahr eine Nephrektomie links bei Karzinom. Im weiteren Verlauf multiple Metastasierung, überwiegend das Rippenskelett betreffend. Jetzt jedoch auch Nachweis einer frakturierten Metastase BWK 12 mit Beteiligung der Hinterkante. Weitere bis erbsgroße Metastasen disseminiert auf weitere Wirbel an HWS, BWS und LWS verteilt. Keine Neurologie. Nach eingehender Aufklärung hat die Pat. in das operative Vorgehen eingewilligt. *Am Vortag erfolgte interventionell radiologisch die Embolisation der BWK 12-Metastase.*

Diagnose: Frakturierte Metastase des BWK 12 bei multipel ossär metastasiertem Nierenzellkarzinom (keine Neurologie)

Operation: Partiell navigierte dorsale Stabilisierung BWK 10/11 – LWK 1/2 (USS II, 4x6/40 mm, 4x7/45 mm, Querträger, Fa. Synthes) mit Laminektomie BWK 12, Histologie, lokale Drainagen

Bericht: Ungestörte ITN, Bauchlagerung der Patientin unter entsprechender Sicherung und Polsterung. Cefuroxim 1,5 g i.v. Zugangsmarkierung unter BV. Hautschnitt über den Dornfortsätzen knapp oberhalb von BWK 10 bis knapp unterhalb von LWK 2. Schichtweise Präparation. Sukzessive Blutstillung. Unmittelbar lateral des Ligamentum supraspinosum wird beidseits die Faszie inzidiert. Die gerade Rückenmuskulatur, beginnend rechts, dann links, nach lateral abgedrängt. Die kurze Rückenmuskulatur wird nicht abgelöst. *Ausschl. unter Einsatz von Langenbeckhaken (Spreizer wird zwecks Weichgewebeprotektion gemieden)* wird die Höhe der Facettengelenke zunächst digital identifiziert, sodann die Referenzklemme am Dornfortsatz BWK 11 sicher fixiert. Unkomplizierter Scan. Unter Navigation sowie nachfolgender BV-Kontrolle werden die Pedikel BWK 10/11 (relativ dünn) identifiziert und mit der scharfen Ahle eröffnet sowie mit der stumpfen Ahle präpariert. *Jeweils Kontrolle mit dem Kugeltaststab, allseits knöcherne Abgrenzung.* Nacheinander werden die Pedikel von BWK 10 und 11 mit Pedikelschrauben besetzt, ihre Lage und Länge im seitlichen Strahlengang noch einmal kontrolliert. Nun ausschl. unter BV-Kontrolle Präparation der Schraubenlager LWK 1/2 mit scharfer und stumpfer Ahle. *Kontrolle der Schraubenlager mit dem Kugeltaststab, jeweils allseits knöcherne Begrenzung.* Vortreiben der Pedikelschrauben und unter Bildverstärker Kontrolle von Lage und Länge. Alle Schrauben haben exzellent im Knochen gezogen, sind sicher intraossär platziert.

Nun erfolgt die Laminektomie in üblicher Weise über dem Wirbel BWK 12. Resektion der Dornfortsätze mittels Luer und in dieser Form vorsichtige schrittweise Resektion des weiteren Knochens (mit Histologie) bis zur Darstellung des Ligamentum flavum. Anschließend erfolgt mittels Stanze die weitere Resektion des Ligamentes und der Wirbelrückwand. Es zeigen sich (nach Embolisation) keine wesentlichen Blutungen. Sodann wird noch das Fettgewebe auf der Dura reseziert, die Dura kommt unauffällig zur Darstellung, Infiltrationen der Metastase in das Rückenmark sind nicht nachweisbar. Keine Duraleckage. Gelasponauflage über der Laminektomie. Sodann werden zwei Längsträger der Anatomie entsprechend zugebogen und über die entsprechenden Backen montiert, wobei die Längsstäbe möglichst nah an die Lamina und unter die kurze Rückenmuskulatur untergeschoben werden. Übliche Montage eines Querträgers. Die Wunde wird ausgespült (1000 ml). Zwei 10er-Redondrainagen werden eingelegt. Die Faszie wird seitengetrennt mit Vicrylnähten am Ligamentum supraspinosum refixiert. Subkutannaht, Hautrückstichnähte, steriler Verband. Eröffnen der Drainagen bei regelhaftem Sog. *Der Pat. wird intubiert auf die ITS gebracht, hier bitte nach Extubation Kontrolle der Neurologie.*

Procedere: Engmaschige Wund- und Laborkontrollen. Mobilisation frei unter moderater Rotation, Vorneigungen sollten 6 Wochen gemieden werden. Analgesie und Thromboseprophylaxe nach Maßgabe der Stationsärzte. Weiterbehandlung in unserer Wirbelsäulenspezialsprechstunde. Röntgen nach Entfernung der Drainagen nach 48 h sowie nach 2 und 6 Wochen.

Dr. med. H. Siekmann (FA. f. Chir., Ortho., spez. UChir.), Dr. med. J.-S. Jarvers (Assstenzarzt)

5.2.5 BWK-Fraktur – Thorakotomie, Cage und Fixateur interne

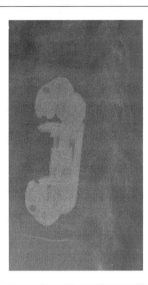

OP-Bericht, Abteilung für Unfall- und Wiederherstellungschirurgie

Pat.-Nr.: 211887005   **Fall-Nr.:** A0213322/2010
Aktuelle Klinik: Unfallchirurgie   **Station:** B3-3
Pat.-Name: Lafrance, Pierre   **Geb.-Dat.:** 31.01.55
                     Geschlecht/Alter: m, 55 J.

OP-Datum: 26.06.2010
OP-Dauer (Schnitt/Naht): 10.33 – 12.39 Uhr
Saal: B 1

Personal:
Operateur: Dr. H. Siekmann   **Anästhesist:** Fr. C. Rippenstiel-Beyerlein
1. Assistent: Dr. K. Schendel   **Anästhesieschw./-pfl.:** B. Bach
2. Assistent: P. Derst   **OP-Schwester/-pfl.:** D. Rameloh
                     OP-Springer: F. Fahrig

Bericht

Vorgeschichte/Indikation: Der Pat. ist auf einer Motorradshow (als selbstständiger Akrobat) mit seinem Motorrad gestürzt, hat sich hierbei die u.g. Fraktur zugezogen. Bei kompletter Berstung des BWK XI ist die bisegmentale ventrale Spondylodese geplant. Der Pat. hat in die Operation schriftlich eingewilligt.

Diagnose: Geschlossener kompletter Berstungsbruch BWK XI (AO Typ A) ohne Neurologie

Operation: Linksseitige Thorakotomie, ventral bisegmentale Spondylodese BWK X–BWK XII mittels expandierbarem Cage (Fa. Synthes, Synex II, 2 neutrale Deckplatten) und Arcofix (Fa. Synthes), Thoraxdrainage

Vorgehen: Ungestörte ITN, Doppellumentubus. Cefuroxim 1,5 g i.v. Rechtsseitlage auf dem OP-Tisch mit linkskonvexer Aufklappung in Höhe der Fraktur, entsprechend umfangreiche Sicherung u. Polsterung. Unter BV-Kontrolle Markierung des BWK XI linksthorakal. Wiederholte Hautdesinfektion und übliches steriles Abdecken.

Diagonaler, ca. 12 cm langer Hautschnitt interkostal links direkt über dem markierten BWK XI. Subkutane Präparation, dann deutliche Kerbung des Vorderrandes des M. latissimus dorsi. Sukzessive Blutstillung. Scharfe interkostale Präparation am Oberrand der 9. Rippe bis auf die Pleura. Nun Blockung des linksbronchialen Tubus vor Eröffnung der Pleura. Vorsichtige Perforation der Pleura und unter Sicht Trennung nach ventral und dorsal. Der linke Lungenflügel ist gut retrahiert. Einsatz des Thoraxspreizers, der sich gut expandieren lässt. Eine Rippendurchtrennung scheint nicht notwendig. Es besteht gute Einsicht auf die linkslaterale Wirbelsäule. BV-Kontrolle mittels K-Draht und Markierung der Bandscheiben BWK X/XI u. BWK XI/XII. Längsspaltung der Pleura auf der lateralen Wirbelsäule, kranial und kaudal V-förmig auslaufend. Präparation der Segmentgefäße BWK XI, die aufgrund des geringen Kalibers ausreichend elektrokoaguliert werden. Zudem sind sie in den frakturierten BWK XI eingezogen. Eröffnung der bezeichneten Bandscheiben, dann Resektion derselben mit Messer, langem Luer und Raspatorium bis auf die Gegenseite. Der Korpus BWK XI wird sodann zentral in Orientierung am Querdurchmesser des Cages reseziert. Da jetzt ausreichend Platz vorhanden ist, können noch vorhandene Reste der angrenzenden Bandscheiben bis auf die angrenzende Grund- bzw. Deckplatte sicher entfernt werden. Unter BV-Kontrolle in beiden Ebenen Kontrolle der ausreichenden Resektion BWK XI in Breite und Tiefe. Höhenmessung und Bestimmung der Cagedimension (32 mm) sowie der neutralen 24er Deckplatten. *Je ein großer Spongiosablock, gewonnen aus den resezierten Korpusanteilen BWK XI, wird rechtslateral vor Cageplatzierung in die Bandscheibenfächer BWK X/XI u. BWK XI/XII eingebolzt.* Unkompliziertes Einbolzen des Cages im präparierten Lager und Expansion. Bei entsprechender Gegenspannung BV-Kontrolle in 2 Ebenen. Bei leicht diagonaler Lage im seitl. Strahlengang wird die Cageexpansion aufgegeben, die Lage des Cages korrigiert und nochmals expandiert. Nun bei guter Gegenspannung des Cages ebenso gute Lage in beiden Ebenen im BV-Bild. Zudem gute Aufrichtung in der Spondylodese. Arretierung des Cages. Platzierung der noch verbliebenen Spongiosa, dann ausgiebige Spülung. Gelaspon lokal. Kontrolle auf Bluttrockenheit.

Nun Platzierung des Arcofix, wobei die Schraubeneintritte über dem BWK X und BWK XII zu liegen kommen. Fixierung mittels K-Drähten und BV-Kontrolle, gute Implantatlage. Mittels Aale wird das jeweilige Plattenlager präpariert und ventral zwei 35 mm lange sowie dorsal zwei 40 mm lange Schrauben platziert. Arretierung der Kontermuttern. BV-Abschluss, gute WS-Aufrichtung, gute Implantatlage, gutes Wirbelsäulenalignment. Einlage einer 24-Ch-Thoraxdrainage. Soweit möglich erfolgt eine Adaptation der Pleura. Mit zwei kräftigen Vicrylfäden werden die Rippen 9/10 zur Entlastung der durchtrennten

Intercostalmuskulatur locker aneinander fixiert. Weiterer schichtweiser Wundschluss. Spannungsfreie Hautklammernaht. Steriler Verband.

Procedere: Thoraxdrainage mit Sog für 48 h, dann Abklemmen und Röntgenthorax, anschl. ggf. Entfernung der Drainage. Röntgen der WS nach 48 h sowie 2 + 6 Wochen. Physiotherapie ohne Rotation und Vorneigung für 6 Wochen. Analgesie und Thromboseprophylaxe nach Maßgabe der Stationsärzte. Frühzeitige Reha veranlassen. ME nicht angezeigt. Weiterbehandlung in unserer Wirbelsäulenspezialsprechstunde.

Dr. H. Siekmann (spez. Unfallchirurg)

5.2.6 BWK-Fraktur – thorakoskopisch gestützte Cageimplantation

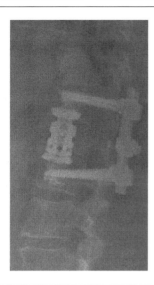

OP-Bericht, Abteilung für Unfall- und Wiederherstellungschirurgie

Pat.-Nr.: 222445005   **Fall-Nr.:** A0098622/2010
Aktuelle Klinik: Unfallchirurgie **Station:** B3-1
Pat.-Name: Messerscharf, Sabine **Geb.-Dat.:** 31.01.51
                                      Geschlecht/Alter: w, 59 J.

OP-Datum: 20.02.2010
OP-Dauer (Schnitt/Naht): 09.43 – 11.49 Uhr
Saal: B 1

Personal:
Operateur: Dr. H. Siekmann   **Anästhesist:** Fr. C. Rippenstiel-Beyerlein
1. Assistent: Dr. L. Irlenbusch **Anästhesieschw./-pfl.:** B. Bach
                                     OP-Schwester/-pfl.: D. Rameloh
                                     OP-Springer: F. Fahrig

Bericht

Vorgeschichte/Indikation: Die Pat. ist auf einer Party aus ca. 1 m Höhe von einem Tisch gestürzt, hat sich hierbei die u.g. Verletzung zugezogen. Primär ist vor 6 Wochen die zementaugmentierte dorsale Stabilisierung erfolgt, jetzt ist die ventrale Ergänzung der bisegmentalen Spondylodese geplant. Die Pat. hat in das operative Vorgehen nach entsprechender Risikoaufklärung eingewilligt.

Diagnose: Dorsal bisegmental stabilisierte komplette Berstungsfraktur BWK XII (AO 52 C1.3) ohne Neurologie

Operation: Thorakoskopisch gestützte ventral bisegmentale Spondylodese BWK XI–LWK I mittels expandierbarem Cage (Fa. Ulrich, Obelisc, 32 mm, 2 neutrale Deckplatten) und Eigenspongiosa, Thoraxdrainage

Vorgehen: Ungestörte ITN. Cefuroxim 1,5 g i.v. Bauchlagerung, entsprechend umfangreiche Polsterung. BV-Kontrolle und Zugangsmarkierung linksthorakal. Wiederholte Hautdesinfektion, übliches steriles Abdecken.

Hautschnitt interkostal links direkt über dem markierten BWK XII. Subkutane Präparation, dann Mobilisierung des Vorderrandes des M. latissimus dorsi, der nach dorsal gehalten wird. Präparation am Rippenoberrand, dann Eröffnung der Pleura digital. Schichtweise Präparation, sukzessive Blutstillung. Schrittweiser Einsatz des Synframe-Spreizers. Die Lunge wird über 2 Streifen nach kranial geschoben. Nun gute Sicht von lateral auf die Wirbelsäule. Über eine Stichinzision folgen zwei Interkostalräume kranial die unkomplizierte Einführung und Platzierung der Kamera, die am Synframe fixiert wird. BV-Kontrolle mittels K-Draht und Markierung der Bandscheiben BWK XI/XII u. BWK XII/LWK I. Längsspaltung der Pleura auf der lateralen Wirbelsäule, kranial und kaudal V-förmig auslaufend. Präparation der Segmentgefäße, die aufgrund geringen Kalibers nur elektrokoagulierbar sind. Zudem sind sie narbig auf dem frakturierten BWK XII fixiert. Nun Eröffnung der bezeichneten Bandscheiben, dann Resektion derselben mit Messer, langem Luer und Raspatorium bis auf die Gegenseite. Anschließend wird der Korpus BWK XII zentral in Größe des Cagekalibers reseziert. Zwei große Spongiosastücke werden rechtslateral in die Bandscheibenfächer eingepasst. Höhenmessung und Bestimmung der Cagedimension (32 mm) sowie der neutralen 24er Deckplatten. Unkomplizierte Platzierung im präparierten Lager und Expansion. Bei entsprechender Gegenspannung BV-Kontrolle in 2 Eb. und anschl. Cagearretierung in üblicher Weise. Gute Cagelage, wobei dieser gering in die Grund-/Deckplatte, hier bis auf den schon vorhandenen Zement, aufgelaufen ist. Weiter gute Aufrichtung in der Spondylodese. Platzierung der noch verbliebenen Spongiosa, dann ausgiebige Spülung. Gelaspon lokal. Kontrolle auf Bluttrockenheit. Noch partielle Pleuranaht möglich. Entfernung der Streifen und der Kamera nach Bilddokumentation. Einlage einer 24-Ch-Thoraxdrainage über den Kameraport. Schichtweiser Wundschluss. Hautklammernaht. Steriler Verband.

Procedere: 48 h Sog auf der Thoraxdrainage belassen. Drainagenentfernung und Röntgen von Wirbelsäule + Thorax nach 48 h. Physiotherapie nach hauseigenem Nachbehandlungsschema. Analgesie und Thromboseprophylaxe nach Maßgabe der Stationsärzte. Frühzeitige Reha veranlassen. ME nicht angezeigt. Weiterbehandlung in unserer Wirbelsäulenspezialsprechstunde.

Dr. H. Siekmann (spez. Unfallchirurg)

5.2.7 BWK-Fraktur – rein thorakoskopische Cageimplantation

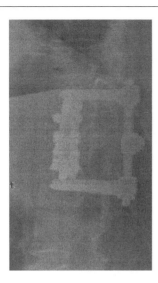

OP-Bericht, Klinik für Unfall- und Wiederherstellungschirurgie

Pat.-Nr.: 504621577   **Fall-Nr.:** A2317811/2010
Aktuelle Klinik: Unfallchirurgie   **Station:** B3-1
Pat.-Name: Bogen, Ellen   **Geb.-Dat.:** 13.07.67
     Geschlecht/Alter: w, 42 J.

OP-Datum: 20.02.2010
OP-Dauer (Schnitt/Naht): 09.53 – 11.52 Uhr
Saal: B 2

Personal:
Operateur: Dr. H. Siekmann   **Anästhesist:** Fr. C. Rippenstiel-Beyerlein
1. Assistent: Dr. M. Schulz   **Anästhesieschw./-pfl.:** B. Bach
2. Assistent: G. Betrell (PJ)   **OP-Schwester/-pfl.:** D. Rameloh
     OP-Springer: X. Montez

Bericht

Vorgeschichte/Indikation: Bei der Patientin besteht nach privatem Unfall eine auswärts dorsal bisegmental stabilisierte Berstungsfraktur des BWK XII. Die Aufnahme erfolgt jetzt zu u.g. Operation bei deutlicher Ruptur der beiden angrenzenden Bandscheiben. Die Pat. hat nach entspr. Risikoaufklärung in die OP eingewilligt.

Diagnose: Dorsal bisegmental stabilisierte Fraktur des BWK XII mit Hinterkantenbeteiligung (AO Typ B, komplette Berstung, keine Neurologie)

Operation: Rein thorakoskopische ventrale Spondylodese BWK XI–LWK I mit expandierbarem Cage (Obelisc, Fa. Ulrich), Eigenspongiosa und bisegmentaler Einstabinstrumentierung BWK XI–LWK I (USS II)

Vorgehen: Ungestörte ITN, Doppellumentubus. Gabe von Sobelin 600 i.v. bei fragl. Cephalosporinallergie. Rechtsseitlage der Patientin, entspr. umfangreiche Polsterung und Sicherung. Aufklappen des OP-Tisches unter der Fraktur. Unter BV Stiftmarkierung des BWK XII an der lateralen Thoraxwand. Wiederholte Hautdesinfektion, übliches steriles Abdecken.

Ausschalten des Lungenlappens links durch die Anästhesie. Stichinzision 2 ICR kranial des frakturierten BWK XII und Einschieben der Kamera. Gute Sicht, linker Lungenflügel regelhaft retrahiert. Unter Sicht werden über weitere Stichinzisionen jeweils am Rippenoberrand die drei weiteren üblichen Ports mit anschl. Applikation der Gewindetrokare angelegt. Mittels des Fächerspreizers wird das Diaphragma soweit notwendig kaudalisiert. Der frakturierte Wirbel ist bei lokalen Unterblutungen der Pleura schon identifizierbar. Markierung der Grund- bzw. Deckplatte über bzw. unter den rupturierten Bandscheiben unter BV-Kontrolle. Längsspaltung der Pleura von Bandscheibenfach zu Bandscheibenfach. Präparation der Segmentgefäße und Elektrokoagulation. Scharfe rechteckige Eröffnung der Bandscheiben BWK XI/XII und BWK XII/LWK I mittels Skalpell. Schrittweise Resektion des rupturierten Bandscheibengewebes. Auf eine Histologie wird bei bekanntem Trauma und bei vorliegender Bildgebung verzichtet. Mit dem Meißel wird nun das spätere Cagelager markiert, der Meißel jeweils fast bis zur Wirbelkörpergegenseite vorgetrieben und anschl. der zentrale Korpusbereich des BWK XII reseziert. Dies gelingt unkompliziert, die gewonnene Spongiosa wird zwecks späterer Reapplikation vom Assistenten vorbereitet. Im resezierten Wirbelkörper finden sich noch größere Anteile rupturierten Bandscheibengewebes. Nachpräparation des Cagelagers mittels Rongeur sowie der Grund-/Deckplatte BWK XI bzw. LWK I mit Raspatorium, Curette und Rongeur, bis die knöcherne Grund- bzw. Deckplatte sicher dargestellt ist. Höhenmessung für den Cage, 36 mm, Besatz mit jeweils einer neutralen 24-mm-Grund- u. 24-mm-Deckplatte. Zwecks Cageapplikation muss der zentrale Port leicht erweitert werden. Anschl. unkomplizierte Applikation des Cages über seinem präparierten Lager, vorsichtiges Einbolzen und anschl. unkomplizierte Expansion unter BV-Kontrolle in bd. Ebenen. Es kann eine zentrale Lage erreicht werden, die Expansion des Cages gestaltet sich unkompliziert bei guter Verklemmung desselben. Arretierung des Cages über die übliche Bolzenapplikation. Die BV-Kontrolle zeigt weiterhin die zentrale Cagelage, gutes Alignment der BWS und des thorakolumbalen Übergangs. Abschließend werden unter der Grund- bzw. über der Deckplatte des Cages jeweils zentral im Wirbel je eine 40 mm lange USS II-Schraube nach Vorpräparation mit der Aale platziert und ein zusätzlicher Längsträger über Backen und Muttern montiert. Ausgiebige Spülung. Kontrolle auf Bluttrockenheit. Partielle Instrumenten- und Trokarentfernung. Einbringen und Annaht einer 24-Ch-Thoraxdrainage über den ventralen Port. Zuletzt verbleibt die Kamera. Bilaterale Beatmung mit nun unter Sicht regelhafter Entfaltung des linken Lungenlappens. Entfernung der Kamera und schichtweiser Verschluss der Ports. Spannungsfreier Hautschluss. Steriler Verband.

Procedere: Drainage ex. und Röntgen nach 48 h sowie nach 2 + 6 Wochen, Physiotherapie ohne Rotation und Vorneige für 6 Wochen. Analgesie und Thromboseprophylaxe nach Maßgabe der Stationsärzte. Frühzeitige Reha veranlassen. ME nicht angezeigt. Weiterbehandlung in unserer Wirbelsäulenspezialsprechstunde.

Dr. med. H. Siekmann (spez. Unfallchirurg)

5.2.8 Posttraumatische BWK-Kyphose – dorsoventrale Korrekturspondylodese

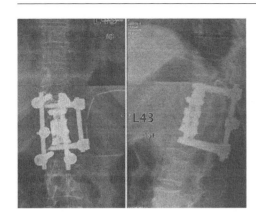

OP-Bericht, Klinik für Unfall- und Wiederherstellungschirurgie

Pat.-Nr.: 09095453211 **Fall-Nr.:** B8351209/2010
Aktuelle Klinik: Unfallchirurgie **Station:** B3-3
Pat.-Name: Ache, Urs **Geb.-Dat.:** 20.06.1977
Geschlecht/Alter: m, 33 J.

OP-Datum: 25.06.2010
OP-Dauer (Schnitt/Naht): 10.52 – 13.27 Uhr
Saal: B 6

Personal:
1. Operateur: Dr. H. Siekmann **Anästhesist:** Fr. C. Rippenstiel-Beyerlein
2. Operateur: OA Dr. R. Neef **Anästhesieschw./-pfl.:** B. Senftenberg
Assistent: P. Derst **OP-Schwester/-pfl.:** X. Montez
OP-Springer: B. Seifert

Bericht

Vorgeschichte/Indikation: Die stationäre Aufnahme des Patienten erfolgt geplant bei u.g. Diagnose. 2005 war eine Berstungsfraktur BWK XII dorsal stabilisiert worden. Jetzt bestehen radiologisch Lockerungszeichen des Fixateurs sowie anhaltende Beschwerden. CT-diagnostisch Nachweis einer pseudarthrotischen Frakturausheilung. Der Patient ist nach entsprechender OP-Aufklärung mit allen genannten Risiken mit dem unten genannten simultanen operativen Vorgehen einverstanden.

Diagnose: Chronisches Schmerzsyndrom bei mit Pseudarthrose kyphotisch ausgeheilter Fraktur des BWK XII nach dorsaler Stabilisierung, Adipositas

Operation: Dorsoventrale Korrekturspondylodese BWK XI–LWK I (dorsal zementierter bisegmentaler Fixateur interne, USS II, Fa. Synthes; ventral expandierbarer Cage, Fa. Ulrich, Obelisc, 32 mm, neutrale Grundplatten sowie Einstabinstrumentation, USS II), Thoraxdrainage, lokale Drainagen, Abstrich

Bericht: Ungestörte ITN. Cefuroxim 1,5 g i.v. Bauchlagerung, entsprechende Polsterung. Wiederholte Hautdesinfektion, übliches steriles Abdecken. Hautschnitt über den Dornfortsätzen, knapp oberhalb von BWK XI bis knapp unterhalb von LWK I unter spindelförmiger Narbenexzision. Unmittelbar lateral des Lig. supraspinosum wird beidseits die Faszie inzidiert, die gerade Rückenmuskulatur nach lateral abgedrängt. *Zur Weichgewebeschonung wird auf den Selbstspreizer gänzlich verzichtet u. ausschließlich Langenbeck-Haken eingesetzt.* Die Muskulatur ist teils deutlich narbig umgewandelt. Klinisch kein Infektanhalt. Nach kompletter Darstellung des Fixateur interne wird dieser entfernt, hierbei zeigen sich die kranialen Schrauben ausgelockert. Abstrich. Mit scharfem Löffel Curettage der jeweiligen Schraubenlöcher. Zubereitung des Zements und Eingabe in die Pedikellöcher. Nun Einbringen neuer Pedikelschrauben größeren Kalibers (2-mal 7/40 und 2-mal 7/45 mm). Fester Zug der Schrauben in den Pedikeln im anziehenden Zement, gute Lage, gute Länge. Ausgiebige Spülung, Feuchtkompressen.

Simultan hierzu nach wiederholter Hausdesinfektion und üblichem sterilen Abdecken Hautschnitt im Verlauf der Hautspannungslinien über dem zuvor markierten BWK XII links lateral. Spalten der Subkutis und Darstellung der lateralen Begrenzung des Musculus latissimus dorsi. Dieser wird leicht eingekerbt, mit einem Roux-Haken nach dorsal gehalten. Am Oberrand der 10. Rippe wird der Thorax eröffnet, der Synframe-Spreizer wird schrittweise eingesetzt und der Interkostalraum langsam aufgedehnt. Über eine Stichinzision 2 Interkostalräume oberhalb wird die Optik unkompliziert eingebracht. Der linke Lungenflügel wird mit Hilfe von Bauchtüchern nach kranial geschoben. Die Pleura wird von der Grundplatte BWK XI bis zur Deckplatte LWK I inzidiert, die Segmentgefäße identifiziert und nach dezidierter Kauterkoagulation durchtrennt. Keine auffällige Blutung. Sodann Freipräparation des BWK XII und Darstellung des kranialen und kaudalen Bandscheibenfachs. Unter BV-Kontrolle werden zur Orientierung die K-Drähte eingebracht und nach erneuter Blutstillung mittels Meißel die partielle Korporektomie durchgeführt. Vorher werden die Zwischenwirbelräume vom Bandscheibengewebe für die spätere Cagelage befreit. Grund- und Deckplatte der angrenzenden Wirbel werden angefrischt und ein entsprechend dimensioniertes Lager für die bisegmentale Cage-Interposition geschaffen. Dezidierte Präparation des Implantatbettes. *Anlagerung von Wirbelkörperspongiosa rechts lateral in den angrenzenden Bandscheibenräumen. Hierdurch wird eine komplette knöcherne Straße rechts lateral (Spongiosa plus rechts laterale Korpuswand) erreicht.* Anschließend wird der Cage behutsam eingeführt und in zentraler Lage BV-orientiert positioniert. Unter gleichgerichtetem Druck an den dorsalen Schraubenapplikatoren wird ventral der Cage schonend expandiert. Hierbei gelingt die komplette Aufrichtung jedoch noch nicht.

Rückdrehen des Cages und Entfernung. Anschließend folgt ein ventrales Release, schrittweise wird ventrales Narbengewebe an der Vorderwand vom BWK XII bzw. am darüber liegenden Bandscheibenfach reseziert bzw. durchtrennt. Sodann nochmals Einführung des Cages und erneute Lordosierung auch über die dorsalen Pedikelschraubenapplikatoren. Die Wirbelsäule lässt sich nun nahezu anatomisch aufrichten. BV-Lage-Kontrolle für den Cage, dieser liegt in beiden Ebenen regelhaft, wird hierauf arretiert. Auch linksseitig des Cages erfolgt nun die Anlagerung von Restspongiosa aus dem BWK XII. Abschließend wird das Osteosynthesekonstrukt noch mit einer Einstabinstrumentierung BWK XI–LWK I abgeschlossen.

Parallel hierzu leichtes Anbiegen der Längsträger dorsal an die jetzt gegebene Anatomie und Montage der Längsträger über Backen/Muttern an den Pedikelschrauben unter milder Kompression. Übliche Querträgermontage.

Sodann simultaner Wundverschluss nach ausgiebiger Spülung beider Zugänge (je 500 ml). Hier ventral kompletter Verschluss der Pleura über dem Cage möglich. Kontrolle auf Bluttrockenheit. Dorsal Einlage zweier 10er Redondrainagen. Fasziennaht, Subkutannaht, Hautrückstichnähte und öffnen der Drainagen. Ventral Einlage einer 24-Ch-Thoraxdrainage über den Kameraport, Refixation des Musculus latissimus dorsi. Subkutannaht, Hautrückstichnähte. Steriler Verband an beiden Lokalisationen.

Procedere: Remobilisation des Patienten bei Vollbelastung, 6 Wochen Rotation und Vorneigung meiden. Entfernung der Thoraxdrainage am 1. postoperativen Tag nach Thoraxröntgen. Radiologische Verlaufskontrollen der Osteosynthese nach 48 h sowie 2 + 6 Wochen. Weiterbehandlung in unserer Wirbelsäulenspezialsprechstunde.

Dres. H. Siekmann/R. Neef (FÄ f. Chirurgie, Orthopädie u. spez. Unfallchirurgie)

5.3   Lendenwirbelsäule

H. Siekmann, C. Josten, K. S. Delank, S. Glasmacher

5.3.1 LWK-Fraktur – dorsaler Fixateur interne

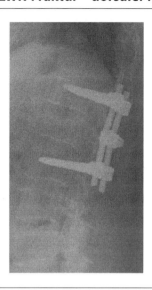

OP-Bericht, Klinik für Unfall- und Wiederherstellungschirurgie

Pat.-Nr.: 28532946   **Fall-Nr.:** B0911567/2010
Aktuelle Klinik: Unfallchirurgie   **Station:** B3-2
Pat.-Name: Lange, Luzie   **Geb.-Dat.:** 08.09.1967
                    Geschlecht/Alter: w, 43 J.

OP-Datum: 01.10.2010
OP-Dauer (Schnitt/Naht): 09.57 – 11.08 Uhr
Saal: B 5

Personal:
Operateur: Dr. H. Siekmann   **Anästhesist:** Fr. Dr. M. Bauer
1. Assistent: C. Bauer   **Anästhesieschw./-pfl.:** B. Bach
                    OP-Schwester/-pfl.: D. Rameloh
                    OP-Springer: B. Seifert

Bericht

Vorgeschichte/Indikation: Sturz der Patientin in privatem Rahmen von einer Leiter beim Pflücken von eigenen Äpfeln. Klinisch und konventionell sowie CT-diagnostisch Nachweis der u.g. Verletzung. Bei instabiler LWK-I-Fraktur besteht die Indikation zur operativen Stabilisierung, in die die Pat. nach entsprechender Risikoaufklärung schriftlich eingewilligt hat.

Diagnose: Geschlossener, instabiler kompletter LWK-I-Berstungsbruch (AO A 3.3.2), keine Neurologie)

Operation: Dorsale Stabilisierung BWK XII–LWK II mittels Fix. interne (Fa. Synthes, USS II, 4-mal 6/45 mm, Querträger), lokale Drainagen

Vorgehen: Ungestörte ITN. Cefuroxim 1,5 g i.v. Bauchlagerung, entsprechend umfangreiche Polsterung. BV-Kontrolle und Zugangsmarkierung. Im seitl. Bild schon gute Aufrichtung der LWK-I-Fraktur. Hausübliche Desinfektion und sterile Abdeckung.

Axialer Hautschnitt einschl. der Subkutis von Höhe Deckplatte BWK XII bis Höhe Grundplatte LWK II. Dezidierte Blutstillung. Unmittelbar lateral des Lig. supraspinosum wird mittels Elektrokauter zuerst rechts, dann links die Faszie inzidiert und die gerade Rückenmuskulatur von den Dornfortsätzen gelöst, mittels Cobbschem Raspatorium jeweils nach lateral gedrängt. Einlage komprimierender Tuchstreifen. Im Anschluss erfolgt die dezidierte Blutstillung jeweils rechts, dann links. Anschließend, links beginnend, werden die Pedikeleingänge BWK XII und LWK II mit dem Luer aufgebrochen, die Pedikel in a.p.-Sicht BV-kontrolliert mittels scharfer, dann stumpfer Aale ca. 2 cm tief eröffnet. Nun werden die o.g. Schrauben ca. 2 cm tief eingeschraubt. Identisches Vorgehen linksseitig. BV-Kontrolle, gute Lage der Schrauben. Anschl. werden die Schrauben im seitl. Strahlengang BV-kontrolliert parallel zu den Wirbeldeckplatten weiter vorgeschraubt. Regelhafter Lauf aller 4 Schrauben, fester Anzug derselben im Knochen. Aufgrund der Lagetiefe der Schrauben im BWK XII werden hier die zuerst eingebrachten 40 mm langen Schrauben gegen 45 mm lange Schrauben getauscht.

Zubiegen der bd. Längsträger, übliche Fixation mit Backen und Muttern unter Distraktion mit Korrektur von Kyphose und Skoliose. Abschließende Querträgermontage. BV-Dokumentation, regelhafte Aufrichtung des LWK I, regelhafte Implantatlage. Spülung (1.000 ml). 2-mal 10er Redondrainagen. Refixation bzw. Naht der Faszie, Subkutannaht. Hautrückstichnähte. Steriler Verband.

Procedere: Drainagen ex. und Röntgen nach 48 h sowie nach 2 + 6 Wochen, Physiotherapie ohne Vorneigung und Rotation für 6 Wochen. Analgesie und Thromboseprophylaxe nach Maßgabe der Stationsärzte. Neurologische Kontrolle postoperativ. Klärung der Notwendigkeit zur ventralen Ergänzung mit einem expandierbaren Cage in ca. 6 Wochen über ein MRT (Bandscheibendestruktion?), anschl. stationäre Rehabilitation avisieren. Ambulante Weiterbehandlung in unserer Klinik.

Dr. med. H. Siekmann (spez. Unfallchirurg)

5.3.2 LWK-Fraktur – Lumbotomie, Cageimplantation

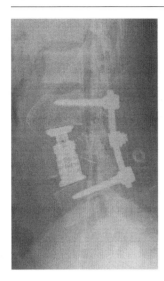

OP-Bericht, Klinik für Unfall- und Wiederherstellungschirurgie

Pat.-Nr.: 552091577
Aktuelle Klinik: Unfallchirurgie
Pat.-Name: Nutt, Ella

Fall-Nr.: A0884511/2010
Station: Intensivstation 1
Geb.-Dat.: 31.01.68
Geschlecht/Alter: w, 43 J.

OP-Datum: 20.02.2011
OP-Dauer (Schnitt/Naht): 10.43 – 12.51 Uhr
Saal: B 3

Personal:
Operateur: Dr. H. Siekmann
1. Assistent: C. Nettlau
2. Assistent: G. Betrell (PJ)

Anästhesist: Fr. C. Rippenstiel-Beyerlein
Anästhesieschw./-pfl.: B. Bach
OP-Schwester/-pfl.: D. Rameloh
OP-Springer: X. Montez

Bericht

Vorgeschichte/Indikation: Bei der Patientin besteht nach BG-lichem Unfall eine komplette Berstungsfraktur des LWK III. Verlegung zu uns bei zusätzlicher Bronchusruptur, die schon durch die Kollegen der Thoraxchirurgie versorgt wurde. Die dorsale Stabilisierung der LWK III-Fraktur ist schon vor 5 Tagen erfolgt, bei Ruptur beider angrenzender Bandscheiben erfolgt nun die u.g. Operation. Die Pat. hat in die Operation nach Aufklärung der Risiken sowie alternativer Therapiemöglichkeiten eingewilligt.

Diagnose: Primär bisegmental dorsal stabilisierte Fraktur des LWK III mit Hinterkantenbeteiligung (AO Typ C, komplette Berstung, keine Neurologie).

Operation: Lumbotomie linksseitig mit ergänzend ventral bisegmentaler Spondylodese LWK II – IV mit expandierbarem Cage (Fa. Ulrich, Obelisc, 32 mm, 26er Grund- und Deckplatte je 5° Neigung) und körpereigener Spongiosa, Robinson-Drainage

Vorgehen: Ungestörte ITN. Cefuroxim 1,5 g i.v. Rechtsseitlage, entsprechend umfangreiche Polsterung und Sicherung/Abstützung. »Aufklappen« des OP-Tisches unter der Fraktur. BV-Kontrolle und Zugangsmarkierung linkslumbal. Wiederholte Hautdesinfektion, übliches steriles Abdecken.

Parallel kaudal der 12. Rippe ca. 10 cm langer Hautschnitt. Subkutanpräparation, dann mittels Elektrokauter Spaltung des M. obliquus ext. und int. sowie transversus. Retroperitoneal weitere Präparation stumpf nach dorsal. Einsatz des Synframe-Spreizers, dann ist der kräftige M. psoas sichtbar. Dieser lässt sich weder nach dorsal noch nach ventral ausreichend mobilisieren. Mittels K-Draht definitive Markierung des LWK III unter Bildwandlerkontrolle. Entscheid zum transmuskulären Durchtritt. Dieser geschieht überwiegend stumpf, anschl. kann jeweils hälftig der M. psoas nach dorsal und ventral abgeschoben werden. Nachsetzen des Synframe-Spreizers. Isolierung der Segmentgefäße LWK III mit Koagulation. Definitive Markierung der Bandscheibenfächer LWK II/III u. LWK III/IV mit K-Drähten. Übliche Resektion der genannten Bandscheiben bis auf die Gegenseite, dann mittels Meißel und Luer schrittweise Resektion des zentralen Korpus LWK III für den Cage. Nach Tiefenkontrolle unter BV muss etwas nachreseziert werden. Einbringen von Spongiosablöcken in die rechtslateralen Bandscheibenfächern LWK II/III u. III/IV, dann Einbringen des o.g. Cages und Expansion unter BV-Kontrolle in beiden Ebenen. Hierbei Nachkorrektur der Lage und definitive Expansion, dann Arretierung. Der Cage stützt sich spürbar auf den festen Grund-/Deckplatten ab. BV-Abschluss, gute Wirbelsäulenstellung, zentrale Cagelage in beiden Ebenen. Linksseitige Anlagerung der verbliebenen Spongiosa entlang des Cages. Ausgiebige Spülung (1.000 ml). Kontrolle auf Bluttrockenheit. 20 Ch. Robinsondrain lokal. Locker adaptierende Naht des M. psoas, dann lockere Adaptation der Bauchmuskulatur sowie zusätzlich Fasziennaht. Subkutannaht. Hautklammernaht. Steriler Verband.

Procedere: Drainage ex. und Röntgen nach 48 h sowie nach 2 + 6 Wochen. Rotation u. Vorneigung für 6 Wochen meiden. Analgesie und Thromboseprophylaxe nach Maßgabe der Stationsärzte. Frühzeitige Reha veranlassen. ME nicht angezeigt. Weiterbehandlung in unserer BG- bzw. Wirbelsäulenspezialsprechstunde.

Dr. H. Siekmann (spez. Unfallchirurg)

5.3.3 LWK-Fraktur – rein thorakoskopische ventrale Spondylodese

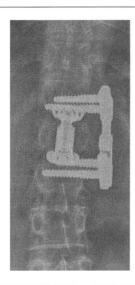

OP-Bericht, Klinik für Unfall- und Wiederherstellungschirurgie

Pat.-Nr.: 28222946

Aktuelle Klinik: Unfallchirurgie

Pat.-Name: Manger, Luisa

Fall-Nr.: B4500567/2010

Station: B3-3

Geb.-Dat.: 10.07.1967

Geschlecht/Alter: w, 43 J.

OP-Datum: 05.11.2010

OP-Dauer (Schnitt/Naht): 09.55 – 11.28 Uhr

Saal: B 5

Personal:

Operateur: Dr. H. Siekmann

1. Assistent: Dr. R. Neef

Anästhesist: Fr. Dr. R. Langemann

Anästhesieschw./-pfl.: B. Bach

OP-Schwester/-pfl.: D. Rameloh

OP-Springer: X. Montez

Bericht

Vorgeschichte/Indikation: Bei u.g. Verletzungssituation, die sich die Pat. im Rahmen eines Leitersturzes zuzog, erfolgt in Absprache mit der Patientin, nach entsprechender Risikoaufklärung, das u.g. operative Vorgehen.

Diagnose: Geschlossener, instabiler kompletter Berstungsbruch LWK I (AO A2)

Operation: Rein thorakoskopisch gestützte ventrale Spondylodese BWK XII–LWK II (Fa. Synthes, Arcofix + Synex II-Cage, autologe Spongiosaplastik, Thoraxdrainage

Vorgehen: Ungestörte ITN. Doppellumentubus. Cefuroxim 1,5 g i.v. Rechtsseitlage bei entspr. umfangreicher Polsterung und Sicherung. Aufknicken des linksseitigen Thorax auf dem entspr. Scharniertisch. BV-Markierung des frakturierten Wirbels links thorakal. Wiederholte Hautdesinfektion, übliches steriles Abdecken.

Blockung der linken Lunge. 4 cm langer Hautschnitt über dem Wirbel. Schichtweise Präparation. Am Oberrand der 10. Rippe wird der Thorax eröffnet. Über drei weitere Stichinzisionen werden in üblicher Weise und an üblicher Stelle 3 Arbeitstrokare für die Optik, den Zwerchfellretraktor und die Spülung/Saugung eingebracht. Die Pleura über dem lateralen Wirbelkörper wird von knapp oberhalb LWK I bis knapp unterhalb des LWK I unter einem leichten Zwerchfellsplitting inzidiert, nachdem die entsprechenden Bandscheiben unter BV-Kontrolle mit kurzen K-Drähten markiert wurden. Das Segmentgefäß wird identifiziert, präpariert und aufgrund seiner Größe mit Clips ligiert. Sodann Freipräparieren des LWK I von lateral und Darstellung des Bandscheibenfaches BWK XII/LWK I sowie des Bandscheibenfaches LWK I/II. Unter BV-Kontrolle wird die partielle Korporektomie in üblicher Weise durchgeführt, ebenso die Resektion der angrenzenden Bandscheiben für das spätere Cage-Lager. Die gewonnene Spongiosa wird vorbereitet. Nach dezidierter Schaffung des Implantatbettes wird der Cage ausgemessen (32 mm) und mit neutraler Deck-/Grundplatten armiert. Behutsames Einführen des Cages in vage dorsaler Lage. Expansion unter BV-Kontrolle in beiden Ebenen. Hierbei kommt der Cage in korrekter Lage zur Expansion. Nun Wahl eines entsprechend großen Arcofix-Fixateurs, der anschließend über BWK XII/LWK II aufgelegt wird. Jeweils Fixierung der dorsalen Schrauben (45 mm) in üblicher Weise, dies gelingt unkompliziert. Nochmals BV-Kontrolle, regelhafte Lage. Anschließend gelingt auch ventral noch die unkomplizierte Platzierung von zwei 35 mm langer Schrauben. Beim Einziehen der Schrauben mittels Drehmoment bricht die Dreherspitze in einem der Löcher ab, ist verklemmt und kann nicht geborgen werden. Entscheid diese zu belassen, da eine Materialentfernung nicht geplant ist. Die abschließende Röntgenkontrolle zeigt eine regelhafte Lage der Implantate bei guter Aufrichtung des Wirbels. Ausgiebige Spülung. Anlagerung der resezierten Spongiosa, die zwischen den Cage und den Arcofix geschoben wird. Die Pleura kann nur kaudal im Bereich des Zwerchfellsplittings über dem Arcofix verschlossen werden. Entfernung der Trokare und über den proximal dorsalen Zugang Einlage einer 24-Ch-Thoraxdrainage.

Aufheben der Blockung der linken Lunge, die sich regelhaft entfaltet. Nochmals Spülung, schichtweiser Wundschluss aller Zugänge, Hautrückstichnähte, Sogaufbau der Thoraxdrainage. Steriler Verband.

Procedere: Remobilisation unter Vermeidung von Rotation und Vorneigung für 6 Wochen. Entfernung der Thoraxdrainage am 1. postop. Tag nach vorheriger Thoraxröntgenkontrolle. Osteosynthesekontrolle radiologisch nach 48 h sowie 2 +. 6 Wochen. Analgesie und Thromboseprophylaxe nach Maßgabe der Stationsärzte. Weiterbehandlung über unsere Wirbelsäulenspezialsprechstunde. *Pat. über intraoperativ abgebrochenen Dreherkopf informieren.* Keine Materialentfernung angezeigt.

Dr. med. H. Siekmann (spez. Unfallchirurg)

5.3.4 Implantation einer Bandscheibenprothese lumbal

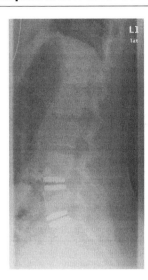

OP-Bericht, Klinik für Orthopädie und Unfallchirurgie

Pat.-Nr.: 65644003
Aktuelle Klinik: Orthopädie
Pat.-Name: Mater, Alma

Fall-Nr.: B5696119/2010
Station: 1
Geb.-Dat.: 12.07.1950
Geschlecht/Alter: w, 51 J.

OP-Datum: 24.08.2011
OP-Dauer (Schnitt/Naht): 08.21 – 11.32 Uhr
Saal: B 4

Personal:
Operateur: Prof. Dr. Müller
1. Assistent: Dr. U. Ludwig
2. Assistenz: PJ Günther

Anästhesist: Dr. B. Habib
Anästhesieschw./-pfl.: U. Schönborn
OP-Schwester/-Pfl.: R. Samstag
OP-Springer: L. Lund

Bericht

Vorgeschichte/Indikation: Die Pat. leidet seit Jahren unter intensiven Lumbalgien. Eine Kryodenervierung der Facettengelenke bds. brachte keine Besserung. Im MRT zeigt sich eine »black disc« der Bandscheiben L4/5 + L5/S1 bei angrenzenden knöchernen Veränderungen im Sinne von Zeichen nach Modic II. Es bestehen keine relevanten Facettengelenksarthrosen. Kein Bandscheibenvorfall. *Alternative Behandlungsverfahren wurden mit der Patientin präoperativ ausführlich diskutiert.* Die schriftliche Einwilligung zu dem o. g. Eingriff liegt vor.

Diagnose: Degeneration der Bandscheiben L4/5 und L5/S1 mit chronischem lumbalen Schmerzsyndrom

Operation: Implantation von Bandscheibenprothesen L4/5 und L5/S1 (M6, 10 mm, 6°, Medium)

Vorgehen: Ungestörte ITN. Cefuroxim 1,5 g i.v. Rückenlagerung in Da Vinci-Position. Unter BV-Kontrolle im a.-p.-Strahlengang korrektes Ausrichten der Patientin in der a.-p.-Ebene. Steriles Abwaschen und Abdecken nach Klinikregime.
   Hautschnitt im Verlauf der Unterbauchmittellinie. Durchtrennung der kräftigen Subkutis und Darstellung der Muskelfaszie. Durchtrennung des vorderen Blatts der Rektusscheide. Darstellung des M. rectus, Mobilisation und Weghalten nach medial. Aufsuchen der Umschlagfalte und Inzision des hinteren Blatts der Rektusscheide. Mobilisation des Peritonealsacks nach medial, ohne diesen zu verletzen. Darstellung des M. psoas. Identifizierung des Ureters. Einsetzen eines Bauchhakens, damit Weghalten des gesamten Peritonealsacks nach medial. Präparation der A. und V. sacralis mediana und Ligatur derselben. Aufsuchen des Bandscheibenfachs L5/S1, Darstellung und Abpräparation des vorderen Längsbandes. Einbringen eines Pins zur exakten Mittellinienbestimmung im BV-Bild. Markierung mit dem Elektrokauter. Nun Einbringung der selbsthaltenden Endoringhaken, die mittels der Pins in den Wirbelkörpern L5 und S1 fixiert werden. Ausräumen des Bandscheibenfachs mittels Rangeur, Entknorpelung der Deck- und Grundplatten mit der Kürette. Aufdilatieren des Bandscheibenfachs. *Unter Zuhilfenahme der Lupenbrille* Entfernung der dorsalen Anteile des Anulus fibrosus. Darstellung des hinteren Längsbandes. Ausmessen der Bandscheibengröße unter BV-Kontrolle seitlich. Einbringen des Setzinstrumentariums, Schlagen der beiden Kiele unter BV-Kontrolle. Nochmaliges Spülen des Bandscheibenfachs und Entfernung letzter Faseranteile. Einbringung der original Bandscheibenprothese M6, 6°, Medium unter BV-Kontrolle exakt mittig in a.-p. und seitlichem Strahlengang. Überprüfung der Hämostase.
   Zuwendung zum Segment L4/5. Entlang der linksseitigen A. und V. iliaca Aufsuchen des Bandscheibenfachs. Da die Vene direkt über dem Bandscheibenfach liegt, muss die Vena lumbalis ascendens ligiert werden, um eine Mobilisation des Gefäßbandes zu ermöglichen. Nach erfolgreicher Freilegung des Bandscheibenfachs ebenfalls Markierung der Mittellinie und Einbringen des selbsthaltenden Endorings. Ausräumung, Entknorpelung und Mobilisation des Bandscheibenfachs. Auch hier wird die Größe Medium 6° als pressfit passend identifiziert. Schlagen der Kiele. Einbringung der Originalprothese (M6, 6°, Medium) unter BV-Kontrolle. Entfernung des Endorings, Überprüfung der Hämostase. Ausgiebiges Spülen. Einlage einer retroperitonealen Robinson-Drainage und Fixation mit Naht. Verschluss des hinteren Blatts der Rectusscheide mittels fortlaufender Naht und des vorderen Blatts mittels Einzelknopfnaht. Subkutane 10er Redon, Subkutannaht, intrakutan fortlaufende Hautnaht. Steriler Verband. BV-Kontrolle in 2 Ebenen, gute Stellung der LWS, regelhafte Lage der Prothesen.

Procedere: Unmittelbar nach Extubation Überprüfung der neurologischen Funktion, schmerzadaptierte Mobilisation mit Lumbo-loc-Orthese. Röntgen im Verlauf nach 2 Tagen sowie nach 2 + 6 Wochen. Analgesie und Thromboseprophylaxe nach Maßgabe der Stationsärzte. Stationäre Reha anmelden.

Prof. Dr. Müller (FA f. Orthopädie und Unfallchirurgie, spez. Orthopädie)

5.3.5 Posteriore lumbale intercorporelle Fusion (PLIF)

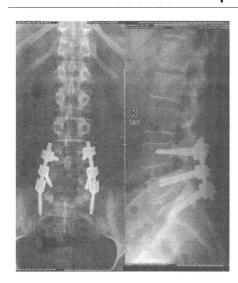

OP-Bericht, Klinik für Orthopädie und Unfallchirurgie

Pat.-Nr.: 54399063   **Fall-Nr.:** B0177453/2010
Aktuelle Klinik: Orthopädie   **Station:** 1
Pat.-Name: Grabenheinrich, Bert   **Geb.-Dat.:** 14.01.1938
                                      Geschlecht/Alter: m, 63 J.

OP-Datum: 28.01.2011
OP-Dauer (Schnitt/Naht): 10.48 – 12.16 Uhr
Saal: B 6

Personal:
Operateur: Prof. Dr. P. Greiner   **Anästhesist:** Fr. Siekel-Wenzmann
1. Assistent: Dr. U. Ludwig   **Anästhesieschw./-pfl.:** C. Geier
2. Assistent: U. Stephanek (PJ)   **OP-Schwester/-Pfl.:** R. Fuchs
                                         OP-Springer: I. Bär

Bericht

Vorgeschichte/Indikation: 61-jähriger rüstiger Patient mit konservativ therapieresistenten tiefen belastungsabhängigen und nächtlichen Rückenschmerzen. Typische Claudicatio intermittens spinalis. Gehstrecke < 100 m. Stattgehabte Nukleotomie L4/5 8/2001 und L5/S1 7/2005. Präop. Fußheberparese rechts, Kraftgrad 3 nach Janda. Der Pat. hat nach entsprechender umfangreicher Aufklärung über konservative und operative Möglichkeiten einschl. ihrer Risiken schriftlich in das operative Vorgehen eingewilligt.

Diagnose: Bisegmentale multidirektionale Instabilität L4-S1 mit absoluter Spinalkanalstenose L5/S1

Operation: Beidseitige Hemilaminektomie L5 und unterschneidende Dekompression mit Foraminotomie L5 + S1 bds., transpedikuläre Repositionsspondylodese L4-S1 (ART, Fa. AMT) und intercorporelle Fusion mit 2 PEEK-Cages (Wave, Fa. AMT)

Vorgehen: Ungestörte ITN. Cefuroxim 1,5 g i.v. Schöllner-Lagerung des Patienten mit entsprechender Polsterung. Arme nach kranial ausgelagert, Achselhöhle ohne Kompression, HWS nicht überstreckt, Augen frei. Einfahren des BV im seitlichen Strahlengang. 3-malige Hautdesinfektion, steriles Abdecken.

In Höhe der Segmente L4-S1 mediane Längsinzision der Haut, scharfe Durchtrennung des subkutanen Fettgewebes. Beidseits paraspinöses Ablösen der Faszie mit dem scharfen Messer. Mit Hilfe des Raspatoriums Mobilisation der paravertebralen Muskulatur nach lateral. Beidseits paraspinöse Einlage eines Bauchtuchs unter Kompression. Blutstillung im subkutanen Fettgewebe und nach Entfernung der Bauchtücher und schrittweisem Einsatz von Langenbeckhaken in die paravertebrale Muskulatur subfasziale Blutstillung. Nun *ausschl. über Langenbeckhaken (zwecks Schonung des Weichgewebes)* Darstellung der Facettengelenke L3/4, L4/5 und L5/S1 bds. Beginn der Instrumentation am Wirbel L4 links. Mit dem Pfriem Eröffnung der Pedikeleingangsebene unter BV-Kontrolle im parallel eingestellten seitlichen Strahlengang. Mit dem 3,2 mm-Bohrer wird nun niedrigtourig der Pedikel aufgebohrt und der Bohrer bis in den Wirbelkörper vorgetrieben. Nach Entfernung des Bohrers Austasten des Pedikels mit dem Kugeltaststab. Bei einer gesicherten intraossären Lage ohne Pedikelperforation erfolgt das Erweitern des Pedikeleingangs mit dem 4,5 mm-Bohrer. Nochmaliges Austasten des Pedikels und Messung der notwendigen Schraubenlänge. Es erfolgt nun das Eindrehen einer 6x50 mm-Repositionsschraube und Platzierung unter BV-Kontrolle. Die weiteren Pedikel L4 + L5 werden in der gleichen Technik aufgebohrt ausgetastet und mit 6x50 mm-Schrauben besetzt. Die Pedikel S1 werden beidseits bikortical aufgebohrt und mit 7x45 mm-Schrauben besetzt.

Nun Zuwendung zur Hemilaminektomie. Flavektomie interlaminär L5/S1, beginnend links. Darstellung der Dura. Es finden sich teilweise erhebliche narbige Adhäsionen, welche sukzessive gelöst werden. Nun erfolgt mit der Stanze die Hemilaminektomie. Darstellung der abgehenden Wurzeln S1 und dann weiter kranial L5. Abtragung der medialen Facette des Gelenks L5/S1. Im Verlauf der Wurzel Entdachung derselben (Foraminotomie) bis zu ihrem Austritt aus dem Spinalkanal. Mit dem Tasthaken Überprüfung der medialen Pedikelwand hinsichtlich einer fehlenden Schraubenperforation. Nun wird nach kranial der Wirbelbogen L4 soweit unterschnitten, bis sich keine Kompression der Dura mehr darstellt. Selbiges Vorgehen auf der rechten Seite. Es folgt die Exposition und Ausräumung der Bandscheiben, beginnend im Segment L5/S1. Vorsichtige Mobilisation der Dura nach medial und Retraktion mit dem Love-Haken. Mit der Bipolarpinzette Koagulation epiduraler Venen und nachfolgend Inzision der Bandscheibe. Mit dem geraden und dem gebogenen Rongeur gründliche Ausräumung des Intervertebralraums und Entknorpelung der Deck- und Grundplatten mit der Kürette. Nun Einführen der Probecage in aufsteigender Reihenfolge. Mit diesen wird der ventrale Intervertebralraum ausgiebig mobilisiert. Die Größe 10 zeigt einen festen Sitz. Selbiges Vorgehen im Segment L4/5. Hier stellt sich die Größe 11 als passend heraus. Unter Belassen der Probecage werden nun die zuvor ausgemessenen Längsträger in die Stabaufnahmen der Pedikelschrauben eingelegt. Es erfolgt die schrittweise Reposition unter Applikationen einer leichten Distraktion. Zunächst vorübergehende Fixation der Längsträger mit den Madenschrauben. Nun werden die Probecages gegen die Originalcages ausgetauscht. Diese können problemlos eingebracht werden. Zum Abschluss wird nochmals eine leichte Kompression auf das jeweilige Segment über die Längsträger appliziert. Dokumentation mit dem BV, physiologische Ausrichtung der LWS, regelhafte Lage der Implantate. Das gesamte Wundgebiet wird ausgiebig gespült (800 ml), die Hämostase nochmals überprüft. Einlage von zwei 10er-Redondrainagen. Einzelknopfnaht der Faszie und des subkutanen Gewebes. Fortlaufende Intrakutannaht. Steriler Verband. Öffnen der Drainage ohne Sog.

Procedere: *2 h nach Extubation Überprüfung der neurologischen Funktion.* Analgesie und Thromboseprophylaxe nach Schema der Klinik, Mobilisation ab dem 1. und Drainageentfernung am 2. postoperativen Tag. Röntgen nach 24 h sowie nach 2 + 6 Wochen. Weiterbehandlung in unserer Wirbelsäulensprechstunde.

Prof. Dr. P. Greiner (Direktor der Klinik)

5.3.6   Transforaminale lumbale intercorporelle Fusion (TLIF)

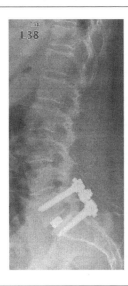

OP-Bericht, Klinik für Unfall- und Wiederherstellungschirurgie

Pat.-Nr.: 23131415
Aktuelle Klinik: Unfallchirurgie
Pat.-Name: Mahlzahl, Matthias

Fall-Nr.: B5642132/2010
Station: 1
Geb.-Dat.: 25.05.1966
Geschlecht/Alter: m, 44 J.

OP-Datum: 14.01.2010
OP-Dauer (Schnitt/Naht): 14.48 – 16.37 Uhr
Saal: B 6

Personal:
Operateur: Dr. H. Siekmann
1. Assistent: Dr. H.-J. Riessner
2. Assistent: Dr. J.-S. Jarvers

Anästhesist: Fr. Dr. Lohmann
Anästhesieschw./-pfl.: B. Bachmann
OP-Schwester/-Pfl.: D. Schön
OP-Springer: R. Gallmeister

Bericht

Vorgeschichte/Indikation: Bei anhaltenden konservativ therapierefraktären Beschwerden seit jetzt 5 Jahren ergibt sich aus unten genannter Indikation die nachfolgende Operation. Der Patient hat nach entsprechender umfangreicher Risikoaufklärung und nochmaliger Darlegung konservativer und operativer Therapiemaßnahmen in das genannte operative Vorgehen eingewilligt.

Diagnose: Chronische Lumboischialgien mit Spondylolisthese Meyerding I LWK 5/SWK 1

Operation: Dorsoventrale Spondylodese LWK 5/SWK 1 (USS II, 2x7/45 mm, 2x7/50 mm, Fa. Synthes) plus TLIF (transforaminale lumbale intervertebrale Fusion (Tantal-Cage, Fa. Zimmer, 9 mm)

Bericht: Ungestörte ITN, Cefuroxim 1,5 g i.v. Bauchlagerung des Patienten unter entsprechend umfangreicher Polsterung und Sicherung. Unter BV Markierung der lokalen Anatomie. Wiederholte Hautdesinfektion und übliches steriles Abdecken.

Hautschnitt über den Dornfortsätzen knapp oberhalb von LWK 5 bis unterhalb von SWK 1. Schichtweise Präparation, sukzessive Blutstillung. Darstellung der Rückenfaszie und mittels Stielchen leichte Mobilisation von Haut-Subkutanlefzen nach lateral. Unmittelbar lateral des Lig. supraspinosum wird beidseits die Faszie längs inzidiert, die gerade Rückenmuskulatur jeweils nach links und rechts abgedrängt. Die kurze Rückenmuskulatur wird weitestgehend geschont, die Höhe der Facettengelenke wird jeweils digital identifiziert. Die Pedikeleintritte LWK 5 und SWK 1 werden zunächst in a.-p.-Ebene identifiziert und mittels Luer angefrischt. Sodann werden die Pedikel mit den entsprechenden Aalen eröffnet. Die gewählten Pedikelschrauben werden ca. 2 cm in den LWK 5 und den SWK 1, zueinander konvergierend, eingeschraubt. Sodann laterale Projektion unter Bildwandler und weiteres achsausgerichtetes Vorschrauben jeweils unter den Deckplatten der Wirbel. Die Schrauben ziehen exzellent im Knochen. Zwei Längsstäbe werden der Anatomie entsprechend zugebogen, rechtsseitig wird der erste Längsträger montiert, das Segment mittels Distraktor distrahiert, mittels Kappen/Muttern fixiert.

Nun Resektion des linksseitigen Facettengelenks unter behutsamer Präparation der Dura und der Nervenwurzel L 5. Unter behutsamem Einsatz von Haken zeigt sich die deutlich vorgewölbte Bandscheibe LWK 5/SWK 1. Rechteckige Inzision des Bandscheibenfaches und behutsames Ausräumen der Bandscheibe. Anfrischen von Grund- und Deckplatte mittels Kürette. Sodann Insertion eines 9 mm Probecages, der sich klinisch und BV-orientiert gut einpasst. Dieser Cage rekonstruiert die Bandscheibenhöhe anatomisch. Nach erneuter Spülung Insertion des 9 mm TM 300-Cages. Lagekontrolle in beiden Ebenen, der Cage kommt jeweils zentral zu liegen. Die zweite vorgebogene Längsstange wird nach Aufgabe der Distraktion nun auch linksseitig montiert und beide Stangen werden unter Kompression bilateral in üblicher Weise mittels Backen/Muttern fixiert. Abschl. Querträgermontage. Die Wunde wird gut ausgespült (500 ml). Zwei 10er-Drainagen werden subfaszial eingelegt, die Faszie seitengetrennt mit Vicrylnähten am Lig. supraspinosum refixiert. Subkutannähte. Hautrückstichnähte. Steriler Verband. Öffnen der Drainagen bei regelhaftem Sog. *Der neurologischeStatus ist nach Extubation unauffällig.*

Procedere: Postoperatives Röntgen nach Entfernung der Drainagen nach 48 h sowie nach 2 + 6 Wochen. Zeitgerechte Nahtmaterialentfernung. Mobilisation unter Vollbelastung. Analgesie und Thromboseprophylaxe nach Vorgabe der Stationsärzte. Weiterbehandlung in unserer Wirbelsäulenspezialsprechstunde.

Dr. med. H. Siekmann (spez. Unfallchirurg)

5.3.7 Anteriore lumbale intercorporelle Fusion (ALIF)

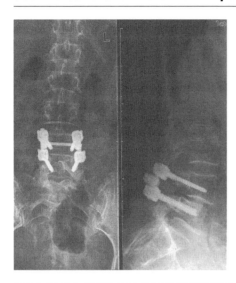

OP-Bericht, Klinik für Orthopädie und Unfallchirurgie

Pat.-Nr.: 23182441   **Fall-Nr.:** B7749492/2010
Aktuelle Klinik: Orthopädie   **Station:** 2
Pat.-Name: Mundhaar, Monika   **Geb.-Dat.:** 22.04.1955
                                    Geschlecht/Alter: w, 56 J.

OP-Datum: 10.09.2011
OP-Dauer (Schnitt/Naht): 14.38 – 15.57 Uhr
Saal: B 6

Personal:
Operateur: Prof. Dr. P. Greiner   **Anästhesist:** Fr. Siekel-Wenzmann
1. Assistent: A. Ludwig   **Anästhesieschw./-pfl.:** C. Geier
                                         OP-Schwester/-Pfl.: I. Bär
                                         OP-Springer: R. Fuchs

Bericht

Vorgeschichte/Indikation: Bei der Patientin besteht eine degenerative Spondylolisthese L4/5, es erfolgte die dorsale Repositionsspondylodese in diesem Segment. Auf Grund stärkster epiduraler Vernarbungen ist die posteriore intercorporelle Fusion nicht möglich gewesen, sodass nun die Indikation für eine ventrale Abstützung besteht. Die schriftliche Einwilligung zu dem o. g. Eingriff liegt zum Zeitpunkt der Narkoseeinleitung vor.

Diagnose: Degenerative Spondylolisthese L4/5 nach dorsaler Repositionsspondylodese

Operation:
1) Anteriore lumbale intercorporelle Fusion (ALIF) mittels trikortikalem Beckenkammspan
2) Entnahme eines trikortikalen Beckenkammspans links

Vorgehen: Ungestörte ITN. Cefuroxim 1,5 g i.v. Rechtsseitlage auf dem Knicktisch. Entsprechende Polsterung und Sicherung. Der linke Arm ist ohne Überstreckung und Kompression des Plexus hängend in einer Armschale ausgelagert. Die Beine sind in der Hüfte leicht gebeugt und das linke Bein auf einem Tunnel gelagert. Markierung der Segmenthöhe unter BV. Wiederholte Hautdesinfektion, übliche sterile Abdeckung.

Links pararektaler Bauchschnitt. Nach Durchtrennung der Subkutis erfolgt die Spaltung der Bauchdeckenmuskulatur in Wechselschnitttechnik. Nach Sichtung des retroperitonealen Fettgewebes erfolgt die stumpfe Darstellung des M. psoas mit zwei Kugeltupfern. Im weiteren Verlauf Darstellung der A. und V. iliaca communis und stumpfe Mobilisation derselben. Lateral der Gefäße nun breitflächige Freilegung des anterolateralen Zwischenwirbelraums L4/5. Radiologische Höhendokumentation. Gründliche Ausräumung des Bandscheibenfachs mit dem Rongeur und Entknorpelung der Deck- und Grundplatte mit der Kürette. Mit dem Meißel wird eine kastenförmige Nut in die Wirbelkörper L4/5 eingeschlagen. Größenbestimmung der Nut.

Zuwendung zum Beckenkamm. Hautinzision etwas lateral des Beckenkamms. Verziehung des Subkutangewebes direkt über dem Beckenkamm, Eröffnung der Faszie und Durchtrennung des Muskelansatzes mit dem elektrischen Messer. Subperiostale Freilegung des Beckenkamms etwa 3 Querfinger dorsal der Spina iliaca posterior superior. Setzen von zwei spitzen Hohmannhaken an der medialen und lateralen Wand der Beckenschaufel nach Freilegung derselben mit dem Raspatorium. Entsprechend der benötigten Breite des Knochenspans wird nun ein trikortikaler Span mit der Säge und dem gebogenen Meißel entnommen. Spülung der Entnahmestelle, Kontrolle der Hämostase, 10er-Redon lokal und Adaptation von Muskulatur, Faszie und Subkutis. Fortlaufende Intrakutannaht. Steriles Pflaster.

Feinpräparation des gewonnenen Spans in der benötigten Größe. Einsetzen des Spans und Einbolzen, wobei der Span vollständig in seinem Lager versenkt werden kann. Ausgiebige Spülung des Situs, Überprüfung der Hämostase, Einlage einer Robinsondrainage. Adaptierende Nähte der Bauchdeckenmuskulatur, subkutane Gewebsadaptation und abschließende Hautnaht in intrakutan fortlaufender Technik.

Procedere: *Nach Extubation Überprüfung der neurologischen Funktion.* Thromboseprophylaxe und Analgesie nach Klinikschema., Mobilisation ab 1. Tag postoperativ. Kostaufbau erst nach erfolgreichen abführenden Maßnahmen gemäß Schema. Röntgen nach Redonzug nach 2 Tagen sowie 2 + 6 Wochen.

Prof. Dr. P. Greiner (Direktor der Klinik)

5.3.8 Mikroskopisch assistierte lumbale Nukleotomie

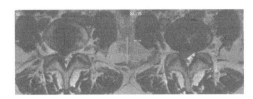

OP-Bericht, Klinik für Orthopädie und Unfallchirurgie

Pat.-Nr.: 65676663	**Fall-Nr.:** B5699999/2010
Aktuelle Klinik: Orthopädie	**Station:** 2
Pat.-Name: Leit, Wolf	**Geb.-Dat.:** 23.04.1950
	Geschlecht/Alter: m, 50 J.

OP-Datum: 04.01.2011
OP-Dauer (Schnitt/Naht): 09.00 – 09.50 Uhr
Saal: B 4

Personal:

Operateur: Prof. Dr. P. Greiner	**Anästhesist:** Fr. Siekel-Wenzmann
1. Assistent: Dr. U. Ludwig	**Anästhesieschw./-pfl.:** C. Geier
	OP-Schwester/-Pfl.: D. Schön
	OP-Springer: R. Gallmeister

Bericht

Vorgeschichte/Indikation: Starke linksseitige Lumboischialgie mit Schmerzausstrahlung in das Segment L5. Kernspintomografisch nachgewiesener sequestrierter Bandscheibenvorfall L4/5 links mit akut aufgetretener Fußheberschwäche links vor 2 Tagen. Vorgeschichtlich kein Unfallereignis bekannt. In Absprache mit dem Pat. erfolgt bei im MRT deutl. Kompression der Nervenwurzel u. g. operatives Vorgehen.

Diagnose: Degenerativer sequestrierter Bandscheibenvorfall L4/5 links

Operation: Minimalinvasive, mikroskopisch assistierte Sequestrektomie und Nukleotomie L4/5 links

Vorgehen: Ungestörte ITN. Schöllner-Lagerung des Patienten mit entsprechender Polsterung. Arme nach kranial ausgelagert, Achselhöhle ohne Kompression, HWS nicht überstreckt, Augen frei. 3-malige Hautdesinfektion, übliches steriles Abdecken.

Tasten des Segmentes L4/5, hierüber Einführen einer Nadel bis auf das Facettengelenk. Steriles Abdecktuch über das Operationsgebiet, Einfahren des BV im seitlichen Strahlengang und Höhenkontrolle. Nach Entfernung des Abdecktuches nun kurze Längsinzision der Haut über dem Fenster L4/5 links. Scharfe Durchtrennung der Faszie, Mobilisation der Muskulatur nach lateral. Überprüfung der Hämostase. Einsetzen des Spekulums und Darstellung des interlaminären Fensters. Einfahren des Operationsmikroskops und Ausrichtung desselben. Mit dem Tasthaken wird der Unterrand des Wirbelbogens L4 aufgesucht. Mit der Stanze Erweiterung des Fensters nach kranial, soweit, bis das Lig. flavum seine ossäre Anheftung an der Lamina L4 verliert. Sodann mit dem Tasthaken Anheben des Lig. flavum und Abtragung desselben mit der Stanze. Darstellung der Dura. Diese stellt sich bereits stark nach dorsal vorgewölbt dar. Nach Komplettierung der Flavektomie vorsichtige Mobilisation der Dura nach medial mit dem kleinen Raspatorium. Darstellung der abgehenden Wurzel L5. Etwas kranial davon drängt sich nun bereits lateral Sequestergewebe an der Dura vorbei. Dieses wird zunächst mit dem langen Tasthaken liberiert und kann sodann mit dem Rongeur extrahiert werden. Einsetzen des Love-Hakens nach vorheriger Mobilisation des Duralsacks nach medial. Darstellung der Bandscheibe. Es zeigt sich ein breites Perforationsloch im hinteren Längsband. Über dieses nun Eingehen in die Bandscheibe und Ausraumung mit dem geraden und dem gebogenen Rongeur. Mit der Knopfkanüle intensives Ausspülen des Zwischenwirbelraums. Abschl. gründliches Austasten des Epiduralraums mit dem langen Tasthaken. Es lässt sich kein weiteres freies Bandscheibengewebe mobilisieren, die Dura und die abgehende Wurzel L5 verlaufen ohne Kompression. Entfernung des Mikroskops und des Spekulums. Spülung des OP-Situs, Einlage einer 10er-Redondrainage (auf Überlauf), Adaptation der Faszie und des Subkutangewebes mit jeweils zwei Einzelknopfnähten. Fortlaufende Hautnaht. Steriler Verband. *Direkt nach Extubation, soweit beurteilbar, noch keine Änderung der Neurologie.*

Procedere: Überprüfung der neurologischen Funktion in 2 h. Analgesie und Thromboseprophylaxe nach Schema der Klinik, Drainageentfernung am 1. postoperativen Tag, Mobilisation am Nachmittag möglich.

Prof. Dr. med. P. Greiner (Direktor der Klinik)

Beckenring und Acetabulum

H. Siekmann, C. Josten, J. Böhme

H. Siekmann et al. (Hrsg.), *Operationsberichte Orthopädie und Unfallchirurgie*,
DOI 10.1007/978-3-662-48881-2_6, © Springer-Verlag Berlin Heidelberg 2016

6.1   Vorderer Beckenring

H. Siekmann, J. Böhme

6.1.1 Symphysenruptur – Plattenosteosynthese

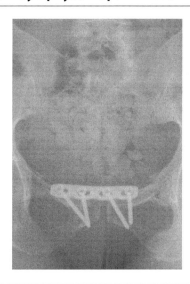

OP-Bericht, Abteilung für Unfall- u. Wiederherstellungschirurgie

Pat.-Nr.: 338096432
Aktuelle Klinik: Unfallchirurgie
Pat.-Name: von Hahn, Franz

Fall-Nr.: B0025711/2010
Station: Intensivstation 2
Geb.-Dat.: 09.04.1990
Geschlecht/Alter: m, 20 J.

OP-Datum: 19.04.2010
OP-Dauer (Schnitt/Naht): 13.50 – 14.48 Uhr
Saal: B 5

Personal:
Operateur: Dr. H. Siekmann
1. Assistent: Dr. K. Schendel
2. Assistent: P. Derst

Anästhesist: Dr. Y. Habib
Anästhesieschw./-pfl.: B.Bach
OP-Schwester/-pfl.: X. Montez
OP-Springer: F. Fahrig

Bericht

Vorgeschichte/Indikation: 7 Tage nach BG-lichem Polytrauma bei Kollision als Motorradfahrer mit einem entgegenkommenden PKW in einer Kurve. Neben weiteren Thorax- und Abdominalverletzungen wurde zudem die u.g. Becken-B-Verletzung initial mittels Beckenzwinge stabilisiert. Bei genannter Diagnose besteht die Indikation zur operativen Versorgung bei jetzt stabiler Kreislaufsituation.

Diagnose: Geschlossene instabile Becken-B-Verletzung mit geschlossener Iliosakralfugenluxation bds. und Symphysenruptur (Open-book-Verletzung)

Operation: Entfernung der Beckenzwinge mit Débridement, offene Symphyseneinstellung und Osteosynthese mittels 4-Loch-Titan-Großfragmentplatte, lokale Drainage

Vorgehen: Ungestörte ITN. Cefuroxim 1,5 g i.v. Rückenlagerung, entsprechende Polsterung. Hautdesinfektion, sterile Tuchunterlage, bds. Demontage der Beckenzwinge. Wiederholte Hautdesinfektion. Curretage der Pineintritte der Beckenzwinge über separaten Steriltüchern, Spülung. Pflasterverbände.

Wiederholte Hautdesinfektion, übliches steriles Abdecken. Hautquerschnitt knapp einen Querfinger oberhalb der Symphyse, die klaffend tastbar ist. Schichtweise Präparation auf den Oberrand der Symphyse zu. Hier findet sich eine ca. apfelgroße Wundhöhle mit überwiegend koaguliertem Blut, nicht infiziert imponierend. Kein Anhalt für Urin im Sinne einer Blasenläsion. Hämatomentfernung, Abstrich, ausgiebige Spülung. Dezidierte Reinigung des Symphysenspaltes. Nun nach links und rechts auf dem jeweiligen Schambeinast Präparation des Plattenlagers. Die Symphysenreposition gelingt im Anschluss unkompliziert, die Reposition kann mittels scharfer Repositionszange gehalten werden. Hierbei dezidierte Blasensicherung mittels Spatel. Die o.g. schmale Großfragmentplatte wird entsprechend der lokalen Anatomie etwas konkav zugebogen, anschl. aufgelegt und bds. sicher mit einer jeweils 54 mm langen Kortikalisschraube bikortikal exzentrisch besetzt. Hierbei stellen sich die beiden Symphysenflächen exakt aufeinander ein. Entfernung der Repositionszange und bds. Besatz der Platte mit je einer weiteren bicorticalen Großfragmentschraube in üblicher Weise. Alle 4 Schrauben ziehen sehr gut im Knochen an. BV-Abschluss, gute Implantatlage, anatomische Stellung des Beckenrings.

Spülung. Kontrolle auf Bluttrockenheit. 10er Redon lokal. Schichtweiser Wundschluss. Hautrückstichnähte, steriler Verband. Öffnen der Drainage bei regelhaftem Sog. Intubierte Rückverlegung auf die ITS.

Procedere: Mobilisation nach Extubation unter Vollbelastung erlaubt. Schmerzorientiert freie Mobilisation der Hüften erlaubt. Röntgen nach Redonentfernung nach 48 h sowie nach 2 + 6 Wochen. Analgesie nach Maßgabe der ITS-Ärzte. ME nach 9 Monaten.

Dr. H. Siekmann (spez. Unfallchirurg)

6.1.2 Symphysenruptur – perkutaner Fixateur interne

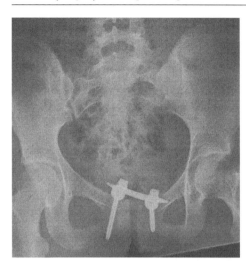

OP-Bericht, Klinik für Unfall- und Wiederherstellungschirurgie

Pat.-Nr.: 299067711

Aktuelle Klinik: Unfallchirurgie

Pat.-Name: Bell, Anna

Fall-Nr.: B0056321/2010

Station: Intensivstation 1

Geb.-Dat.: 09.09.1987

Geschlecht/Alter: w, 23 J.

OP-Datum: 19.10.2010

OP-Dauer (Schnitt/Naht): 08.57 – 09.48 Uhr

Saal: B 5

Personal:

Operateur: PD Dr. C. Josten

1. Assistent: S. Glasmacher

2. Assistent: Dr. J.-S. Jarvers

Anästhesist: Fr. Dr. M. Bauer

Anästhesieschw./-pfl.: B. Senftenberg

OP-Schwester/-pfl.: B. Seifert

OP-Springer: F. Fahrig

Bericht

Vorgeschichte/Indikation: 5 Tage nach Polytrauma, nachdem die Patientin als Kradfahrerin mit ihrem Fahrzeug von der Straße abgekommen ist. Neben weiteren Verletzungen an Thorax, Abdomen und oberer Extremität rechts wurde zudem die u.g. Becken-B-Verletzung mittels einer Beckenzwinge temporär fixiert. Bei genannter Diagnose besteht die Indikation zur operativen Versorgung, diese wird bei anatomischer Einrichtung unter der Beckenzwinge und bei schlanker Patientin in u.g. Weise durchgeführt.

Diagnose: Geschlossene instabile Becken-B-Verletzung mit geschlossener Iliosakralfugenluxation bds. und Symphysenruptur (Open-book-Verletzung)

Operation: Stabilisierung der Symphysenruptur mittels perkutan eingebrachtem Fixateur interne (Fa. Metronic, Sextant, 2×50 mm), Entfernung der Beckenzwinge

Vorgehen: Ungestörte ITN. Cefuroxim 1,5 g i.v. Rückenlagerung, entsprechende Polsterung. Die Beckenzwinge wird nach kaudal über die Oberschenkel gelegt, da sie hier kaum die BV-Kontrollen stört. Die Symphyse ist a.p. sowie im Inlet-/Outlet-view gut darstellbar. Wiederholte Hautdesinfektion, übliches steriles Abdecken über die Beckenzwinge hinweg.

Erste Hautinzision quer knapp einen Querfinger oberhalb der Symphyse. Diagonal auf den rechten medialen Schambeinast zu stumpf spreizende Präparation, keine auffälligen Blutungen. Mit Erreichen des Knochens entleert sich anfangs altes, teils koaguliertes Hämatom. Spülung. Nun BV-kontrolliert Platzierung des ersten bikortikalen Führungsdrahtes. Identisches Vorgehen am vorderen Schambeinast links über eine separate Stichinzision. Anschl. übliches Gewindeschneiden und Vorschrauben der beiden oben genannten Schrauben, die exzellent im Knochen anziehen. Von rechtsseitig wird nun über eine separate Stichinzision die Querverstrebung BV-kontrolliert eingeführt und dann mit den entsprechenden Konterschrauben sicher arretiert. BV-Abschluss, gute Symphysen-/Beckenstellung, gute Implantatlage. Spülung der Zugänge. Subkutane und Hautrückstichnaht. Steriler Pflasterverband.

Nochmals Desinfektion und bds. sterile Tuchunterlage. Demontage der Beckenzwinge. Dèbridement der Pineintritte durch Curretage. Spülung. Aufgrund des deutlichen Sekretflusses erfolgt keine Naht der ehemaligen Pineintritte. Sterile Pflaster.

Procedere: Mobilisation nach Extubation unter Vollbelastung erlaubt. Schmerzorientiert freie Mobilisation der Hüften erlaubt. Röntgen nach 24 h sowie nach 2 + 6 Wochen. Analgesie nach Maßgabe der ITS-Ärzte. ME frühestens nach 9 Monaten.

Prof. Dr. C. Josten (Direktor der Klinik)

6.2   Hinterer Beckenring

H. Siekmann, J. Böhme, C. Josten

6.2.1 Becken-C-Verletzung – Fixateur externe ventral, Schrauben dorsal

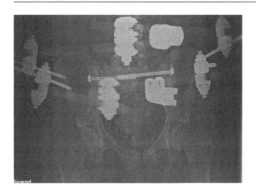

OP-Bericht, Abteilung für Unfall- u. Wiederherstellungschirurgie

Pat.-Nr.: 002999987

Aktuelle Klinik: Unfallchirurgie

Pat.-Name: Hucktewes, Gesine

Fall-Nr.: B4638193/2010

Station: Intensivstation 1

Geb.-Dat.: 11.10.74

Geschlecht/Alter: w, 35 J.

OP-Datum: 21.06.2010

OP-Dauer (Schnitt/Naht): 11.02 – 11.50 Uhr

Saal: B 3

Personal:

1. Operateur: Dr. H. Siekmann

2. Operateur: Dr. M. Schulz

Anästhesist: Fr. Dr. B. Schenk

Anästhesieschw./-pfl.: B. Bach

OP-Schwester/-pfl.: X. Montez

OP-Springer: B. Seifert

Bericht

Vorgeschichte/Indikation: Vor einer Woche Polytrauma als Sozia bei Verkehrsunfall und Kollision mit der Leitplanke. Jetzt definitive Versorgung der Becken-C-Verletzung. Bauchlagerung laut Neurochirurgen und MKG-Chirurgen bei entspr. Begleitverletzungen nicht möglich, Einschränkungen zudem durch primäre Anlage einer Beckenzwinge im Polytraumamanagement, wobei die Pineintritte wenig Sekretion und keine entzündliche Umgebungsreaktion zeigen. Aufgrund der zerebralen Begleitverletzungen ist zeitnah nicht mit einer Gangmobilisation der Pat. zu rechnen.

Diagnose: Geschlossene Becken-C-Verletzung mit

1. Transforaminaler Fraktur des Os sacrum rechts,

2. Luxation der Iliosakralfuge links und

3. Vorderer Beckenringfraktur links

Operation: Ad 1. + 2.: Perkutane transiliosakrale Verschraubung mit kanülierten Schrauben bds. (links 90×7,3 mm, rechts 75×6,5 mm), **ad 3.:** Ventraler Fixateur externe über beide Beckenkämme

Vorgehen: Ungestörte ITN. Cefuroxim 1,5 g i.v. Rückenlagerung, entsprechende Polsterung. Wiederholte Hautdesinfektion, übliches steriles Abdecken. Bilateral paralleles Vorgehen. Über je 2 Stichinzisionen erfolgt nach stumpf spreizender Präparation auf die vorderen Beckenschaufeln zu bds. die Fixation der Schanzschen Schrauben in üblicher Weise. Alle 4 Schrauben ziehen gut im Knochen an. Nun stabile zeltförmige Montage zweier Querträger unter leichter ventraler Kompression des Beckens. Verbindung der Querträger mit einer zusätzlichen Fixationsstange Anschl. Entfernung der Beckenzwinge, Débridement der Pinstellen nach spindelförmiger Hautexzision und situative Adaptation durch Nähte unter Belassung eines ausreichenden Sekretabflusses.

Nochmalige Desinfektion und erneutes steriles Abdecken einschl. der ehemaligen Eintritte der Beckenzwinge. Dorsaler Beginn linksseitig. Über eine separate 3 cm lange Inzision lateral über S1 wird stumpf spreizend auf den Knochen präpariert. Unter lat. BV-Einstellung Ankörnen mit dem Zieldraht und unter Outlet- und Inlet-Kontrolle Vorbohren des Drahtes in optimale Lage in den 1. SWK. In üblicher Weise Messen, Überbohren und Implantation der 90×7,3 mm langen Zugschraube mit U-Scheibe. Unter festem Anzug der Schraube im Röntgen sichtbare anatomische Reposition des ISG.

Gleiches Vorgehen rechts mit Implantation einer nahezu parallel zur ersten Schraube laufenden weiteren Schraube (+ U-Scheibe) dünneren Kalibers (6,5x75 mm), um bei leichtem Kontakt der beiden Schrauben eine Affektion der Gegenschraube zu vermeiden. Hierbei stützen sich die Gewinde der Schrauben noch aneinander ab. BV-Abschluss, exakte Beckeneinstellung, gute Implantatlage in allen Ebenen. Spülung. Kontrolle auf Bluttrockenheit. Üblicher Hautverschluss, steriler Verband. Dann öffnen der Nähte über den ehemaligen Pins, um den weiteren Sekretabfluss zu gewährleisten.

Procedere: Lagerung im Bett uneingeschränkt. Röntgen nach 24 h sowie 7 + 21 Tagen. Bei guter Stellung im Verlaufsröntgen ist die Entfernung des Fix. externe nach 9 Wochen postoperativ möglich. Thromboseprophylaxe, Analgesie und Antibiose weiter nach ITS-Regime.

Dr. med. H. Siekmann (spez. Unfallchirurg), Dr. med. M. Schulz (Assistenzarzt)

6.2.2 Becken-B-Verletzung – navigierte perkutane transiliosakrale Schraubentransfixation

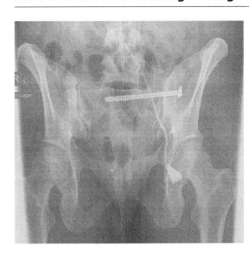

OP-Bericht, Klinik für Unfall- und Wiederherstellungschirurgie

Pat.-Nr.: 545867665
Aktuelle Klinik: Unfallchirurgie
Pat.-Name: Lichtenstein, Andreas

Fall-Nr.: B6637481/2011
Station: B3-2
Geb.-Dat.: 31.03.1978
Geschlecht/Alter: m., 32 J.

OP-Datum: 21.01.2011
OP-Dauer (Schnitt/Naht): 08.05 – 09.16 Uhr
Saal: 11

Personal:
Operateur: OA Dr. J. Böhme
1. Assistent: D. Behrendt

Anästhesist: Frl. B. Misch
Anästhesieschw./-pfl.: J. Dürr
OP-Schwester/-pfl.: M. Vent
OP-Springer: K. Katze

Bericht

Vorgeschichte/Indikation: Der Pat. zog sich die u.g. Verletzung als PKW-Fahrer privat zu, als ein weiterer PKW an einer Kreuzung in die linke Fahrzeugseite fuhr. Nach Aufklärung des Pat. über mögliche konservative und operative Maßnahmen folgt u.g. Operation. Eine schriftliche Einwilligung liegt vor.

Diagnose: Geschlossene instabile Becken-B-Verletzung mit transforaminaler Fraktur des Os sacrum links.

Therapie: 3D-computernavigierte transiliosakrale Schraubentransfixation (100/7,3-mm-Zugschraube mit 32-mm-Gewinde und Unterlegscheibe).

Vorgehen: Intubation ungestört, Bauchlagerung, entsprechende Sicherung und Polsterung. Single shot-Antibiose mit Cefuroxim 1,5 g. BV-Kontrolle, ungestörte Darstellungen in den üblichen Ebenen. Wiederholte Hautdesinfektion, übliche sterile Abdeckung.

Beginn mit Vorbereitung der Navigation. Stichinzision über der Christa iliaca der linken Seite, stumpf spreizend subkutane Tunnelung. An der Crista iliaca Vorbohren mittels scharfer und stumpfer Aale. Wechsel auf eine Schanzsche Schraube, die gut im Knochen anzieht. Fixation der Referenzklemme, Einrichten des Bildwandlers. Durchführen des 3D-Scans, Laden in das Navigationsgerät und Planen der Schraubenplatzierung. Referenzieren der Bohrhülse mit 3,0-mm-Durchmesser.

Einrichten des BV im seitlichen Bild und perkutane Stichinzision anhand anatomischer Landmarken in Höhe S 1. Subkutanes Tunneln mittels Schere, Spreizen der Faszie, dann der glutealen Muskulatur bis zum Knochen und Aufsetzen der Bohrhülse auf das Ilium über dem S 1. Abgleichen der virtuellen mit der geplanten Schraubenlage. Bei Deckungsgleichheit Vorbohren über die Iliosakralfuge. Kontrolle im BV. Weiteres Vorschlagen mit dem Hammer, bis die Spitze gerade rechtslateral der Mittellinie des Os sacrum zu liegen kommt. Ausmessen der Schraubenlänge und Einbringen der gewünschten/gemessenen Spongiosazugschraube mit Unterlegscheibe unter exzellentem Zug im Knochen. Kontrolle mit dem Bildwandler, gute Beckeneinstellung und regelhafte Lage der Schraube in allen Ebenen. Demontage der Referenzklemme und der Schanzschen Schraube an der Crista. Spülung und Verschluss aller Zugänge mittels Rückstichnähten nach Donati. Steriler Verband.

Procedere: Wenn mögl. Teilbelastung mit 20 kg für 6 Wochen. Analgesie und Thromboseprophylaxe nach Maßgabe der Stationsärzte. Materialentfernung nach 6 Monaten. Röntgen nach 2 Tagen sowie 2 + 6 Wochen.

PD Dr. med. J. Böhme (FA f. Ortho. + spez. UChir.)

6.2.3 Becken-B-Verletzung monolateral – iliosacrales bridging

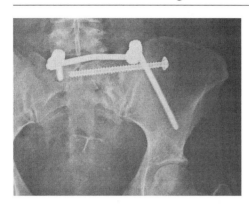

OP-Bericht, Abteilung für Unfall- u. Wiederherstellungschirurgie

Pat.-Nr.: 777767711

Aktuelle Klinik: Unfallchirurgie

Pat.-Name: Schlüpper, Rosa

Fall-Nr.: B0056661/2010

Station: Intensivstation 1

Geb.-Dat.: 10.08.1977

Geschlecht/Alter: w, 33 J.

OP-Datum: 29.10.2010

OP-Dauer (Schnitt/Naht): 10.47 – 12.02 Uhr

Saal: B 5

Personal:

Operateur: Dr. H. Siekmann

1. Assistent: Dr. R. Neef

2. Assistent: A. Eisenkrämer

Anästhesist: Fr. Dr. M. Bauer

Anästhesieschw./-pfl.: B. Senftenberg

OP-Schwester/-pfl.: B. Seifert

OP-Springer: F. Fahrig

Bericht

Vorgeschichte/Indikation: 4 Tage nach Polytrauma. Die Patientin ist als Radfahrerin auf dem Weg zur Universität von einem PKW angefahren worden. Neben Verletzungen an Thorax und Oberarm rechts wurde zudem die u.g. Becken B-Verletzung links nachgewiesen. Es besteht die Indikation zur operativen Versorgung, diese wird in u.g. Weise durchgeführt. Die 2 Tage zuvor extubierte Patientin hat schriftlich in das operative Vorgehen eingewilligt.

Diagnose: Geschlossene instabile Becken B-Verletzung links mit Fraktur der Massa lateralis des Os sacrum sowie Sitz- und Schambeinfrakturen

Operation: Geschlossene Reposition, iliosacrales bridging (Fa. Synthes, USS II + Beckenzusatz, 100 + 45 mm Polyaxialschraube, perkutane 7,3er kanülierte Neutralisationsschraube mit U-Scheibe (100 mm))

Vorgehen: Ungestörte ITN. i.v.-Antibiose mit Cefuroxim 1,5 g. Bauchlagerung, entsprechend umfangreiche Polsterung. BV-Kontrolle, gute Darstellbarkeit in allen notwendigen Ebenen. Die Beckenkonfiguration steht weitestgehend anatomisch. Zugangsmarkierungen einschl. des Hüftkopfzentrums links. Wiederholte Hautdesinfektion, übliches steriles Abdecken bei frei beweglichem Bein links.

Beginn mit der transiliosacralen Schraube. Unter BV-Kontrolle Wahl der Inzisionsstelle für die genannte Schraube links gluteal. 3 cm Längsinzision, anschl. stumpf spreizende Präparation auf SWK I zu. Unter BV-Kontrolle wird ein 2,0er Gewindedraht an typischer Stelle eingebracht und in allen Ebenen BV-kontrolliert bis vor die Iliosakralfuge gebohrt. Weiteres Vorbohren des Gewindedrahtes unter BV-Kontrolle in den üblichen Ebenen bis in den Korpus SWK I, hierbei kontinuierlich spürbarer ossärer Widerstand. Längenmessung. Wahl einer 100 mm langen Vollgewindeschraube mit Unterlegscheibe. Überbohren des Drahtes bis über die Iliosakralfuge hinweg. Anschließend unkompliziertes Vortreiben der Schraube mit gutem Halt im Knochen. Digital kontrolliert liegt die U-Scheibe fest dem Knochen an.

Leicht gebogener 5 cm langer diagonaler Hautschnitt über dem linken dorsomedialen Beckenkamm. Präparation mit Monopolar, sukzessive Blutstillung. Präparation bis auf den Knochen. Hier wird für den Kopf der Poliaxialschraube der Eintrittspunkt der Schraube mit dem Luer eingekerbt. Mittels Aale wird das Schraubenlager BV-kontrolliert auf das Acetabulum zu präpaiert. Kontrolle des Lagers mit dem Kugeltaststab, allseits Knochen. Längenmessung, 100 mm. Unkompliziertes Eindrehen der Schraube bei exzellentem Zug im Knochen.

4 cm langer Hautlängsschnitt über dem rechten Pedikel SWK 1. Subcutane Präparation, Fascienspaltung und mittels Monopolar Präparation durch die Muskulatur auf den gewählten Schraubeneintritt zu. Sukzessive Blutstillung. Mittels der Aalen wird BV-kontrolliert das Schraubenlager am SWK 1-Pedikel präpariert. Die Kontrolle mit dem Kugeltaststab zeigt allseits Knochen. Längenmessung, 45 mm. Unkompliziertes Eindrehen der Schraube, exzellenter Zug im Knochen. Abschließend werden zw. den Schrauben die Weichteile getunnelt, ein Querstab leicht der Anatomie angepasst und an der Schraubenköpfen systemgerecht mit den poliaxialen Backen fixiert. BV-Abschluss, gewünschte Implantatlage, gute Einstellung des Beckens.

Ausgiebige Spülung (500 ml), Kontrolle auf Bluttrockenheit. Keine Drainage erforderlich. Faszienreadaptation, die über der Polyaxialschraube nicht komplett spannungsfrei gelingt. Subkutane Nähte, Hautrückstichnähte. Sterile Pflaster. Öffnen der Drainage bei regelhaftem Sog.

Procedere: Mobilisation nach Extubation unter Vollbelastung links. Schmerzorientiert freie Mobilisation der Hüften erlaubt. Röntgen nach 48 h sowie nach 2 + 6 Wochen. Analgesie nach Maßgabe der ITS-Ärzte. ME nach 6-9 Monaten. Weiterbehandlung nach Durchführung einer stationären Rehabilitätion ambulant BG-lich bei uns.

Dr. med. H. Siekmann (spez. Unfallchirurg)

6.2.4 Becken-C-Verletzung bilateral – vertebropelvine Abstützung

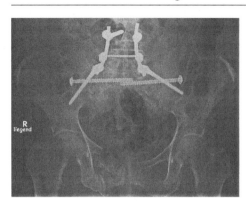

R
liegend

OP-Bericht, Abteilung für Unfall- u. Wiederherstellungschirurgie

Pat.-Nr.: 543267711
Aktuelle Klinik: Unfallchirurgie
Pat.-Name: Rahl, Ruth

Fall-Nr.: B7356661/2010
Station: B3-3
Geb.-Dat.: 11.07.1937
Geschlecht/Alter: w, 73 J.

OP-Datum: 23.04.2011
OP-Dauer (Schnitt/Naht): 10.42 – 13.02 Uhr
Saal: B 5

Personal:
1. Operateur: Dr. H. Siekmann
2. Operateur: Dr. L. Jansch
Assistent: A. Eisenkrämer

Anästhesist: OÄ Dr. B. Brandt
Anästhesieschw./-pfl.: B. Senftenberg
OP-Schwester/-pfl.: D. Rameloh
OP-Springer: F. Fahrig

Bericht

Vorgeschichte/Indikation: Die Verlegung der Patientin erfolgte aus einem peripheren Krankenhaus, dortige Aufnahme bei u.g. Verletzung. Nach Sturz vor 8 Wochen wurde die Behandlung einer vorderen u. hinteren Beckenringfraktur rechts konservativ begonnen. Im Verlauf zunehmende Gangunfähigkeit. Im Verlaufs-CT zunehmende Dislokation sowie zusätzliche hintere Beckenringfraktur links. Bds. imponieren jetzt transforaminale Verläufe, zudem eine Beteiligung des Querfortsatzes LWK V links. Hierauf Entscheid zu u.g. operativem Vorgehen, in das die Pat. nach Aufklärung möglicher Therapieoptionen und entspr. Risiken eingewilligt hat.

Diagnose: Ca. 8 Wochen alte symptomatische transforaminale Becken-B/C-Verletzung sowie vordere Beckenringfraktur mit Zeichen der Insuffizienzfraktur

Operation: Dorsale Stabilisierung mittels bilateraler vertebropelviner Abstützung beidseits, LWK IV bis Os ilium (Fa. Synthes, USS II-Polyaxialschrauben, Querverbinder), iliosakrale Stellschrauben bds.

Vorgehen: Ungestörte ITN. Cefuroxim 1,5 g i.v. Bauchlagerung, entsprechend umfangreiche Polsterung. BV-Kontrolle, gute Darstellbarkeit des Beckens in den üblichen Ebenen, Stiftmarkierung der lokalen Anatomie. Wiederholte Hautdesinfektion und übliches steriles Abdecken.

Linksseitiger paraspinaler lateraler konkaver Hautschnitt von LWK IV zur linken Iliosakralfuge. Subkutane Präparation, Faszienlängsspaltung über dem hinteren Beckenkamm, dann über dem Pedikel LWK IV. Stumpfes Spreizen bis über den Pedikel und Eröffnung des Eintritts mit scharfer Aale, dann weitere Präparation mit stumpfer Aale. Wahl einer 7/45-mm-Poliaxialschraube, die nun unter BV-Kontrolle in bd. Ebenen vorgetrieben wird. Dann überwiegend scharfe Darstellung des hinteren Beckenkamms, Blutstillung, Wahl des Schraubeneintritts. Eröffnung mittels scharfer Aale, mit der stumpfen Aale Präparation des Schraubenkanals diagonal in Orientierung auf das Azetabulum zu. Gute knöcherne Führung, Wahl einer 7/100-mm-Poliaxialschraube, die nun unkompliziert eingeschraubt wird. Spülung.

Rechtsseitig identisches Vorgehen am Pedikel LWK IV und am Os ilium, wobei auch hier 7/45-mm- und 7/100-mm-Poliaxialschrauben Verwendung finden. Alle 4 Schrauben ziehen exzellent in den Knochen.

Nun stumpfe Tunnelung zw. den genannten Schrauben bilateral, dann Zubiegen entsprechender Längsträger in Orientierung an der lokalen Anatomie und den liegenden Schrauben. Einschieben der Längsträger bilateral über die präparierten Tunnel und Fixation bds. über entsprechende Backen/Muttern. Anschl. quere Tunnelung zw. den Längsträgern, Platzierung der Querträgerbacken an bd. Längsträger und Verbindung derselben über den Querträger, der durch den präparierten Tunnel geschoben wird. Vor Anzug der Schrauben wird eine Kompression zw. den Beckenschaufeln auf das Os sacrum durch Ansatz einer entspr. Kompressionszange an den Längsträgern aufgebaut. Jetzt fester Anzug der Querträgerbacken. BV-Kontrolle, gute Implantatlage, gute Einstellung des Beckens.

Bilaterale Stichinzisionen lateral über den Iliosakralfugen in Höhe SWK I. Stumpfes Spreizen bis auf den Knochen. Unter BV-Kontrolle in den üblichen Ebenen werden bds. K-Führungsdrähte auf den Korpus SWK I zu, die Iliosacralfugen querend, platziert. Dies gelingt unkompliziert. Bds. überbohren. Bei guter Beckenstellung und schon zuvor erreichter Kompression werden nach Überbohren der K-Drähte Vollgewindeschrauben zur Erreichung eines besseren Haltes eingeschraubt. Auch diese ziehen exzellent im

Knochen an. BV-Abschluss (a.p., seitl., Ala- u. Obturatoraufnahme), gute Implantatlage, gute Beckenstellung. Ausgiebige Spülung der Zugänge. Jeweils schichtweiser Wundschluss nach Kontrolle auf Bluttrockenheit. Subkutannähte, Hautrückschichtnähte, steriler Verband.

Procedere: Engmaschige Wund- und Laborkontrollen. Bei älteren Frakturen und schon vorhandenen Lysen bds nur Teilbelastung mit 20 kg für 6 Wochen möglich, daher Rollstuhltransfer. Anschließend sukzessiver Belastungsaufbau. Frühzeitige geriatrische Rehabilitation anstreben. Analgesie und Thromboseprophylaxe nach Maßgabe der Stationsärzte. Materialentfernung relativ, frühestens 12 Monaten nach OP.

Dr. med. H. Siekmann (spez. Unfallchirurg), Dr. med. L. Jansch (Oberarzt)

6.2.5 Os-sacrum-Fraktur – bilaterale dorsale Platte

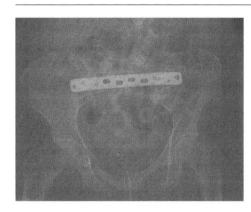

OP-Bericht, Klinik für Unfall- und Wiederherstellungschirurgie

Pat.-Nr.: 134553325

Aktuelle Klinik: Unfallchirurgie

Pat.-Name: Frank, Gerd

Fall-Nr.: A2122209/2010

Station: B.3-3

Geb.-Dat.: 22.06.1976

Geschlecht/Alter: m, 34 J.

OP-Datum: 11.07.2010

OP-Dauer (Schnitt/Naht): 09.34 – 11.25

Saal: B 3

Personal:

Operateur(e): Prof. Dr. med. C. Josten

1. Assistent: PD Dr. med. J. Böhme

2. Assistent: F. Spranz (Famulus)

Anästhesist: Dr. M. Sanftmut

Anästhesieschw./-pfl.: U. berger

OP-Schwester/-pfl.: D. Pallerbach

OP-Springer: G. Grind

Bericht

Vorgeschichte/ Indikation: Der Pat. ist bei Arbeiten am Eigenheim von einem Gerüst gestürzt, hat sich hierbei als Monoverletzung u.g. Becken-C-Fraktur bds. zugezogen. Bei deutl. Dislokation im CT Entscheid zur Operation mit entspr. Risikoaufklärung des Patienten.

Diagnose: Geschlossene transforaminale Os-sacrum-Fraktur bds. (AO Typ C), Os-ischii/Os-pubis-Fraktur re

Operation: Bilateral offene Reposition und Osteosynthese durch eine untergeschobene Überbrückungsplattenosteosynthese (10-Loch-GFI-LCDC-Platte)

Vorgehen: Ungestörte ITN. Cefuroxim 1,5 g i.v. Bauchlagerung unter entsprechender Sicherung und Polsterung. Unter BV gute Darstellbarkeit in den typischen Ebenen, Markierung der lokalen Anatomie. Wiederholte Hautdesinfektion, übliches steriles Abdecken, die Beine bleiben bds. frei beweglich.

Längsinzision der Haut über der Os-sacrum-Fraktur rechts auf 10 cm Länge. Überwiegend scharfe Durchtrennung der Fascia dorsalis sowie der posterioren Anteile des sakroiliacalen Bandapparates mittels Skalpell und Kauter. Darstellung des proximalen Frakturbereiches SWK 1/2 und Lagekontrolle im Bildwandler. Nun dezidierte Präparation mit Reinigung von Hämatom und Kleinstfragmenten, hierbei sind die Nervenwurzeln S1 und S2 noch darstellbar. Die Fraktur ist dreidimensional disloziert (Typ C).

Nun linksseitige Präparation. Auch hier Längsinzision der Haut über der Os-sacrum-Fraktur auf knapp 10 cm Länge. Überwiegend scharfe Durchtrennung der Fascia dorsalis sowie der posterioren Anteile des sakroiliacalen Bandapparates mittels Skalpell und Kauter. Darstellung des proximalen Frakturbereiches SWK 1/2 und Lagekontrolle im Bildwandler. Auch hier zeigt sich die Fraktur dreidimensional verschoben (Typ C), wird von Hämatom gereinigt.

Mittels grober Repositionsinstrumente und unter Zug erst am rechten, dann am linken Bein, gelingt die nahezu stufenlose Reposition. Perkutan werden nun bei nahezu stufenloser Reposition bds. von lateral die Iliosakralfugen und die Frakturen kreuzende kräftige K-Drähte eingebracht. BV-Kontrolle, gute Beckenstellung. Unter digitaler Kontrolle wird eine 10-Loch-Titan-LCDC-Großfragmentplatte zugebogen. Entspr. der gewünschten Plattenlage erfolgen bilateral die Präparation des Plattenlagers auf den hinteren Beckenschaufeln sowie die zentrale Tunnelung zw. den Zugängen. Unter entspr. Manövern wird nun die Platte eingeschoben, dann bei gut angepasster Lage bilateral mit je einer nicht winkelstabilen Schraube am dorsalen Os ilium angezogen und in üblicher Weise fixiert. BV-Kontrolle, weiter gewünschte Lage. Weitere Fixation der Platte bds. mit zwei winkelstabilen Schrauben. Alle Schrauben haben exzellent im Knochen angezogen. Die Bildwandlerkontrolle zeigt eine reguläre Implantatlage in der anterior-posterioren, der Inlet- und der Outlet-Einstellung. Spülung der Zugänge (1.000 ml). Einlage einer 10er Redondrainage bilateral über der Osteosynthese (ohne Sog). Schichtweiser Wundverschluss an beiden Zugängen. Fasziennaht, Subkutannaht und Hautverschluss mittels Rückstichnaht nach Donati, Desinfektion und steriler Verband.

Procedere: Gelenkmobilisation frei, Rollstuhltransfer bei bilateraler Verletzung für 6 Wochen, da keine Vollbelastung möglich. Analgesie und Thromboseprophylaxe nach Maßgabe der Stationsärzte. Röntgen nach 2 Tagen nach Redonzug und nach 2 + 6 Wochen. ME nur nach im CT verifizierter Frakturdurchbauung.

Prof. Dr. C. Josten (Klinikdirektor)

6.2.6 Beckenschaufelfraktur – Schrauben- u. Plattenosteosynthese

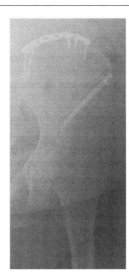

OP-Bericht, Abteilung für Unfall- u. Wiederherstellungschirurgie

Pat.-Nr.: 036566668
Aktuelle Klinik: Unfallchirurgie
Pat.-Name: Bruss, Gertrud

Fall-Nr.: B3333567/2010
Station: B2-2
Geb.-Dat.: 12.08.53
Geschlecht/Alter: w, 57 J.

OP-Datum: 17.09.2010
OP-Dauer (Schnitt/Naht): 12.03 – 13.19 Uhr
Saal: B 6

Personal:
Operateur: Dr. med. H. Siekmann
1. Assistent: Dr. L. Irlenbusch
2. Assistent: C. Nettlau

Anästhesist: Fr. Dr. B. Brandt
Anästhesieschw./-pfl.: B. Bach
OP-Schwester/-pfl.: S. Sonntag
OP-Springer: X. Montez

Bericht

Vorgeschichte/Indikation: Nach dorsaler Beckenkammspanentnahme links (Versorgung einer athrophen Humeruspseudarthrose) ist bei der Patientin eine Beckenschaufelfraktur aufgetreten. Postoperativ war ihr bei der Mobilisation ein »Knacken« mit Schmerzeinstrahlung am Beckenkamm aufgefallen. Bei radiologisch deutlicher Dislokation der Beckenschaufel besteht die Indikation zur osteosynthetischen Versorgung, in die die Patientin nach entsprechender Risikoaufklärung eingewilligt hat. Deutliche Adipositas.

Diagnose: Geschlossene, dislozierte Beckenschaufelfraktur links nach dorsaler Beckenkammspanentnahme.

Operation: Partiell offene Reposition, Osteosynthese mittels ventraler KFI-Schrauben sowie dorsaler 7-Loch-Titan-Rekonstruktionsplatte, lokale Drainage.

Vorgehen: Ungestörte ITN, Cefuroxim 1,5 g i.v.. Rechtsseitlage, entsprechend umfangreiche Polsterung und Sicherung. BV-Markierung der lokalen Anatomie, gute Einstellbarkeit a.p. und seitlich sowie in Ala-/Obturator-Aufnahme. Wiederholte Hautdesinfektion, übliches steriles Abdecken.

Spindelförmige Exzision des dorsalen Zuganges (nach Beckenkammspanentnahme) unter Einschluss des Klammermaterials. Nochmals Hautdesinfektion. Schritt- und schichtweise Präparation auf den Beckenkamm zu, Entfernung der tiefen Nahtreihen. Hierbei wird die Wunde bilateral noch etwas erweitert. Lokale Abstrichentnahme im Bereich der Spanentnahme, makroskopisch kein Infekt, etwas koaguliertes Hämatom. Nun wird mittels Raspatorium am Beckenschaufelfragment sowie am medialen intakten Beckenkamm das Plattenlager präpariert. Feuchtkompresse lokal.

Zuwenden ventral und Hautschnitt über der Spina iliaca anterior superior, schichtweise Präparation *unter Schonung des N. cut. fem. lateralis.* Lösung einstrahlender Faszienfasern vom vorderen Beckenkamm. In Richtung des vorderen Frakturausläufers wird im Frakturverlauf etwas untertunnelt, sodass der Fraktur digital gefolgt werden kann. Digital kontrollierte Reposition der Beckenschaufel und Fixation ventral mittel eines ersten K-Drahtes. Nahezu stufenlose Reposition ventral.

Anschließend Zuwenden dorsal und auch hier, nach Entfernung der Feuchtkompresse, temporäre Fixation mittels eines K-Drahtes. Nun wird ventral eine 80 mm lange KFI-Schraube, den Frakturspalt kreuzend, in die Beckenschaufel eingebracht. Diese wird nicht komplett angezogen, lässt dem Kammfragment etwas Spiel.

Erneutes Zuwenden dorsal, Zubiegen der genannten 7-Loch-Rekonstruktionsplatte, die über den K-Draht gefädelt, aufgelegt und am Schaufelfragment sowie an der intakten medialen Beckenschaufel mit je 2 KFI-Schrauben fixiert wird. Hier weiterhin gute Einstellung der Repostion. K-Drahtentfernung. Nun ventral Anziehen der 1. Schraube und Einbringen einer 2. KFI-Schraube in gleicher Weise, die ebenfalls im Knochen zieht. Abschl. wird dorsal noch eine 3. KFI-Schraube am Schaufelfragment fixiert. Alle Schrauben haben guten Zug im Knochen. BV-Abschluss bei nahezu anatomischer Reposition und guter Implantatlage. Ausgiebige Spülung beider Zugänge (1000 ml). Kontrolle auf Bluttrockenheit, dorsal 10er Redon. Jeweils schichtweiser Wundschluss und Hautklammerschluss. Sterile Verbände. Öffnen der Drainage bei regelhaftem Sog.

Procedere: Mobilisation mit 20 kg Teilbelastung links für 6 Wochen und Nutzung von Canada-Gehstützen (operativ versorgte Oberarmschaftpseudarthrose), Hüftmobilisation nicht über 90° sowie Innenrotation meiden. Engmaschige Wund- und Laborkontrollen. Analgesie und Thromboseprophylaxe nach Vorgaben der Stationsärzte. Postoperativ Röntgen nach 2 Tagen (nach Drainagenentfernung) sowie nach 2 +6 Wochen. Materialentfernung nur bei Materialkonflikt angezeigt.

Dr. med. H. Siekmann (spez. Unfallchirurg)

6.2.7   Entnahme Beckenkammspan + Spongiosa

OP-Bericht, Abteilung für Unfall- u. Wiederherstellungschirurgie

Pat.-Nr.: 867343340
Aktuelle Klinik: Unfallchirurgie
Pat.-Name: Yamal, Hakim

Fall-Nr.: B0115643/2010
Station: B3-1
Geb.-Dat.: 21.11.74
Geschlecht/Alter: m, 36 J.

OP-Datum: 01.12.2010
OP-Dauer (Schnitt/Naht): 11.11 – 12.03 Uhr
Saal: B 4

Personal:
1. Operateur: Dr. M. Schulz
2. Operateur: Dr. L. Jansch

Anästhesist: Fr. Dr. B. Brandt
Anästhesieschw./-pfl.: B. Bach
OP-Schwester/-pfl.: D. Rameloh
OP-Springer: F. Fahrig

Bericht

Vorgeschichte/Indikation: Nach Tibiakopffraktur, Osteosynthese und späterer Materialentfernung bestand eine chron. fistelnde Tibiakopfosteitis (Staph. aureus). Nach Revision, Ausschälung und Implantation einer Vancomycinplombe anhaltend reizloser Befund seit 2 Monaten. Daher nun Entscheid zur Spongiosaplastik. Der Pat. hat schriftlich eingewilligt, ist dezidiert über das Risiko eines Reinfektes aufgeklärt.

Diagnose: Abgeheilte bzw. ruhende Tibiakopfosteitis rechts (bei liegender Vancomycinplombe)

Operation: Revision, Entfernung des Platzhalters, Abstrich, Spongiosaplastik (Entnahme vom re. vorderen Beckenkamm), jeweils 10er Drainagen

Vorgehen: Ungestörte ITN. Rückenlagerung, entsprechende Polsterung. Wiederholte Hautdesinfektion, übliches steriles Abdecken. Das Bein rechts wird zudem mit sterilem Tuch überdeckt.

Beginn am Beckenkamm, *um ggf. Keimverschleppung vom Knie zu vermeiden.* Hautdiagonalschnitt von 3 cm Länge. Dezidierte subkutane Präparation, Lösung des Faszienansatzes vom Beckenkamm. Unter digitaler Orientierung zur Spina wird mittels Osteotom in entsprechendem Abstand ein Knochendeckel präpariert, angehoben. Dieser hängt innenseitig noch am Periost. Nun kann mit dem scharfen Löffel durch entspr. undulierende Bewegungen viel Spongiosa gewonnen werden. Nach umfangreicher Spongiosaentnahme folgt die Spülung. Kontrolle auf Bluttrockenheit. Einlage von Gelaspon. Verschluss des Knochendeckels durch transossäre Nähte. Kein Redon notwendig. Subkutan invertierende Nahtreihe. Hautrückstichnähte. Steriles Pflaster. Öffnen der Drainage bei regelhaftem Sog.

Zuwenden zum rechten Tibiakopf. Spindelförmige Exzision der etwas eingezogenen alten Narbe. Das Subkutangewebe ist narbig umgebaut. Scharfe Trennung der Narbe bis auf die darunter liegende Vancomycinplombe. Diese kann erst nach Fragmentierung mittels des Osteotoms schrittweise entfernt werden. Abstrich, makroskopisch keine Infektionszeichen. Nun Gabe von 1,5 g Cefuroxim i.v., Curretage mit dem scharfen Löffel, intensive Spülung. Einlage der Spongiosa, mit der die gesamte Knochenhöhle ausgefüllt werden kann. Nochmals Spülung. Kontrolle auf Bluttrockenheit. Naht des subkutanen Narbengewebes, Hautrückstichnähte. Steriler Verband. Öffnen der Drainage bei regelhaftem Sog.

Procedere: Engmaschige Wund- und Laborkontrollen. Antibiose für 3 Wochen (Cefuroxim oral). Analgesie u. Thromboseprophylaxe nach Maßgabe der Stationsärzte. Mobilisation frei bei Vollbelastung. Röntgen von Beckenkamm u. Knie.

Dr. med. M. Schulz (Assistenzarzt)

6.3   Acetabulum

C. Josten, J. Böhme

6.3.1 **Acetabulumfraktur – ilioinguinaler Zugang (Letournel)**

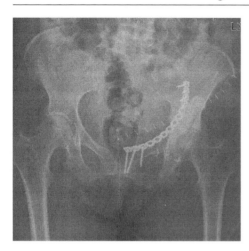

OP-Bericht, Klinik für Unfall- und Wiederherstellungschirurgie

Pat.-Nr.: 543260815

Aktuelle Klinik: Unfallchirurgie

Pat.-Name: Georgulias, Dimitris

Fall-Nr.: B7234340/2009

Station: B3.1

Geb.-Dat.: 01.08.1956

Geschlecht/Alter: m, 53 J.

OP-Datum: 19.06.2010

OP-Dauer (Schnitt/Naht): 10.40 – 13.14 Uhr

Saal: 11

Personal:

Operateur: Prof. Dr. C. Josten

1. Assistent: Dr. J. Böhme

2. Assistent: PJ M. Rotter

Anästhesist: Fr. V. Schön

Anästhesieschw./-pfl.: N. Schulz

OP-Schwester/-pfl.: A. König

OP-Springer: M. Mucke

Bericht

Vorgeschichte/Indikation: Bagatelltrauma vor 18 Tagen: Sturz auf die linke Hüfte bei bekanntem metastasiertem Nierenzellkarzinom. Initiale Vorstellung im Krankenhaus vor Ort, Anlage einer Femurextension bei Hüftprotrusion und Verlegung in unsere Einrichtung. Bei Aufnahme lokale Prellmarke über dem linken Trochanter major, peripher keine neurologischen Ausfälle, Durchblutung intakt. Radiologisch ausgeprägte Osteolyse im hinteren Pfeiler, erfolgreiche präoperative angiographische Embolisation des tumorperfundierenden Hauptgefäßes vor 14 h. Der Pat. hat schriftl. in die Operation eingewilligt.

Diagnose: Pathologische, geschlossene dislozierte Acetabulumfraktur (Hintere Pfeilerfraktur nach Letournel) links mit Hüftprotrusion

Therapie: Offene Reposition über einen ilioinguinalen Zugang *(nach Letournel)* und Verbundosteosynthese mittels gebogener 14-Loch-Titan-KFI-AO-Rekonstruktionsplatte und 40 g PMMA-Knochenzement zur Defektauffüllung

Bericht: Intubation, Cefuroxim 1,5 g i.v. Rückenlagerung auf dem strahlendurchlässigen Röntgen-OP-Tisch. Wiederholte Hautdesinfektion, sterile 4-Seiten-Tuch-Abdeckung. Single-shot-Antibiose mit Cefuroxim 1,5 g. Beugung des linken Beines zum Schutz des N. ischiadicus im Hüft- und Kniegelenk durch Unterpolsterung mittels Delta-Abdecktüchern.

Typischer Hautschnitt 2 Querfinger oberhalb der Symphyse bis zur Spina iliaca anterior superior links. Subkutane Präparation bis auf die Faszie. Zunächst wird das dritte Fenster des ilioinguinalen Zugangs eröffnet. Dabei Inzision 1 Querfinger oberhalb der tastbaren Symphyse der Rektusaponeurose und Durchtrennen des M. rectus abdominis links 1 Querfinger oberhalb des Ansatzes an die Symphyse. Freilegen des hinteren Blattes der Rektusscheide und quere Inzision. Darstellen des Cavum Retzii und Präparation mit Tupfer. Einlegen eines Bauchtuches und Wechsel zum 1. Fenster. Inzision der Externusfaszie von der Christa iliaca bis zur Spina iliaca anterior superior, Ablösen der schrägen Bauchmuskulatur von der Beckenschaufel und Spülung. Palpation der Fraktur in der Tiefe, Erweitern des Zuganges unter Darstellung und Schonung des N. cutaneus femoris lateralis in Richtung Symphyse entlang des Leistenbandes. Identifikation des Ductus deferens, Tunneln mittels Overholt und Anschlingen mit 20er Robinsondrainage. Das 2. Fenster bleibt unberührt. Digitales Tunneln des M. iliopsoas und Anschlingen mittels 24er Robinsondrainage. Über das 1. Fenster Beurteilung des Situs. Der Tumor hat über die Hälfte des Azetabulumdachs infiltriert und lysiert. Eine klare Abtrennung zu den Strukturen im kleinen Becken ist nicht möglich. Abtragen des Tumors im Sinne einer R1-Resektion mittels Luer und Bereitstellen von Tumorfragmenten für Histologie und Mikrobiologie. Säubern der Frakturfläche mit Löffel und Einsicht in das Gelenk, wobei die Beurteilung des Knorpels die sichere Feststellung nicht vorhandener Tumorinfiltrationen oder verletzungsbedingter Läsionen nicht definitiv zulässt. Einbringen und Anmodellieren des PMMA-Knochenzements. Kontrolle des Ergebnisses mittels Bildwandler. Nun wird eine 14-Loch-KFI-Rekoplatte zunächst gebogen, dann entlang des 24er Robinsondrains durchgefädelt und symphysär fixiert. Proximale Korrektur und Fixation mit einer Schraube im hinteren Pfeiler. Danach werden 3 weitere Schrauben symphysär gesetzt, die allesamt einen guten Griff im Knochen finden. Proximal werden drei weitere Schrauben in den hinteren Pfeiler eingebracht. Kontrolle des Ergebnisses mittels Bildwandler. Das Osteosynthesematerial ist regulär platziert. Die Schrauben liegen alle extraartikulär. Spülung, die 24er Robinsondrainage wird lokal frakturnah gelegt, schichtweiser Verschluss des Leistenkanales, Refixation der abgelösten Muskulatur an der Beckenschaufel und der Symphyse, Faszienverschluss. Zudem wird eine 10er Redondrainage subkutan platziert. Subkutan- und Hautnaht nach Donati. Desinfektion, steriler Verband.

Procedere: Schmerzorientierte Vollbelastung erlaubt. Röntgen nach 2 Tagen sowie 2 + 6 Wochen. Analgesie und Thromboseprophylaxe nach Maßgabe der Stationsärzte. Drainagenzug nach 48 h. Vorstellung im interdisziplinären Tumorboard. Eventuell lokale Bestrahlung.

Prof. Dr. C. Josten (Klinikdirektor)

6.3.2 Acetabulumfraktur – Kocher-Langenbeck-Zugang

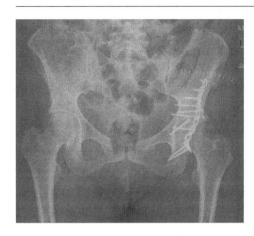

OP-Bericht, Klinik für Unfall- und Wiederherstellungschirurgie

Pat.-Nr.: 5562455991   **Fall-Nr.:** B6656190/2010
Aktuelle Klinik: Unfallchirurgie   **Station:** B3.2
Pat.-Name: Müller, Margarete   **Geb.-Dat.:** 15.06.1961
                                              Geschlecht/Alter: w, 49 J.

OP-Datum: 11.10.2010
OP-Dauer (Schnitt/Naht): 08.35 – 11.06 Uhr
Saal: B 5

Personal:
Operateur: PD Dr. J. Böhme   **Anästhesist:** Fr. Dr. Gernot
1. Assistent: OA S. Glasmacher   **Anästhesieschw./-pfl.:** S. Schüble
2. Assistent: H. Wischnewski   **OP-Schwester/-pfl.:** J. Schimsky
                                             OP-Springer: T. Dreist

Bericht

Vorgeschichte/Indikation: Frontales Anpralltrauma als nicht angeschnallte PKW-Fahrerin. Initial dorsale Hüftgelenkluxation, primäre Vorstellung über Notarzt, die Patientin ist intubiert. Reposition mit intraartikulär verbliebenen Fragmenten. Neurologischer Status ist unklar. Indikation zur Not-OP gegeben.

Diagnose: Azetabulumfraktur mit Luxation des Hüftkopfes nach posterior mit intraartikulär verbliebenem Fragment links (mehrfragmentäre hintere Wandfraktur nach Letournel >50%).

Therapie: Offene Reposition und Osteosynthese mittels KFI-Schrauben und gerader 10-Loch KFI-Titan-Rekoplatte.

Bericht: Ungestörte ITN, Rechtsseitenlagerung, entsprechende Sicherung und Polsterung. Cefuroxim 1,5 g i.v. Wiederholte Hautdesinfektion, übliche sterile Abdeckung..

Beugung des linken Beines zum Schutz des N. ischiadicus im Hüft- und Kniegelenk. Kocher-Langenbeck-Zugang, beginnend mit bogenförmigem Hautschnitt in proximaler Verlängerung der Femurachse zur Spina iliaca posterior superior. Faszieninzision und Durchtrennung des M. glutaeus maximus in Faserrichtung. Es entleert sich vorderseitig des M. glutaeus medius mäßig Frakturhämatom. Spalten des M. glutaeus medius, Identifikation der kleinen Außenrotatoren. Dabei kann eine exakte Darstellung der Frakturzone nicht erreicht werden, sodass die Sehnen der Mm. piriformis und gemellus superior abgehängt werden. Identifikation des N. ischiadicus und lateralisieren. Einsetzen der Hohmann-Hebel vorn und hinten zur Inzisura ischiadica major unter Schonung des N. ischiadicus. Es werden drei größere Fragmente identifiziert. Durch Subluxation kann das keilförmige, eine Reposition verhindernde Fragment geborgen werden. Ausgiebige Spülung des Gelenkspaltes, der durch provozierte Subluxation partiell eingesehen werden kann. Es sind keine Fragmente mehr nachweisbar. Der Hüftkopf ist über ca. 2 cm deutlich kontusioniert und blau verfärbt. Nun Anpassen der Fragmente, wobei die Hauptfragmente ventral und dorsal liegen, und die kleineren Fragmente nur in einem Fall eingepasst werden können, sodass im hinteren Wandbereich ein Spalt von ca. 1 cm entsteht, der unter der Verhinderung eines freien Gelenkkörpers akzeptiert werden muss. Platzieren zweier 2,0-mm-K-Drähte in das anteriore und posteriore Hauptfragment und Kontrolle des Ergebnisses im Bildverstärker, dabei ist eine annähernd anatomische Rekonstruktion erreicht worden. Nun werden eine KFI-Schraube im hinteren und eine KFI-Schraube im vorderen Fragment fixiert. Biegen und Anpassen der 10-Loch Neutralisationsplatte und Besetzen von distal drei und proximal fünf Löchern. Bildwandlerkontrolle, es wird noch eine Schraube in das dorsale Fragment nachbesetzt. Abschließende Bildwandlerkontrolle. Spülung, Readaptation der abgelösten Sehnen der Außenrotatoren. Grobe Muskeladaptation und schichtweiser Wundverschluss nach Drainageneinlage. Klammernaht. Verband.

Procedere: TB 20 kg für 6 Wochen, keine aktive Aufrichtung aus der Hocke oder Außenrotation für je 6 Wochen. Analgesie und Thromboseprophylaxe nach Maßgabe der Stationsärzte. Röntgen nach 2 Tagen und nach 2 + 6 Wochen.

PD Dr. med. J. Böhme (FA f. Orthopädie und spez. Unfallchirurgie)

6.3.3 Acetabulumfraktur rechts – Stoppa-Zugang

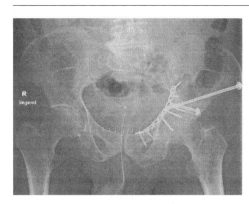

OP-Bericht, Klinik für Unfall- und Wiederherstellungchirurgie

Pat.-Nr.: 543260345   **Fall-Nr.:** B7837381/2011
Aktuelle Klinik: Unfallchirurgie   **Station:** B3.3
Pat.-Name: Gorki, Maxim   **Geb.-Dat.:** 01.12.1940
                                   Geschlecht/Alter: m, 71 J.

OP-Datum: 31.01.2011
OP-Dauer (Schnitt/Naht): 09.05 – 10.44 Uhr
Saal: 11

Personal:
Operateur: Prof. Dr. C. Josten   **Anästhesist:** Fr. A. Menge
1. Assistent: PD Dr. J. Böhme   **Anästhesieschw./-pfl.:** J. Dürhopp
2. Assistent: H. Gutschereit   **OP-Schwester/-pfl.:** A. Angler
                                        OP-Springer: B. Bonner

Bericht

Vorgeschichte/Indikation: Der Pat. ist privat mit dem Rad gestürzt, zog sich hierbei u.g. Verletzung zu. Initial war der Pat. etwas kreislaufdeprimiert, unter Gabe von EKs stabil. Bei jetzt weiter stabilem Patienten und sistieren der lokalen Blutungssituation ist die offene Einrichtung der Fraktur möglich. Der Pat. hat nach entsprechender Risikoaufklärung in das operative Vorgehen eingewilligt.

Diagnose: Geschlossene, dislozierte Azetabulumfraktur (vorderer und hinterer Pfeiler) links

Operation: Offene Reposition über einen *Stoppa-Zugang,* Stabilisierung mittels direkter Verschraubung, Plattenosteosynthese und indirekter kanülierter Schrauben, lokale Drainage

Bericht: Ungestörte ITN. Cefuroxim 1,5 g i.v. Rückenlage, entsprechende Polsterung. Linkes Bein frei beweglich. Markierung der lokalen Anatomie mittels Stift unter BV-Kontrolle. Gute Darstellbarkeit in den üblichen Ebenen. Wiederholte Hautdesinfektion, übliches steriles Abdecken.

Leicht gebeugte Lagerung des linken Beines zur Entlastung des N. ischiadicus. Ca. 12 cm langer Hautschnitt quer oberhalb der Symphyse. Subkutane Präparation, sukzessive Blutstillung. Präparation bis auf die Faszie. Längsinzision der Rektusaponeurose über eine Distanz von ca. 10 cm, beginnend oberhalb der tastbaren Symphyse, Ablösen des linksseitigen symphysealen Rektusansatzes inkl. des hinteren Blattes der Rektusscheide. Darstellen des Cavum retzii und Präparation mit Tupfern. Sorgfältige Präparation entlang des oberen Schambeinastes und der Linea infrapectinea nach dorsal bis auf das Iliosakralgelenk. Identifikation der Corona mortis, Ligatur mit Vicryl 3.0. Identifikation der Vasa obturatoria, die geschont werden können. Die quadrilaminare Fläche ist deutlich protrusioniert und in sich frakturiert, wird von Hämatom gesäubert. Spülung lokal. Unter Zug am linken Bein wird das Fragmentkonvolut unter gleichzeitigem Druck mit dem Kugelspieß nach lateral reponiert, hierbei sinkt der Kugelspieß schon bei geringem Druck teils zwischen den Fragmenten ein. Letztendlich gelingt eine unter Würdigung der Fraktur akzeptable Reposition, die mittels eines K-Drahtes retiniert werden kann. Nun in üblicher Weise bei weiter mit dem Kugelspieß unterstützter Reposition Einbringen einer ersten KFI-Schraube als Zugschraube, die die Retention zusätzlich unterstützt. Die Retention steht auch nach Auslassen des Kugelspießes. Konkaves Anbiegen einer 9-Loch-Titan-Reko-Platte, die aufgrund der Frakturkonfiguration weit dorsal an der Linea infrapectinea angelegt wird. Nach weiterer Feinanbiegung wird diese Platte nun, beginnend mit einer Schraube ventral, mit entsprechenden KFI-Schrauben besetzt. Nach Platzierung der ersten Schraube, die nicht komplett angezogen wird, kann die Plattenlage feinadaptiert werden. Anschl. definitives Anziehen der ersten Schraube und weiterer Plattenbesatz mit 5 zusätzlichen Schrauben in üblicher Weise. Alle Schrauben haben in der Endstrecke guten Halt im Knochen. Nun werden unter BV-Kontrolle zwei kanülierte 7,3er Spongiosaschrauben von lateral, die Reposition abdeckend sowie unterstützend, über BV-kontrolliert eingebrachte K-Drähte in üblicher Weise platziert. Auch diese ziehen gut im Knochen. BV-Kontrolle (a.p., seitl., Ala- u. Obturator) mit guter Implantatlage und unter Würdigung der Trümmerung auch guter Reposition. *Beim Durchbewegen des Gelenkes kein intraartikuläres Reiben.* Ausgiebige Spülung. Kontrolle auf Bluttrockenheit, keine auffälligen Blutungen. Einlage einer lokalen Robinson-Drainage. Schichtweiser Wundschluss. Transossäre Refixation von Muskulatur und Faszie. Subkutane Naht. Spannungsfreier Hautklammerverschluss. Steriles Pflaster.

Procedere: Hüftgelenksmobilisation frei. 20 kg Teilbelastung für 6 Wochen, dann sukzessiver Belastungsaufbau bis Ende der 12. Woche. Drain nach 48 h entfernen, Röntgen nach 2 Tagen sowie 2 + 6 Wochen. Analgesie und Thromboseprophylaxe nach Maßgabe der Stationsärzte.

Prof. Dr. med. C. Josten (Klinikdirektor)

Obere Extremität

H. Siekmann, G. Jensen, C. Voigt, L. Jansch

H. Siekmann et al. (Hrsg.), *Operationsberichte Orthopädie und Unfallchirurgie*,
DOI 10.1007/978-3-662-48881-2_7, © Springer-Verlag Berlin Heidelberg 2016

7.1   Schulter und Humerus

H. Siekmann, G. Jensen, C. Voigt

7.1.1 Sternoklavikuläre Luxation – Resektionsarthroplastik

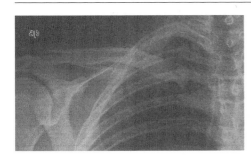

OP-Bericht, Unfall- und Wiederherstellungschirurgie

Pat.-Nr.: 137745180
Aktuelle Klinik: Unfallchirurgie
Pat.-Name: Penzmann, Gudrun

Fall-Nr.: A4451109/2009
Station: B.3-3
Geb.-Dat.: 12.02.1957
Geschlecht/Alter: w, 52 J.

OP-Datum: 04.04.2009
OP-Dauer (Schnitt/Naht): 11.15 – 12.12 Uhr
Saal: B 4

Personal:
Operateur(e): Dr. H. Siekmann
1. Assistent: A. Eisenkrämer
2. Assistent: D. Benz (PJ)

Anästhesist: Fr. Dr. M. Bauer
Anästhesieschw./-pfl.: U. Teichfischer
OP-Schwester/-pfl.: F. Fahrig
OP-Springer: X. Montez

Bericht

Vorgeschichte/Indikation: Privater Verkehrsunfall vor 9 Wochen. PKW-Anprall von rechts in die Seite der Beifahrerin. Bei primären Beschwerden einer Rippenserienfraktur wurde die u.g. Verletzung verspätet diagnostiziert. Die CT-Diagnostik bestätigt die Verletzung. Lokale Beschwerden führen zu einer deutlichen Mindernutzung des rechten Armes. Im Einvernehmen mit der Patientin erfolgt u.g. operatives Vorgehen bzw. die im Rahmen der Aufklärung beschriebenen Erweiterungsmöglichkeiten.

Diagnose: Veraltete ventrale Sternoklavikularluxation rechts mit sternalem Abschlagfragment (Typ III)

Operation: Versuch der offenen Reposition (frustran), sternoklavikuläre Resektionsarthroplastik, 10er Redon

Vorgehen: Ungestörte ITN. Übliche i.v.-Antibiose. Oberkörper 30° aufgerichtet, entsprechende Polsterung. Arm rechts frei beweglich, BV-Kontrolle, akzeptable Darstellbarkeit bei üblichen Metallartefakten durch den OP-Tisch. Wiederholte Hautdesinfektion, übliches steriles Abdecken.

7 cm langer, lateral horizontaler, dann über dem Manubrium sterni nach kaudal ziehender Hautschnitt. Scharfe subkutane Trennung, der entstehende Haut-Subkutis-Lappen wird etwas nach kaudal mobilisiert. Sukzessive Blutstillung. Die Gelenkkapsel über der tastbaren Luxation ist teils gerissen, teils schon narbig umgebaut. Soweit noch möglich wird sie H-förmig inzidiert und nach medial/lateral abpräpariert. Nun zeigt sich gut sichtbar die entsprechend der CT nachgewiesene komplette ventrale Luxation des SC-Gelenks. Sternales und klavikuläres Ende werden auf je 3 cm Länge gut dargestellt. Es zeigt sich nun die konkave Gelenkfläche des Sternums, deren ventrale Hälfte komplett lytisch ist. Der Knochen im Bereich des luxierten Gelenkes ist ödematös erweicht. Vom Diskus sind nur noch avitale Reste vorhanden, die reseziert werden. Anschl. wird das sternale Ende der Klavikel mittels Kugelspieß und Druck von ventromedial reponiert. Ohne Druck springt die Klavikel sofort wieder in ihre Luxationsstellung. Nun schonende Lösung des kaudalen M. pectoralis von der medialen Klavikel, bis sich darunterliegend die 1. Rippe zeigt. Im Sinne einer kostoklavikulären Cerclage wird nun ein 1,25er Cerclagedraht um die bd. genannten Strukturen geführt, bei gehaltener Reposition angezogen, bis er sich regelhaft anspannt. Aufgrund der zerstörten sternalen Gelenkfläche luxiert das Gelenk mit Wegnahme des Kugelspießes erneut. Eine sternoklavikuläre Cerclage ist aufgrund der Knochenerweichung nicht möglich. Entscheid zur Resektionsarthroplastik (Pat. präoperativ aufgeklärt).

Partielles Ablösen des klavikulären Ansatzes des M. sternocleidomastoideus, anschl. Resektion des medialen Endes der Klavikula (1 cm) über einem untergeschobenen Hohmann-Haken und mit der oszillierenden Säge. Glättung des Resektionsrandes, dann der sternalen Gelenkfläche mit dem Luer unter Protektion der dorsalen intrathorakalen Strukturen. Die Klavikula stellt sich schon jetzt etwas nach dorsal ein, Sternum und Klavikel haben keinen Kontakt. BV-Abschluss, die Gelenkresektion kann dokumentiert werden.

Ausgiebige Spülung (500 ml). Kontrolle auf Bluttrockenheit. 10er Redon lokal. Die vorpräparierten Kapselreste werden mit Vicryl adaptiert. Weiterer schichtweiser Wundschluss in üblicher Weise. Spannungsfreie Hautnaht. Steriler Verband. Öffnen der Drainage bei regelhaftem Sog.

Procedere: Analgesie und Thromboseprophylaxe nach Maßgabe der Stationsärzte. Redonentfernung und Röntgen nach 48 h. Gilchrist für 1 Woche, dann Abduktion/Elevation limitiert bis 90° für 6 Wochen. Hautfäden entfernen nach 14 Tagen. Ambulante Weiterbehandlung beim niedergelassenen Chirurgen.

Dr. med. H. Siekmann (spez. Unfallchirurg)

7.1.2 Mediale Klavikulafraktur – Plattenosteosynthese

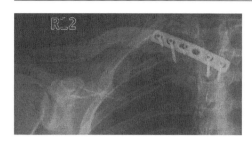

OP-Bericht, Unfall- und Wiederherstellungschirurgie

Pat.-Nr.: 111199073
Aktuelle Klinik: Unfallchirurgie
Pat.-Name: Bellenberg, Ralf

Fall-Nr.: B2230097/2009
Station: B.3-2
Geb.-Dat.: 12.12.1968
Geschlecht/Alter: m, 42 J.

OP-Datum: 14.07.2009
OP-Dauer (Schnitt/Naht): 17.15 – 18.12 Uhr
Saal: B 4

Personal:
Operateur(e): Dr. H. Siekmann
1. Assistent: Dr. M. Schulz
2. Assistent: C. Nettlau

Anästhesist: Dr. Y. Habib
Anästhesieschw./-pfl.: U. Teichfischer
OP-Schwester/-pfl.: X. Montez
OP-Springer: S. Sauerteig

Bericht

Vorgeschichte/Indikation: Der Patient hat im Rahmen einer tätlichen Auseinandersetzung mit einem Baseballschläger einen Schlag auf den rechten Thorax bekommen, sich hierbei neben kaum verschobenen Frakturen an 1. und 2. Rippe die u.g. stark verschobene Fraktur zugezogen. Bei deutlichem retroklavikulärem Hämatom besteht aufgrund der zusätzlichen Verschiebung des lateralen Fragmentes die Indikation zur Revision, um Sekundärschäden durch die Fragmentdislokation zu verhindern. Der Pat. hat nach entsprechender Risikoaufklärung in die Operation eingewilligt. CT-diagnostisch und angiographisch konnten bisher weiterreichende intrathorakale Verletzungen ausgeschlossen werden.

Diagnose: Geschlossene, schaftbreit verschobene mediale Klavikulaquerfraktur rechts, thorakale Prellmarke

Operation: Offene Reposition, Osteosynthese mittels 6-Loch-Titan-LCP, 10er Redondrainage

Vorgehen: Ungestörte ITN. Übliche i. v.-Antibiose. Oberkörper 30° aufgerichtet, entsprechende Polsterung. Arm rechts frei beweglich, BV-Kontrolle, akzeptable Darstellbarkeit bei üblichen Metallartefakten durch den OP-Tisch. Wiederholte Hautdesinfektion, übliches steriles Abdecken.

7 cm langer horizontaler Hautschnitt, über dem Manubrium leicht nach kaudal biegend. Scharfe subkutane Trennung. Sukzessive Blutstillung. Präparation bis auf den Knochen bzw. die Fraktur. Zuerst wird durch Zug am rechten Arm über ein in die Fraktur eingeführtes Elevatorium die Dislokation schonend behoben. Die Fraktur rastet sichtbar bei gutem Kontakt ein, steht anschließend gerade noch um Kortikalisbreite nach dorsal versetzt. Es gibt mehrere Fragmente des medialen Klavikulaendes. Das Periost ist eingeschlagen, wird hier reseziert. Die Nachreposition stellt die Fraktur anschl. nahezu anatomisch ein. Aufgrund des kurzen getrümmerten medialen Fragmentes (2 cm), in dem keine Schraube sicher zu fixieren ist Entscheid zur überbrückenden Plattenosteosynthese über das SC-Gelenk. Nun über das Manubrium sowie zum medialen Klavikulaschaft hin weitere Präparation des Plattenlagers. Nach Kontrolle mittels Schablone zeigt sich, dass ein Anbiegen der Platte nicht notwendig ist. Auflage der 6-Loch-LCP, die zuerst am medialen Klavikulafragment, dann am lateralen Klavikulafragment mit je einer gerade bikortikalen Schraube neutral fixiert wird. BV-Kontrolle, gute Stellung und Lage. Anschließend wird an beiden Plattenenden noch ein weiteres Plattenloch neutral mit gerade bikortikal reichenden KFI-Kortikalisschrauben in üblicher Weise besetzt. Die Fixierung gelingt unkompliziert. Eine bilaterale Fixierung mit je 3 Schrauben ist v. a. am Sternum nicht möglich. Zur Verhinderung eines verlängerten Hebelarmes lateral wird die Platte auch hier nur mit 2 Schrauben besetzt. BV-Abschluss, soweit bei »kompromisshafter« Darstellung nachvollziehbar besteht auch radiologisch eine anatomische Reposition bei gewünschter Implantatlage.

Ausgiebige Spülung (500 ml). Kontrolle auf Bluttrockenheit. Drainage nicht notwendig. Schichtweiser Wundschluss in üblicher Weise. Spannungsfreie Hautnaht. Steriler Verband. Öffnen der Drainage bei regelhaftem Sog.

Procedere: Analgesie und Thromboseprophylaxe nach Maßgabe der Stationsärzte. Röntgen nach 48 h sowie 2 + 6 Wochen. Gilchrist für 1 Woche, dann noch Adduktion der Schulter über die Neutralstellung sowie Verbot der Abduktion >90° für 6 Wochen. Hautfäden entfernen nach 14 Tagen. Ambulante Weiterbehandlung bei uns (seltene Verletzung). Frühzeitige ME nach 1012 Wochen bei der das SC-Gelenk übergreifenden Osteosynthese.

Dr. med. H. Siekmann (spez. Unfallchirurg)

7.1.3 Klavikulaschaftfraktur – Markraumschienung (ESIN)

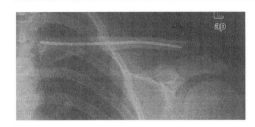

OP-Bericht, Klinik für Unfall- und Wiederherstellungschirurgie

Pat.-Nr.: 546888009
Aktuelle Klinik: Unfallchirurgie
Pat.-Name: Ober, Ida

Fall-Nr.: A0090865/2010
Station: B3-1
Geb.-Dat.: 17.07.1969
Geschlecht/Alter: w, 41 J.

OP-Datum: 22.09.2010
OP-Dauer (Schnitt/Naht): 16.17 – 16.43 Uhr
Saal: B 4

Personal:
Operateur: OA Dr. R. Neef
1. Assistent: J. Mathusalem

Anästhesist: OÄ Dr. R. Langemann
Anästhesieschw./-pfl.: B. Senftenberg
OP-Schwester/-pfl.: D. Rameloh
OP-Springer: F. Fahrig

Bericht

Vorgeschichte/Indikation: Die Pat. ist beim Joggen auf die linke Schulter gestürzt, zog sich u.g. Verletzung zu. Eine Aufklärung über mögliche Therapieoptionen und deren Risiken ist erfolgt. Die Pat. wünscht, da sportlich sehr aktiv, die operative Versorgung. Bei Zweiteilefraktur erfolgt sie in u.g. Weise.

Diagnose: Geschlossene, dislozierte Klavikulaschaftquerfraktur links

Operation: Geschlossene Reposition, Osteosynthese mittels ESIN (2,0er Prevotnagel)

Vorgehen: Ungestörte ITN. Cefuroxim 1,5 g als Single shot. 30° aufgerichteter Oberkörper, unter BV gute Darstellung der Klavikula im Verlauf, manuell gute Reponierbarkeit der Fraktur nachvollziehbar. Stiftmarkierung der lokalen Anatomie. Wiederholte Hautdesinfektion und übliches steriles Abdecken.

Ca. 2 cm lange Hautquerinzision über der medialen Klavikula 2 Querfinger lateral des Sternoklavikulargelenkes. Spreizende Präparation bis auf das Periost der Klavikel. Mittels eines spitzen Pfriems wird schräg auf den Klavikulamarkraum zu der Nageleintritt präpariert, der Markraum schonend eröffnet. Nun Wahl des o.g. Nagelkalibers in Orientierung am BV-dokumentierten Markraum. Ein- und Vorschieben des Nagels bis zur Fraktur. Zwar lässt sich der Nagel im Markraum nur schwer vorschieben, letztendlich gelingt es jedoch, die Frakturzone zu erreichen. Manuelle Reposition der Fraktur und vorsichtiges Vorschieben des Nagels. Nach 2 Versuchen kann mit der Nagelspitze das laterale Fragment aufgefädelt werden, eine offene Reposition kann vermieden werden. Weiteres Vorschieben. Trotz enger Markraumverhältnisse gelingt dies letztendlich gut. Nachdem der Nagel weit nach lateral vorgeschoben wurde erfolgt nochmals durch Druckausübung auf die Schulter lateral die sichere Reposition der Fragmente aufeinander. Kürzen des Nagels bis knapp an das Periost. BV-Kontrolle, anatomische Reposition, gut verklemmte Nagellage.

Intensive Spülung (300 ml). Kontrolle auf Bluttrockenheit. Fasziennähte, Subkutannähte und spannungsfreier Hautschluss. Steriler Verband. Elastokompressive Wicklung..

Procedere: Nachbehandlung entspr. des hauseigenen Schemas empfehlen. Röntgen nach 24 h sowie nach 2 + 6 Wochen. ME nur bei Auffälligkeiten. Analgesie und Thromboseprophylaxe nach Plan.

OA Dr. R. Neef (FA f. Chirurgie, Orthopädie und spez. Unfallchirurgie)

7.1.4 Klavikulaschaftpseudarthrose – Plattenosteosynthese und Beckenkammspan

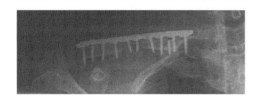

OP-Bericht, Klinik für Unfall- und Wiederherstellungschirurgie

Pat.-Nr.: 101014333   **Fall-Nr.:** A2138320/2009
Aktuelle Klinik: Unfallchirurgie   **Station:** B.3-1
Pat.-Name: Schmidt, Dieter   **Geb.-Dat.:** 12.02.1970
    Geschlecht/Alter: m, 39 J.

OP-Datum: 04.12.2009
OP-Dauer (Schnitt/Naht): 13.30 – 14.59 Uhr
Saal: B 1

Personal:
Operateur(e): Dr. H. Siekmann   **Anästhesist:** Dr. U. Ödland
1. Assistent: Dr. Schulz   **Anästhesieschw./-pfl.:** C. Senftenberg
2. Assistent: B. Ballauf (PJ)   **OP-Schwester/-pfl.:** D. Rameloh
    OP-Springer: F. Fahrig

Bericht

Vorgeschichte/Indikation: 12/2008 wurde eine Klavikulaschaftfraktur rechts operativ behandelt. Hierunter Ausbildung einer überwiegend atrophen Pseudarthrose mit anhaltenden Beschwerden. Im Einvernehmen mit dem Patienten erfolgt nach entsprechender Risikoaufklärung *einschl. möglicher Läsionen des N. cut. fem. lateralis bei der Spanentnahme* jetzt der Entscheid zu u.g. Operationen.

Diagnose: Symptomatische, überwiegend atrophe Klavikulaschaftpseudarthrose rechts nach Plattenosteosynthese 12/08

Operation: Abstrich, offene Reposition, Osteosynthese mittels 10-Loch-Titan-KFI-LCP-Platte und Beckenkammspaneinlage (Entnahme vom rechten vorderen Beckenkamm durch Dr. Schulz), lokale Drainage

Vorgehen: Ungestörte ITN. Übliche i.v.-Antibiose (Cefuroxim 1,5 g). Oberkörper 60° aufgerichtet, entsprechender Sicherung und Polsterung. Arm rechts frei beweglich, Schulter gut zugänglich. BV-Kontrolle, Klavikula gut darstellbar. Wiederholte Hautdesinfektion und steriles Abdecken an rechtem Arm u. rechtem Beckenkamm.

Infraklavikuläre Hautquerinzision im alten Narbenbereich, schichtweise Präparation auf die Klavikula zu unter sukzessiver Blutstillung. Hierbei können das Material und die Pseudarthrose, die auch jetzt atroph imponiert, unkompliziert dargestellt werden. Abnahme eines Abstrichs. Materialentfernung bei gelockerten Schrauben, ein abgebrochener Schraubenrest verbleibt. Entsprechend der geplanten Plattenlänge Präparation des Plattenlagers mit dem Raspatorium. Nun vorsichtige schrittweise Reinigung des Pseudarthrosenspaltes mittels Luer. Von pseudarthrosenseitig wird nun das jeweilige Fragmentende mittels Raspatorium vorsichtig dargestellt, mit einem kleinen Hohmannhaken zur Sicherung der Gefäße dorsokaudal umfahren. Sparsame quere Resektion der Pseudarthrosenenden mittels oszillierender Säge und Luer. Es entsteht ein Defekt von ca. 2,5 cm Länge. Ausgiebige Spülung. Feuchtkompresse.

Zuwenden zum Beckenkamm, 3 cm lange Querinzision knapp kaudal der tastbaren Crista iliaca, schichtweise Präparation und Darstellung der Faszie, die dann über dem Beckenkamm inzidiert wird. Mit dem Osteotom wird nun unkompliziert ein 2,5 cm langer und 1,2 cm breiter Beckenkammspan entnommen, anschl. noch mit scharfem Löffel weitere Spongiosabälkchen in ausreichender Menge entnommen. Auffüllung mit Gelaspon und bei spongiöser Blutung Einlage einer 10er Redon. Spülung (300 ml), Subkutannaht, spannungsfreie Hautrückstichnaht. Steriles Pflaster.

Erneut Zuwenden zur Klavikula, Kompressenentfernung. Spülung. Der gewonnene Beckenspan wird mit dem Luer trapezförmig zugerichtet, passt sich anschl. gut im Defekt ein. Die Plattenform wird mit der Schablone orientiert, anschl. die Platte entsprechend zugebogen und gewrungen. Fixation des Blocks am 5. u. 6. Plattenloch mittels KFI-Schraube, medial und lateral bleiben je 4 Löcher frei. Auflage der Platte und des Spans zwischen den Fragmenten. Der Span passt sich gut zwischen den Schaftfragmenten ein, gute Plattenanlage eher kranial zwecks günstiger Weichteildeckung. Im Anschluss wird die Platte medial und lateral zuerst mit je einer bikortikalen Schraube exzentrisch besetzt, diese setzen den Block bei gutem Knochenkontakt sichtbar unter Druck. BV-Kontrolle, gute Lage des Implantates, gute Stellung der Klavikula. Anschl. werden an medialem und lateralem Fragment weitere bikortikale Schrauben neutral in üblicher Weise eingebracht. Die zuvor gewonnenen Spongiosabälkchen werden noch mit dem Stößel platziert und kompaktiert. BV-Kontrolle, weiterhin gute Stellung der Klavikula und gute Implantatlage.

Ausgiebige Spülung. Kontrolle auf Bluttrockenheit. Ausgiebige Spülung der Zugänge (500 ml). 10er Redon lokal. Schichtweiser Wundschluss in üblicher Weise. Spannungsfreie Hautnaht. Steriler Verband. Öffnen der Drainage am Beckenkamm auf Überlauf sowie klavikulär bei regelhaftem Sog.

Procedere: Analgesie und Thromboseprophylaxe nach Maßgabe der Stationsärzte. Entfernung der Drainagen nach 48 h und Röntgen *einschließlich des vorderen Beckenkamms (Dokumentation Defekt, Fissur?).* Weitere Röntgenkontrollen nach 2 + 6 Wochen. Abduktion/Elevation limitiert bis 90° für 6 Wochen, anschließend freie Mobilisation erlaubt. 3 Monate nicht schwer heben/tragen und keine Extrembelastungen. Hautfäden entfernen nach 12 Tagen. Ambulante Weiterbehandlung bei uns. ME nicht vor 2 Jahren nach OP.

Dr. med. H. Siekmann (spez. Unfallchirurg), Dr. med. M. Schulz (Assistenzarzt)

7.1.5 Akromioklavikuläre Luxation – Osteosynthese mit Hakenplatte

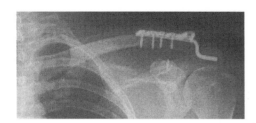

OP-Bericht, Klinik für Unfall- und Wiederherstellungschirurgie

Pat.-Nr.: 112233288
Aktuelle Klinik: Unfallchirurgie
Pat.-Name: Gamboll, Ursel

Fall-Nr.: A3306782/2010
Station: B.3-2
Geb.-Dat.: 12.02.1976
Geschlecht/Alter: w, 34 J.

OP-Datum: 04.09.2010
OP-Dauer (Schnitt/Naht): 08.04 – 08.56
Saal: B 3

Personal:
Operateur(e): OA Dr. L. Irlenbusch
1. Assistent: A. Eisenkrämer
2. Assistent: F. Monetanz (Famulus)

Anästhesist: Fr. Dr. M. Bauer
Anästhesieschw./-pfl.: U. Troisdorfer
OP-Schwester/-pfl.: M. Gabelstab
OP-Springer: X. Montez

Bericht

Vorgeschichte/Indikation: Pat. ist Triathletin. Sie ist im Training über eine Baumwurzel gestolpert, auf die linke Schulter gestürzt. Rechtsseitig vor 2 Jahren operative Versorgung der gleichen Verletzung. Da die Pat. hier sehr zufrieden ist, wünscht sie auch links nach Aufklärung konservativer und operativer Möglichkeiten die Operation.

Diagnose: Geschlossene AC-Gelenksluxation links (Rockwood IV)

Operation: Offene Reposition, Osteosynthese mittels KFI-Hakenplatte, Augmentation der akromioklavikulären Bänder mittels Mitek-Anker, lokale Drainage

Vorgehen: Ungestörte ITN. Übliche i.v.-Antibiose. Oberkörper 70° aufgerichtet, entsprechender Sicherung und Polsterung. Arm links frei beweglich, Schulter gut zugänglich. BV-Kontrolle, lokale Anatomie gut darstellbar. Wiederholte Hautdesinfektion, übliches steriles Abdecken.

Typischer Säbelhiebschnitt über dem palpablen AC-Gelenk links. In gleicher Weise scharfe Trennung der Subkutis. Hierauf schon direkter Eingang in das luxierte AC-Gelenk, aus dem der rupturierte Diskus nach kranial herausluxiert ist. Dieser wird aufgrund seiner Zerstörung reseziert. Präparation des Plattenlagers über der lateralen Klavikula für die folgende 5-Loch-Titan-KFI-Hakenplatte. Mittels Schere wird noch stumpf spreizend das Lager für den entsprechenden Haken präpariert. Dann noch Präparation auf den Proc. coracoideus zu, hier Entlastung von lokalem Hämatom. Reposition des Gelenkes mittels Kugelspieß, gut reponibel. Bei zierlicher Pat. Wahl der kurzen Platte mit flachem »offset«, diese legt sich in gewünschter Form und regelhaft der lokalen Anatomie an. Nach Platzierung des Hakens unter dem Akromion an typischer Stelle wird die Platte zuerst mit 2 bikortikalen KFI-Schrauben in üblicher Weise fixiert. Vor festem Schraubenanzug wird der Augmentationsfaden (»fibrewire«) unter der Platte durchgezogen, kommt hierbei zwischen zweitem und drittem Plattenloch zu liegen. Nun kompletter Anzug der bd. Schrauben und weiterer Besatz von zwei Plattenlöchern bikortikal. Einfädeln des Fadens in den o.g. Anker, In üblicher Weise Setzen des Ankers in den Proc. coracoideus, digital kontrolliert, über ein entsprechendes Bohrloch. Der Rückzug am Faden zeigt einen sicheren festen Sitz des Ankers. Nun festes Anknoten des Augmentationsfadens. BV-Abschluss, anatomische Gelenkreposition, regelhafte Lage der Implantate.

Ausgiebige Spülung der Zugänge (500 ml). Kontrolle auf Bluttrockenheit. 10er Redon. Schichtweiser Wundschluss in üblicher Weise. Spannungsfreie Hautnaht. Sterilverband. Öffnen der Drainage bei regelhaftem Sog.

Procedere: Analgesie und Thromboseprophylaxe nach Maßgabe der Stationsärzte. Entfernung der Redon und Röntgen nach 48 h sowie nach 2 + 6 Wochen. Nachbehandlung entsprechend des üblichen Nachbehandlungsschemas unserer Klinik empfohlen. Hautfäden nach 12 Tagen entfernen. Ambulante Weiterbehandlung beim niedergelassenen Chirurgen.

Dr. L. Irlenbusch (spez. Unfallchirurg)

7.1.6 Proc. coracoideus-Fraktur – Osteosynthese mittels Schrauben

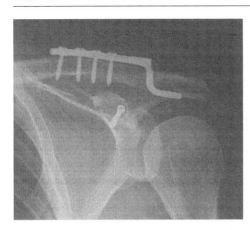

OP-Bericht, Klinik für Unfall- und Wiederherstellungschirurgie

Pat.-Nr.: 122012897
Aktuelle Klinik: Unfallchirurgie
Pat.-Name: Luftig, Lars

Fall-Nr.: A2028889/2010
Station: B.3-1
Geb.-Dat.: 09.02.1977
Geschlecht/Alter: m, 33 J.

OP-Datum: 013.12.2010
OP-Dauer (Schnitt/Naht): 08.15 – 09.23 Uhr
Saal: B 3

Personal:
Operateur: OA Dr. L. Irlenbusch
1. Assistent: OA Dr. L. Jansch
2. Assistent: D. Benz (PJ)

Anästhesist: Fr. Dr. M. Bauer
Anästhesieschw./-pfl.: B. Bach
OP-Schwester/-pfl.: X. Montez
OP-Springer: M. Gabelstab

Bericht

Vorgeschichte/Indikation: Der Pat. hat beim Vereinskarate in der eigenen Drehung einen Schlag gegen die linke Schulter ventral bekommen, genau ist ihm der Hergang aber nicht klar. Sofort bestanden starke Schmerzen. Primär Versuch der konservativen Therapie, hierunter (Gilchrist) jedoch zunehmende Dislokation des Proc. coracoideus. Hierauf im Einvernehmen mit dem Pat. nach entsprechender Risikoaufklärung Entscheid zur OP. Bekannte Luxation des AC-Gelenkes links in der Vorgeschichte (ebenfalls Verletzung beim Kampfsport vor 5 Monaten).

Diagnose: Geschlossene, sekundär dislozierte Proc.-coracoideus-Abrissfraktur links

Operation: Offene Reposition, Osteosynthese mit zwei 3,5er kanülierten Zugschrauben (Fa. AAP, 2-mal 46 mm)

Vorgehen: Ungestörte ITN. Oberkörperaufrichtung 30°, Arm links frei beweglich. i.v.-Antibiose. BV-Kontrolle bei guter Darstellbarkeit der knöchernen Strukturen, Markierung der lokalen Anatomie. Dreifache Hautdesinfektion, übliche sterile Abdeckung.

Leicht gebogener Hautschnitt von 6 cm Länge über dem Sulcus deltoideopectoralis lateral des Proc. coracoideus. V. cephalica und M. deltoideus werden mittels Langenbeck-Haken leicht lateralisiert, der M. pectoralis wird nach medial gezogen. Hierunter schon gut tast- und sichtbar kommt die Spitze des Proc. coracoideus mit dem ansetzenden Caput breve zur Darstellung. Sichtbare ältere Unterblutungen, eher flächig. Kerbung des Ansatzes des Caput breve mittels Raspatorium. Präparation auf dem Processus entlang bis zur Fraktur. Diese wird kranial dezidiert dargestellt, von koaguliertem Hämatom gereinigt. Anschl. wird die Fraktur unter Sicht reponiert, mittels Kugelspieß retiniert gehalten. Die Retention ist durch den Zug des Caput breve selbst nach Beugung des Ellenbogens schwierig, rutscht wiederholt ab. Ebenso schwierige Platzierung der beiden geplanten K-Führungsdrähte für die 3,5er Zugschrauben. Letztendlich gelingt deren Platzierung nach wiederholten Versuchen und schrittweisem Umsetzen des Kugelspießes leidlich. Es klafft eine Dehiszenz von knapp 5 mm in der Fraktur. Der erste K-Draht wird in üblicher Weise überbohrt, nach entsprechender Längenmessung die erste Schraube schonend vorgetrieben. Vor definitivem Anzug gleiches Vorgehen bei der zweiten Schraube. Auch diese wird eingeschraubt. Beide Schrauben werden in der Endstrecke sukzessive wechselnd vorgeschraubt. Hierdurch wird die Rotation des vorderen Fragmentes verhindert, bedingt durch den guten Zug der Schrauben im Knochen kann das Fragment schrittweise unter Kompression und in guten Kontakt mit der Korakoidbasis gebracht, hier sicher fixiert werden. Klinisch ist bei gutem Fragmentkontakt noch ein vages Verkippen des Korakoids nach kaudal zu verzeichnen. BV-Abschluss, akzeptable Implantatlage, wobei die Schrauben etwas aufeinander konvergieren bei gutem Zug der Schrauben. Bei guter Stellung und in Kenntnis der schwierigen Platzierung ist diese Situation akzeptabel.

Ausgiebige Spülung. Kontrolle auf Bluttrockenheit, Redon nicht notwendig. Schichtweiser Wundschluss. Subkutane Adaptation mittels Einzelknopf-Vicryl-Nähten. Hautrückstichnähte spannungsfrei. Steriler Verband. Anlage eines Abduktionskissens bei 45°, Ellenbogen gebeugt.

Procedere: Analgesie und Thromboseprophylaxe nach Maßgabe der Stationsärzte. Röntgen nach 24 h sowie 2 + 6 Wochen. Isometrie sofort, 3 Wochen Abduktionskissen, dann ablegen und zügige Mobilisation erlaubt. Bizepsspannung nicht gegen Widerstand für 6 Wochen, dann langsamer Spannungsaufbau über 6 Wochen.

Dr. med. L. Irlenbusch (spez. Unfallchirurg)

7.1.7 Akromionfraktur – Plattenosteosynthese

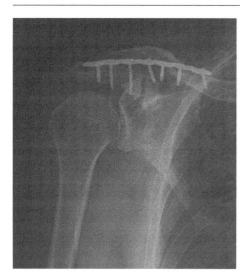

OP-Bericht, Klinik für Unfall- und Wiederherstellungschirurgie

Pat.-Nr.: 101914498
Aktuelle Klinik: Unfallchirurgie
Pat.-Name: Meyerlein, Wilhelm

Fall-Nr.: A3109319/2009
Station: B.3-2
Geb.-Dat.: 12.02.1964
Geschlecht/Alter: m, 45 J.

OP-Datum: 09.04.2009
OP-Dauer (Schnitt/Naht): 19.18 – 20.09
Saal: B 3

Personal:
Operateur(e): Dr. H. Siekmann
1. Assistent: Dr. M. Schulz
2. Assistent: Fr. H. Hilpert (Famula)

Anästhesist: Dr. Y. Habib
Anästhesieschw./-pfl.: B. Geyer
OP-Schwester/-pfl.: B. Kudel
OP-Springer: D. Kunde

Bericht

Vorgeschichte/Indikation: Dem Pat. ist heute bei Arbeiten am eigenen Haus ein Ziegel auf die rechte Schulter geschlagen. Anschließend bestanden anhaltende Schulterschmerzen. Entsprechend des neurologischen Konsils keine Hinweise auf neurologische Begleitverletzungen des betroffenen Arms. *Bei deutlicher Dislokation Indikation zur Operation, die bei lokaler Schürfung noch am Unfalltag durchgeführt wird.* Der Pat. hat nach Beschreibung konservativer u. operativer Möglichkeiten in das operative Vorgehen bei bekannten Risiken eingewilligt

Diagnose: Geschlossene, dislozierte Querfraktur der Akromionbasis rechts bei lokaler Schürfung

Operation: Offene Reposition, winkelstabile 7-Loch-Titan-KFI-LCP-Platte, lokale Drainage

Vorgehen: Ungestörte ITN. Übliche i. v.-Antibiose. Oberkörper 70° aufgerichtet, entsprechender Sicherung und Polsterung. Arm rechts frei beweglich, Schulter dorsal gut zugänglich. BV-Kontrolle, knöcherne Anatomie gut darstellbar. Wiederholte Hautdesinfektion, übliches steriles Abdecken.

Etwas kranial der Spina scapulae rechts erfolgt parallel zu dieser und dem dorsalen Akromion die ca. 9 cm lange Hautinzision. Schichtweise Präparation, sukzessive Blutstillung. Darstellung der dislozierten Fraktur, das laterale Akromionfragment ist nach kaudal gedrückt. Ein loses Fragment wird aus dem Frakturspalt geborgen, ist für die Reposition jedoch irrelevant. Präparation des Plattenlagers ohne wesentliche Denudierung der Weichteile. Anheben des akromialen Fragmentes mit der scharfen Repositionszange. Dann Reposition und Retention mittels eines perkutan von lateral eingebrachten K-Drahtes. Nun kann die o.g. Platte der lokalen Anatomie angepasst werden, im Anschluss legt sie sich von kranial exakt der Spina an. Nun folgt die Platzierung einer ersten Schraube gerade bikortikal im akromialen Fragment. Darauf exzentrische Fixierung der Platte an der Spina, wobei sich in diesem Vorgehen eine gute Kompression im Frakturbereich zeigt, enger Kontakt der bd. Fragmente. Nun weiterer jeweils gerade bikortikal reichender Plattenbesatz, teils mit winkelstabilen Schrauben. Alle Schrauben ziehen gut im Knochen an. BV-Kontrolle, gute Implantatlage, anatomische Reposition in der Fraktur.

Ausgiebige Spülung (500 ml), Abschlusskontrolle auf Bluttrockenheit. 10er Redon lokal. Schichtweiser Wundschluss über der Drainage in üblicher Weise. Spannungsfreie Hautklammernaht. Steriler Verband. Öffnen der Drainage bei regelhaftem Sog.

Procedere: Analgesie und Thromboseprophylaxe nach Maßgabe der Stationsärzte. Redonentfernung und Röntgen nach 48 h sowie nach 2 + 6 Wochen. Abduktion/Elevation limitiert bis 60° für 3 Wochen, dann bis 90° für weitere 3 Wochen. 3 Monate nicht schwer tragen/heben, in dieser Zeit keine Extrembelastungen. Hautklammern entfernen nach 12 Tagen. Ambulante Weiterbehandlung bei uns. ME nicht vor 18 Monaten nach OP.

Dr. med. H. Siekmann (spez. Unfallchirurg)

7.1.8 Valgisch eingestauchte proximale Humerusfraktur – Deltasplit-Zugang und Plattenosteosynthese

OP-Bericht, Unfall- und Wiederherstellungschirurgie

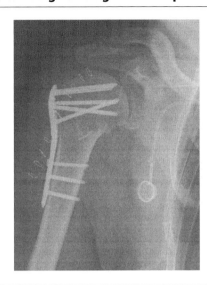

Pat.-Nr.: 100012897
Aktuelle Klinik: Unfallchirurgie
Pat.-Name: Pech, Peter

Fall-Nr.: A2022399/2010
Station: B.3-1
Geb.-Dat.: 01.02.1978
Geschlecht/Alter: m, 32 J.

OP-Datum: 03.04.2010
OP-Dauer (Schnitt/Naht): 11.15 – 12.21
Saal: B 3

Personal:
Operateur(e): Dr. H. Siekmann
1. Assistent: A. Eisenkrämer
2. Assistent: B. Nagib (PJ)

Anästhesist: Fr. Dr. M. Bauer
Anästhesieschw./-pfl.: B. Bach
OP-Schwester/-pfl.: D. Kunde
OP-Springer: B. Kudel

Bericht

Vorgeschichte/Indikation: Der Patient ist auf dem Weg von der Arbeit nach Haus mit seinem Rad auf feuchter Straße weggerutscht, hierbei direkt auf die rechte Schulter gestürzt. Nach auswärtiger Vorbehandlung Verlegung mit stationärer Aufnahme in unserer Klinik bei zusätzlicher dialysepflichtiger Niereninsuffizienz. Bei drohender Durchblutungsstörung des Humeruskopfes wird die Indikation zur u.g. Operation gestellt. Über die Situation sowie konservative u. operative Maßnahmen und ihre Risiken wurde der Pat. aufgeklärt, das operative Vorgehen wurde empfohlen.

Diagnose: Geschlossene, dislozierte kapitale und subkapitale Humerusfraktur rechts (Neer III)

Operation: Offene Reposition, Osteosynthese mit poliaxial winkelstabiler Platte (Fa. Arthrex, KFI), Zügelung der Tubercula (6er Ethibond), lokale Drainage

Vorgehen: Ungestörte ITN. Beach-chair-Lagerung, entsprechender Sicherung und Polsterung. Arm links frei beweglich. BV-Kontrolle, unter Zug gute Frakturstellung und gute Darstellbarkeit. I.v.-Antibiose. Markierung von lokaler Anatomie und gewähltem Zugang. Wiederholte Hautdesinfektion, übliche sterile Abdeckung.

Axialer Hautschnitt, am vorderen Akromioneck beginnend. Typischer Deltasplit-Zugang unter schichtweiser Präparation, hierbei stumpfes Aufspreizen des Deltamuskels im Bereich einer Fettfaszie. Sukzessive Blutstillung. Präparation bis auf den lateralen Kopf unter Darstellung der lokalen Anatomie. Mit dem Raspatorium Präparation des späteren Plattenlagers am proximalen Humerusschaft. Der N. axillaris wird detektiert und im Verlauf der Operation geschont. Mit dem Elevatorium wird das valgisch eingestauchte Kopffragment im Frakturspalt aufgehebelt, weitestgehend anatomisch auf den Schaft aufgesetzt, dann mit K-Draht fixiert. Unter leichter Rotation können die Tubercula mit o.g. Fäden armiert und gut an den Kopf gezogen werden. Nun vorsichtiges Einschieben der Platte und Platzierung, dann Fixierung mittels K-Draht. BV-Kontrolle a.p., leichte Korrektur und neuerliche Retention mittels K-Draht. Nun wird die Platte zuerst mit einer nicht winkelstabilen Schraube am Schaft fixiert. Dann Besatz des Kopfes mit 2 in üblicher Weise bis subchondral vorgeschraubten, winkelstabilen Schrauben. Im Anschluss wird über eine zusätzliche Längsinzision nach stumpf spreizender Präparation der Weichteile die Platte distal mit einer winkelstabilen bikortikalen Schraube in üblicher Weise besetzt. Entfernung der K-Drähte. Im Anschluss ist die Implantatlage und die Repositionskontrolle auch im axialen Bild angenähert möglich, soweit gute Stellung und gute Implantatlage. Nun weiterer Besatz der Platte mit winkelstabilen Schrauben an Kopf und Schaft. Hierbei können die Tubercula schon zum Teil mitgefasst werden. Abschl. werden die schon armierten Tubercula noch mittels der o.g. Ethibond-Fäden an der Platte sicher fixiert. BV-Abschluss: gute Implantatlage in beiden Ebenen, nahezu anatomische Reposition.

Ausgiebige Spülung der Zugänge (500 ml). Kontrolle des N. axillaris, intakt. Abschlusskontrolle auf Bluttrockenheit. 10er Redon lokal. Jeweils schichtweiser Wundschluss in üblicher Weise. Spannungsfreie Hautklammernaht. Steriler Verband. Öffnen der Drainage bei regelhaftem Sog.

Procedere: Analgesie und Thromboseprophylaxe nach Maßgabe der Stationsärzte. Entfernung der Drainage und Röntgen nach 48 h, Verlaufsröntgen nach 2 + 6 Wochen. Isometrie sofort, ansonsten nach üblichem Nachbehandlungsschema. Klammern nach 12 Tagen entfernen. BG-lich ambulant weiter in unserer Ambulanz.

Dr. med. H. Siekmann (spez. Unfallchirurg)

7.1.9 Subkapitale u. Humerusschaftfraktur – Deltasplit-Zugang mit Nagel und Cerclage

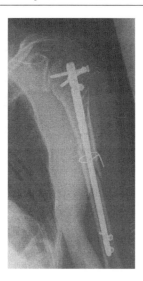

OP-Bericht, Unfall- und Wiederherstellungschirurgie

Pat.-Nr.: 100567900
Aktuelle Klinik: Unfallchirurgie
Pat.-Name: Bach, Petra

Fall-Nr.: A9377734/2010
Station: B.3-2
Geb.-Dat.: 01.02.1950
Geschlecht/Alter: m, 50 J.

OP-Datum: 03.12.2010
OP-Dauer (Schnitt/Naht): 11.14 – 12.18
Saal: B 3

Personal:
Operateur: Dr. H. Siekmann
1. Assistent: Dr. K. Schendel
2. Assistent: D. Benz (PJ)

Anästhesist: Dr. A. Sauer
Anästhesieschw./-pfl.: B. Bach
OP-Schwester/-pfl.: D. Kunde
OP-Springer: B. Seifert

Bericht

Vorgeschichte/Indikation: Bei privatem Sturz bei Schneeglätte zog sich die Patientin die u.g. Verletzung zu. Peripher neurologisch unauffälliger Befund. Bei mehrfragmentärer Fraktursituation Entscheid zu u.g. operativem Vorgehen nach Aufklärung über konservative und operative Möglichkeiten. Unsererseits Empfehlung zur Operation. Einwilligung der Patientin. Keine Allergieneigung bekannt.

Diagnose: Geschlossene, dislozierte bis subkapital reichende Humerusschaftspiralfraktur links (AO 12 B1)

Operation: Partiell offene Reposition, Osteosynthese mittels Cerclage und unaufgebohrter statischer Verriegelungsnagelung (Fa. Aesculap, Targon PH 8/220 mm, prox. 3fach u. dist. 2fach verriegelt)

Vorgehen: Ungestörte ITN. Cefuroxim 1,5 g i.v. Beach-chair-Lagerung bei entspr. Sicherung und Polsterung. BV-Kontrolle, gute Darstellbarkeit des gesamten Humerus. Markierung der lokalen Anatomie. Längenbestimmung für den Nagel. Wiederholte Hautdesinfektion, zweifach steriles Abdecken.

5 cm langer axialer Hautschnitt, beginnend am vorderen Akromioneck. Subkutane Präparation, stumpfe Längsspaltung des M. deltoideus an der vorderen Fettfaszie. Partielle Resektion der B. subacromialis. Längsspaltung der Sehne des M. supraspinatus auf 4 cm Länge. Anschl. kann unter entsprechenden Manipulationen nach wiederholten Versuchen der ideale Nageleintritt mit dem entsprechenden Führungsdraht BV-kontrolliert markiert werden. Präparation des Nageleintritts mittels Fräse. Einführen des Nagels BV-kontrolliert, Vorschieben bis zur gewünschten Höhe, hierbei unproblematische Auffädelung der distalen Fragmente, jedoch noch deutliche Dehiszenz. Stichinzision knapp unter der ersten Inzision, stumpfes Spreizen bis auf den Knochen, in üblicher Weise Setzen des ersten proximalen Bolzens. Bei BV-Kontrolle zeigt sich, dass der Nagel höher getreten ist, jetzt die Kalotte überragt. Nochmals Lösung, Vorschieben des Nagels unter leichter Rotation nach dorsal (um einen festen Sitz des neuerlichen Bolzens zu erreichen), erneute Platzierung des ersten Bolzens in üblicher Weise. BV-Kontrolle, gute Implantatlage weiterhin bei Dehiszenz der Fraktur im Hauptfrakturspalt. Setzen zweier weiterer proximaler Bolzen in üblicher Weise. Demontage des Zielbügels. *Auch inspektorisch liegt der Nagel sicher subchondral.*

Zuwenden zum Schaft und laterale Hautlängsinzision über der zentralen Frakturzone. Überwiegend stumpf spreizende Präparation bis auf den Knochen. Schonend und kontrolliert Präparation des Cerclagelagers mit dem Raspatorium um den Humerus herum. Der N. radialis befindet sich digital kontrolliert nicht direkt im Zugangsbereich. Mit Dechamp, digital wiederholt kontrolliert, wird der 1er Cerclagedraht um den Humerus geführt, dann angezogen und gekürzt. Die vormalige Frakturdehiszenz wird aufgehoben, nun sehr guter Kontakt der Fragmente. Nun werden auch die beiden distalen Bolzen über eine ca. 4 cm lange Hautinzision nach anschl. stumpf spreizender Präparation bis auf den Knochen in üblicher Weise BV-kontrolliert eingebracht. BV-Abschluss, regelrechte Reposition. Die beiden distalen Bolzen müssen nach BV-Kontrolle im axialen Bild gegen kürzere getauscht werden. Nun sehr gute Implantatlage. Alle Schrauben haben exzellent im Knochen gezogen.

Ausgiebige Spülung aller Zugänge (800 ml). Kontrolle auf Bluttrockenheit. 10er Redon proximal. Naht der Supraspinatussehne mit 2-0 Vicryl. Schichtweiser Wundschluss aller Zugänge. Hautklammernaht. Steriler Verband. Öffnen der Drainage bei regelhaftem Sog.

Procedere: Mobilisation schmerzorientiert aktiv und passiv erlaubt (s. separates Nachbehandlungsschema), nicht gegen Widerstand. ME nur bei auf das Material zurückführbaren Beschwerden. Analgesie und Thromboseprophylaxe nach Maßgabe der Stationsärzte. Röntgen nach Entfernung der Redon nach 48 h sowie nach 2 u. 6 Wochen. Klammern nach 14 Tagen entfernen.

Dr. med. H. Siekmann (spez. Unfallchirurg)

7.1.10 Humerusschaftfraktur – dorsale Plattenosteosynthese

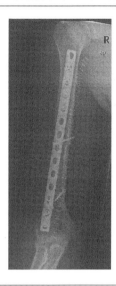

OP-Bericht, Unfall- und Wiederherstellungschirurgie

Pat.-Nr.: 123779532
Aktuelle Klinik: Unfallchirurgie
Pat.-Name: Durst, Dieter

Fall-Nr.: A3000561/2010
Station: B.3-3
Geb.-Dat.: 01.02.1969
Geschlecht/Alter: m, 41 J.

OP-Datum: 03.04.2010
OP-Dauer (Schnitt/Naht): 22.15 – 23.58
Saal: B 3

Personal:
Operateur: Dr. H. Siekmann
Operateur: Dr. F. Scharf (Neurochirurgie)
1. Assistent: OA Dr. L. Irlenbusch
2. Assistent: V. van Grachten (PJ)

Anästhesist: Dr. Y. Habib
Anästhesieschw./-pfl.: B. Bach
OP-Schwester/-pfl.: M. Gabelstab
OP-Springer: B. Seifert

Bericht

Vorgeschichte/Indikation: Der Patient hat beim bg-lich versicherten Boxsport (Leistungssportler) einen Schlag auf den Oberarm bekommen und sich u.g. Verletzung zugezogen. Mit dem Ereignis sofortiges Auftreten einer Fallhand. Laut neurologischen Konsil kompletter Radialisausfall. Notfallindikation, nach angepasster Aufklärung des Patienten Verbringung in den Operationssaal.

Diagnose: Langstreckige geschlossene, dislozierte Humerusschaftspiralfraktur rechts (AO 12 C1) mit Läsion des N. radialis

Operation: Offene Reposition, Osteosynthese mit schmaler 14-Loch-Titan-Großfragmentplatte, *mikrochirurgische Naht des N. radialis (Lupenbrille)*

Vorgehen: Ileuseinleitung, dann ungestörte ITN. Cefuroxim 1,5 g i.v. Bauchlagerung, entsprechende Sicherung und Polsterung. Rechter Arm frei beweglich auf einem Armbänkchen, Ellenbogen 90° gebeugt. BV-Kontrolle bis zum Humeruskopf möglich. Wiederholte Hautdesinfektion, übliches steriles Abdecken.

Axialer Hautschnitt auf den distalen 2/3 des dorsalen Oberarms. Subkutanschnitt bis auf die Trizepsfaszie. Sukzessive Blutstillung. Faszienlängsspaltung. Nun, von distal beginnend schonende schrittweise und überwiegend stumpfe Längstrennung des M. triceps brachii unter wiederholter digitaler Suche nach dem N. radialis. Nach weiterer schonender Präparation kann dieser dann mit Beginn der Frakturzone schon unter den letzten Muskelfasern digital identifiziert werden. Weitere dezidierte Präparation mit Darstellung des Nerven, direkt in der Frakturregion querend. Der Nerv ist glatt ca. hälftig in der Kontinuität unterbrochen, zudem eingeblutet. Information von Dr. Scharf (Neurochirurgie) über den Befund. Nun weitere Präparation des Plattenlagers am dorsalen Schaft nach kranial, dann noch nach distal über den radialen Kondylus. Ausgiebige Spülung, nochmals Blutstillung. Im Anschluss wird zuerst das zusätzliche kraniale Spiralfragment an das kraniale Hauptfragment reponiert, mittels KFI-Zugschraube unkompliziert fixiert. In gleicher Weise Fixierung des kaudalen Spiral- am kaudalen Hauptfragment. Dann Reposition der Hauptfragmente, Retention mittels scharfer Repositionszange. Zuerst Wahl einer 12-Loch-Großfragmentplatte. Diese wird unter dem zwischenzeitlich angezügelten N. radialis auf dem Schaft hindurchgeschoben. Da sie noch zu kurz ist, folgt gleiches Procedere mit o.g. Platte. Diese lässt sich gut vage diagonal vom radialen Kondylus auf den Schaft platzieren, ist ausreichend lang und wird nicht durch die Repositionszange gestört. Nochmals Bergung der Platte und leichtes Anbiegen und Anwringen an die vorgegebene Anatomie. Plattenauflage, dann schrittweise Fixation mit bikortikalen Großfragmentschrauben, die in üblicher Weise eingebracht werden. Alle Schrauben haben im Knochen gut gezogen, die Hauptfragmente sind distal mit 3 und proximal mit 4 Schrauben besetzt, die zentralen Plattenlöcher über der Spirale sind frei. BV-Kontrolle, sicherer Kontakt der Fragmente. Eine proximal noch etwas zu lange Schraube wird durch eine 2 mm kürzere ersetzt. Ausgiebige Spülung.

Übergabe der Operation an Dr. Scharf (Neurochirurgie). Dieser frischt die partielle Nervenläsion unter Nutzung der Lupenbrille sehr sparsam an, *anschl. faszikelweise spannungsfreie Adaptation mit 8-0er Prolene unter Nutzung der Lupenbrille* (separater OP-Bericht der Neurochir. folgt).

Erneute Übernahme der Operation. Nochmals ausgiebige Spülung des Zugangs (700 ml). Kontrolle auf Bluttrockenheit. ***Mit Ende der Operation quert der Nerv die Platte in Höhe des 5. kranialen Plattenloches.*** 10er Redon lokal. Jeweils schichtweiser Wundschluss in üblicher Weise, hierbei nur lockere Muskeladaptation. Spannungsfreie Hautklammernaht. Steriler Verband. Öffnen der Drainage unter Auflösung des Sogs (nervennahe Lage).

Procedere: Analgesie und Thromboseprophylaxe nach Maßgabe der Stationsärzte. Redonentfernung und Röntgen nach 48 h. Aktive und assistierte Mobilisation, Beugung im Ellenbogen limitiert bis 45° für 2 Wochen, dann langsame Steigerung erlaubt, forcierte Ellenbeugung meiden (Nervenspannung) Klammern ex. nach 12 Tagen. Radialisschiene. Engmaschige neurologische Mitbetreuung. ME nur bei sicher implantatinduzierten Beschwerden. Weiterbehandlung in unserer D-Arzt-Sprechstunde.

Dr. med. H. Siekmann (spez. Unfallchirurg)

7.1.11 Humerusschaftfraktur – ventrale Plattenosteosynthese

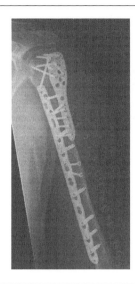

OP-Bericht, Unfall- und Wiederherstellungschirurgie

Pat.-Nr.: 150000055
Aktuelle Klinik: Unfallchirurgie
Pat.-Name: Sauerbier, Karl-Heinz

Fall-Nr.: A1234567/2009
Station: B2-2
Geb.-Dat.: 30.01.1950
Geschlecht/Alter: m, 59 J.

OP-Datum: 11.11.2009
OP-Dauer (Schnitt/Naht): 14.57 – 16.37
Saal: B 6

Personal:
Operateur: Dr. H. Siekmann
1. Assistent: Ch. Nettlau
2. Assistent: P. Derst

Anästhesist: Fr. C. Rippenstiel-Beyerlein
Anästhesieschw./-pfl.: B. Senftenberg
OP-Schwester/-pfl.: D. Rameloh
OP-Springer: F. Fahrig

Bericht

Vorgeschichte/Indikation: Stationäre Aufnahme des Pat. nach lateralem Anprall am Oberarm links. Nach Osteosynthese einer subkapitalen Humerusfraktur vor 1 Jahr Entscheid zur ventralen Plattenosteosynthese. Eine umfangreiche Risikoaufklärung zur Operation ist einschl. konservativer Optionen erfolgt, der Pat. hat in die Operation schriftl. eingewilligt

Diagnose: Geschlossene, dislozierte Humerusschaftspiralfraktur links (AO 12 B1) nach Plattenosteosynthese einer subkapitalen Humerusfraktur, Adipositas

Operation: Offene Reposition, ventrale Osteosynthese mit interfragmentären Zugschrauben (KFI) und 14-Loch-Titan-Metaphysenplatte, lokale 10er Redondrainage

Vorgehen: Ungestörte ITN. Rückenlagerung, Oberkörper leicht aufgerichtet, Pat. entsprechend gepolstert und gesichert. i.v.-Antibiose mit Cefuroxim 1,5 g. Linker Arm frei beweglich, gut unter BV einstellbar. Wiederholte Hautdesinfektion, übliches steriles Abdecken.

Digitale Kontrolle der lokalen Anatomie, dann axialer Hautschnitt leicht geschwungen vom Proc. coracoideus nach distal, dem Sulcus deltoideopectoralis folgend. Der Schnitt endet ca. 7 cm über der Ellenbeuge. Längsspaltung der Subkutis unter Ligatur querender Venen sowie Koagulation kleiner Blutungen. Faszienlängsspaltung vom Sulcus nach distal lateral des langen Bizepsbauchs. V. cephalica und M. deltoideus werden nach lateral gehalten. Der M. biceps wird medialisiert, darunter kommt der M. brachialis zur Darstellung. Dieser wird nun an typischer Stelle im Faserverlauf längs gespalten. Hämatomentlastung (ca. 300 ml), Darstellung der Fraktur. Es bestätigt sich der radiologische Befund aus 2 Hauptfragmenten sowie einem zentralen Spiralfragment, sichtbar ist zudem eine Fissur nach distal. Vor Reposition wird noch der distale Ansatz des M. pectoralis partiell gelöst, um eine ungestörte ventrolaterale Plattenanlage zu ermöglichen und das gewünschte Plattenlager präpariert. Reposition, dann Retention der Fraktur mittels stumpfer Repositionszangen. In üblicher Weise werden, die Fraktur nahezu senkrecht querend, 2 KFI-Zugschrauben eingebracht. Unter Nutzung der Schablone wird die o.g. Platte zugebogen, dann angelegt. Hierbei kommt das flache Plattenende proximal zu liegen. Frakturnah wird jeweils proximal und distal neutral eine erste winkelstabile Schraube in üblicher Weise bikortikal eingebracht und angezogen. Hierunter weiter gute Stellung im Hauptfrakturspalt. Insgesamt wirkt der Knochen in seiner Festigkeit reduziert. Daher werden auch die weiteren Schrauben überwiegend winkelstabil gesetzt, mit dem Drehmomentschlüssel nachgezogen. Die zentralen Löcher bleiben unbesetzt. Proximal wird eine Schraube diagonal zwischen den Schrauben der oberen Platte hindurch direkt in den Humeruskopf platziert. Akzeptabler Zug aller Schrauben im Knochen. BV-Abschluss in beiden Ebenen, in allen Qualitäten anatomische Einrichtung der Fraktur, gute Implantatlage.

Ausgiebige Spülung (800 ml). Kontrolle auf Bluttrockenheit. 10er Redon lokal. Refixation des distalen Pectoralisansatzes. Lockere Adaptation des M. brachialis. Naht der Faszie mittels Einzelknopfnähten, s.c.-Naht. Hautschluss mit Einzelknopfnähten. Öffnen der Drainage bei regelhaftem Sog. Steriler Verband. Milde elastokompressive Wickel.

Procedere: Mobilisation schmerzorientiert frei, aktiv und assistiert. Keine Mobilisation oder Kraft gegen Widerstand. Röntgen nach Entfernung der Redoneinlage nach 48 h sowie nach 2 + 6 Wochen. Analgesie und Thromboseprophylaxe nach Maßgabe der Stationsärzte. ME nur bei sicher implantatbedingten Beschwerden.

Dr. med. H. Siekmann (spez. Unfallchirurg)

7.1.12 Humerusschaftfraktur – retrograde Marknagelung

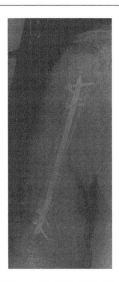

OP-Bericht, Unfall- und Wiederherstellungschirurgie

Pat.-Nr.: 123779533   **Fall-Nr.:** A3000562/2010
Aktuelle Klinik: Unfallchirurgie   **Station:** B.3-2
Pat.-Name: Schluck, Sven   **Geb.-Dat.:** 27.08.1970
                                        Geschlecht/Alter: m, 40 J.

OP-Datum: 03.04.2010
OP-Dauer (Schnitt/Naht): 21.57 – 22.55
Saal: B 3

Personal:
Operateur: C. Bauer   **Anästhesist:** Dr. Y. Habib
1. Assistent: Dr. H. Siekmann   **Anästhesieschw./-pfl.:** B. Bach
                                        OP-Schwester/-pfl.: D. Rameloh
                                        OP-Springer: B. Seifert

Bericht

Vorgeschichte/Indikation: Der Patient ist am Morgen unter Alkoholeinfluss gestürzt, mit dem rechten Arm auf einen Bordstein geschlagen. Klinisch und radiologisch Nachweis der u.g. Verletzung mit Indikation zur retrograden Nagelung. Der Pat. hat nach Ausnüchterung in die Operation eingewilligt. Er wünscht die Operation auch nach Aufklärung konservativer Therapiemaßnahmen, da er Angst um seine Anstellung hat. 2005 wurde zudem eine subkapitale Humerusfraktur konservativ zur Ausheilung gebracht.

Diagnose: Geschlossene, dislozierte Humerusschaftschrägfraktur rechts (AO 12 A2) bei verheilter alter subkapitaler Humerusfraktur (2005)

Operation: Geschlossene Reposition, Osteosynthese mittels statischer Verriegelungsnagelung mit Kompression (Fa. Synthes, UHN, 6,7/260 mm, proximal 3fach u. distal 2fach verriegelt)

Vorgehen: Ungestörte ITN. Cefuroxim 1,5 g i.v. Bauchlagerung, entsprechende Sicherung und Polsterung. Rechter Arm frei beweglich auf einem Armbänkchen, Ellenbeugung 90°. BV-Kontrolle bis zum Humeruskopf möglich. Wiederholte Hautdesinfektion, übliches steriles Abdecken.

Hautlängsschnitt über der Fossa olecrani. Subkutis-, dann Faszienlängsspaltung. Weitere scharfe Präparation in die Fossa, sukzessive Blutstillung. Mittels Raspatorium Darstellung des üblichen Nageleintritts, der anschl. mittels 2,5er Bohrer an- und mittels 3,5er Bohrer nachpräpariert wird. Erweiterung des Eintrittspunktes mit dem Luer, dann Präparation mit dem üblichen Pfriem. Alle Schritte lassen sich unkompliziert durchführen. Nach BV-kontrollierter Festlegung der Nageldimension wird der Nagel langsam unter undulierender Rotation vorgeschoben. Hierbei etwas Widerstand, der unter moderatem Druck überwunden werden kann. Die Auffädelung des proximalen Fragmentes gelingt unkompliziert, der Nagel wird weiter vorgetrieben, bis er distal im Knochen einsinkt. BV-Kontrolle, gute Implantatlage, jedoch leichte Dehiszenz im Frakturspalt, die sich auch mit Druck auf den Ellenbogen nicht überwinden lässt. Hierauf zuerst in Freihandtechnik BV-kontrolliert über Stichinzisionen doppelte bikortikale Verriegelung des proximalen Nagels in üblicher Weise und unkompliziert. Anschl. Setzen des dynamischen distalen Bolzens noch über die erste Inzision. Sodann wird das Kompressionsprinzip des Nagels ausgenutzt, unter dem sich die sichere Adaptation der Fragmente in der BV-Kontrolle zeigt. Distal und proximal wird über je eine weitere Stichinzision die letzte Verriegelungsoption genutzt, bevor der Zielbügel demontiert wird. BV-Abschluss in beiden Ebenen, a.p. exakte Reposition, im seitl. Strahlengang Versatz um halbe Kortikalisbreite bei auch hier exzellentem Kontakt. Gute Implantatlage.

Ausgiebige Spülung der Zugänge (500 ml). Abschlusskontrolle auf Bluttrockenheit. 10er Drainage nicht notwendig. Schichtweiser Wundschluss der distalen Inzision in üblicher Weise. Spannungsfreie Hautklammernähte. Steriler Verband. Öffnen der Drainage bei regelhaftem Sog.

Procedere: Analgesie und Thromboseprophylaxe nach Maßgabe der Stationsärzte. Röntgen nach 24 h und nach 2 + 6 Wochen. Aktive und assistierte freie Mobilisation. Klammern nach 12 Tagen entfernen. Weiterbehandlung durch niedergelassenen Chirurgen/ Orthopäden möglich.

C. Bauer (Assistenzarzt)

7.1.13 Humerusschaftfraktur – Fixateur externe

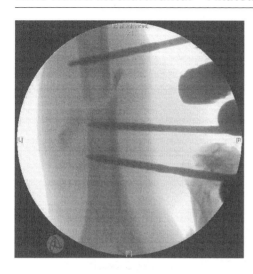

OP-Bericht, Unfall- und Wiederherstellungschirurgie

Pat.-Nr.: 146557900
Aktuelle Klinik: Unfallchirurgie
Pat.-Name: Sabor, Gabor

Fall-Nr.: A3098765/2010
Station: Intensivstation 3
Geb.-Dat.: 30.01.1990
Geschlecht/Alter: m, 20 J.

OP-Datum: 11.11.2010
OP-Dauer (Schnitt/Naht): 16.57 – 17.30
Saal: B 6

Personal:
Operateur: A. Eisenkrämer
1. Assistent: Dr. H. Siekmann

Anästhesist: Dr. Y. Habib
Anästhesieschw./-pfl.: B. Senftenberg
OP-Schwester/-pfl.: D. Rameloh
OP-Springer: F. Fahrig

Bericht

Vorgeschichte/Indikation: BG-lich stationäre Aufnahme des Pat. nach Kollision als Fahrer eines Motorrades mit einem LKW. Thorax- und Lungenkontusion. Der Pneumothorax rechts wurde in der Notaufnahme drainiert, Mittelgesichtsfrakturen, Becken-B-Verletzung rechts sowie die nachstehende Verletzung. Intubation am Unfallort, unklarer neurologischer Status am rechten Arm.

Diagnose: Zweitgradig offene, dislozierte Humerusschaftfraktur rechts (AO 12 B2)

Operation: Geschlossene Reposition, temporäre Osteosynthese mit Fix. externe, Wundversorgung nach Friedrich, lokale Drainage

Vorgehen: Intubierter Patient. Cefuroxim 1,5g i.v. *schon in der Notfallambulanz gegeben*. Rückenlagerung, Oberkörper um 30° aufgerichtet. Entsprechende Polsterung. Rechter Arm frei beweglich. Wiederholte Hautdesinfektion, übliches steriles Abdecken.

Beginn mit spindelförmiger Exzision der ventralen Hautwunde (4 cm), Nekrektomie von avital imponierendem Fettgewebe, dann losem Fasziengewebe. Der Muskel ist vital, Fremdkörper liegen nicht vor. Ausgiebige Spülung. Lokal 10er Redon. Subkutan- und Hautrückstichnaht.

Nun werden radialseitig über dem distalen Humerus zwei Stichinzisionen gesetzt. Mittels Schere stumpfes Spreizen bis auf den Knochen. Über die entsprechenden Trokare erfolgt im Anschluss das Anbohren, dann bikortikale Eindrehen der Schanzschen Schrauben weitestgehend parallel. Am proximalen Hauptfragment erfolgt die distale der bd. Hautinzisionen, ca. 4 cm lang längslaufend. Anschl. stumpfes Spreizen bis auf den Knochen *unter schrittweisem Einsatz von Langenbeck-Haken zwecks Sicherung des N. radialis*. Zwar kann der N. radialis nicht gesehen werden, er liegt jedoch sicher nicht direkt im Zugangsbereich. Nun auch hier über die Trokare Körnung der Kortikalis, dann Aufbohren, dann Einbringen einer Schanzschen Schraube. Die weiter proximale letzte Schraube wird wieder über eine übliche Stichinzision gesetzt. Alle Schanzschen Schrauben haben gut im Knochen gezogen. Montage der Längsträger und definitive Fixation nach orientierender Frakturreposition unter BV-Kontrolle.

Abschlussdesinfektion. Spannungsfreie Hautrückstichnähte mit Verkleinerung der etwas längeren Inzision an der 2. proximalen Schraube. Steriler Verband. Öffnen der Drainage bei regelhaftem Sog.

Procedere: In Absprache mit den Kollegen der Intensivstation Terminierung der definitiven Versorgungen von Becken und Oberarm. Tägliche Mobilisation der angrenzenden Extremitätengelenke durch die Physiotherapie. Röntgen in 24 h. Engmaschige klinische und laborchemische Kontrollen der Entzündungssituation (offene Fraktur), zudem Antibiose fortsetzen.

A. Eisenkrämer (Assistenzärztin)

7.1.14 Distale Humerusfraktur – ulnare Plattenosteosynthese

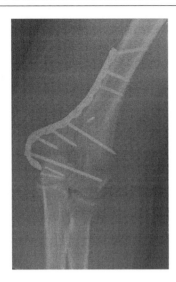

OP-Bericht, Klinik für Unfall- und Wiederherstellungschirurgie

Pat.-Nr.: 129999873
Aktuelle Klinik: Unfallchirurgie
Pat.-Name: Gallin, Svetlana

Fall-Nr.: A3131411/2010
Station: B3-2
Geb.-Dat.: 21.08.1990
Geschlecht/Alter: w, 20 J.

OP-Datum: 12.12.2010
OP-Dauer (Schnitt/Naht): 10.57 – 11.42 Uhr
Saal: B 4

Personal:
Operateur: OA Dr. L. Jansch
1. Assistent: OA Dr. L. Irlenbusch
2. Assistent: A. Eisenkrämer

Anästhesist: Fr. C. Rippenstiel-Beyerlein
Anästhesieschw./-pfl.: B. Senftenberg
OP-Schwester/-pfl.: D. Rameloh
OP-Springer: F. Fahrig

Bericht

Vorgeschichte/Indikation: Die Pat. ist am Vortag im eigenen Haus auf einer Treppe gestolpert u. gestürzt, hat versucht den Sturz abzufangen. Hierbei wurde der linke Arm beim Sturz treppab (ca. 10 Stufen) verdreht. Bei Instabilität des EB besteht die Indikation zur Operation, in die die Pat. bei entspr. Risikoaufklärung eingewilligt hat.

Diagnose: Geschlossene, dislozierte Abscherfraktur des Condylus ulnaris humeri links (AO 13 B2)

Operation: Neurolyse des N. ulnaris, offene Reposition, Osteosynthese mittels 9-Loch-Titan-LCP und Minifragmentschrauben

Vorgehen: Ungestörte Plexusanästhesie. Clindamycin 600 mg i.v. (*bei bekannter Cephalosporinallergie*). Rückenlage, entsprechende Polsterung. Linker Arm auf einem Armtisch frei ausgelagert. Wiederholte Hautdesinfektion, übliches steriles Abdecken.

Typischer ulnarer axialer, ca. 9 cm langer Hautschnitt vom palpablen distalen Epicondylus nach kranial. Schichtweise Präparation, sukzessive Blutstillung. Auf den digital spürbaren N. ulnaris im Sulcus wird nach ulnodorsal weiterpräpariert. Hier kommt der Nerv unkompliziert zur Darstellung, wird angezügelt und schonend nach kranial und kaudal auf Schnittlänge dargestellt. Nun partiell Lösung des Periostes bzw. des ligamentären Ansatzes bis die Frakturränder sicher dargestellt sind. Neben dem Hauptfragment liegen weitere kleine Fragmente vor. Vor Reposition des Kondylenhauptfragmentes werden die Kleinfragmente mit Minischrauben neutral fixiert. Anschl. kann das Epikondylenfragment anatomisch auf den distalen Humerus reponiert werden. Retention mittels K-Draht. Zubiegen der o.g. Platte, die der lokalen Anatomie exakt angepasst wird. Über den K-Draht wird die Platte an den Humerus geschoben. Schrittweiser bikortikaler Schraubenbesatz in üblicher Weise. BV-Kontrolle, eine Schraube kreuzt die Fossa olecrani, stört hier bei *funktioneller Prüfung* auch die Streckung. Wahl einer kürzeren Schraube, die anschl. das Eintauchen des Olecranons in die Fossa nicht mehr behindert, Ellenbogen klinisch voll streckbar. Nochmals BV-Kontrolle, anatomische Reposition, nun gute Implantatlage.

Ausgiebige Spülung (500 ml), Kontrolle auf Bluttrockenheit. Redon nicht notwendig. Bei funktioneller Kontrolle frei beweglicher EB, *der N. ulnaris wird hierbei durch das Implantat nicht kompromittiert*. Refixation der partiellen Kolateralbandlösung mittels periostaler Naht. Weiterer schichtweiser Wundschluss. Hautrückstichnähte, steriler Verband. Elastokompressive Wickel.

Procedere: Übliche Wund- u. Laborkontrollen. Röntgen nach 24 h sowie nach 2 + 6 Wochen. Mobilisation bei übungsstabiler Osteosynthese frei, nicht gegen Widerstand. Analgesie und Thromboseprophylaxe nach Maßgabe der Stationsärzte. Ambulante Weiterbehandlung durch uns.

OA Dr. med. L. Jansch (FA f. Chirurgie, Orthopädie und spez. Unfallchirurgie)

7.1.15 Distale Humerusfraktur – bilaterale Plattenosteosynthese

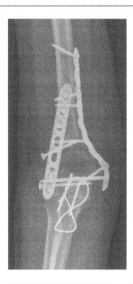

OP-Bericht, Klinik für Unfall- und Wiederherstellungschirurgie

Pat.-Nr.: 223879572
Aktuelle Klinik: Unfallchirurgie
Pat.-Name: Prell, Kevin Marcel

Fall-Nr.: A3960561/2010
Station: B3-1
Geb.-Dat.: 27.08.1986
Geschlecht/Alter: m, 24 J.

OP-Datum:23.8.2010
OP-Dauer (Schnitt/Naht): 00.57 – 03.11 Uhr
Saal: B 2

Personal:
1. Operateur: Dr. H. Siekmann
2. Operateur: C. Bauer
Assistent: Dr. M. Schulz

Anästhesist: Dr. Y. Habib
Anästhesieschw./-pfl.: B. Bach
OP-Schwester/-pfl.: D. Rameloh
OP-Springer: B. Seifert

Bericht

Vorgeschichte/Indikation: Dem Pat. wurde im Rahmen tätlicher Auseinandersetzungen von Rechten und Linken mit einem Metallrohr gegen den distalen rechten Oberarm geschlagen. Aufgrund der umfangreichen Frakturierung und der starken Schmerzen besteht die Indikation zur direkten operativen Versorgung. Taubheit im Ausbreitungsgebiet des N. ulnaris. Der Pat. hat in die OP nach entspr. Aufklärung eingewilligt.

Diagnose: Geschlossene, grob dislozierte distale Humerusmehrfragmentfraktur rechts (AO 13 C3) mit Läsion des N. ulnaris

Operation: Darstellung N. ulnaris, Olecranonosteotomie *(Chevron);* offene Reposition, Osteosynthese mittels bilateraler KFI-Titan-LCP (7- und 9-Loch) + Zugschrauben, Zuggurtungsosteosynthese des Olecranons

Vorgehen: Ungestörte ITN. Cefuroxim 1,5 g i. v. Bauchlagerung, entsprechende Sicherung und Polsterung. Rechter Arm frei beweglich auf einem Armbänkchen, Ellenbogen 90° gebeugt. BV-Kontrolle, gute Darstellbarkeit. Wiederholte Hautdesinfektion, übliches steriles Abdecken.

Hautlängsschnitt über dem distalen Humerus, radiale Umschneidung der Olecranonspitze. Präparation bis auf die Trizepsfaszie, dann bilaterales Vorgehen an den lateralen Kanten des M. triceps brachii entlang. Sukzessive Blutstillung. Beginn radial mit Lösung der hier am Kondylus einstrahlenden Trizepsfasern, darunter schon der distale Humerus. Hämatomentlastung. Mit dem Raspatorium wird die Muskulatur nach kranial von der radialen Humeruskante gelöst, dorsal ist dies stumpf schonend digital möglich. Die Fraktur reicht bis deutlich metaphysär.

Zuwenden ulnarseitig. Ebenso Lösung von Trizepsfasern vom distalen Humerus. Vorsichtige überwiegend stumpf spreizende Präparation auf den im Sulcus ulnaris tastbaren N. ulnaris zu. Anschlingen desselben und weitere schonende Präparation nach kranial und distal. Eine Kontinuitätsunterbrechung besteht nicht, ein kleines spitzes Fragment ist jedoch in den Nerven eingedrungen, hier ist der Nerv und das Perineurium deutlich unterblutet, ödematös geschwollen. Bergung des Fragmentes.

Telefonische Rücksprache mit Dr. Scharf (Neurochir.): keine Intervention notwendig.

Weitere Präparation am ulnaren Schaft mittels Raspatorium, Vorbereitung des Plattenlagers. Sukzessive Blutstillung. Trotz wiederholter Versuche gelingt eine akzeptable Einrichtung der Fraktur nicht, da sich die zentrale humerale Gelenkfläche nicht adäquat einrichten lässt. Entscheid zur Osteotomie des Olecranons nach Chevron. Verlängerung des Hautschnitts auf dem dorsalen proximalen Ulnaschaft. Die rupturierte Bursa olecrani wird reseziert. Bilateral schichtweise Präparation auf das Olecranon zu. Sukzessive Blutstillung. Markierung der V-Osteotomie mit dem Elektrokauter, anschl. Setzen der *V-förmigen Osteotomie (Chevron),* die zentral aufeinander zuläuft. Die letzten Millimeter wird das Osteotom bilateral eingesetzt. Über eine Naht wird das Olecranon (feucht eingewickelt) nach kranial auf dem rückseitigen Oberarm fixiert. Nun gute Sicht auf die Fraktur, insgesamt 3 Gelenkflächenfragmente, zusätzlich radial und ulnar ein größeres Zwischenfragment. Diese bd. Fragmente werden zuerst reponiert, radial mittels K-Draht, ulnarseitig mittels Zugschraube fixiert. Im Anschluss gelingt nun auch die schrittweise Reposition der Gelenkfragmente, die dann mit K-Drähten fixiert werden. Der anatomisch stehende Gelenkblock wird von radial mit einer KFI-Neutralisationsschraube verblockt, dies gelingt ohne Probleme. *Der Gelenkblock steht stufenlos.* Mit der Schablone werden die bd. genannten Platten zugebogen. Radiodorsale Auflage der 7-Loch-Platte. Diese adressiert zusätzlich das radiale Zwischenfragment, reicht deutlich auf den radialen Kondylus. Fixation mit zwei KFI-Schrauben kranial und kaudal, guter Zug der Schrauben. Die ulnare Platte passt sich den lokalen

Verhältnissen nach leichter Biegungskorrektur ebenfalls gut an, wird kranial u. kaudal mit je einer KFI-Schraube fixiert. *Sie überragt in gewünschter Weise nach kranial das Ende der radialen Platte (Minimierung des Stressmomentes)*. BV-Kontrolle, gute Implantatlage, angenähert anatomische Reposition. Nun weiterer Plattenbesatz mit teils winkelstabilen KFI-Schrauben unter Beachtung der Fossa, schaftseits bikortikal, gelenkseits teils monokortikal und bis subchondral reichend. Alle Schrauben ziehen exzellent im Knochen. Entfernung der K-Drähte. BV-Kontrolle, weiterhin gute Implantatlage, gute Reposition.

Zuwenden zum Olecranon, Reposition des Olecranons, das sich unkompliziert in der V-Osteotomie einstellt. Einbohrung zweier paralleler 1,5er K-Drähte bikortikal und knapp subchondral. Über eine quere Bohrung durch die proximale Ulna an typischer Stelle wird nun der 1,25er Cerclagedraht geführt anschl. achtertourförmig um die K-Drähte gelegt. Vorlagen zweier Zwirbel. Nun leichter Rückzug und schräge Kürzung der K-Drähte. Umbiegung um 180°, Vortreiben und Einschlagen mit den spitzen gebogenen Enden in üblicher Weise. Nun werden noch die beiden Zwirbel schrittweise unter symmetrischem Spannungsaufbau angezogen, hierunter sichere Kompression der Osteotomie. BV-Abschluss, gute Lage der Implantate, gute Repositionen. Funktionelle Kontrolle ohne Einschränkungen in Ex./Flex. und Rotation. *Der N. ulnaris wird nicht durch Metall irritiert, liegt spannungsfrei im Sulcus*.

Ausgiebige Spülung des langstreckigen Zugangs (1.000 ml). Abschlusskontrolle auf Bluttrockenheit. 2-mal 10er Redon lokal. Schichtweiser Wundschluss der Wunde in üblicher Weise. Spannungsfreie Hautklammernähte. Steriler Verband. Öffnen der Drainagen bei regelhaftem Sog.

Procedere: Analgesie und Thromboseprophylaxe nach Maßgabe der Stationsärzte. Redon ex. und Röntgen nach 48 h sowie 2 + 6 Wochen. Aktive und assistierte freie Mobilisation. Klammern nach 12 bis 14 Tagen entfernen. Weiterbehandlung durch niedergelassenen Unfallchirurgen. Postoperativ neurologische Verlaufskontrollen.

Dr. med. H. Siekmann (spez. Unfallchirurg)

7.1.16 Capitulum-humeri-Fraktur – dorsale Platten- u. Schraubenosteosynthese

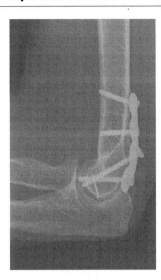

OP-Bericht, Klinik für Unfall- und Wiederherstellungschirurgie

Pat.-Nr.: 129996673   **Fall-Nr.:** A3531429/2010
Aktuelle Klinik: Unfallchirurgie   **Station:** B3-2
Pat.-Name: Doberschütz, Maik   **Geb.-Dat.:** 22.08.1969
                                            Geschlecht/Alter: m, 41 J.

OP-Datum: 12.09.2010
OP-Dauer (Schnitt/Naht): 14.41 – 15.59 Uhr
Saal: B 6

Personal:
Operateur: OA Dr. L. Irlenbusch   **Anästhesist:** Fr. Dr. M. Bauer
1. Assistent: OA Dr. L. Jansch   **Anästhesieschw./-pfl.:** B. Senftenberg
2. Assistent: C. Bauer   **OP-Schwester/-pfl.:** X. Montez
                                            OP-Springer: B. Seifert

Bericht

Vorgeschichte/Indikation: Der Pat. hat einen Sturz beim privaten Squashspiel mit dem gestreckten rechten Arm abgefangen. Klinisch und radiologisch Nachweis der nachstehenden Verletzung, Indikation zur Operation bei dislozierter Gelenkfläche. Der Pat. hat in das operative Vorgehen nach entspr. Risikoaufklärung eingewilligt.

Diagnose: Geschlossene, dislozierte Fraktur des Capitulum humeri rechts (AO 13 B3)

Operation: Offene Reposition, Osteosynthese mit 4-Loch-KFI-Titan-Platte und Minifragmentinstrumentarium, lokale Drainage

Vorgehen: Unkomplizierte ITN. Cefuroxim 1,5 g i.v. Rückenlagerung, rechter Arm frei auf einem mobilen Armtisch ausgelagert. Entsprechende Polsterung. BV-Kontrolle, gute Darstellbarkeit der knöchernen Strukturen. Wiederholte Hautdesinfektion, übliche sterile Abdeckung.
　　Axialer, leicht gebogener Hautschnitt vom Condylus radialis nach kranial auf ca. 6 cm Länge. Schichtweise Präparation, sukzessive Blutstillung. Axiale FASzienspaltung. Nach Erreichen des Kondylus wird der Zugang schichtweise noch etwas nach distal gerade bis an das Radiusköpfchen heran verlängert. Zuerst Arthrotomie unter Entlastung eines frischen Hämatoms mit Fettaugen, hierbei wird das Lig. anulare durchtrennt. Die Fraktur ist nun gut sichtbar, neben dem Hauptfragment bestehen radial 2 erbsengroße Schalenfragmente, diese noch mit Weichteilanhang. Die Fraktursituation lässt eine dorsale Plattenauflage sinnvoll erscheinen, da die Größe des Hauptfragmentes nur die Platzierung zweier Schrauben im Kapitulumfragment zulässt. Scharfe Lösung von Fasereinstrahlungen des M. triceps vom laterodorsalen Kondylus sowie Präparation des Plattenlagers auf dem dorsalen radialen Kondylus mittels Raspatorium. Eine KFI-4-Loch-Platte wird dem dorsalen Kondylus angepasst. Nun Reposition des Kapitulums und Retention mit der scharfen Repositionszange. Auflage der Platte und in üblicher Weise Besatz der Platte auf das Kapitulum zu mit einer ersten KFI-Schraube. Hierbei rutscht das Fragment ab. Schraubenlösung. Zuwendung zu den beiden lateralen Kleinfragmenten, Reposition zwecks Bildung eines radialen Widerlagers für das Kapitulumfragment. Fixation der Fragmente mit je einer sicher im Knochen anziehenden Minifragmentschraube. Nun wird das Kapitulum erneut reponiert, mit Zange retiniert. Nochmals dorsale Plattenauflage und Einbringen einer ersten Schraube auf das Capitulum zu. Gute Fixation der Schraube im Knochen, die Schraube endet subchondral. Anschl. werden noch 2 weitere Schrauben gesetzt, eine erneut auf das Kapitulum zu. Dieses ist anschl. gut fixiert, die bd. distalen Schrauben enden subchondral, die proximale liegt bikortikal. BV-Abschluss, gute Reposition, gute Implantatlage.
　　Ausgiebige Spülung (500 ml), Kontrolle auf Bluttrockenheit. 10er Redon i.a. Dezidierte Naht des Lig. anulare mit Vicryl 2-0. Weiterer schichtweiser Wundschluss. Spannungsfreie Hautrückstichnähte, steriler Verband. Öffnen der Drainage bei regelhaftem Sog. Elastokompressive Wickel.

Procedere: Übliche Wund-/Laborkontrollen. Röntgen nach 48 h nach Redonentfernung sowie nach 2 + 6 Wochen. Mobilisation bei übungsstabiler Osteosynthese frei, nicht gegen Widerstand. Analgesie u. Thromboseprophylaxe nach Maßgabe der Stationsärzte. Ambulant weiter bei niedergelassenem Unfallchirurgen.

Dr. L. Irlenbusch (FA f. spez. Unfallchirurgie)

7.2   Radius und Ulna

H. Siekmann, L. Jansch

7.2.1 Radiusköpfchenfraktur – Schraubenosteosynthese

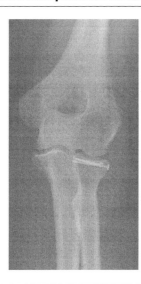

OP-Bericht, Klinik für Unfall- und Wiederherstellungschirurgie

Pat.-Nr.: 200946318
Aktuelle Klinik: Unfallchirurgie
Pat.-Name: Janz, Jan

Fall-Nr.: B9337198/2010
Station: B3-3
Geb.-Dat.: 29.03.1985
Geschlecht/Alter: m, 25 J.

OP-Datum: 22.07.2010
OP-Dauer (Schnitt/Naht): 10.51 – 11.39 Uhr
Saal: B 5

Personal:
Operateur: Dr. K. Schendel
1. Assistent: Dr. H. Siekmann
2. Assistent: V. van Grachten (PJ)

Anästhesist: Fr. Dr. M. Bauer
Anästhesieschw./-pfl.: B. Senftenberg
OP-Schwester/-pfl.: X. Montez
OP-Springer: B. Seifert

Bericht

Vorgeschichte/Indikation: Bei privater Radfahrt ist der Pat. in Straßenbahnschienen weggerutscht und gestürzt. Beim Versuch, den Sturz abzufangen hat sich der Pat. den rechten Arm axial gestaucht, sich hierbei die nachstehende Verletzung beigebracht. Nach Risikoaufklärung erfolgt nun am Folgetag die operative Stabilisierung.

Diagnose: Geschlossene, dislozierte Radiusköpfchenmeißelfraktur rechts (Mason II)

Operation: Offene Reposition, Osteosynthese mittels zweier Neutralisationsschrauben (Leibinger-System Größe M), lokale Drainage

Vorgehen: Ungestörte Armplexusanästhesie. Cefuroxim 1,5 g i.v. Rückenlagerung, rechter Arm frei auf einem mobilen Armtisch ausgelagert. Entsprechende Polsterung. Wiederholte Hautdesinfektion, übliches steriles Abdecken. Sterile Blutsperre und -leere bei 250 mmHg.

Typischer geschwungener dorsolateraler Hautschnitt von ca. 7 cm Länge. Subkutan scharfe Präparation bis auf die Faszie. Scharfe Präparation zw. den Extensoren ventral und dem M. anconeus dorsal. Dezidierte Blutstillung. Gelenkeröffnung mit Durchtrennung des Lig. anulare über dem dorsalen Radiusköpfchen. Hierbei Hämatomentlastung. Ausgiebige Spülung. Lösung des eingehakten Abschlagfragmentes mit dem Elevatorium. Nun definitive Sichtung der Frakursituation. Es bestätigt sich eine Fraktur Typ Mason II, wobei das Abschlagfragment zusätzlich eine zentrale Fissur zeigt, der Knorpel deutl. unterblutet ist. Bei guter Knochenqualität ist eine Refixation gerechtfertigt und scheint aufgrund der Fragmentgröße auch mit zwei Schrauben möglich. Reinigung der Frakturflächen, dann Reposition und Retention mittels scharfer Repositionszange. Diese gelingt makroskopisch nahezu stufenlos. In üblicher Weise werden nun zwei 20-mm-Leibingerschrauben aus Richtung des Abschlagfragmentes eingebracht, wobei beide Teile neben der zusätzlichen Fissur gut gefasst werden. Die Schrauben ziehen exzellent in den Knochen, werden jeweils bis subchondral vorgeschraubt. Auch unter Rotation sichere Fixation, kein spürbarer Überstand der Schraubengewinde auf der Gegenseite, kein Reiben beim Durchbewegen. Der BV-Abschluss bestätigt die nahezu stufenlose Reposition und die regelhafte Materiallage in beiden Ebenen. Öffnen der Blutsperre.

Ausgiebige Spülung (500 ml), Kontrolle auf Bluttrockenheit. 10er Redon lokal. Nun schichtweiser Wundschluss, hierbei dezidierte Naht des Lig. anulare mit 4-0er PDS. Invertierende Subkutannaht, Hautrückstichnähte., steriler Verband. Elastokompressive Wickel. Öffnen der Drainage bei regelhaftem Sog.

Procedere: Übliche Wund-/Laborkontrollen. Röntgen nach 48 h nach Entfernung der Redon sowie nach 2 + 6 Wochen. Mobilisation bei übungsstabiler Osteosynthese frei, nicht gegen Widerstand. Analgesie u. Thromboseprophylaxe nach Maßgabe der Stationsärzte. Ambulante Weiterbehandlung bei niedergelassenem Kollegen möglich.

Dr. K. Schendel (FA f. Orthopädie u. Unfallchirurgie)

7.2.2 Radiusköpfchentrümmerfraktur – Resektion und Prothese

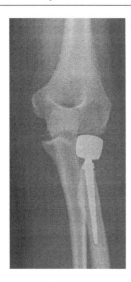

OP-Bericht, Klinik für Unfall- und Wiederherstellungschirurgie

Pat.-Nr.: 200787767

Aktuelle Klinik: Unfallchirurgie

Pat.-Name: von Engelbrecht,
          Eberhardt Gernot

Fall-Nr.: A0100233/2010

Station: B3-1

Geb.-Dat.: 19.11.1955

Geschlecht/Alter: m, 55 J.

OP-Datum: 01.01.2010
OP-Dauer (Schnitt/Naht): 11.11 – 12.22 Uhr
Saal: B 5

Personal:

Operateur: Dr. H. Siekmann

1. Assistent: P. Derst

2. Assistent: C. Nettlau

Anästhesist: Fr. Dr. M. Bauer

Anästhesieschw./-pfl.: B. Senftenberg

OP-Schwester/-pfl.: M. Gabelstab

OP-Springer: B. Seifert

Bericht

Vorgeschichte/Indikation: Der Pat. ist bei der Neujahrsfuchsjagd vom Pferd gestürzt. Hat sich hierbei u.g. Verletzung zugezogen. Eine eingehende Aufklärung über die OP-Notwendigkeit, mögliche Änderungen der Operation bis zur Radiusköpfchenresektion bzw. Zweiteingriffe ist erfolgt. Der Pat. hat schriftlich eingewilligt.

Diagnose: Geschlossene, dislozierte Radiusköpfchenmehrfragmentfraktur links (Mason III), ulnare Kollateralbandruptur

Operation: Radiusköpfchenresektion, Implantation einer zementierten bipolaren Radiuskopfprothese (Typ Judet, 19 mm, 6,5er Schaft), lokale Drainage

Vorgehen: Ungestörte Armplexusanästhesie. Cefuroxim 1,5 g i.v. Rückenlagerung, linker Arm frei auf einem mobilen Armtisch ausgelagert. Entsprechende Polsterung. Wiederholte Hautdesinfektion, übliches steriles Abdecken. Sterile Blutsperre und -leere bei 250 mmHg. BV-Kontrolle und Funktionsprüfung, zusätzliche ulnarseitige Instabilität, Prothese angezeigt.

Typischer geschwungener dorsolateraler Hautschnitt von ca. 7 cm Länge. Subkutan scharfe Präparation bis auf die Faszie. Scharfe Präparation auf bzw. zwischen den Extensoren ventral und dem M. anconeus dorsal. Dezidierte Blutstillung. Gelenkeröffnung mit Durchtrennung des Lig. anulare über dem dorsalen Radiusköpfchen. Hierbei schon Austreten von Fragmenten und Hämatomentlastung. Ausgiebige Spülung mit Bergung weiterer Fragmente, die teils tief in die ventrale Muskulatur gesprengt sind. Eine Rekonstruktion ist nicht möglich, die Indikation zur Prothesenimplantation ist gegeben. In Orientierung an der Prothese erfolgt mit oszillierender Säge die Nachresektion des Radiushalses, hier ist nach Kontrolle mit der Probeprothese zweimalig die Nachresektion notwendig. Anschl. Einbringen des 6,5er Probeschaftes mit 19er Probekopf. Unkomplizierte Reposition, guter Prothesensitz, gute lokale Spannung. Stabilitätskontrolle, diese ist nun auch ulnar ausreichend. Entfernung der Probeimplantate, Einführung des Zementes nach üblicher Zurichtung und Nachschieben des definitiven Schaftes in üblicher Weise und in gewünschter Platzierung. Entfernung von Zementresten, Zementaushärtung. Aufsatz des definitiven Kopfes, unkomplizierte Reposition. BV-Kontrolle, guter Prothesensitz, nur wenig Zement sichtbar, keine verbliebenen Fragmentreste, funktionell Gelenk stabil. daher trotz knöcherner Schuppe ulnarseitig hier keine operative Revision. Beim Durchbewegen keine Reibung. Öffnen der Blutsperre.

Ausgiebige Spülung (500 ml), Kontrolle auf Bluttrockenheit. 10er Redon lokal. Nun schichtweiser Wundschluss, hierbei dezidierte Naht des Lig. anulare mit 4-0er PDS. Invertierende Subkutannaht, Hautklammernähte., steriler Verband. Elastokompressive Wickel. Öffnen der Drainage bei regelhaftem Sog.

Procedere: Übliche Wund-/Laborkontrollen. Röntgen nach 48 h nach Entfernung der Redon sowie nach 2 + 6 Wochen. Mobilisation bei übungsstabiler Situation frei, nicht gegen Widerstand. Analgesie u. Thromboseprophylaxe nach Maßgabe der Stationsärzte. Ambulante Weiterbehandlung in unserer unfallchirurgischen Sprechstunde.

Dr. H. Siekmann (spez. Unfallchirurg)

7.2.3 Olecranonfraktur – Zuggurtung

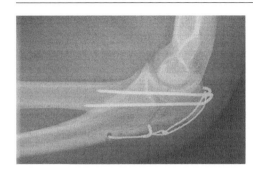

OP-Bericht, Klinik für Unfall- und Wiederherstellungschirurgie

Pat.-Nr.: 224961094
Aktuelle Klinik: Unfallchirurgie
Pat.-Name: Kranon, Ole

Fall-Nr.: A0008363/2010
Station: B3-3
Geb.-Dat.: 07.12.80
Geschlecht/Alter: m, 30 J.

OP-Datum: 19.08.2010
OP-Dauer (Schnitt/Naht): 19.36 – 20.31 Uhr
Saal: B 6

Personal:
Operateur: P. Derst
1. Assistent: Dr. H. Siekmann

Anästhesist: Dr. Y. Habib
Anästhesieschw./-pfl.: B.Bach
OP-Schwester/-pfl.: M. Gabelstab
OP-Springer: F. Fahrig

Bericht

Vorgeschichte/Indikation: Privater Sturz auf einem Kleingartengelände, Anprall direkt am rechten Ellenbogen. Klinisch und radiologisch Nachweis der u.g. Fraktur mit der Indikation zur Operation. Die OP-Einwilligung liegt nach Aufklärung der operationstypischen Risiken vor. Allergien werden auf Nachfrage verneint.

Diagnose: Geschlossene, dislozierte Olecranonabrißfraktur rechts (Schatzker B)

Operation: Bursaresektion, offene Frakturreposition, Osteosynthese mittels Zuggurtung, lokale Drainage

Vorgehen: Ungestörter Armplexus, Cefuroxim 1,5 g i.v. Rückenlagerung, entsprechende Polsterung. Wiederholte Hautdesinfektion, übliches steriles Abdecken. Der rechte Arm wird im Ellenbogen 90°gewinkelt auf einer von links kommenden Beinschale gelagert, hier mittels Tuchklemme fixiert.

Typischer ca. 8 cm langer axialer Hautschnitt vom Olecranon bis über den proximalen Ulnaschaft, hierbei radiales Umschneiden der Olecranonspitze. Die eingeblutete, rupturierte Bursa olecrani wird reseziert. Weitere schichtweise Präparation auf Olecranon und prox. Ulnaschaft zu, sukzessive Blutstillung. Die Fraktur stellt sich entsprechend der Röntgendiagnostik dar. Reinigung des Frakturspaltes mit scharfem Löffel, ausgiebige Spülung. Das zentrale Gelenkflächendeprimat wird mittels Elevatorium angehoben, ein kleines loses laterales Fragment wird zwecks Unterfütterung unter das Deprimat geschoben, um eine Dislokation bei weiterer Reposition der Hauptfragmente zu verhindern. Frakturnahes Setzen eines Bohrloches am Ulnaschaftfragment als Widerlager für die Repositionszange. Reposition der Hauptfragmente, Retention mittels Repositionszange. BV-Kontrolle, anatomische Reposition. Mit den üblichen Instrumentarien werden nun zwei bikortikale, gelenkflächennah subchondral laufende parallele 1,5er K-Drähte platziert. Setzen des queren Bohrlochs durch die Ulna für den Zuggurtungsdraht. Dieser (1,25 mm) wird achtertourig um die K-Drähte und durch das Bohrloch gezogen, in üblicher Weise bilateral locker angezogen. BV-Kontrolle, hierbei zeigt sich die knapp subkortikale Lage des queren Bohrlochs. Entscheid zur Korrektur. Lösung des Zuggurtungsdrahtes. Erneutes Setzen eines queren Bohrlochs, achtertourförmig wird erneut ein 1,25er Draht gelegt und locker bilateral angezogen. BV-Kontrolle, nun gute Lage. Ca. 1 cm Rückzug der K-Drähte, schräges Kürzen, dann Umbiegen um 180°. Vortreiben der Drähte unter Versenken des gebogenen Endes in der Kortikalis. Hierbei wird der 1,25er Draht von den K-Drahtbögen gut umfasst. BV-Kontrolle, die K-Drahtspitzen passieren jeweils die Gegenkortikalis. Weiteres bilaterales Anziehen der beiden Zwirbel unter guter Kompression der Fraktur. BV-Abschluss, anatomische Reposition, exakte Implantatlage. Ausgiebige Spülung (500 ml). Kontrolle auf Bluttrockenheit, keine Drainage notwendig. Schichtweiser Wundschluss. Hautrückstichnähte. Steriler Verband. Elastische Wickel. Öffnen der Drainage bei regelhaftem Sog.

Procedere: Röntgen nach 48 h sowie nach 2 + 6 Wochen. Mobilisation frei unter Schmerzorientierung. Ambulante Weiterbehandlung durch einen niedergelassenen Unfallchirurgen. ME nach ca. 12 bis 18 Monaten (Chrom-Nickel-Implantat). Analgesie und Thromboseprophylaxe nach Maßgabe der Stationsärzte.

P. Derst (Assistenzarzt)

7.2.4 Olecranonfraktur – Plattenosteosynthese

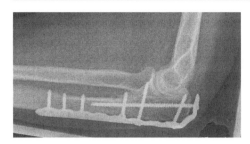

OP-Bericht, Klinik für Unfall- und Wiederherstellungschirurgie

Pat.-Nr.: 224961093

Aktuelle Klinik: Unfallchirurgie

Pat.-Name: Hahn, Franz

Fall-Nr.: A0108364/2010

Station: B3-2

Geb.-Dat.: 01.12.1970

Geschlecht/Alter: m, 39 J.

OP-Datum: 31.03.2010

OP-Dauer (Schnitt/Naht): 20.27 – 22.00 Uhr

Saal: B 5

Personal:

1. Operateur: C. Bauer

2. Operateur: OA Dr. L. Jansch

Anästhesist: Dr. Y. Habib

Anästhesieschw./-pfl.: B.Bach

OP-Schwester/-pfl.: X. Montez

OP-Springer: F. Fahrig

Bericht

Vorgeschichte/Indikation: Privater Sturz auf dem Wohngelände, Anprall direkt am linken Ellenbogen. Klinisch und radiologisch Nachweis der u.g. Abrissfraktur mit deutl. Dislokation, somit Indikation zur Operation. Lokale Schürfung, daher zeitnahe Operation. Die OP-Einwilligung liegt nach Aufklärung der operationstypischen Risiken vor.

Diagnose: Geschlossene, dislozierte Olecranonmehrfragmentfraktur links mit lokaler Schürfung bei Monteggiafraktur

Operation: Bursaresektion, offene Frakturreposition sowie Radiusköpfchenreposition, Osteosynthese mit schmaler KFI-LCP-10-Loch-Platte und interfragmentärer Zugschraube, lokale Drainage

Vorgehen: Ungestörte ITN, *Sobelin 600 mg i.v. (Cephalosporinallergie)*. Rückenlagerung, entsprechende Polsterung. Wiederholte Hautdesinfektion, übliches steriles Abdecken. Der linke Arm wird im Ellenbogen 90°gewinkelt auf einer von rechts kommenden Beinschale gelagert, hier mittels Tuchklemme fixiert.

Typischer ca. 12 cm langer axialer Hautschnitt vom Olecranon über den proximalen Ulnaschaft, hierbei radiale Umschneidung der Olecranonspitze. Die eingeblutete, rupturierte Bursa olecrani wird reseziert. Schichtweise Präparation auf das Olecranon und den prox. Ulnaschaft zu, sukzessive Blutstillung. Darstellung der Fraktur, die sich entsprechend der präoperativen Röntgendiagnostik mehrfragmentär darstellt. Nun auch sichtbar multiple kleinere lose Fragmente. Hier werden die Fragmente ohne Weichgewebekontakt entfernt. Reinigung der Frakturspalte mit scharfem Löffel, ausgiebige Spülung. Das zentrale Fragment wird nun auf das Schaftfragment reponiert, mit Repositionszange retiniert. Es folgt der Versuch der Fixation mit einer KFI-Zugschraube. Letztendlich gelingt diese Fixation erst im dritten Versuch. Die noch vorhandenen bilateralen kleinen Fragmente werden vorerst belassen, nun das Olecranon-fragment auf die bd. zuvor miteinander fixierten Teile reponiert. Die Retention gestaltet sich schwierig, die Zange rutscht ständig ab bzw. liegt der späteren Platte im Weg. Hierauf wird die Retention mittels eines axial eingebrachten K-Drahtes unterstützt, gelingt nun bei nur geringer Frakturdehiszenz akzeptabel. Für die spätere Plattenlage wird noch der Trizepssehnenansatz gekerbt. Wahl der o.g. Platte, *die zw. 1. u. 2. sowie 2. u. 3. Loch jeweils 45° gebogen*, dann der Anatomie am Ulnaschaft angewrungen wird. Nach noch notwendigen Korrekturen legt sie sich dem Knochen exakt an, wird mit dem ersten Loch über den K-Draht gefädelt. Erster exzentrischer Lochbesatz bikortikal am Schaft, die Platte wird gut aufs Olecranon gezogen. Wechsel des K-Drahtes auf eine 80 mm lange axiale Schraube im Ulnaverlauf. Diese presst die Platte jetzt nochmals gut auf den Knochen, führt zudem auf diesem Weg zu einer stufenlosen Frakturkompression. BV-Kontrolle, gute Reposition, gute Plattenlage. Weiterer Besatz mit KFI-Schrauben in typischer Weise, am Schaft bikortikal, gelenkflächennah bis subchondral. BV-Abschluss, anatomische Reposition der Ulnafraktur, Reposition des Radius-köpfchens, exakte Implantatlage, stabile Gelenkführung. Ausgiebige Spülung (500 ml). Kontrolle auf Bluttrockenheit, keine Drainage notwendig. Schichtweiser Wundschluss. Hautrückstichnähte. Steriler Verband. Milde elastokompressive Wickel.

Procedere: Röntgen nach 48 h sowie nach 2 + 6 Wochen. Mobilisation frei unter Schmerzorientierung. Ambulante Weiterbehandlung in unserer unfallchir. Sprechstunde. Fäden nach 12 Tagen postoperativ entfernen. ME nach ca. 12 bis 18 Monaten möglich. Analgesie und Thromboseprophylaxe nach Maßgabe der Stationsärzte.

C. Bauer (Assistenzarzt), Dr. med. L. Jansch (FA f. Chirurgie, Orthopädie u. spez. Unfallchirurgie)

7.2.5 Luxationsfraktur des Ellenbogengelenkes – Schrauben und Nähte

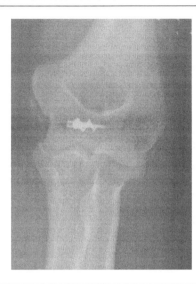

OP-Bericht, Unfall- und Wiederherstellungchirurgie

Pat.-Nr.: 144768043   **Fall-Nr.:** B0056565/2010
Aktuelle Klinik: Unfallchirurgie   **Station:** B3-1
Pat.-Name: Pirinja, Kai   **Geb.-Dat.:** 09.07.1990
                            Geschlecht/Alter: m, 20 J.

OP-Datum: 20.08.2010
OP-Dauer (Schnitt/Naht): 10.20 – 12.01 Uhr
Saal: B 4

Personal:
Operateur: Dr. H. Siekmann   **Anästhesist:** Fr. Dr. M. Bauer
1. Assistent: C. Bauer   **Anästhesieschw./-pfl.:** B. Senftenberg
2. Assistent: C. Nettlau   **OP-Schwester/-pfl.:** X. Montez
                            OP-Springer: F. Fahrig

Bericht

Vorgeschichte/Indikation: Privater Sturz als Skater in der Halfpipe. Genauer Hergang unklar. Frustraner Repositionsversuch durch Notarzt. Nach Reposition in der Klinik im Anschluss deutl. spürbare Gelenkinstabilität. Konventionell radiologisch zeigte sich u.g. Verletzung, im MRT zudem »bone bruise« am distalen Humerus sowie eine bilaterale Kollateralbandinstabilität. In die notwendige Operation hat der Pat. nach entsprechender Risikoaufklärung schriftlich eingewilligt.

Diagnose: Geschlossene Ellenbogenluxation links mit Abriss des Proc. coronoideus (Regan u. Morrey I) und bilateraler Kollateralbandinstabilität

Operation: Ulnare Kollateralbandrefixation mittels Corkskrew-Anker sowie interligamentärer Naht ulnar und radial (3-0 PDS)

Vorgehen: Ungestörte ITN. Cefuroxim 1,5 g i.v. Rückenlagerung, Arm frei ausgelagert. Entsprechende Polsterung. Blutsperre und -leere bei 250 mmHg. Wiederholte Hautdesinfektion, übliches steriles Abdecken.
  Typischer ulnarer leicht gebogener, ca. 6 cm langer Hautschnitt vom palpablen distalen Epicondylus ulnaris nach kaudal. Schichtweise Präparation auf den Epicondylus ulnaris zu. Hier sichtbar das teils periostal, teils interligamentär gerissene Kollateralband. Dann Präparation auf den Sulcus zu. Hier kommt der Nerv zur Darstellung, wird auf Wundlänge freipräpariert und angezügelt. Bei breitem Abriss des Kollateralbandes wird dieses mittels zweier sicher fassender U-Nähte über einen in entsprechender Weise am Epicondylus ulnaris eingebrachten Corkskrew-Anker am Knochen fest refixiert, kommt breit zur Adaptation. Sodann wird noch der interligamentärer Rupturanteil mittels PDS-U-Nähten stabilisiert. Die BV-Kontrolle zeigt eine relativ tiefe Lage des Metallankers, ein Rückzug bzw. eine Neuplatzierung ist jedoch bei stabil imponierender Situation sinnlos. Ausgiebige Spülung (500 ml), schichtweiser Wundschluss bei spannungsfrei gelegtem N. ulnaris. Hautrückstichnähte.
  Nun typischer geschwungener leicht dorsal gelegter radialer Hautschnitt von ca. 6 cm Länge. Subkutan scharfe Präparation bis auf die Faszie. Scharfe Präparation auf bzw. zwischen den Extensoren ventral und dem M. anconeus dorsal. Dezidierte Blutstillung. Einblutungen und komplette interligamentäre Ruptur des radialen Kollateralbandapparates. Gelenkeröffnung über eine Stichinzision der Kapsel mit Hämatomentlastung, wenig Fettaugen. Ausgiebige Spülung. Kapselverschluss und anschl. interligamentäre Naht des radialen Kollateralbandes mittels zweier PDS-U-Nähte. Hierbei kommen die Bandstümpfe breit zur Adaptation. *BV-kontrollierte geführte Gelenkbewegung, stabile Verhältnisse.* Der BV-Abschluss bestätigt die achsgerechte Gelenkstellung und die regelhafte Materiallage. Öffnen der Blutsperre.
  Ausgiebige Spülung (500 ml), Kontrolle auf Bluttrockenheit. 10er Redon lokal. Nun schichtweiser Wundverschluss auch radial. 10er Redon i.a. Invertierende Subkutannaht, Hautrückstichnähte spannungsfrei, steriler Verband. Elastokompressive Wickel. Öffnen der Drainage bei regelhaftem Sog.

Procedere: Übliche Wund-/Laborkontrollen. Röntgen nach 48 h nach Entfernung der Redon sowie nach 2 + 6 Wochen. Mobilisation nach Anlage einer Bewegungsorthese. Analgesie u. Thromboseprophylaxe nach Maßgabe der Stationsärzte. Ambulante Weiterbehandlung in unserer unfallchir. Sprechstunde.

Dr. med. H. Siekmann (spez. Unfallchirurg)

7.2.6 Monteggia like-lesion – bilaterale Versorgung über Boyd-Zugang

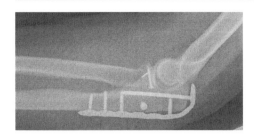

OP-Bericht, Unfall- und Wiederherstellungschirurgie

Pat.-Nr.: 098000723

Aktuelle Klinik: Unfallchirurgie

Pat.-Name: Panther, Paul

Fall-Nr.: B3776015/2010

Station: B3-3

Geb.-Dat.: 12.09.63

Geschlecht/Alter: m, 47 J.

OP-Datum: 17.01.2011

OP-Dauer (Schnitt/Naht): 11.04 – 13.02 Uhr

Saal: B 5

Personal:

Operateur: Dr. K. Schendel

1. Assistent: Dr. H. Siekmann

2. Assistent: P. Derst

Anästhesist: Dr. Y. Habib

Anästhesieschw./-pfl.: B. Bach

OP-Schwester/-pfl.: S. Sauerteig

OP-Springer: S. Sonntag

Bericht

Vorgeschichte/Indikation: Der Patient ist auf dem Heimweg von der Arbeit mit dem Rad auf Eis weggerutscht, gestürzt und hat sich hierbei den gestreckten Arm rechts im Ellenbogengelenk gestaucht, zog sich die u.g. Verletzung zu.

Diagnose: Geschlossene Ellenbogengelenksluxationsfraktur (Monteggia like-lesion) rechts

Operation: Zugang nach Boyd, offene Repostion der Radiusköpfchenmeißelfraktur und Schraubenosteosynthese (Leibinger-System), offene Reposition der Olecranonmehrfragmentfraktur und Osteosynthese mit Zugschraube sowie 8-Loch-Titan-LCP, lokale Drainage

Vorgehen: Ungestörte ITN, Cefuroxim 1,5 g i.v. Bauchlagerung, entsprechend umfangreiche Polsterung. Linker Arm frei beweglich. Vorlage einer Blutsperre. BV-Kontrolle, Ellenbogengelenk gut einstellbar. 3fache Desinfektion, übliches steriles Abdecken. Steriles Auswickeln des Armes, Aufbau der Blutsperre (250 mmHg).

Axialer, leicht gebogen laufender Hautschnitt, knapp kranial der Olecranonspitze beginnend und selbige radial umfahrend, dann radialseitig an der Ulna entlang. Subkutane Präparation, sukzessive Blutstillung. Nun Lösung der Muskulatur über dem Radiusköpfchen (M. anconeus) von der radialseitigen Ulna. Hierbei kommt die schon zuvor sichtbare Fraktur der Ulna als Mehrfragmentfraktur gut zur Darstellung. Nach Ablösung des M. anconeus erfolgt die Öffnung der Ellenbogengelenkskapsel einschl. der Durchtrennung des Lig. anulare. Über kleine Hohmann-Haken am Radiushals stellt sich nun die Radiusköpfchenmeißelfraktur dar. Es zeigt sich eine 3-Teile-Fraktur, ein Hauptfragment plus zwei Abschlagfragmente. Diese zeigen sich jedoch noch ausreichend groß, um eine Osteosynthese zu ermöglichen. Fragmentbergung, Reinigung von Hämatom. Durch Rotationen wird die Fraktur in entspr. Stellung gebracht, um die Fragmente zu reponieren. Unter Würdigung weiterer chondraler Kontusionen und eines chondralen Abschlagrandes gelingt die Reposition nahezu stufenlos. Retention des ersten Fragmentes mittels eines 1,25er K-Drahtes. Reposition des zweiten Fragmentes, das sich auch akzeptabel einpasst. Dieses kann nicht mittels K-Draht retiniert werden, da hierdurch die Implantation der ersten Schrauben behindert wird. Somit digitales Halten des Fragmentes und Platzierung einer ersten KFI-Schraube subchondral zur zentralen Radiusköpfchengelenkfläche, wobei der Schraubenkopf subchondral versenkt wird. Die Schraube zieht gut im Knochen. Nun kann erstgenannter K-Draht entfernt und im Bohrkanalverlauf eine zweite sowie dann dritte Leibinger-Schraube implantiert werden. Auch diese ziehen gut im Knochen. Bei anschließender Rotation des Radius zeigt sich die Osteosynthese stabil.

Vor Zuwenden zur Ulnamehrfragmentfraktur wird der Proc. coronoideus kontrolliert, der sicher am ulnaren Schaftfragment sitzt. Scharfes Lösen von Faszienfasern und frakturnah von Periost zur dorsalen Ulnakante hin. Nun ist die Frakturregion gut sichtbar, es erfolgt, soweit möglich, die Reinigung der Frakturränder von eingeschlagenem Periost und Hämatom. Hierbei wird ein erbsengroßes kortikales Fragment, ohne Kontakt zum Weichgewebe, geborgen und verworfen. Nun schrittweise Reposition der 4 Hauptfragmente, wobei ein 1. Schaltfragment am Schaftfragment mittel KFI-Zugschraube fixiert wird, das 2. Schaltfragment mittels K-Draht retiniert wird. Nach Reposition des proximalen Hauptfragmentes wird das Konstrukt mit einer von dorsal in das Olecranon eingebohrten K-Drahtes längs über den Markraum geschient. Nun in üblicher Weise Zubiegen und -wringen einer 8-Loch-LCP *(je 45° zw. 1-2-3 Loch)*. Kerbung des Trizepssehnenansatzes am Olecranon zur knochennahen Platzierung der Platte. Diese wird anschließend im proximalen Loch über den längs laufenden K-Draht geschoben und auf der proximalen Ulna platziert. Nochmals Entfernung der Platte und weiteres Zuwringen, anschließend lässt sich die Platte an die ossäre Anatomie anlegen. Erster Schraubenbesatz der Platte exzentrisch am Schaftfragment, wodurch die Platte am Olecranonfragment noch näher an den Knochen gezogen wird. BV Lagekontrolle, gute Positionierung der Platte. Nun wird das proximale Fragment über eine stumpfe Repositionszange an der Platte gehalten, der längs laufende K-Draht aus der Ulna entfernt, eine 70 mm lange KFI-Schraube winkelstabil im Schaftverlauf der Ulna über das proximale Plattenloch eingebracht. Diese zieht exzellent im Knochen, drückt auch proximal die Platte definitiv an den Knochen. BV-Kontrolle, gute Implantatlage, gute Reposition. Nun weiterer Besatz mit KFI-Schrauben, schaftseits bikortikal, gelenknah mit bis subchondral reichenden Schrauben. Alle Schrauben ziehen exzellent, übungsstabile Osteosynthese. Nun BV-Abschluss, gute Reposition der Radiusköpfchenfraktur, anatomische Reposition der Ulnafraktur bei regelhaft liegenden Implantaten. *Durchbewegen des Ellenbogengelenks, stabile Osteosynthese, kein intraartikuläres Reiben.*

Spülung des Wundgebietes (500 ml). Öffnen der Blutsperre, Nachkoagulation. 10er Redon knochennah. Soweit möglich Refixation der Faszie, teils am Osteosynthesematerial. Subkutannaht, spannungsfreie Hautrückstichnaht. Steriler Verband. Öffnen der Drainage bei regelhaftem Sog.

Procedere: Engmaschige Wund- und Laborkontrollen. 48 h nach Osteosynthese Entfernung der Drainage und übliche Röntgenkontrollen, weitere Röntgenkontrollen nach 2 und 6 Wochen. Übungsstabile Osteosynthese, schmerzorientiert freie Mobilisation in Rotation/Abduktion und Adduktion. Ambulante Weiterbehandlung in unserer D-Arzt-Sprechstunde.

Dr. med. K. Schendel (FA f. Ortho. u. UChir.)

7.2.7 Ulnaschaftfraktur – antegrade Markraumschienung (Prevot)

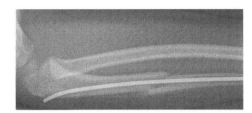

OP-Bericht, Unfall- und Wiederherstellungschirurgie

Pat.-Nr.: 233563211

Aktuelle Klinik: Unfallchirurgie

Pat.-Name: Colada, Pina

Fall-Nr.: B0093421/2010

Station: B 3-2

Geb.-Dat.: 29.02.1945

Geschlecht/Alter: w, 65 J.

OP-Datum: 28.12.2010

OP-Dauer (Schnitt/Naht): 16.15 – 16.35 Uhr

Saal: B 3

Personal:

Operateur: A. Eisenkrämer

1. Assistent: Dr. H. Siekmann

Anästhesist: Fr. Dr. B. Schenk

Anästhesieschw./-pfl.: B. Senftenberg

OP-Schwester/-pfl.: S. Sauerteig

OP-Springer: X. Montez

Bericht

Vorgeschichte/Indikation: Die Pat. ist vor 5 Tagen nach dem Einkauf auf dem Weg nach Haus gestürzt, hierbei mit dem linken Unterarm gegen ein Treppengeländer geschlagen. Bei anhaltenden Beschwerden nach dem Weihnachtsfest gestern Vorstellung in der NFA, radiologisch Nachweise der deutlich dislozierten Fraktur mit Entscheid zur Operation und ambulante OP-Vorbereitung mit entsprechender Risikoaufklärung.

Diagnose: Geschlossene, dislozierte Ulnaschaftschrägfraktur links (AO 22 A1)

Operation: Geschlossene Reposition, Osteosynthese mittels 2,5er Prevot-Titan-Nagel

Vorgehen: Ungestörte Plexusanästhesie. i.v.-Antibiose mit Cefuroxim 1,5 g. Rückenlagerung, entsprechende Polsterung, li. Arm frei auf Armtisch beweglich. Wiederholte Hautdesinfektion, übliches steriles Abdecken.

Unter BV-Kontrolle in beiden Ebenen Reposition der Fraktur, diese gelingt mit üblichen Manövern unkompliziert, rastet spürbar ein. Nun Zuwenden zum Olecranon. Axiale Stichinzision eher radial neben dem Trizepssehnenansatz. Mittels Pfriem Präparation des gewünschten Nageleintritts auf den Markraum zu. Die Spitze des Nagels wird etwas begradigt. Nun Eintreiben und Vorschieben des Nagels bis in Höhe der Fraktur. Hier hat sich die vormals gute Reposition wieder etwas verschoben, wird erneut eingerichtet. Anschl. kann mit dem Nagel die Frakturregion passiert werden. Das Nagelende wird auf den Proc. styl. ulnae ausgerichtet, hier eingerastet. Unter BV in beiden. Ebenen steht die Fraktur mit geringem Versatz um hälftige Kortikalis, ansonsten regelhaft in der Achse. Die funktionelle Kontrolle zeigt bei Rotation stabile Verhältnisse. Proximal Kürzung des Nagels subkutan. Lokale Spülung. Subkutannaht, Hautrückstichnähte. Steriler Verband.

Procedere: Analgesie und Thromboseprophylaxe nach Maßgabe der Stationsärzte. Röntgen nach 24 h sowie 2 + 6 Wochen. Funktionelle freie Nachbehandlung, Außenrotation nur schmerzorientiert, nicht gegen Widerstand. Nahtmaterial nach 12 bis 14 Tagen entfernen. Relative Indikation zur Materialentfernung, nicht vor Ablauf von 12 bis 18 Monaten.

A. Eisenkrämer (Assistenzärztin)

7.2.8   Unterarmschaftfraktur – bilaterale Plattenosteosynthese

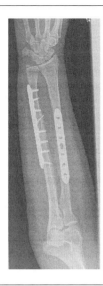

OP-Bericht, Unfall- und Wiederherstellungschirurgie

Pat.-Nr.: 233199073

Aktuelle Klinik: Unfallchirurgie

Pat.-Name: Immergrün, Mandy

Fall-Nr.: B2030397/2010

Station: B 3-3

Geb.-Dat.: 29.11.1979

Geschlecht/Alter: w, 31 J.

OP-Datum: 10.12.2010

OP-Dauer (Schnitt/Naht): 16.15 – 17. 03 Uhr

Saal: B 3

Personal:

1. Operateur: Dr. H. Siekmann

2. Operateur: Dr. M. Schulz

Assistent: Ch. Nettlau

Anästhesist: Dr. Y. Habib

Anästhesieschw./-pfl.: B. Senftenberg

OP-Schwester/-pfl.: X. Montez

OP-Springer: S. Sauerteig

Bericht

Vorgeschichte/Indikation: Die Patientin hat bei einer tätlichen Auseinandersetzung mit ihrem Ehemann mit einem Holzstock einen Schlag auf den rechten Unterarm erhalten u. zog sich die nachstehende Verletzung zu. Der primär vom NA angelegte Verband wird erst im OP gelöst. Bei offener Fraktur Entscheid zum zeitnahen operativen Vorgehen ohne Nüchternheitsgrenze und im Einvernehmen mit der Patientin.

Diagnose: II° offene, dislozierte Unterarmschaftfraktur rechts (AO 22 C3)

Operation: Offene Reposition, Osteosynthese mittels 7- und 8-Loch-Titan-KFI-LCP und interfragmentärer Zugschraube ulnarseits, lokale Drainage

Vorgehen: Ungestörte ITN. i..v.-Antibiose mit *Cefuroxim 1,5 g schon in der Ambulanz.* Rückenlagerung, entsprechende Polsterung, rechter Arm frei auf Armtisch beweglich. Verbandabnahme, ulnarseits ca. 2 cm lange, makroskopisch nicht verschmutzte Platzwunde. Wiederholte Hautdesinfektion, übliches steriles Abdecken. Steriles Auswickeln des Armes, sterile Blutsperre (250 mmHg).

Beginn an der Ulna. Hautlängsschnitt über der palpablen Fraktur unter spindelförmiger Umschneidung der Perforationswunde, subkutane Längsspaltung und Faszienspaltung. Sukzessive Blutstillung. Darstellung der Fraktur und direkt auf dem Periost Präparation des Plattenlagers. Nun wird ein zusätzliches Biegungsfragment mittels scharfer Repositionszange an das distale Hauptfragment gezogen und über eine in typischer Weise eingebrachte Minifragmentschraube fixiert. Jetzt nahezu stufenlose Reposition der Hauptfragmente aufeinander und Auflage einer 8-Loch-Titan-LCP. Diese wird mittels zweier bikortikaler exzentrischer Schrauben, die den Hauptfrakturspalt in typischer Weise komprimieren, fixiert. BV-Kontrolle, gute Stellung und gute Implantatlage. Weiterer bikortikaler Schraubenbesatz mit 5 KFI-Schrauben. Alle Schrauben haben exzellent im Knochen gezogen. Ausgiebige Spülung. Kontrolle auf Bluttrockenheit. Schichtweiser Wundschluss. Hautrückstichnaht.

Axialer Hautschnitt dorsoradial im typischen Verlauf der *Thompson-Linie* unter spindelförmiger Exzision der zentralen Perforationsstelle. Faszienlängsspaltung zwischen M. extensor digitorum und M. abduktor pollicis longus dorsal sowie M. extensor carpi radialis ventral. Nun kann durch Einsatz von Hohmann-Haken die Frakturzone unkompliziert dargestellt werden. Es bestätigt sich die schon radiologisch sichtbare Biegungsfraktur. Ein winziges, knapp erbsengroßes Zusatzfragment liegt ohne Kontakt zum Weichgewebe, wird verworfen. Nun Präparation des definitiven Plattenlagers nach kranial und kaudal. Grobreposition, Längenwahl der Platte (7-Loch) und leicht konkaves Zubiegen der Platte entsprechend der lokalen Anatomie. Schrittweise definitive Reposition, die letztendlich nach wiederholten Versuchen mit stumpfen Repositionszangen über die Platte gelingt. Der Biegungskeil kann hierbei mit einer zusätzlichen scharfen Repositionszange über ein zentrales Plattenloch im Verbund gehalten werden. Die Reposition steht anschl. nahezu stufenlos. Nun folgt schrittweise der Plattenbesatz kranial und kaudal mit je einer bikortikal fassenden zentrischen KFI-Schrauben in üblicher Weise. Der Biegungskeil kann nicht separat fixiert werden. Entfernung der noch liegenden Repositionszangen. BV-Kontrolle, gute Implantatlage, nahezu anatomisch reponierte Frakturregion. Spülung, dann weiterer bikortikaler Plattenbesatz an kranialem und kaudalem Hauptfragment mit je 2 weiteren KFI-Schrauben, die ebenso sicher im Knochen ziehen.

BV-Abschluss, gute Reposition, jeweils sicherer Besatz aller Hauptfragmente an Ulna und Radius mit je 3 bikortikalen, gut sitzenden KFI-Schrauben. Bei *funktioneller Rotationsprüfung* kein Implantatkonflikt zw. Radius und Ulna, freie Rotation.

Ausgiebige Spülung (500 ml). Öffnen der Blutsperre, Kontrolle auf Bluttrockenheit. Schichtweiser Wundschluss auch radial in üblicher Weise. Hautrückstichnaht. Steriler Verband.

Procedere: Analgesie und Thromboseprophylaxe nach Maßgabe der Stationsärzte. Röntgen nach 24 h sowie 2 + 6 Wochen. Funktionelle freie Nachbehandlung. Hautnaht entfernen nach 12 bis 14 Tagen. Materialentfernung nicht vor Ablauf von 18 bis 24 Monaten.

Dr. med. H. Siekmann (spez. Unfallchirurg), Dr. med. M. Schulz (Assistenzarzt)

7.2.9 Distale Radiusfraktur – Plattenosteosynthese volar

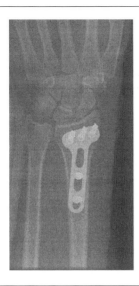

OP-Bericht, Unfall- und Wiederherstellungschirurgie

Pat.-Nr.: 199744000
Aktuelle Klinik: Unfallchirurgie
Pat.-Name: Kampf, Bernd

Fall-Nr.: A4665001/2010
Station: B3-1
Geb.-Dat.: 31.03.1992
Geschlecht/Alter: m, 18 J.

OP-Datum: 02.09.2010
OP-Dauer (Schnitt/Naht): 11.51 – 12.35 Uhr
Saal: B 6

Personal:
Operateur: A. Eisenkrämer
1. Assistent: Dr. H. Siekmann
2. Assistent: D. Benz (PJ)

Anästhesist: Fr. Dr. M. Bauer
Anästhesieschw./-pfl.: B. Senftenberg
OP-Schwester/-pfl.: X. Montez
OP-Springer: B. Seifert

Bericht

Vorgeschichte/Indikation: Sturz beim Inline-Skating, klinisch und radiologisch Nachweis der u.g. Fraktur, die aufgrund der Fehlstellung und Konfiguration eine dringende OP-Indikation darstellt. Der Pat. wurde entsprechend *aufgeklärt, hier dezidiert auch über mögliche Läsionen des N. medianus.* Bei karpaler Luxationstendenz erfolgt die OP nach Erreichung der Nüchternheitsgrenze.

Diagnose: Geschlossene, grob dislozierte distale Radiusfraktur links (Typ Smith, AO 23 B3) mit beginnender karpaler Luxation

Operation: Offene Reposition, Osteosynthese mittels volarer schräger KFI-Titan-T-Platte (3-Loch-Schaft), lokale Drainage

Vorgehen: Ungestörte Armplexusanästhesie. Cefuroxim 1,5 g i.v. Rückenlagerung, Arm links frei auf mobilem Armtisch ausgelagert. Entsprechende Polsterung. Wiederholte Hautdesinfektion, übliches steriles Abdecken.

Axialer Hautschnitt volar, am radialen Drittelübergang. Beginn an der Handgelenksbeugefalte nach kranial. Subkutane Längstrennung, Faszienlängsspaltung, dezidierte Blutstillung. Radial der Sehne des M. palmaris longus zuerst stumpfes Spreizen. Nach Sichtung des N. medianus wird dieser nach ulnar gehalten, radial wird die Sehne des M. flexor carpi radialis sichtbar. Diese wird nach radial gehalten. Nach entspr. Einsatz der Langenbeck-Haken wird der M. pronator sichtbar. Dieser wird am radialen Ansatz scharf mit dem Raspatorium abgelöst. Sukzessive Blutstillung. Es zeigt sich o.g. Fraktursituation, der Karpus ist mit dem volaren Gelenkfragment subluxiert, weitere kleine Fragmente liegen radial und ulnar dem genannten Fragment an. Reinigung von Hämatom, Spülung. Über eine Handgelenksextension und digitalen Druck wird das Fragmentkonglomerat reponiert, passt sich nahezu anatomisch ein. Leichtes Anbiegen der o.g. Platte an die lokale Anatomie, Auflage und Retention mittels Kugelspieß. Fixierung der Platte mittels eines K-Drahtes. BV-Kontrolle, exakte Reposition, gute Implantatlage. Besatz am Schaft in üblicher Weise mit zwei bikortikalen winkelstabilen KFI-Schrauben. Distal werden 3 winkelstabile bis subkortikal reichende Schrauben gesetzt. Alle Schrauben ziehen exzellent. Entfernung des K-Drahtes. BV-Abschluss, weitestgehend anatomische Reposition, regelhafte Implantatlage. *Die abschließende BV-Kontrolle skapholunär zeigt hier in der »Stressaufnahme« stabile Verhältnisse.*

Ausgiebige Spülung (500 ml), Kontrolle auf Bluttrockenheit. 10er Redon lokal. Schichtweiser Wundschluss. Spannungsfreie Hautrückstichnähte, steriler Verband. Elastokompressive Wickel.

Procedere: Übliche Wund-/Laborkontrollen. Nachbehandlung entsprechend der Weiterbehandlungsempfehlung. Ambulante Weiterbehandlung bei niedergelassenem Unfallchirurgen. Relative Indikation zur Materialentfernung in ca. 912 Monaten.

A. Eisenkrämer (Assistenzärztin)

7.2.10 Distale Radiusfraktur – Plattenosteosynthese dorsal

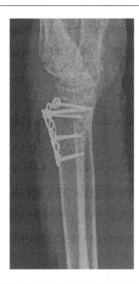

OP-Bericht, Unfall- und Wiederherstellungschirurgie

Pat.-Nr.: 199765656   **Fall-Nr.:** A6464646/2010
Aktuelle Klinik: Unfallchirurgie   **Station:** B3-2
Pat.-Name: Gallmeister, Juliane   **Geb.-Dat.:** 31.05.1942
                                            Geschlecht/Alter: w, 68 J.

OP-Datum: 13.09.2010
OP-Dauer (Schnitt/Naht): 11.51 – 12.52 Uhr
Saal: B 6

Personal:
Operateur: Dr. H. Siekmann   **Anästhesist:** Fr. Dr. M. Bauer
1. Assistent: A. Eisenkrämer   **Anästhesieschw./-pfl.:** B. Senftenberg
2. Assistent: D. Benz (PJ)   **OP-Schwester/-pfl.:** D. Rameloh
                                            OP-Springer: B. Seifert

Bericht

Vorgeschichte/Indikation: Sturz bei einem Spaziergang mit Distorsion des Handgelenks rechts. Nach Aufklärung der konservativen und operativen Möglichkeiten bei deutlicher Dislokation und sehr distaler Fraktur Entscheid zur dorsalen Stabilisierung mittels Platten. Der Pat. hat in das operative Vorgehen eingewilligt. Auf *mögliche Läsionen der Daumenstrecksehnen* durch das Metall wurde die Pat. dezidiert hingewiesen.

Diagnose: Geschlossene, dislozierte distale Radiusfraktur rechts (Typ Colles, AO 23 C3)

Operation: Offene Reposition, Osteosynthese mittels zweier dorsaler Minifragmentplatten (Leibinger-System, T- und L-Platte), lokale Drainage

Vorgehen: Ungestörte Armplexusanästhesie. Cefuroxim 1,5 g i.v. Rückenlagerung, rechter Arm frei auf einem mobilen Armtisch ausgelagert. Entsprechende Polsterung. Vorlage der Blutsperre. Wiederholte Hautdesinfektion, übliches steriles Abdecken.

Blutsperre mit 250 mmHg. Axialer Hautschnitt dorsal am radialen Drittelübergang auf 6 cm Länge. Subkutane Längstrennung, dezidierte Blutstillung. Längsspaltung des Retinakulums. Nun zeigen sich diagonal kreuzend die Sehnen bzw. Muskelbäuche des M. abduktor pollicis und M. extensor pollicis longus. Überwiegend scharfe Präparation des Periostes nach radial und ulnar. Hierbei wird über eine kurze Querinzision der Kapsel auch Einsicht in das Gelenk erreicht. Es zeigt sich die Fraktur aus multiplen randständigen Fragmenten der dorsalen Radiusgelenkfläche. Zudem wurde die zentrale Gelenkfläche nach dorsal deprimiert. Das *Tuberculum listeri* liegt im Bereich der gewünschten Plattenlager und wird hier mit Luer reseziert. Anschließend erfolgt die schrittweise Reposition, das zentrale Gelenkflächendeprimat wird mit den resezierten Fragmenten des Tub. dorsale unterfüttert, anschl. Fixation der Reposition mit 1er K-Drähten. Wahl der o.g. Plättchen, die aufgelegt, dann bezüglich ihrer Lage BV-kontrolliert werden. Nach leichten Lagekorrekturen werden die Plattenlöcher partiell mit Schrauben besetzt (jeweils 4 Schrauben). Diese ziehen gut im Knochen an und fixieren das Repositionsergebnis. BV-Abschluss, weitestgehend anatomische Reposition der Gelenkfläche, akzeptabler Versatz des distalen Radius nach lateral, regelhafte Implantatlage. *Die abschließende BV-Kontrolle skapholunär zeigt hier in der »Stressaufnahme« stabile Verhältnisse.*

Ausgiebige Spülung (500 ml), Öffnen der Blutsperre, Kontrolle auf Bluttrockenheit. 10er Redon lokal. Schichtweiser Wundschluss. Spannungsfreie Hautrückstichnähte, steriler Verband. Elastokompressive Wickel.

Procedere: Übliche Wund-/Laborkontrollen. Röntgen nach 48 h nach Entfernung der Redon sowie nach 2 + 6 Wochen. 2 Wochen nur Beübung der freien Gelenke. Anschl. Beginn der Handgelenksmobilisation aus der Cast-Manschette heraus, nicht gegen Schmerz und Widerstand. Analgesie u. Thromboseprophylaxe nach Maßgabe der Stationsärzte. Ambulant weiter bei einem niedergelassenen Unfallchirurgen.

Dr. med. H. Siekmann (spez. Unfallchirurg)

7.2.11 Distale Radiusfraktur – Fixateur externe

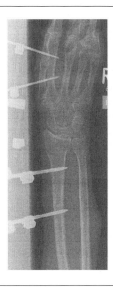

OP-Bericht, Klinik für Unfall- und Wiederherstellungschirurgie

Pat.-Nr.: 066742098   **Fall-Nr.:** B7768451/2010
Aktuelle Klinik: Unfallchirurgie   **Station:** B3-1
Pat.-Name: von Weiland, Xenia   **Geb.-Dat.:** 17.09.1938
                            Geschlecht/Alter: m, 71 J.

OP-Datum: 09.06.2010
OP-Dauer (Schnitt/Naht): 12.12 – 12.56 Uhr
Saal: B 6

Personal:
Operateur: P. Derst   **Anästhesist:** Bier'sche Regionalanästhesie
1. Assistent: Dr. med. H. Siekmann   **OP-Schwester/-pfl.:** M. Gabelstab

Bericht

Vorgeschichte/Indikation: Die Patientin ist beim Golfspiel in eine Unebenheit getreten, anschl. gestürzt. Hierbei hat sie sich u.g. stark dislozierte Fraktur zugezogen. Diese wurde zudem mittels CT dargestellt. Bei sehr ausgeprägter Trümmerung Entscheid gegen ein internes Verfahren, in Absprache und nach eingehender Beratung der Patientin über die Operationsmöglichkeiten Entscheid zu u.g. Operation. *Keine kardialen Vorerkrankungen und keine Allergien bekannt (speziell nicht gegen Xylonest).*

Diagnose: Geschlossene, dislozierte distale Radiustrümmerfraktur rechts (AO 23 C3) mit Abriss des Proc. styloideus ulnae.

Operation: Geschlossene Reposition, Reposition über Ligamentotaxis, Osteosynthese mittels Fix. externe *in Bier'scher Leitungsanästhesie*

Vorgehen: Rückenlagerung. Rechter Arm frei beweglich. Legen einer Verweilkanüle am rechten sowie linken Handrücken. Hier Cefuroxim 1,5 g i.v., anschließend Ringerlösung.
   Auswickeln des Armes rechts und Anlage der Blutsperre (250 mmHg). *Gabe von 40 ml Xylokain 0,1 % sowie 10 ml NaCl 0,9%* (Nachspülung). Entfernung der Kanüle. Wiederholte Hautdesinfektion, übliches steriles Abdecken.
   Setzen zweier axialer Hautinzisionen dorsoradial über dem distalen Radius. Jeweils stumpf spreizendes Vorgehen bis auf den Knochen. Nun in üblicher Weise Setzen der ersten beiden Schanzschen Schrauben (Handfixateur), leicht aufeinander konvergierend. Beide ziehen bikortikal gut im Knochen an. Identisches Vorgehen am Os metacarpale II, auch hier laufen die Schrauben etwas zueinander konvergierend. Nun Montage eines ersten Längsträgerkonstruktes mit zentraler Verbindungsbacke. Unter BV Frakturreposition unter Zug und Gegenzug in üblicher Weise. Hierbei stellt sich die Fraktur unter moderatem axialem Zug gut ein. Fixierung des Längsträgerkonstruktes. Nochmals BV-Kontrolle, gute Lage der Schrauben, gute Frakturreposition. Nun Montage des zweiten Längsträgers mit entsprechender Verklemmung zum ersten. Nachziehen aller Montagebacken. Sterile Pflaster. *Langsames Öffnen der Blutsperre, keine kardialen Auffälligkeiten.*

Procedere: Monitoring der Pat. für 23 h. Engmaschige Wund- und Laborkontrollen, Fixateurpflege. Finger tgl. eigenständig beüben. Weiterbehandlung entsprechend der üblichen Weiterbehandlungsempfehlung. Röntgen nach 1 + 4 + 6 Wochen, anschließend Fixateurdemontage.

P. Derst (Assistenzarzt)

7.2.12 Komplexe Schnittverletzung Handgelenk – Sehnen-, Gefäß- u. Nervennaht

OP-Bericht, Unfall- und Wiederherstellungschirurgie

Pat.-Nr.: 175657619
Aktuelle Klinik: Unfallchirurgie
Pat.-Name: Barnabas, Rosalind

Fall-Nr.: B2777317/2010
Station: B3-2
Geb.-Dat.: 14.05.1962
Geschlecht/Alter: w, 48 J.

OP-Datum: 11.06.2010
OP-Dauer (Schnitt/Naht): 11.51 – 14.12 Uhr
Saal: B 3

Personal:
1. Operateur: Dr. H. Siekmann
2. Operateur: Dr. B. Gerthmann
3. Operateur: Fr. Dr. C. Sanftleben

Anästhesist: OÄ Dr. B. Brandt
Anästhesieschw./-pfl.: B. Senftenberg
OP-Schwester/-pfl.: X. Montez
OP-Springer: D. Rameloh

Bericht

Vorgeschichte/Indikation: Die Pat. hat sich im Rahmen eines Schubes bei bekannter Depression unter Alkoholeinfluss (2,1 Promille) mehrfach an einer Lokalisation in den distalen linken volaren Unterarm bzw. die tieferen Weichteilstrukturen geschnitten. Bei u.g. Befundkonstellation besteht die Indikation zur zeitnahen Notfallversorgung. Die Pat. hat in die Operation nach Aufklärung der OP-Risiken eingewilligt.

Diagnose: Volare Unterarmschnittwunden links mit:
1. Durchtrennung der Arteria radialis,
2. mehrfacher Durchtrennung der Sehnen von M. palmaris longus, M. flexor carpi radialis, M. flexor digitorum superficialis und M. flexor pollicis longus,
3. Durchtrennung des N. medianus

Operation: ad 1: Anastomosierung der A. radialis (OA Gerthmann – Gefäßchirurgie), **ad 2:** Sehnennähte nach Kirchmayr (Dr. Siekmann – Unfallchirurgie), **ad 3:** mikrochirurgische Anastomosierung des N. medianus (FÄ Dr. Sanftleben - Neurochirurgie)

Vorgehen: Ungestörte ITN. Cefuroxim 1,5 g i.v. Rückenlagerung, linker Arm frei auf einem mobilen Armtisch ausgelagert. Entsprechende Polsterung. Vorlage einer Blutsperre. Wiederholte Hautdesinfektion, übliches steriles Abdecken.

Blutsperre 250 mmHg. Bei eher schrägem radialem Suizidschnitt kann dieser unkompliziert nach kranial erweitert werden. Anschl. schichtweise Revision der Wunde mit unkomplizierter Darstellung der kaudalen Sehnenstümpfe. Nach Beugung der Finger luxieren diese hervor. Eine dezidierte Sichtung zeigt kaudal keine weiteren Stümpfe. Fadenmarkierung. Zuwenden kranial und hier jeweils Darstellung der konsekutiven Sehnenstümpfe. Ebenso Markierung. Über die Lage- und Kaliberkontrolle der Sehnen lassen sich die Stümpfe einander sicher zuordnen, die weitere kraniale Revision zeigt keine überzähligen Sehnenstümpfe, die Kontrolle tieferer Sehnenstrukturen zeigt diese komplett intakt, klinisch sind die einzelnen Sehnen sicher zuzuordnen.

Nun Beginn mit der Gefäßrekonstruktion, die bei glattem Querschnitt gut gelingt, kein Interponat notwendig (ein gesonderter OP-Bericht des Kollegen folgt).

Erneute Übernahme der Operation durch die Unfallchirurgie. Ablassen der Blutsperre zur Gewährleistung der distalen Durchblutung. Gefäßnaht stabil. Koagulation lokaler Blutungen im Weichgewebe. Bei allen verletzten Sehnen ist im Läsionsbereich durch die wiederholten Schnitte ein ca. 1 cm langes Mittelstück aufgefasert und nahtungeeignet. Es folgt die jeweilige Anfrischung der Sehnenstümpfe. Im Folgenden werden die Sehnenstümpfe nach nochmaliger Zuordnung mit 4-0 PDS in der Technik nach Kirchmayr genäht. *Hierbei kommen die Stümpfe breit und sicher zur Adaptation.* Unter Beugung/Streckung zeigen sich keine auftretenden Dehiszenzen der Sehnennähte. Ausgiebige Spülung (500 ml).

Nun Beginn der Nervenrekonstruktion. Zwar ist hier kein Interponat notwendig, jedoch muss auch hier ein zentrales Stück von 0,5 cm bei Stumpfanfrischung entfernt werden. Die mikrochirurgische Adaptation gelingt spannungsfrei (ein gesonderter OP-Bericht der Kollegin folgt).

Erneute Übernahme der Operation. Abschlusskontrolle der Gefäßanastomose, gut nachvollziehbare Pulsationen. Kapilarpulse regelhaft. Kontrolle auf Bluttrockenheit. Lockere Fixation der Sehne des M. palmaris longus im Bereich der Palmaraponeurose. Aufgrund der erheblichen Einblutungen und der Schwellung ist ein spannungsfreier Hautschluss nicht möglich. An den Zugangsecken erfolgen, soweit möglich, adaptierende Hautnähte. Zentral wird ein Syspurderm zugeschnitten und nahtfixiert. Steriler Verband. Wicklung mit Watte.

Procedere: Übliche Wund-/Laborkontrollen. Anlage Kleinert-Verband, entspr. Mobilisationsbeginn in 4 Tagen (verzögert nach Gefäß- u. Nervennaht). Analgesie nach Maßgabe der Stationsärzte. Revision mit definitivem Wundschluss in 2 bis 3 Tagen.

Dr. med. H. Siekmann (spez. Unfallchirurg)

7.3   Hand

L. Jansch

7.3.1 Skaphoidfraktur – kanülierte Schraubenosteosynthese

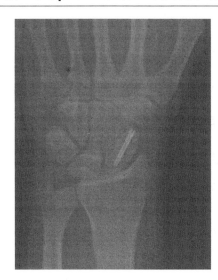

OP-Bericht, Unfall- und Wiederherstellungschirurgie

Pat.-Nr.: 330064542
Aktuelle Klinik: Unfallchirurgie
Pat.-Name: Scala, Miguel

Fall-Nr.: A1084432/2010
Station: B3-3
Geb.-Dat.: 07.12.1978
Geschlecht/Alter: m, 31 J.

OP-Datum: 29.08.2010
OP-Dauer (Schnitt/Naht): 14.46 – 15.23 Uhr
Saal: B 6

Personal:
Operateur: Dr. H. Siekmann
1. Assistent: J. Mathusalem

Anästhesist: Biersche Regionalanästhesie
OP-Schwester/-pfl.: X. Montez
OP-Springer: B. Seifert

Bericht

Vorgeschichte/Indikation: Sturz beim Inline-Skaten mit nachstehender Verletzung. Primär war die Fraktur im konventionellen Röntgen nicht auffällig. Anhaltende Beschwerden, mit CT abgeklärt, zeigten die okkulte Fraktur nach 6 Tagen. Keine wesentliche Dislokation. Konservative und operative Möglichkeiten wurden dezidiert aufgeklärt. Ein operatives Vorgehen wurde empfohlen und bei anstehendem Urlaub in 2 Wochen vom Pat. gewünscht. *Keine Allergien bekannt, keine kardialen Vorerkrankungen.*

Diagnose: Geschlossene, nicht dislozierte Skaphoidfraktur rechts (Typ 2 nach Herbert)

Operation: Geschlossene Reposition, kanülierte Verschraubung (Herbertschraube, Fa. Zimmer) in Bierscher Regionalanästhesie

Vorgehen: Rückenlagerung. Rechter Arm auf Armtisch ausgelagert. Legen einer Verweilkanüle am rechten sowie linken Handrücken. Hier Cefuroxim 1,5 g i.v., anschl. 100 ml Ringer.

Auswickeln des Armes rechts und Anlage der Blutsperre (270 mmHg). *Gabe von 40 ml Xylokain 0,1% sowie 10 ml NaCl 0,9% (Nachspülung).* Entfernung der Kanüle. Wiederholte Hautdesinfektion, übliches steriles Abdecken.

BV-Zugangsmarkierung an typischer Stelle. Hautschnitt nach distal radial volar über dem Tuberculum des Skaphoids. Schichtweise Präparation, sukzessive Blutstillung. Die Sehne des M. flexor carpi radialis wird nach ulnarseitig gehalten. Darunter stellt sich der distale Skaphoidpol dar. BV-kontrolliert wird ein erster K-Führungsdraht platziert, erreicht jedoch nicht exakt die gewünschte Lage in der Skaphoidachse. Hierauf Platzierung eines zweiten Drahtes, der nun unter Orientierung am ersten Draht und bei BV-Kontrolle in exakter Achse eingebracht werden kann. Längenmessung (26 mm), Überbohrung und Schneiden des Gewindes. Anschl. wird die Schraube unkompliziert eingeschraubt, kommt in gewünschter Weise intraossär in regelhafter Achse zu liegen. Der Frakturspalt ist unter BV-Kontrolle nicht sichtbar.

Spülung lokal (300 ml), Abschlusskontrolle auf Bluttrockenheit. Subkutane Naht, Hauteinzelknopfnähte. Steriler Verband. Elastokompressive Wicklung. *Langsames Öffnen der Blutsperre ohne Kreislaufreaktionen.*

Procedere: Fingermobilisation täglich. Röntgen nach 24 h sowie nach 2 + 6 Wochen. Primär Frühfunktionelle eigenständige Mobilisation ohne Belastung und nicht gegen Widerstand. Analgesie bei Bedarf Tramal/Novamin je 20 Trpf. Weiterbehandlung bei uns bis zum Urlaubsbeginn des Patienten.

Dr. med. H. Siekmann (spez. Unfallchirurg)

7.3.2 Lunatumluxation – offene Reposition und K-Drahtarthrodese

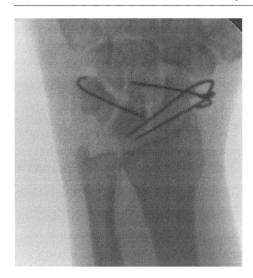

OP-Bericht, Klinik für Unfall- und Wiederherstellungschirurgie

Pat.-Nr.: 657334542
Aktuelle Klinik: Unfallchirurgie
Pat.-Name: Scarabäus, Samuel

Fall-Nr.: A1092432/2010
Station: B3-2
Geb.-Dat.: 12.02.1969
Geschlecht/Alter: m, 41 J.

OP-Datum: 19.08.2010
OP-Dauer (Schnitt/Naht): 14.26 – 15.18 Uhr
Saal: B 3

Personal:
Operateur: OA Dr. L. Jansch
1. Assistent: J. Mathusalem

Anästhesist: Fr. Dr. M. Bauer
Anästhesieschw./-pfl.: B. Senftenberg
OP-Schwester/-pfl.: X. Montez
OP-Springer: B. Seifert

Bericht

Vorgeschichte/Indikation: Der Patient zog sich als Fahrradfahrer bei einem Sturz auf das rechte Handgelenk die u.g. Lunatumluxation zu. Die präoperative CT-Diagnostik zeigte neben der Luxation bis auf schuppige Absprengungen im dorsalen Bereich des Os triquetrum und Os capitatum keine weiteren knöchernen Verletzungen. Der Patient gibt leichte Kribbelparästhesien der Finger 13 an, so dass eine dringliche OP-Indikation bei neurologischen Symptomen im Medianusgebiet besteht. OP-Aufklärung erfolgt, OP-Einverständnis liegt vor.

Diagnosen: Geschlossene perilunäre Luxation Handwurzel rechts mit N. medianus-Irritation

Therapie: Offene Reposition und temporäre K-Draht-Transfixation skapholunär und lunotriquetral. Bandaugmentation. Spaltung des Ligamentum carpi transversum und Revision des Karpalkanals

Operation: Ungestörte ITN. Cefuroxim 1,5 g i.v. Rückenlagerung. Anlage einer Oberarmblutsperre. Wiederholte Hautdesinfektion und übliches steriles Abdecken.

Blutsperre auf 250 mmHg. Volarer Zugang zum Karpalkanal im Sinne eines nach proximal und distal etwas erweiterten Bromley-Schnittes. Einsatz der Gillishaken und unter Spreizen und schrittweisem Vorgehen mit dem Skalpell Darstellung des Lig. carpi transversum. Das Band wird schrittweise in Bandmitte durchtrennt, bis der Nervus medianus zur Darstellung kommt. *Darstellung des motorischen Astes in typischer Lage.* Einbringen der Rinnensonde nach proximal und distal. Unter Schutz der Rinne vollständiges Spalten des Bandes. Der Nervus medianus zeigt diskreten Unterblutungen des Perineuriums, ist in seiner Kontinuität nicht unterbrochen. Das Os lunatum ist unmittelbar unterhalb des Nerven zu tasten. Das Lunatum kann unter Extension der Finger 2/3 und volaren Druck nun mühelos reponiert werden. Umdrehen der Hand. Längsförmiger Hautschnitt zwischen 2./3. Mittelhandbasisstrahl nach proximal. Darstellung des Retinaculum extensorum. Spaltung zwischen den Fächern 3 und 4 bzw. 4 und 5 und Darstellung der dorsalen Handgelenkskapsel unter BV-Kontrolle in beiden Ebenen und Einbringen dreier Kirschner-Drähte in Lunatum, Skaphoid und Triquetum, welche als »Joystick« zur folgenden Feinreposition der proximalen Handwurzelreihe dienen. Bei relativ stabilen Verhältnissen lunotriquetal erfolgt die augmentierende Naht der größeren SL-Bandanteile am Skaphoid mittels 2,5-mm-Titan-Mini-Anker. Über je 1-cm-Hautschnitte, unter sorgfältiger Schonung der oberflächlichen Nervenäste, Einbringen der beiden 1,4 mm weitgehend parallelen skapholunären Kirschner-Drähte über eine erweiterte Stichinzision unter sicherer Schonung des sensiblen Astes des N. radialis und eines lunotriquetralen K-Drahtes von ulnar über erweiterte Stichinzisionen. Zusätzliche K-Draht-Arthrodese vom Os scaphoideum zum Os capitatum (Rotationssicherung). Umbiegen und Versenken der Drahtenden unter die Haut. Die abschließende BV-Kontrolle in beiden Ebenen zeigt eine regelrechte Stellung der proximalen Handwurzelreihe und insbesondere des SL-Winkels. Ausgiebige Spülung. Öffnen der Blutsperre. Blutstillung. Wundverschluss der dorsal eröffneten Handgelenkskapsel unter Mitfassen der zerfetzten Bandanteile. Partieller Verschluss des an 2 Stellen eröffneten Retinaculum extensorum und Hautnaht dorsal. Volar ebenfalls Blutstillung. Hautverschluss durch Einzelknopfnähte. Steriler Verband. Anlage einer volaren Longuette in Intrinsic-plus-Stellung.

Procedere: Fingerübungen aus der Longuette heraus für 6 Wochen. Anschließend Entfernung der Kirschner-Drähte und zunehmend freie Bewegungsübungen aktiv/passiv. Röntgen nach 24 h sowie 2 + 6 Wochen.

Dr. med. L. Jansch (FA Chir.,Ortho. u. spez. UChir.)

7.3.3 Bennett-Fraktur – Schraubenosteosynthese

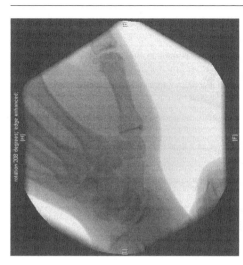

OP-Bericht, Unfall- und Wiederherstellungschirurgie

Pat.-Nr.:950533231
Aktuelle Klinik: Unfallchirurgie
Pat.-Name: Salvatore, Robert

Fall-Nr.: A1454563/2010
Station: B3-3
Geb.-Dat.: 12.12.1968
Geschlecht/Alter: m, 42 J.

OP-Datum: 20.09.2010
OP-Dauer (Schnitt/Naht): 14.11 – 15.01 Uhr
Saal: B 3

Personal:
Operateur: OA Dr. med. L. Jansch
1. Assistent: J. Mathusalem

Anästhesist: Fr. Dr. M. Bauer
Anästhesieschw./-pfl.: B. Senftenberg
OP-Schwester/-pfl.: X. Montez
OP-Springer: B. Seifert

Bericht

Vorgeschichte/Indikation: Der Patient zog sich bei einem Treppensturz, bei welchem er mit dem rechten Daumen am Treppengeländer hängen blieb, eine typische Bennett-Fraktur mit großem ulnarseitigen Fragment und typischer Dislokation durch Muskelzug zu. Es besteht die Indikation zur Schraubenosteosynthese. OP-Aufklärung erfolgt, OP-Einverständnis liegt bei bekannten Risiken vor. Der Patient ist Handwerker, es bestehen tiefe und stark verschmutzte Schwielenbildungen und ausgeprägte Schmutzansammlungen unter den Fingernägeln.

Diagnosen: Geschlossene, dislozierte Bennett-Fraktur (Basis Os metacarpale I) rechts

Therapie: Offene Reposition und indirekte Schraubenosteosynthese durch zwei Minischrauben (System Aptus, je 2,0 mm)

Operation: Ungestörte Armplexusanästhesie. Cefuroxim 1,5 g i.v. Auslagerung des rechten Armes auf dem Armtisch. Anlage einer Blutdruckmanschette am Oberarm. Wiederholte Hautdesinfektion und übliches steriles Abdecken.

Blutleere und -sperre von 250 mmHg. Dorsaler Zugang zum Karpometakarpalgelenk I. Längsschnitt am oberen Ende der Tabatière. Die Extensoren- bzw. Abduktorensehnen werden dargestellt und sorgfältig unter kleinen Langenbeckhaken geschont. Darstellung der dorsalen Kapsel des Karpometakarpalgelenkes I. Die Kapsel wird längsförmig inzidiert und subperiostal mit kleinem Skalpell und Raspatorium vorsichtig nach ulnar abgeschoben. Unter Daumenextension Einbringen des Einzinkerhakens transartikulär und unter entsprechendem Hakenzug am Abschlagfragment und Druck auf das Hauptfragment anatomische Reposition des Bennett-Fragmentes. Retention mittels eines 1,2er K-Drahtes. Anschließend indirekte Osteosynthese durch 2 schwalbenschwanzförmig von dorsal eingebrachte 2,0-mm-Minischrauben (je 16 mm), von denen die zweite den K-Draht ersetzt. Die BV-Kontrolle in beiden Ebenen zeigt eine regelrechte anatomische Frakturstellung und die gewünschte Materiallage und in der Bewegungsprüfung absolut stabile Verhältnisse. Ausgiebige Spülung des Gelenks. Verschluss der dorsalen Kapsel durch Vicryl-Nähte 4x0. Öffnung der Blutsperre. Sukzessive Blutstillung. Auf eine Drainage kann bei fehlendem Blutungshinweis verzichtet werden. Hautverschluss durch Einzelknopfnähte. Steriler Verband. Milde elastokompressive Wickel.

Procedere: Röntgenkontrolle rechte Mittelhand in 3 Ebenen postoperativ sowie nach 2 + 6 Wochen.. Übungsstabile Osteosynthese. ME nicht angezeigt. Weiterbehandlung ambulant bei uns.

Dr. med. L. Jansch, (FA f. Chir., Ortho. u. spez. UChir.)

7.3.4 Rolando-Fraktur – Plattenosteosynthese

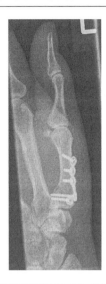

OP-Bericht, Unfall- und Wiederherstellungschirurgie

Pat.-Nr.: 656562122

Aktuelle Klinik: Unfallchirurgie

Pat.-Name: Pröll, Kevin-Bacon

Fall-Nr.: A3960500/2010

Station: B3-4

Geb.-Dat.: 17.02.1985

Geschlecht/Alter: m, 25 J.

OP-Datum: 13.07.2010

OP-Dauer (Schnitt/Naht): 08.57 – 09.49 Uhr

Saal: B 2

Personal:

1. Operateur: OA Dr. L. Jansch

2. Operateur: Dr. M. Schulz

Assistent: P. Derst

Anästhesist: Dr. Y. Habib

Anästhesieschw./-pfl.: B. Bach

OP-Schwester/-pfl.: D. Rameloh

OP-Springer: B. Seifert

Bericht

Vorgeschichte/Indikation: Der Patient zog sich bei einem Fahrradsturz eine Fraktur des 1. Mittelhandknochens im Sinne einer Rolando-Fraktur zu. Es besteht eine mäßige Dislokation und die Indikation zur operativen Stabilisierung. Aufgrund der Fraktursituation planen wir eine Plattenosteosynthese. OP-Aufklärung erfolgt, OP-Einverständnis liegt vor.

Diagnosen: Geschlossene, dislozierte Fraktur der Basis Os metacarpale I (Typ Rolando) rechts

Therapie: Offene Reposition und Plattenosteosynthese (2,0 mm, 4-Loch-T-Platte, System Aptus)

Operation: Ungestörte ITN. Cefuroxim 1,5 g i.v. Auslagerung des rechten Armes auf dem Armtisch. Vorlage der Oberarmblutsperre. Wiederholte Hautdesinfektion und steriles Abdecken in hausüblicher Weise.

Blutsperre mit 250 mmHg. Dorsaler Zugang zum Karpometakarpalgelenk I. Längsschnitt am oberen Ende der Tabatiére. Schonende, überwiegend scharfe Präparation, die Sehnen von Mm. extensor pollicis brevis und longus werden nach radial- bzw. ulnarseitig gehalten. Darstellung der Fraktur durch vorsichtiges Abpräparieren der längs inzidierten Gelenkkapsel des Karpometakarpalgelenkes I, hierbei kommt auch noch die A. radialis zur Darstellung, wird ebenfalls lateralisiert. Mit Einzinkerhaken und temporär von dorsal als Joystick eingebrachtem K-Draht folgt die weitestgehende anatomische Frakturreposition. Retention mittels eines weiteren 1er K-Drahtes, Entfernung des ersten K-Drahtes. Einbringen der entsprechend den anatomischen Gegebenheiten an den Enden gebogenen 4-Loch-Aptus-T-Platte. Sichere Osteosynthese der reponierten gelenktragenden Anteile gegeneinander und gegen die Platte durch entsprechend zueinander eingebrachte Schrauben an der MC-I-Basis und bikortikal am Schaft. Entfernung des Retentionsdrahtes. Abschließende BV-Kontrolle. Gute Reposition mit stufenloser Stellung der Gelenkfläche, regelhafte Implantatlage.

Spülung des Wundgebietes. Verschluss der Kapsel durch Z-Nähte. Öffnen der Blutsperre. Übliche Blutstillung. Hautverschluss durch Einzelknopfnähte. Steriler Verband.

Procedere: Übungsstabile Osteosynthese. Mobilisation ohne Belastung erlaubt, Belastungsaufbau bei regelrechtem Röntgenbefund nicht vor 6 Wochen. Röntgen nach 24 h sowie 2 + 6 Wochen. ME nur bei sicher auf das Material zurückführbaren Beschwerden.

Dr. med. L. Jansch (FA f. Ortho., UChir. u. spez. UChir.)

7.3.5　MHK 3- und MHK 5-Frakturen – Plattenosteosynthesen

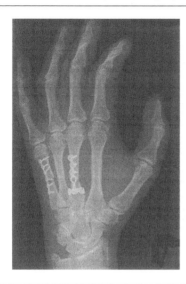

OP-Bericht, Unfall- und Wiederherstellungschirurgie

Pat.-Nr.: 233177773　　**Fall-Nr.:** B2038887/2010
Aktuelle Klinik: Unfallchirurgie　　**Station:** B 3-4
Pat.-Name: Sanftmut, Ralf　　**Geb.-Dat.:** 18.09.1967
　　Geschlecht/Alter: m, 43 J.

OP-Datum: 22.12.2010
OP-Dauer (Schnitt/Naht): 16.16 – 17. 28 Uhr
Saal: B 2

Personal:
Operateur(e): J. Mathusalem　　**Anästhesist:** Dr. Y. Habib
1. Assistent: OA Dr. L. Jansch　　**Anästhesieschw./-pfl.:** U. Teichfischer
2. Assistent: Ch. Nettlau　　**OP-Schwester/-pfl.:** X. Montez
　　OP-Springer: S. Sauerteig

Bericht

Vorgeschichte/Indikation: Der Patient geriet in eine tätliche Auseinandersetzung, bei welcher er sich bei einem selbst durchgeführten Faustschlag u.g. Frakturen zuzog. *Bei deutlichem Drehfehler beider Finger besteht die Indikation zur operativen Versorgung.* OP-Aufklärung erfolgt, OP-Einverständnis liegt vor.

Diagnosen: Geschlossene Schaftfrakturen des 3. und 5. Mittelhandknochens links

Therapie: Offene Repositionen und Plattenosteosynthesen von Os metacarpale III und V (modulares Handinstrumentarium Fa. Synthes)

Operation: ITN. Cefuroxim 1,5 g i. v. Rückenlagerung. Entsprechende Polsterung. Vorbereitung der Oberarmblutsperre. Auslagerung des linken Armes auf dem Armtisch. Wiederholte Hautdesinfektion und steriles Abdecken in hausüblicher Weise.
　　Durchführung der Oberarmblutleere mittels Esmarchbinde und Anlage eines Druckes von 250 mmHg. Längsförmiger Hautschnitt über der Mittelhand dorsal über dem 3. Strahl. Inzision der Subkutis unter Koagulation und Unterbinden von subkutanen Venen. Darstellung der unversehrten Strecksehnen des 3. Fingers. Sorgfältige Schonung derselben und des einen darstellbaren Connexus intertendineus. Unter vorsichtigem Abschieben der Muskulatur müheloses Darstellen der Fraktur des 3. Mittelhandknochens. Spülung des Wundgebietes und Reposition. Diese ist bei Querfraktur schwer zu retinieren. Somit Reposition über die Platte. Auflage einer T-Platte, die nun jeweils exzentrisch mittels Schrauben besetzt wird Die Schrauben ziehen exzellent im Knochen. Zwar gelingt keine stufenlose Reposition, jedoch besteht ausreichender Knochenkontakt und eine korrekte Achsstellung des 3. Fingers. Längsschnitt über dem 5. Mittelhandknochen. Subkutane Präparation unter Schonung der lokalen Strukturen. Bei zentralen Trümmern gelingt die orientierte Reposition in der Rotation durch Zug am Finger. Auflage einer 6-Loch-Platte 1,5 mm. Hier erfolgt die Osteosynthese unter gutem Kontakt der Fragmente, wobei alle Schraubenlöcher besetzt werden können. Auch diese Schrauben ziehen alle exzellent im Knochen. BV-Kontrolle und klinische Überprüfung. Es zeigt sich eine weitestgehend achsgerechte Stellung beider Finger ohne Anhalt für einen Drehfehler. Spülung des Wundgebietes. Öffnen der Blutleere. Prüfung auf Bluttrockenheit. Koagulation mit Bipolarpinzette. Keine Redondrainage notwendig. Hautverschluss durch Donati-Rückstichnähte. Steriler Verband.

Procedere: Schmerzorientierte Mobilisation erlaubt, nicht gegen Widerstand und ohne Gewichtsbelastung für 6 Wochen. Röntgen nach 24 h sowie nach 2 + 6 Wochen. ME nicht zwingend notwendig. Analgesie nach Maßgabe der Stationsärzte.

J. Mathusalem (FA f. Chirurgie, Orthopädie u. spez. Unfallchirurgie)

7.3.6 Grundgliedbasisfraktur D V – Plattenosteosynthese

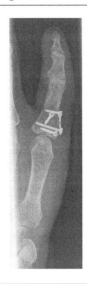

OP-Bericht, Klinik für Unfall- und Wiederherstellungchirurgie

Pat.-Nr.: 546800111
Aktuelle Klinik: Unfallchirurgie
Pat.-Name: Malzbach, Sina

Fall-Nr.: A5611001/2010
Station: B3-1
Geb.-Dat.: 20.05.1986
Geschlecht/Alter: w, 23 J.

OP-Datum: 21.04.2010
OP-Dauer (Schnitt/Naht): 12.22 – 12.53 Uhr
Saal: B 5

Personal:
Operateur: OA Dr. med. L. Jansch
1. Assistent: A. Eisenkrämer

Anästhesist: Fr. Dr. M. Bauer
Anästhesieschw./-pfl.: B. Bach
OP-Schwester/-pfl.: D. Rameloh
OP-Springer: F. Fahrig

Bericht

Vorgeschichte/Indikation: Bei einem Vereinsfußballspiel prallte der Patientin der Ball axial gegen den linken Kleinfinger. Röntgenologisch kommt eine Basisfraktur des Grundgliedes mit Gelenkbeteiligung zur Darstellung. Aufgrund des Drehfehlers und der Ulnarduktion besteht die Indikation zur Osteosynthese zumal es sich bei der Patientin um eine ambitionierte Orgelspielerin handelt. OP-Aufklärung und OP-Einverständnis liegt vor.

Diagnosen: Geschlossene mehrfragmentäre Basisfraktur der Grundgliedbasis D V Hand links

Therapie: Offene Reposition und Platten- sowie Schraubenosteosynthese mittels zwei 1,5er Schrauben interfragmentär (Länge 9 und 11 m) und 1,5-mm-3-Loch-Miniplatte (Aptus)

Operation: Armplexusanästhesie. Cefuroxim 1,5 g i.v. Rückenlagerung. Auslagerung des Armes auf dem Armtisch. Vorlage der Oberarmblutleere mit 250 mmHg. Wiederholte Hautdesinfektion und steriles Abdecken in haustypischer Weise.
Blutsperre mit 250 mmHg. Längsförmiger und dorsoulnarer Hautschnitt von proximal des PIP-Gelenkes bis kurz über das MCP-Gelenk des 5. Fingers. Darstellen des lateralen Randes der Sehne des M. extensor digiti minimi. Im Schnittverlauf dorsoulnare Kapselinzision des MCP-Gelenkes mit Verlängerung nach distal zur subperiostalen Darstellung der extraartikulären Trümmerzone. Unter Dauerzug erhält man Einblick in das Gelenk, sodass die beiden gelenktragenden Fragmente mittels des Zahnarzthäkchens weitestmöglich anatomisch reponiert werden können. Osteosynthese der Gelenkfläche durch eine subchondrale 1,5 mm Minischraube, die in üblicher Weise eingebracht wird. Nach weiterer Reposition Implantation einer weiteren Einzelschraube von dorsal zum Stellen der beiden Hauptfragmente des proximalen Schaftes. Klinische und röntgenologische Prüfung von Achse und Rotation. Sichern der Stellung durch eine lateral anliegende 3-Loch-Platte 1,5 mm. Bewegungsprüfung und BV-Kontrolle. Unter Durchleuchtung zeigt sich bei einer Schraube ein volarer Überstand mit Gefahr der Beugesehnenaffektion. Die Schraube wird durch eine 2 mm kürzere ersetzt, wonach sich ein regelrechter Röntgenbefund ergibt. Ansonsten regelhafte Implantatlage und Frakturstellung. Spülung des Wundgebietes. Öffnen der Blutleere. Prüfung auf Bluttrockenheit. Kapselverschluss des MCP-Gelenkes, Hautverschluss durch Donati-Rückstichnähte. Schienung des versorgten Fingers durch den 4. Finger mittels Tapeverband.

Procedere Röntgen des 5. Finger links in 2 Ebenen heute sowie in 2 + 6 Wochen. Aktive Fingerübungen erlaubt, nicht gegen Widerstand. Weiterbehandlung in unserer Ambulanz (Musikerin!). Kontaktsport in ca. 12 Wochen wieder erlaubt.

Dr. med. L. Jansch (FA f. Chirurgie, Orthopädie und spez. Unfallchirurgie)

7.3.7 Bissverletzung Hand – Revision

OP-Bericht, Unfall- und Wiederherstellungschirurgie

Pat.-Nr.: 059229541
Aktuelle Klinik: Unfallchirurgie
Pat.-Name: Rakete, Sylvester

Fall-Nr.: A1099832/2010
Station: B3-2
Geb.-Dat.: 11.03.1979
Geschlecht/Alter: m, 31 J.

OP-Datum: 20.08.2010
OP-Dauer (Schnitt/Naht): 14.26 – 14.54 Uhr
Saal: B 2

Personal:
Operateur: Dr. H. Siekmann
1. Assistent: C. Nettlau

Anästhesist: Fr. Dr. M. Bauer
Anästhesieschw./-pfl.: B. Senftenberg
OP-Schwester/-pfl.: X. Montez
OP-Springer: B. Seifert

Bericht

Vorgeschichte/Indikation: Die Vorstellung in unserer Notaufnahme erfolgte knapp 48 h nach einer Bissverletzung der rechten Hand durch die eigene Katze. Es besteht bereits eine ausgeprägte Schwellung und Rötung des Handrückens. Klinisch zeigt sich eine einzige Bisswunde über dem 4. Mittelhandstrahl ohne Anhalt für Gegenbiss. Moderater Anstieg von Leukozyten und CRP. Sensibilität, Zirkulation und Motorik der Finger 35 sind intakt. Beginn mit Augmentan i.v. in der Ambulanz. Nach Aufnahme und üblicher OP-Aufklärung Transport in den OP.

Diagnose: Handrückenphlegmone nach Katzenbissverletzung der rechten Mittelhand dorsal des 4. Strahls

Therapie: Wundrevision des rechten Handrückens, ausgedehntes Débridement einschl. des Sehnengleitapparates mit primärem Wundverschluss

Operation: Intubationsnarkose. Augmentangabe bereits in der Ambulanz. Rückenlagerung. Auslagerung des rechten Arms auf dem Armtisch. Vorbereiten einer Oberarmblutsperre. Wiederholte Hautdesinfektion. Übliches steriles Abdecken in hausüblicher Weise.
  Längsförmiger Hautschnitt von knapp 5 cm Länge unter spindelförmiger Exzision des Bissporus. Hierbei Entlastung von Pus, Abstrich. Spreizen des Subkutangewebes bei weiterer Pusentlastung. Darstellung der Strecksehne D 4, welche distal und proximal von sulzigem makroskopisch infiziertem Sehnengleitgewebe bedeckt ist, zudem ist eine Perforation des Peritendineums in Höhe der Bisswunde nachvollziehbar. Längsspaltung des zundrigen Peritendineums und vollständige Resektion des nekrotischen Sehnengleitgewebes *im Sinne eines radikalen Debridement*. Hierzu ist eine entsprechend geführte Schnitterweiterung nach kranial und kaudal notwendig. Die Resektion erfolgt bis zum makroskopisch gesunden Gewebe. Die Sehne imponiert vital und nicht infiziert, sodass z.Zt. keine Resektion notwendig scheint. Zudem besteht kein Anhalt für einen Übertritt der Infektion auf die ulnaren oder radialen Teile der Mittelhand bzw. die Mittelhandmuskulatur. Ausgiebige Spülung mit Ringerlösung. Nochmals eingehende Sichtung, Nachresektion fraglich nekrotischen Fettgewebes, bis makroskopisch ausschließlich vitales Gewebe ohne Infektanhalt verbleibt. Öffnen der Blutsperre, Kontrolle auf Bluttrockenheit. Einlage einer subkutanen Redon und situative Hautadaptation. Steriler Verband. Wiederanlage der volaren Unterarmlonguette in Intrinsic-plus-Stellung.

Procedere: 1-mal tgl. Fingerübungen aus der Longuette heraus. Hand hochlagern. Engmaschige Kontrolle der Entzündungswerte und des Lokalbefundes. Antibiose fortsetzen, nach Erhalt des Resistogramms ggf. anpassen. Revision in 24 Stunden (Klinik?), jedoch spätestens in 48 h.

Dr. med. H. Siekmann (spez. Unfallchirurg)

Untere Extremität

H. Siekmann, C. Josten, S. Klima, J. Fakler, L. Jansch, M. Huschak, R. Scholz

H. Siekmann et al. (Hrsg.), *Operationsberichte Orthopädie und Unfallchirurgie*,
DOI 10.1007/978-3-662-48881-2_8, © Springer-Verlag Berlin Heidelberg 2016

8.1   Femur und Patella

H. Siekmann, C. Josten, S. Klima, J. Fakler

8.1.1 Mediale Schenkelhalsfraktur – dynamische Hüftschraube

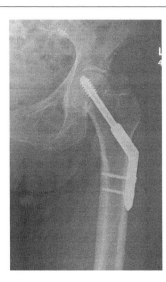

OP-Bericht, Klinik für Unfall- und Wiederherstellungschirurgie

Pat.-Nr.: 110045833
Aktuelle Klinik: Unfallchirurgie
Pat.-Name: Eagle, Eddy

Fall-Nr.: A3496544/2010
Station: B3-1
Geb.-Dat.: 12.09.75
Geschlecht/Alter: m, 34 J.

OP-Datum: 16.01.2010
OP-Dauer (Schnitt/Naht): 09.41 – 10.32 Uhr
Saal: B 6

Personal:
Operateur: PD Dr. S. Klima
1. Assistent: S. Glasmacher
2. Assistent: V. van Grachten (PJ)

Anästhesist: Fr. Dr. B. Brandt
Anästhesieschw./-pfl.: B. Bach
OP-Schwester/-pfl.: D. Rameloh
OP-Springer: X. Montez

Bericht

Vorgeschichte/Indikation: Der Pat. ist bei einem Sprung von einem Schneehaufen auf Eis weggerutscht und auf die rechte Hüfte geprallt, zog sich hierbei die nachstehende Verletzung zu. Es erfolgt die Notfallversorgung bei drohender Femurkopfnekrose innerhalb der »6-h-Grenze«. Der Pat. hat in das operative Vorgehen schriftlich eingewilligt. Über die Komplikationen einschl. der Hüftkopfnekrose wurde er entspr. aufgeklärt.

Diagnose: Geschlossene, dislozierte mediale Schenkelhalsfraktur links (Garden III, AO 31 B3).

Operation: Geschlossene Reposition, Osteosynthese mittels dynamischer Hüftschraube (2-Loch-Lasche, Fa. Synthes), lokale Drainage.

Vorgehen: Ungestörte ITN, Cefuroxim 1,5 g i.v. Rückenlagerung auf dem Normaltisch, linkes Bein frei beweglich, entsprechende Polsterung. BV-Kontrolle, Hüfte gut einstellbar. Wiederholte Hautdesinfektion und übliches steriles Abdecken.
Unter BV Schnittorientierung über einen vorgelegten K-Draht. 7 cm lange laterale, etwas dorsal orientierte Hautlängsinzision am Oberschenkel rechts. Scharfe Präparation bis auf die Fascia lata, die ebenfalls längs inzidiert wird. Der M. vastus lateralis wird ventralisiert und seine Faszie dorsal femurnah längs gespalten. Mit dem Raspatorium werden hier die Muskelfasern vom Femur gelöst. Eine großkalibrige querende Vene wird über Klemmen ligiert. Nun erfolgt die definitive Reposition der Fraktur, die durch alleinige Innenrotation nicht erreicht werden kann. Über eine leichte Flexion und Innenrotation kann der Femurkopf dann auf den Hals aufgesetzt werden. Diese nun nahezu anatomische Reposition wird mit einem isolierten Gewindedraht fixiert. Anschließend kann das Bein wieder bei gehaltener Innenrotation längs gelagert werden. Nun Einbohren eines zweiten Gewindedrahtes über das 135°-Zielgerät unter BV in beiden Ebenen zentral orientiert. Längenmessung (110 mm). *Der 1. Draht wird als Antirotationsdraht beim folgenden Überbohren des 2. Drahtes mit dem 3-Stufenbohrer belassen.* Schneiden des Gewindes, Einschrauben der gewählten Schraube und übliche Ausrichtung zum Schaft. Die Schraube zieht gut im Femurkopf. Entfernung der beiden Gewindedrähte. Aufsetzen der 2-Loch-Lasche, die mit einer Verbrügge-Zange an den Femur gepresst wird. Nun in üblicher Weise Besatz mit 2 bikortikalen Schaftschrauben (32 + 34 mm), die sehr gut im Knochen ziehen. BV-Abschluss, gute Implantatlage, gute Reposition mit regelhaftem Kontakt der Fragmente.
Intensive Spülung (500 ml), Kontrolle auf Bluttrockenheit. 10er Redon. Schichtweiser Wundverschluss. Einzelknopfnähte der Fascia lata. Subcutannaht, Hautklammerverschluss. Steriler Verband. Öffnen der Drainage bei regelhaftem Sog.

Procedere: Röntgen nach 48 h nach Entfernung der Redon sowie nach 2 + 6 Wochen. Hüftmobilisation schmerzorientiert frei, 20 kg Teilbelastung für 6 Wochen, dann Vollbelastung erlaubt. Analgesie und Thromboseprophylaxe nach Maßgabe der Stationsärzte.

PD Dr. S. Klima (spez. Orthopäde, spez. Unfallchirurg)

8.1.2 Mediale Schenkelhalsfraktur – zementierte Duokopfprothese

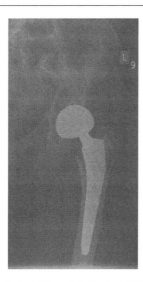

OP-Bericht, Unfall- und Wiederherstellungschirurgie

Pat.-Nr.: 003088009

Aktuelle Klinik: Unfallchirurgie

Pat.-Name: Schwarzer, Peter

Fall-Nr.: B4020865/2010

Station: B3-3

Geb.-Dat.: 30.04.1927

Geschlecht/Alter: m, 83 J.

OP-Datum: 12.08.2010

OP-Dauer (Schnitt/Naht): 15.17 – 16.18 Uhr

Saal: B 4

Personal:

Operateur: J. Mathusalem

1. Assistent: OA Dr. R. Neef

2. Assistent: P. Derst

Anästhesist: Fr. Dr. M. Bauer

Anästhesieschw./-pfl.: B. Senftenberg

OP-Schwester/-pfl.: D. Rameloh

OP-Springer: B. Seifert

Bericht

Vorgeschichte/Indikation: Der Pat. ist beim Einkaufen auf einer Bananenschale ausgerutscht, auf die linke Hüfte gestürzt. Typische Klinik, radiologisch Nachweis der u.g. Fraktur. Entsprechend besteht die Indikation zu u.g. Operation. Der Pat. hat nach entsprechender Risikoaufklärung eingewilligt. Das bei bekannter ASS-Einnahme erhöhtes Blutungsrisiko ist bekannt, Prostatakarzinom vor 6 Jahren. Anhand von Schablonen wurde präoperativ schon die Prothesendimension orientiert.

Diagnose: Geschlossene, dislozierte mediale Schenkelhalsfraktur links (Garden III, AO 31 B3).

Operation: Implantation einer zementierten Hemiprothese Hüftgelenk links (Fa. Zimmer, Müller-Gradschaft 12,5, Bipolarkopf 50 mm, mittl. Hals), Femurkopf ad Histologie, lokale Drainagen.

Vorgehen: Ungestörte ITN. Rückenlagerung, li. Bein frei beweglich. Cefuroxim 1,5 g i.v. Wiederholte Hautdesinfektion, übliches steriles Abdecken. 10 cm langer axialer Hautschnitt mit typischem Zugang nach Bauer. Schichtweise Präparation, sukzessive Blutstillung. Präparation bis auf die laterale Femurkortikalis unter Resektion einer deutlich vernarbten Bursa subtrochanterica. In Außenrotation unter Einsatz der Hohmann-Hebel weitere Präparation auf dem ventralen Schenkelhals bis zur Fraktur. Mit Kapseleröffnung Entlastung eines flüssigen Hämatoms. T-förmige Kapseleröffnung, Armierung mit Vicrylfäden. Es folgt die Resektion des Schenkelhalses mit oszillierender Säge und Osteotom. Nun ist der spongiöse Eingang in den Femurkopf gut sichtbar. Extirpation des Kopfes, makroskopisch unauffällig, Größenmessung: 50 mm. *Abgabe zur Histologie (Prostata-CA vor 6 Jahren).* Austasten der Pfanne, glatt begrenzter Knorpel, keine losen Knochenfragmente. Resektion des Lig. capitis femoris und Blutstillung. Ausgiebige Spülung. Handschuhwechsel.

Zuwenden zum Schaft, übliche 4er-Position bei leicht abgesenktem rechtem Bein. Präparation des Eintritts mit Luer und scharfem Löffel. Nun Präparation des Schaftes mit Aale und den Raspeln bis zur Größe 12,5. Auf die letzte Raspel Aufsatz von Probekopf mit mittl. Halslänge und Reposition. Klinisch fester Sitz auch bei Mobilitätsprüfung, linkes Bein vage im Seitenvergleich verlängert. Luxation der Probeprothese. Entsprechend der letzten Raspelgröße Entscheid für einen 12,5er Schaft. Ausgiebige JET-Lavage des Markraums. Einbringen eines Markraumstoppers. Einlage zweier trockener Kompressen, dann übliche Zubereitung des Zementes.

Handschuhwechsel. Entfernung der Kompressen. Mittels Applikationspistole Einbringen des Zementes *(hierbei keine Kreislaufreaktionen)*. Nachschieben der o.g. Prothese in üblicher Weise. Vor Aushärtung des Zementes Entfernung aller sichtbaren Zementreste. Nach Aushärtung Aufsatz des mittleren Halses und des 50er Duokopfes, unkomplizierte Reposition unter Zug und Innenrotation. BV-Abschluss, Prothese sitzt sicher unter Kontrolle bei Rotation und im »Teleskoping«. Die *klinische Beinlängenkontrolle* zeigt eine akzeptable Überlänge links von ½ cm.

Ausgiebige Spülung. 12er Drain intraartikulär, Kapselnaht. Naht der Fascia lata. 10er Drainage s.c. Subkutane Einzelknöpfe. Hautklammern. Steriler Verband. Öffnen der Drainagen bei regelhaftem Sog.

Procedere: Mobilisation bei Vollbelastung. Analgesie und Thromboseprophylaxe nach Maßgabe der Stationsärzte. Röntgen nach Drainagenentfernung nach 48 h sowie nach 2 + 6 Wochen. Stationäre Reha veranlassen. Entfernung der Hautklammern nach 14 Tagen. Histologie erfragen.

J. Mathusalem (FA f. Chirurgie, Orthopädie und spez. Unfallchirurgie)

8.1.3 Pertrochantäre Femurfraktur – dynamische Hüftschraube

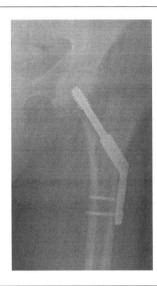

OP-Bericht, Klinik für Unfall- und Wiederherstellungschirurgie

Pat.-Nr.: 226857000
Aktuelle Klinik: Unfallchirurgie
Pat.-Name: Mente, Rudi

Fall-Nr.: A0091111/2010
Station: B3-1
Geb.-Dat.: 10.03.1927
Geschlecht/Alter: m, 83 J.

OP-Datum: 12.08.2010
OP-Dauer (Schnitt/Naht): 15.17 – 15.56 Uhr
Saal: B 4

Personal:
Operateur: PD Dr. S. Klima
1. Assistent: S. Glasmacher

Anästhesist: Fr. Dr. B. Brandt
Anästhesieschw./-pfl.: B. Bach
OP-Schwester/-pfl.: X. Montez
OP-Springer: F. Fahrig

Bericht

Vorgeschichte/Indikation: Der Pat. ist gestern beim Aufhängen von Gardinen von der Leiter gestürzt. Er zog sich hierbei die u.g. Verletzung zu. Bei Instabilität erfolgt nach entsprechender Risikoaufklärung und Erreichen der Nüchternheitsgrenze die u.g. Operation. Bei der Zweiteile-Fraktur ist eine Osteosynthese mittels DHS angezeigt. Bei Marcumartherapie des Patienten erfolgt die Operation am Folgetag zwecks entsprechender Besserung der Gerinnungssituation.

Diagnose: Geschlossene, dislozierte pertrochantäre Femurfraktur links (AO 31 A1)

Operation: Geschlossene Reposition, Osteosynthese mittels dynamischer Hüftschraube (Fa. Synthes, DHS-135°-2-Loch-Lasche, 105-mm-Schenkelhalsschraube)

Vorgehen: Ungestörte ITN. Cefuroxim 1,5 g i.v. Rückenlagerung auf dem Extensionstisch, rechtes Bein auf Beinschale ausgelagert, entsprechende umfangreiche Polsterung einschl. des Extensionsfußes. BV-Kontrolle mit guter Darstellbarkeit der Hüfte links, unter entspr. Manövern gelingt die Reposition anatomiegerecht. Wiederholte Hautdesinfektion, übliches steriles Abdecken.
Nach BV-Orientierung mittels eines ventral aufgelegten Gewindedrahtes folgt die Hautlängsinzision am lateralen, etwas dorsal orientierten Oberschenkel links. Briefschlitzförmiger Zugang mit subkutaner Trennung, Längsspaltung der Fascia lata und anschließend Ventralisierung des M. vastus lateralis. Seine Faszie wird dorsal femurnah längs gespalten. Mit dem Raspatorium werden hier die Muskelfasern vom Femur gelöst. Zwei großkalibrige querende Venen werden über Klemmen ligiert. Mittels Hohmann-Haken wird der M. vastus weiterhin nach ventral gehalten. Nun Einbohren des Gewindedrahtes über das 135°-Zielgerät zentral orientiert. Kontrolle der Lage in der zweiten Ebene, hier trennt der Draht zwischen den dorsalen 2/5teln und den ventralen 3/5teln den Femurkopf, ideale Lage. Längenmessung (105 mm). *Etwas proximaler Einbringen eines parallelen Antirotationsdrahtes.* Überbohrung des ersten Gewindedrahtes mit dem 3-Stufenbohrer, Schneiden des Gewindes und Einschrauben der o.g. Schraube und übliche Ausrichtung zum Schaft. Die Schraube zieht gut im Femurkopf. Entfernung beider Drähte. Aufsetzen der 2-Loch-Lasche, die mit einer Verbrügge-Zange an den Femur gepresst wird. Nun Besatz der Lasche mit 2 bikortikalen Schrauben in üblicher Technik, die sehr gut im Knochen ziehen. BV-Abschluss in beiden Ebenen, gute Implantatlage und gute Reposition.
Intensive Spülung (500 ml). Kontrolle auf Bluttrockenheit, 10er Redon. Die lockere Faszienadaptation des M. vastus lateralis ist möglich, Naht der Fascia lata, Subkutannähte und Hautklammerverschluss. Steriler Verband. Elastokompressive Wicklung.

Procedere: Übliche Nachbehandlung mit Vollbelastung. Röntgen nach 48 h nach Entfernung der Drainage sowie nach 2 + 6 Wochen. ME nur bei Auffälligkeiten. Analgesie und Thromboseprophylaxe nach Plan. Klammern nach 14 Tagen entfernen. Stationäre Rehabilitation veranlassen.

PD Dr. S. Klima (spez. Orthopäde, spez. Unfallchirurg)

8.1.4   Pertrochantäre Femurfraktur – proximales Nagelsystem

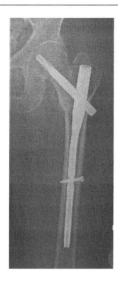

OP-Bericht, Unfall- und Wiederherstellungschirurgie

Pat.-Nr.: 546888009
Aktuelle Klinik: Unfallchirurgie
Pat.-Name: Misstake, Margret

Fall-Nr.: A0090865/2010
Station: B3-1
Geb.-Dat.: 18.07.1939
Geschlecht/Alter: w, 71 J.

OP-Datum: 12.08.2010
OP-Dauer (Schnitt/Naht): 17.17 – 18.10 Uhr
Saal: B 4

Personal:
Operateur: J. Mathusalem
1. Assistent: C. Nettlau

Anästhesist: Fr. Dr. B. Brandt
Anästhesieschw./-pfl.: B. Senftenberg
OP-Schwester/-pfl.: D. Rameloh
OP-Springer: F. Fahrig

Bericht

Vorgeschichte/Indikation: Die Pat. ist im Hotel gestürzt, auf die linke Hüfte geprallt. Typische Klinik mit Verkürzung und Außenrotation des Beines, radiologisch Nachweis der u.g. Fraktur. Bei mehreren Fragmenten Entscheid zur Marknagelung. Die Pat. wurde über die Risiken aufgeklärt, hat in die OP eingewilligt. Bekannter Herzklappenersatz vor 5 Jahren.

Diagnose: Geschlossene, dislozierte pertrochantäre Femurmehrfragmentfraktur links (AO 31 A2).

Operation: Geschlossene Reposition, Osteosynthese durch proximalen Femurnagel (Fa. Synthes, PFN-A, 10/240 mm, 135°).

Vorgehen: Ungestörte ITN. *Unacid 500 i.v. als Endokarditisprophylaxe.* Rückenlagerung auf dem Extensionstisch, rechtes Bein auf Beinschale ausgelagert, entsprechende umfangreiche Polsterung einschl. des Extensionsfußes. BV-Kontrolle mit guter Darstellbarkeit der Hüfte links, unter entspr. Manövern gelingt die Reposition nahezu anatomiegerecht. Wiederholte Hautdesinfektion, übliches steriles Abdecken.

Etwas dorsal orientierte 4 cm lange Hautinzision am prox. lateralen Oberschenkel oberhalb des Troch. major. Subkutane Präparation bis auf die Faszie, die etwas distaler auf den Troch. major zu längs inzidiert wird. Stumpfes Spreizen bis auf den Trochanter. Mit dem Jakobsfutter wird BV-orientiert ein etwas angebogener 2,0er Gewindedraht an typischer Stelle in selbigen eingeführt, ins Femurmark vorgeschoben. In üblicher Weise Aufbohren des Troch. major. Unter BV-Kontrolle zeigt sich ein leichtes Auseinandertreiben der Hauptfragmente mit beginnender Dislokation. Rückzug des Bohrers. In Orientierung am späteren Eintritt der Schenkelhalsschraube wird die 2. Hautinzision gesetzt. Subkutane Trennung, Längsspaltung der Fascia lata. Ventral und etwas kranial des späteren Eintritts der Schenkelhalsschraube wird nun ein 2,0er Gewindedraht von schaftseitig auf den Schenkelhals bis in den Femurkopf eingebohrt, um die nach Rückzug des Bohrers erneut gute Reposition beim Aufbohren zu arretieren. Nochmals Aufbohren des Trochanters nun bis in den Beginn des Markraums. Dies gelingt nun ohne wesentliches Verschieben der Fragmente. Trotz eher weiten Markraums wird in dieser Situation ein etwas dünnerer Nagel gewählt, um eine Fragmentverschiebung zu vermeiden. Einführung des Nagels bis in die gewünschte Höhe. Nun wird über das Zielgerät BV-kontrolliert in beiden Ebenen der Gewindedraht für die Schenkelhalsschraube an typischer Stelle bis subchondral in den Femurkopf vorgebohrt. Längenmessung (110 mm). Entfernung des ersten Arretierungsdrahtes. Aufbohren der lateralen Kortikalis und Vortreiben der Schenkelhalsschraube sowie Arretierung derselben. Entfernung der Zielbüchse, nochmals Dearretierung der Schraube, die noch ca. 5 mm vorgetrieben wird. Die Schraubenklinge liegt anschl. subchondral. Über dieselbe Inzision kann der Nagel abschließend auch distal in üblicher Weise und unkompliziert statisch verriegelt werden (34 mm). BV-Abschluss, gute Implantatlage und gute Reposition der Fraktur. *Nachlassen der Extension (zur Vermeidung von Druckulzerationen am Fuß).*

Intensive Spülung (500 ml). Kontrolle auf Bluttrockenheit, 10er Redon am Nageleintritt. Fasziennähte, Subkutannähte und Hautklammerverschluss beider Inzisionen. Steriler Verband. Elastokompressive Wicklung..

Procedere: Übliche Nachbehandlung mit Vollbelastung. Röntgen nach 48 h nach Entfernung der Drainage sowie nach 2 + 6 Wochen. ME nur bei Auffälligkeiten. Analgesie und Thromboseprophylaxe nach Plan.

J. Mathusalem (FA f. Chirurgie, Orthopädie und spez. Unfallchirurgie)

8.1.5 Subtrochantäre Femurfraktur – proximales Nagelsystem u. Cerclage

OP-Bericht, Unfall- und Wiederherstellungschirurgie

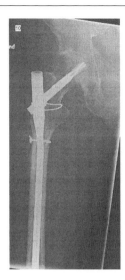

Pat.-Nr.: 546861399

Aktuelle Klinik: Unfallchirurgie

Pat.-Name: Bratfisch, Urda

Fall-Nr.: A5678909/2010

Station: B3-3

Geb.-Dat.: 20.05.1936

Geschlecht/Alter: w, 73 J.

OP-Datum: 10.03.2010

OP-Dauer (Schnitt/Naht): 23.23 – 00.41 Uhr

Saal: B 4

Personal:

Operateur: Dr. K. Schendel

Assistent: Dr. H. Siekmann

Anästhesist: Fr. Dr. B. Brandt

Anästhesieschw./-pfl.: B. Senftenberg

OP-Schwester/-pfl.: D. Rameloh

OP-Springer: F. Fahrig

Bericht

Vorgeschichte/Indikation: Privater Sturz in der eigenen Schreberlaube. Die Pat. wurde erst am Folgetag gefunden. Etwas reduzierter exsikkierter AZ. Entsprechend der Rücksprache mit der Anästhesie ist die Patientin operationsfähig. Eine entsprechende Risikoaufklärung ist erfolgt, die Pat. hat in die Operation eingewilligt. Allergien werden auf Nachfrage verneint (Chrom-Nickel).

Diagnose: Geschlossene, dislozierte subtrochantäre Femurschrägfraktur rechts (AO 32 A1).

Operation: Offene Reposition, Osteosynthese mittels Cerclagen (Chrom-Nickel) und langem proximalem Femurnagel (Fa. Synthes, PFN-A, 10/340 mm, 135°).

Vorgehen: Ungestörte ITN. Cefuroxim 1,5 g i.v. Rückenlagerung auf dem Extensionstisch, linkes Bein auf Beinschale ausgelagert, entsprechende umfangreiche Polsterung einschl. des Extensionsfußes rechts. BV-Kontrolle mit guter Darstellbarkeit der Hüfte rechts, trotz entspr. Manöver gelingt die Reposition nicht ausreichend. Wiederholte Hautdesinfektion, übliches steriles Abdecken.

Bei langer Spiralfraktur und nicht ausreichender Reponierbarkeit Entscheid zur ergänzenden Cerclage. Ca. 8 cm langer Hautschnitt in Höhe der Fraktur. Subkutane Präparation, Längsspaltung der Fascia lata. Anheben des M. vastus lateralis, dorsale Längsspaltung seiner Faszie nah am Femur und Anheben des Muskels. Mittels gebogenem Raspatorium Umfahrung des Femurs in Frakturhöhe und Umlegung eines Cerclagedrahtes mit entspr. Instrumentarien. Stufenlose Frakturreposition mittels stumpfer Repositionszange, dann schrittweise Anziehen der Cerclage mit dem Cerclagenspanngerät. Identisches Vorgehen mit einer 2. etwas proximaleren Cerclage, Entfernung der Repositionszange, Kürzung der Cerclagenspindeln. 4 cm lange Hautinzision oberhalb des Troch. major. Subkutane Präparation, die Faszia lata wird etwas distaler längs inzidiert. Stumpfes Spreizen bis auf den Troch. major. Einführen eines Führungsdrahtes unter BV-Kontrolle, Vorschieben bis ins Mark. Aufbohren des Trochanter bis zum Beginn des Markraums. Dies gelingt unkompliziert. Einführung des o.g. Nagels bis in die gewünschte Höhe. Die Fragmentadaptation bleibt aufgrund der liegenden Cerclagen erhalten. Nun wird über das Zielgerät BV-kontrolliert in bd. Ebenen der Gewindedraht für die Schenkelhalsschraube bis subchondral in den Femurkopf vorgebohrt. Langenmessung (110 mm). Aufbohren der lateralen Kortikalis, dann Einführen und Vortreiben der Schenkelhalsschraube sowie Arretierung derselben. Entfernung der Zielbüchse, nochmals Dearretierung der Schraube, die noch ca. 5 mm vorgetrieben wird, nach erneuter Arretierung entsprechend der BV-Kontrolle subchondral abschließt. *Nachlassen der Extension (zur Vermeidung von Druckulzerationen am Fuß)*. Intensive Spülung (500 ml). Kontrolle auf Bluttrockenheit, 10er Redon am caudalen Zugang. Fasziennähte, Subkutannähte und Hautklammerverschluss beider Inzisionen.

Abschließend wird der Nagel mit dem winkelgetriebenen Bohrer über Stichinzisionen in Freihandtechnik kaudal zweifach unkompliziert verriegelt. BV-Abschluss, anatomische Reposition, regelhafte Implantatlage. Kurze Spülung. Hautklammernaht. Steriler Verband. Elastokompressive Wicklung.

Procedere: Übliche Nachbehandlung mit Vollbelastung. Röntgen nach 48 h nach Entfernung der Drainage sowie nach 2 + 6 Wochen. ME ggf. nach 18 bis 24 Monaten. Analgesie und Thromboseprophylaxe nach Maßgabe der Stationsärzte.

Dr. med. K. Schendel (FA für Orthopädie und Unfallchirurgie), Dr. med. H. Siekmann (Komm. Direktor)

8.1.6   Femurschaftfraktur – dynamischer Verriegelungsnagel

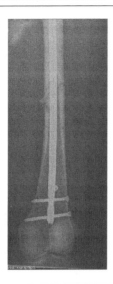

OP-Bericht, Unfall- und Wiederherstellungschirurgie

Pat.-Nr.: 546842499   Fall-Nr.: A5678977/2010
Aktuelle Klinik: Unfallchirurgie   Station: B3-3
Pat.-Name: Malzbier, Gunnar   Geb.-Dat.: 20.05.1956
                                         Geschlecht/Alter: m, 53 J.

OP-Datum: 20.04.2010
OP-Dauer (Schnitt/Naht): 18.22 – 19.51 Uhr
Saal: B 1

Personal:
Operateur: Dr. H. Siekmann   Anästhesist: Fr. Dr. M. Bauer
1. Assistent: A. Eisenkrämer   Anästhesieschw./-pfl.: B. Bach
                                        OP-Schwester/-pfl.: D. Rameloh
                                        OP-Springer: F. Fahrig

Bericht

Vorgeschichte/Indikation: Der Pat. wurde auf dem Weg von der Arbeit nach Hause als Radfahrer von einem PKW angefahren. Im Polytraumaspiral-CT Milzruptur, A-Frakturen LWK II + IV, kleine SAB. Intubierter Pat. Primär Entscheid zur Fixateuranlage, jetzt bei stabiler Kreislaufsituation über 5 Tage definitive Nagelung bei u.g. Verletzung möglich.

Diagnose: Mit Fixateur stabilisierte ehemals 1° offene, dislozierte Femurschaftschrägfraktur links (AO 32 A2).

Operation: Entfernung des Fixateurs, geschlossene Frakturreposition, aufgebohrte dynamische Verriegelungsnagelung (Fa. Zimmer, Sirusnagel, 10/420 mm, distal 2fach u. proximal 1fach verriegelt).

Vorgehen: Ungestörte ITN. Cefuroxim 1,5 g i.v. Rückenlagerung auf dem Extensionstisch, rechtes Bein auf Beinschale ausgelagert, entsprechende umfangreiche Polsterung einschl. des Extensionsfußes. BV-Kontrolle mit guter Darstellbarkeit des Femurs links. Wiederholte Hautdesinfektion, übliches steriles Abdecken. *Über einem zusätzlichen Tuch wird der Fixateur demontiert, die Pineintritte kurretiert. Anschl. Verwerfen der genutzten Instrumente, des untergelegten Tuches und Handschuhwechsel. Pflasterverschluss der Pineintritte sowie der am Unfalltag versorgten Durchspießungswunde.*

4 cm lange Hautinzision am prox. lateralen Oberschenkel oberhalb des Troch. major. Subkutane Präparation bis auf die Fascia lata, die etwas distaler auf den Trochanter zu längs inzidiert wird. Stumpfes Spreizen bis auf den Troch. major. Mit dem Jakobsfutter wird BV-orientiert ein leicht gekröpfter 2,0er Gewindedraht an typischer Stelle ins Trochantermassiv eingeführt, ins Mark vorgeschoben. Bei sehr fester Knochensubstanz gelingt dies nur sehr langsam. In üblicher Weise Aufpfriemen bis zum Beginn des Markraums. Dies gelingt unkompliziert. Einführung eines an der Spitze leicht umgebogenen Olivendrahtes bis vor die Fraktur. Nun Extensionsaufbau bis die Fragmente untereinander stehen. In dieser Situation gelingt die Reposition nahezu unkompliziert über Zug und Druck. Nach 3 Versuchen kann mit dem Olivendraht die Fraktur passiert, das distale Fragment aufgefädelt werden. Die Fraktur rastet spürbar ein. Der Draht wird bis suprakondylär vorgeschoben. *Nachlassen der Extension (zur Vermeidung von Druckulzerationen am Fuß).* Kaliberbestimmung und Längenmessung des Nagels unter BV-Kontrolle. Schrittweise Aufbohren bis 11 mm. Wechsel des Führungsdrahtes über das Spülrohr. Unkompliziertes Einführen und Vortreiben des o.g. Nagels bis in die gewünschte Höhe. Die BV-Kontrolle zeigt jetzt eine Frakturdehiszenz von knapp 3 mm. Daher erfolgt die primär distale, 2fach statische Nagelverriegelung mit dem winkelgetriebenen Bohrer über entsprechende Stichinzisionen. Dies gelingt jeweils unkompliziert. **Nun Aufhebung der Dehiszenz über die Rückschlagtechnik.** Dann 1fach dynamische Verriegelung des Nagels kranial über das Zielgerät, ebenfalls unkompliziert. Alle Bolzen ziehen bikortikal sicher im Knochen. BV-Abschluss, weitestgehend anatomische Reposition, regelhafte Implantatlage.

Intensive Spülung (500 ml) der Zugänge. Kontrolle auf Bluttrockenheit, keine Drainage notwendig. Faszien- und Subkutannähte, Hautklammerverschluss der Zugänge. Steriler Verband. Elastokompressive Wicklung.

Procedere: Vollbelastung möglich. Röntgen nach 24 h sowie nach 2 + 6 Wochen. ME ggf. nach 1824 Monaten. Analgesie und Thromboseprophylaxe nach Plan. Versorgung der LWK-Frakturen im Wochenverlauf.

Dr. med. H. Siekmann (spez. Unfallchirurg)

8.1.7 Femurschaftfraktur – Plattenosteosynthese

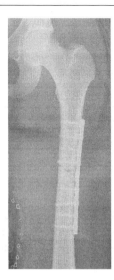

OP-Bericht, Unfall- und Wiederherstellungschirurgie

Pat.-Nr.: 546321499   **Fall-Nr.:** A3218977/2010
Aktuelle Klinik: Unfallchirurgie   **Station:** B3-1
Pat.-Name: Geyer-Deppenbrock, Sieglinde **Geb.-Dat.:** 20.05.1969
                                            Geschlecht/Alter: w, 40 J.

OP-Datum: 21.02.2010
OP-Dauer (Schnitt/Naht): 21.22 – 22.37 Uhr
Saal: B 3

Personal:
Operateur: Dr. H. Siekmann   **Anästhesist:** Fr. Dr. M. Bauer
1. Assistent: A. Eisenkrämer   **Anästhesieschw./-pfl.:** B. Bach
2. Assistent: Ch. Nettlau   **OP-Schwester/-pfl.:** D. Rameloh
                                           OP-Springer: F. Fahrig

Bericht

Vorgeschichte/Indikation: Die stationäre Aufnahme der Pat. erfolgte nach Verkehrsunfall. Primär Stabilisierung der Fraktur mittels Fix. externe. Da neben der u.g. Diagnose eine Gravidität (20 SSW) besteht, erfolgt nun zur Minimierung der Strahlenbelastung im Einvernehmen mit der Patientin eine offene Reposition mit Plattenosteosynthese.

Diagnose: Mittels Fix. externe stabilisierte geschlossene Femurschaftquerfraktur links (AO 32 A3).

Operation: Entfernung des Fixateurs, offene Reposition und Osteosynthese mittels breiter 9-Loch-Titan-Großfragmentplatte, lokale Drainage.

Vorgehen: Ungestörte ITN. Cefuroxim 1,5 g i.v. Rückenlagerung, rechtes Bein auf Beinhalter ausgelagert, entsprechende Polsterung. Beckenregion mehrfach mit Röntgenschürzen geschützt. Wiederholte Hautdesinfektion, übliches steriles Abdecken.
   Entfernung des Fixateurs einschl. der Curretage der Pineintritte über einem zusätzlichen sterilen Tuch. Verwerfen des Tuches und Handschuhwechsel. Pflasterverschluss der Pineintritte. Typischer lateraler 15 cm langer Hautlängsschnitt über der tastbaren Frakturregion. Scharfe Präparation bis auf die Fascia lata, die ebenfalls längs inzidiert wird. Sukzessive Blutstillung. Knochennah wird briefschlitzförmig dorsal die Faszie des M. vastus lateralis längs durchtrennt, der Muskel mit dem Raspatorium vom Knochen gelöst und über Hohmann-Haken nach ventral gehalten. Ligatur zweier kräftiger Venen über Klemmen. Schichtweise Zugangserweiterung nach kaudal, bis die Fraktur zentral im Zugang liegt. Nun über manuellen Zug sowie 2 am Knochen fixierte stumpfe Repositionszangen Reposition der Fraktur. Dies ist durch die muskuläre Gegenspannung erschwert, gelingt letztendlich doch. Hierbei rastet die Fraktur stufenlos ein. Sicherung mittels spitzer Repositionszange. Nun zentrale Auflage der o.g. Platte. Zuvor zentral *leicht konkaves Anbiegen der Platte* mit der AO-Biegepresse. Nun *frakturnah kranial und kaudal erster exzentrisch bikortikaler Schraubenbesatz* mit je einer Schraube in üblicher Weise. Unter konsekutivem Anzug der Schrauben zeigt sich die definitive Kompression der Fraktur. Nochmals Platzierung je einer exzentrischen Schraube kaudal und kranial. Nach leichtem Lösen der beiden ersten Schrauben nochmals konsekutiver Anzug von Schraube 3 und 4. Exzellente Kompression im Frakturspalt. Anzug von Schraube 1 und 2. Sowohl kranial als auch kaudal werden nun noch je 2 weitere, jetzt neutral gesetzte bikortikale Schrauben in üblicher Weise platziert. Alle Schrauben ziehen exzellent im Knochen. BV-Abschluss in beiden Ebenen, anatomische Reposition, exakte Implantatlage.
   Intensive Spülung (1.000 ml) des Zugangs. Kontrolle auf Bluttrockenheit, 10er Drainage lokal. Lockere Faszienrefixation des M. vastus lateralis, Naht der Faszia lata und Subkutannähte, Hautklammerverschluss der Haut. Steriler Verband. Elastokompressive Wicklung.

Procedere: Übliche Nachbehandlung mit Teilbelastung von 20 kg für 6 Wochen, dann zügige Vollbelastung. Röntgen nach 48 h nach Drainagenentfernung sowie nach 2 + 6 Wochen. ME ggf. nach 18–24 Monaten. Analgesie und Thromboseprophylaxe nach Maßgabe der Stationsärzte. Klammern nach 14 Tagen entfernen.

Dr. med. H. Siekmann (spez. Unfallchirurg)

8.1.8   Distale Femurfraktur – retrograde Marknagelung

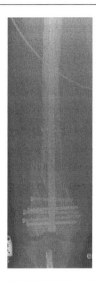

OP-Bericht, Unfall- und Wiederherstellungschirurgie

Pat.-Nr.: 176765432

Aktuelle Klinik: Unfallchirurgie

Pat.-Name: von Bolz, Dr. Bodo

Fall-Nr.: A9674231/2010

Station: Intensivstation 1

Geb.-Dat.: 29.09.1955

Geschlecht/Alter: m, 55 J.

OP-Datum: 11.11.2010

OP-Dauer (Schnitt/Naht): 10.11 – 11.32 Uhr

Saal: B 5

Personal:

Operateur: Dr. H. Siekmann

1. Assistent: J. Mathusalem

2. Assistent: A. Eisenkrämer

Anästhesist: Fr. Dr. B. Brandt

Anästhesieschw./-pfl.: B. Senftenberg

OP-Schwester/-pfl.: M. Gabelstab

OP-Springer: B. Seifert

Bericht

Vorgeschichte/Indikation: Polytrauma im Rahmen eines Wegeunfalls. Verlegung in die Universitätsklinik bei Bronchusabriss und thoraxchirurgischer Intervention. Primär temporäre Stabilisierung der Femurfraktur rechts mit Fix. externe. In Absprache mit den Kollegen erfolgt nun die definitive Stabilisierung.

Diagnose: Mit Fix. externe stabilisierte ehemals II° offene distale Femurmehrfragmentfraktur rechts (AO 33 C2)

Operation: Entfernung des Fix. externe, partiell offene Reposition, Osteosynthese mittels kanülierter Zugschrauben (3) und retrograder unaufgebohrter statischer Verriegelungsnagelung (Fa. Synthes, DFN 10/380 mm), *Pollerschraube*

Vorgehen: Intubierter Pat., unkomplizierte Übernahme von der ITS. Cefuroxim 1,5 g i.v. Rückenlagerung, linkes Bein auf Beinschale ausgelagert. Entsprechend umfangreiche Polsterung. Wiederholte Haut- und Fixateurdesinfektion, übliches steriles Abdecken. Zusätzliche sterile Tuchunterlage. Entfernung des Fixateurs, Curretage der Pineintritte und Spülung. *Sterile Pflaster über Pineintritten, Handschuhwechsel, Verwerfen des zusätzl. Steriltuches und der genutzten Instrumente.* BV-Kontrolle, gute Darstellbarkeit.

Bei 5° angebeugtem Knie axialer Hautlängsschnitt unter der Patella. Längsspaltung der Patellasehne. Stumpf spreizende Präparation durch den Hoffaschen Fettkörper in das Kniegelenk. Hämarthrosentlastung mit Fettaugen. Digital intraartikuläre Orientierung. Reposition der C-Komponente digital kontrolliert. Stichinzisionen medial und lateral über den Kondylen, Aufsatz der Kugelrepositionszange, Retention der Reposition. Queres Einbringen dreier kanülierter Zugschrauben in üblicher Technik über Stichinzisionen und in Orientierung zur nachfolgenden Nagellage. Die Schraubenstabilisierung gelingt unkompliziert. Entfernung der Repositionszange. Nun Platzierung eines Gewindedrahtes an typischer Nageleintrittsstelle in der Notch, Überbohren des Nageleintritts. Vorschieben eines Führungsdrahtes mit regelhaftem Passieren der Trümmerzone. Nun wird der o.g. Nagel über den Führungsdraht eingeschoben. Er passiert unkompliziert Schrauben und Frakturzone, das Kondylenmassiv sinkt jedoch nach dorsal ab, kann nicht adäquat reponiert werden. Rückzug des Nagels. Unter BV wird nun ein querer Bolzen perkutan über eine Stichinzision von lateral frakturnah am proximalen Hauptfragment *als Pollerschraube* eingebracht. Nochmals Vorschieben des Nagels. Über die Pollerschraube wird nun, durch den Nagel geführt, das Kondylenmassiv nahezu anatomisch unter dem Schaft eingerichtet. Nach exakter Platzierung des Nagels erfolgt die distal 2fache Verriegelung über den Zielbügel. Hierzu Nutzung der vorherigen Stichinzisionen. Proximal 2-fache Verriegelung über Stichinzisionen und winkelgetriebenen Bohrer. Alle Schrauben und Bolzen haben exzellent angezogen. Demontage des Zielbügels, *digital kontrolliert liegt der Nagel sicher subchondral.* Die BV-Kontrolle zeigt eine gute Fraktureinrichtung und die gewünschte Implantatlage.

Ausgiebige Spülung (500 ml), Kontrolle auf Bluttrockenheit. I. a.-Redon. Dezidierte Naht der Patellasehne Schichtweiser Wundschluss der Zugänge. Invertierende Subkutannähte, Hautrückstichnähte., sterile Verbände.

Procedere: Übliche Wund-/Laborkontrollen. Röntgen nach 48 h nach Entfernung der Redon sowie nach 2 + 6 Wochen. Mobilisation bei übungsstabiler Situation frei, nicht gegen Widerstand. 20 kg TB für 6 Wochen postoperativ, sonst Rollstuhltransfer. *90-90-Lagerung für 4 Tage.* Analgesie u. Thromboseprophylaxe nach Maßgabe der Stationsärzte der ITS. Stationäre Rehabilitation forcieren, nach Abschluss BG-lich weiter zu uns.

Dr. med. H. Siekmann (spez. Unfallchirurg)

8.1.9 Distale Femurfraktur – winkelstabile monoaxiale Plattenosteosynthese

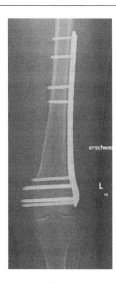

OP-Bericht, Klinik für Unfall- und Wiederherstellungschirurgie

Pat.-Nr.: 938667123

Aktuelle Klinik: Unfallchirurgie

Pat.-Name: Muster, Caro

Fall-Nr.: B2222255/2010

Station: ITS

Geb.-Dat.: 21.07.1947

Geschlecht/Alter: w, 63 J.

OP-Datum: 18.10.2010

OP-Dauer (Schnitt/Naht): 10.37 – 12.02 Uhr

Saal: B 5

Personal:

Operateur: Dr. K. Schendel

1. Assistent: Dr. H. Siekmann

2. Assistent: A. Eisenkrämer

Anästhesist: OÄ Dr. B. Brandt

Anästhesieschw./-pfl.: B. Senftenberg

OP-Schwester/-pfl.: D. Rameloh

OP-Springer: F. Fahrig

Bericht

Vorgeschichte/Indikation: Patientin ist mit Rollator gehfähig, hat am gestrigen Tag einen Sturz erlitten. Bei anhaltenden Belastungsschmerzen nach Verdrehtrauma mit nahezu kompletter Immobilisation erfolgte eine konventionelle Röntgenabklärung, anschl. eine CT-Untersuchung des distalen Femurs mit nachstehender Verletzung. Die Pat. hat in eine operative Stabilisierung eingewilligt. Aufgrund der eingeschränkten Mobilität und der fehlenden Koordination Entscheid zur sicher belastungsstabilen Osteosynthese.

Diagnose: Geschlossene inkomplette frakturgefährdete Spiralfissur des distalen Femurs links (AO 32 A1).

Therapie: Perkutane Osteosynthese mittels winkelstabiler Platte (LISS, Fa. Synthes), lokale Drainage.

Vorgehen: ITN ungestört. Cefuroxim 1,5 g i.v. Rückenlagerung, entsprechend umfangreiche Polsterung bei Auslagerung des rechten Beins. Wiederholte Hautdesinfektion, übliches steriles Abdecken. Unter BV Markierung der lokalen Anatomie.

Axialer, 6 cm langer Hautlängsschnitt über dem lateralen Femurkondylus. Schichtweise Präparation. Auf eine Arthrotomie kann verzichtet werden. Präparation bis auf das Periost, hier sind wenig lokale Einblutungen nachweisbar. Fissurausläufer sind lokal nicht sichtbar. Mit dem Raspatorium wird nun nach kranial am lateralen Femurschaft das Weichgewebe ca. 5 cm tief vom Femur gelöst. Anschl. wird die am Zielgerät arretierte LISS auf dem lateralen Femur nach kranial geschoben. BV-Kontrolle, das Implantat legt sich distal exzellent der Femurkontur an, proximal steht es etwas vom Knochen ab. Distal Fixation mittels K-Draht. Nun zuerst Hautlängsinzision über den proximalen 4 LISS-Löchern, schichtweise Präparation, hier bei kleinem Zugang stumpf spreizend durch den M. vastus lateralis. Darstellung der proximalen LISS, die nun in Freihandtechnik in üblicher Weise im proximalen Loch mit einer bikortikalen Großfragmentschraube besetzt und an den Femur gezogen wird. Vervollständigung der Ringstruktur des LISS über eine Zielbüchse und einen weiteren K-Draht im 2. proximalen Loch. Anschl. unkomplizierter weiterer Schraubenbesatz, ausschließlich bikortikal winkelstabil. distal mit 4 und proximal noch mit 2 Schrauben. Demontage des Zielgerätes und Setzen der letzten proximalen winkelstabilen Schraube. Alle Schrauben ziehen exzellent im Knochen BV-Abschluss, gute Implantatlage, Fissur konventionell radiologisch z.Zt. in bd. Ebenen nicht nachweisbar.

Spülung (500 ml), Kontrolle auf Bluttrockenheit, Distal Einlage einer 10er Redon. Schichtweiser Wundverschluss von Fascia lata, Subkutis und Haut. Öffnen der Drainage. Steriler Verband. Elastokompressive Wickel.

Procedere: Vollbelastung, freie Mobilisation. Entfernung der Drainage nach 48 h, Röntgen nach 2 Tagen sowie 2 + 6 Wochen. Thromboseprophylaxe und Analgesie nach Vorgabe der Stationsärzte. Materialentfernung nicht angezeigt.

Dr. med. K. Schendel (FA f. Orthopädie und Unfallchirurgie)

8.1.10 Laterale Femurkondylusfraktur – Plattenosteosynthese

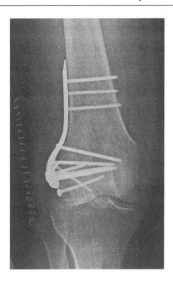

OP-Bericht, Unfall- und Wiederherstellungschirurgie

Pat.-Nr.: 003411987   **Fall-Nr.:** B4630093/2010
Aktuelle Klinik: Unfallchirurgie   **Station:** B 3-1
Pat.-Name: Rasmussen, Elkjahr   **Geb.-Dat.:** 21.08.74
    Geschlecht/Alter: m, 35 J.

OP-Datum: 21.04.2010
OP-Dauer (Schnitt/Naht): 11.02 – 12.04 Uhr
Saal: B 3

Personal:
1. Operateur: OA Dr. L. Jansch   **Anästhesist:** Fr. Dr. R. Langemann
2. Operateur: Dr. K. Schendel   **Anästhesieschw./-pfl.:** B. Bach
2. Assistent: C. Bauer   **OP-Schwester/-pfl.:** X. Montez
    OP-Springer: B. Seifert

Bericht

Vorgeschichte/Indikation: Der Patient stürzte bei einem Fahrradunfall auf das rechte Kniegelenk, wobei er sich eine in der Frontalebene verlaufende Fraktur des lateralen Femurkondylus im Sinne einer **Hoffa-Fraktur** zuzog. Die präoperative CT-Diagnostik zeigte die dreidimensionale Situation und das Vorliegen einer 2-Fragmentfraktur. Aufgrund der senkrecht verlaufenden Frakturlinie besteht eine äußerst instabile Situation mit der Indikation zur Osteosynthese. Der Patient wird über den Eingriff aufgeklärt. OP-Einverständnis liegt vor.

Diagnosen: Geschlossene, dislozierte Fraktur des lateralen Femurkondylus rechts (AO 33 B3, Hoffa-Fraktur)

Therapie: Offene Reposition und Osteosynthese mittels zweier interfragmentärer Zugschrauben 3,5 mm und 5-Loch-LCP distales Femur

Operation: Ungestörte ITN. Rückenlagerung, linkes Bein auf Beinhalter ausgelagert, rechtes Bein frei beweglich, entsprechende Polsterung. Cefuroxim 1,5 g i.v. Wiederholte Hautdesinfektion und übliches steriles Abdecken.
Lateraler Hautschnitt über dem distalen Femur und dem Kniegelenk. Inzision von Subkutis und Tractus iliotibialis. Ventralisation des M. vastus lateralis, anterolaterale Arthrotomie und Darstellung der Lateralfläche des distalen Femurs. Hierbei Entlastung des Hämarthros mit Fettaugen. Einsatz zweier Hohmann-Hebel, sodass man einen guten Einblick auf den lateralen Femurkondylus sowie auch akzeptabel nach ventral und dorsal erhält. Darstellung der Fraktur und Ausspülen des Frakturhämatoms. Bei Vorliegen einer unkomplizierten 2-Fragmentfraktur gelingt unkompliziert die anatomiegerechte Reposition, Retention mittels Repositionszange. Implantation eines temporären K-Drahtes von anterior und Retention des anatomisch reponierten Hoffa-Fragmentes durch 2 von anterolateral eingebrachte neutralisierende Spongiosaschrauben. Diese tangieren die femorale Gelenkfläche nicht. Zur Sicherung des Repositionsergebnisses erfolgt nun nach entsprechender Anbiegung die Anlage einer winkelstabilen 5-Loch-LCP am distalen Femur. Die Platte wird etwas mehr nach dorsal versetzt eingeschoben, sodass die 2 dorsalsten Plattenlöcher winkelstabil und streng auf den lateralen Femurkondylus begrenzt eingesetzt werden können. Besetzen zweier winkelstabiler Schraubenlöcher kaudal und zweier Schrauben im Schaftbereich. Bei Kniemobilisation zeigen sich absolut stabile Verhältnisse. Die BV-Kontrolle in beiden Ebenen zeigt bei anatomischer Reposition die gewünschte Implantatlage. Bei Beugung/Streckung des Kniegelenkes keine Reibephänomene. Spülung des Wundgebietes (500 ml). Einlage einer subfaszialen Redondrainage. Vollständiger Verschluss von Kapsel und Tractus iliotibialis. Subkutannaht. Spannungsfreier Hautverschluss durch Hautklammern. Steriler Verband. Elastische Binden und Anlage eines Jeans-Tutors.

Procedere: Aktive Bewegungsübungen mit einem Bewegungsfeld von 0060° sofort möglich, nach 3 Wochen 0090° für weitere 3 Wochen. 6 Wochen Teilbelastung mit 20 kg, dann Vollbelastung. Intermittierende Hochlagerung, ggf. Kühlung. Analgesie und Thromboseprophylaxe nach Maßgabe der Stationsärzte. Röntgen nach Redonentfernung nach 48 h sowie nach 2 + 6 Wochen.

Dr. med. L. Jansch (FA f. Chirurgie, Orthopädie und spez. Unfallchirurgie),
Dr. med. K. Schendel (FA f. Orthopädie und Unfallchirurgie)

8.1.11 Patellaquerfraktur – Schrauben und Äquatorialcerclage

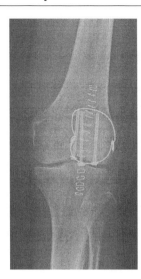

OP-Bericht, Unfall- und Wiederherstellungschirurgie

Pat.-Nr.: 176765455
Aktuelle Klinik: Unfallchirurgie
Pat.-Name: Ballermann, Bodo

Fall-Nr.: A9688231/2011
Station: B3-3
Geb.-Dat.: 16.12.1955
Geschlecht/Alter: m, 55 J.

OP-Datum: 21.01.2011
OP-Dauer (Schnitt/Naht): 09.11 – 10.12 Uhr
Saal: B 5

Personal:
Operateur: Dr. K. Schendel
1. Assistent: OA Dr. R. Neef
2. Assistent: A. Eisenkrämer

Anästhesist: Fr. Dr. R. Langemann
Anästhesieschw./-pfl.: B. Senftenberg
OP-Schwester/-pfl.: M. Gabelstab
OP-Springer: B. Seifert

Bericht

Vorgeschichte/Indikation: Der Pat. ist bei einem Waldspaziergang über seinen Hund gestolpert, auf das linke Knie gestürzt. Er zog sich hierbei die u.g. Verletzung zu, die bei Dislokation eine Indikation zur Osteosynthese darstellt. Der Patient wurde über die Risiken aufgeklärt, hat in das operative Vorgehen schriftlich eingewilligt. ***Keine Chrom-Nickel-Allergie.***

Diagnosen: Geschlossene dislozierte Patellaquerfraktur links.

Operation: Bursaresektion, offene Reposition, Osteosynthese (KFI-Zugschrauben (2) und Äquatorialcerclage).

Vorgehen: Ungestörte ITN, Rückenlagerung bei entsprechender Polsterung. Cefuroxim 1,5 g. Wiederholte Hautdesinfektion, übliches steriles Abdecken.

Hautlängsschnitt über der Patella und schichtweise Präparation bis auf die Bursa infrapatellaris und die Patella. Sukzessive Blutstillung. Die rupturierte Bursa infrapatellaris wird reseziert. Es besteht eine zentrale Querfraktur. Reinigung von Hämatom bis nach intraartikulär unter Spülung und im Bereich der Frakturflächen mittels scharfen Löffels. Ein ca. erbsengroßes laterales Fragment muss bei fehlendem Weichgewebekontakt entfernt werden. Partielle Lösung des medialen Retinaculums von den patellaren Ansätzen, sodass anschließend eine digitale Kontrolle der Gelenkfläche möglich ist. Die beiden Hauptfragmente werden reponiert, die Reposition wird digital kontrolliert und mittels scharfer Repositionszange retiniert. BV-Kontrolle, exakte Reposition. Anschließend werden von proximal nach distal bei festem Anzug der jeweiligen Schrauben 2 KFI-Zugschrauben mit Unterlegscheiben in üblichen Schritten eingebracht. Nochmals BV-Kontrolle, regelhafte Implantatlage, stufenlose Adaptation der Frakturflächen. Abschließend Anlage einer Äquatorialcerclage mittels Kanüle symmetrisch um die Patella (1,25er Cerclage-Draht). Diese wird anschließend sicher angezogen, übt noch eine weitere Kompression auf die ventrale Kortikalis aus. Kranial verläuft sie über den lateralen Patellapol, wird in dieser Form jedoch aufgrund ihrer Kompressionswirkung belassen, anschließend gekürzt und umgebogen. BV-Abschluss. Gute Lage des Osteosynthesematerials und anatomisch reponierte Fraktur. Ausgiebige Spülung auch intraarktikulär (500 ml) und Einlage einer intraartikulären Redon-Drainage. Teils transossäre Refixation des medialen Retinaculums an der Patella. Kontrolle auf Bluttrockenheit. Schichtweiser Wundschluss. Hautrückstichnähte. Steriler Verband. Elastokompressive Wicklung. Öffnen der Drainage bei regelhaftem Sog.

Procedere: Mobilisation bei schmerzorientierter Vollbelastung. Kniemobilisation ebenfalls schmerzorientiert erlaubt, nicht gegen Widerstand. Röntgenkontrolle nach Entfernung der Drainagen nach 48 h sowie nach 2 + 6 Wochen. Materialentfernung frühestens nach 12 Monaten (ggf. bei Materialkonflikten). Analgesie und Thromboseprophylaxe nach Maßgabe der Stationsärzte.

Dr. med. K. Schendel (FA f. Orthopädie und Unfallchirurgie)

8.1.12 Patellatrümmerfraktur – Schraubenosteosynthese und McLaughlin-Cerclage

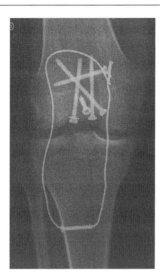

OP-Bericht, Unfall- und Wiederherstellungschirurgie

Pat.-Nr.: 100567901

Aktuelle Klinik: Unfallchirurgie

Pat.-Name: Fall, Klara

Fall-Nr.: A9373334/2010

Station: B.3-2

Geb.-Dat.: 09.02.1981

Geschlecht/Alter: w, 29 J.

OP-Datum: 03.09.2010

OP-Dauer (Schnitt/Naht): 21.24 – 22.39

Saal: B 3

Personal:

Operateur(e): Dr. H. Siekmann

1. Assistent: Dr. M. Schulz

2. Assistent: V. van Grachten (PJ)

Anästhesist: Fr. Dr. B. Schenk

Anästhesieschw./-pfl.: B. Bach

OP-Schwester/-pfl.: D. Kunde

OP-Springer: D. Rameloh

Bericht

Vorgeschichte/Indikation: Die Patientin ist bei einem privaten Fußballspiel mit dem Knie gegen den Torpfosten geschlagen, zog sich hierbei die nachstehende Verletzung zu. Bei Trümmerung besteht die Indikation zur Operation. Die Patientin hat in die Operation eingewilligt. *Keine bekannte Chrom-Nickel-Allergie.*

Diagnosen: Zerreißung der Bursa infrapatellaris und geschlossene, grob dislozierte Patellatrümmerfraktur rechts

Operation: Bursektomie, offene Frakturreposition und Osteosynthese mittels Neutralisationsschrauben (5-mal KFI), McLaughlin-Cerclage

Vorgehen: Ungestörte Spinalanästhesie, Cefuroxim 1,5 g, Rückenlagerung bei entsprechender Polsterung, rechtes Bein frei beweglich. Wiederholte Hautdesinfektion, übliches steriles Abdecken.

Hautlängsschnitt über der Patella. Subkutane Präparation, sukzessive Blutstillung. Die Bursa infrapatellaris ist zerrissen, wird reseziert. Weitere Präparation, Darstellung der Fraktur. Es bestätigt sich die Trümmerfraktur der Patella. Zwei lose Kortikalisfragmente müssen entfernt werden, mit den weiteren 5 Hauptfragmenten folgt die Patellarekonstruktion. Hämarthrosentlastung und Spülung. Reinigung der Frakturflächen mittels scharfen Löffels. Eine Zugschraubentechnik ist bei der Trümmerung nicht möglich, es erfolgt der Einsatz von Neutralisationsschrauben, die diagonal zu den Frakturspalten bzw. längs in die Patella eingebracht werden. Schrittweise folgen nun die Reposition der Fragmente und das Einbringen der KFI-Schrauben in üblicher Weise. In dieser Form gelingt dann die stufenlose Adaptation der Gelenkfläche, wobei zudem ein tragfähiges Osteosynthesegerüst bei sicherem Halt der Schrauben erreicht wird. Digitale Kontrolle der Gelenkfläche, die sich stufenlos einstellt, keine Schraubenenden tastbar. Nun Anlage der McLaughlin-Cerclage in typischer Weise *zur Zugantagonisierung*. Hierzu werden seitlich der Tuberositas tibiae zwei ca. 1 cm lange Stichinzisionen gesetzt. Queres Einbringen und Überbohren eines Führungsdrahtes dorsal der Tuberositas (ca. 1 cm). Über den Führungsdraht wird eine kanülierte 34 mm lange Schraube eingedreht. Einfädeln eines 1,25er Cerclage-Drahtes durch das Schraubenloch. Über den Hauptzugang werden beidseits die Drahtenden mit Kocherklemmen parallel der Patellarsehne nach kranial durchgefädelt. Über eine leicht gebogene Kanüle wird der Draht ventralseitig proximal der Patella geführt, umfährt hierbei letztendlich die gesamte obere Zirkumferenz der Patella. Anziehen des Drahtes *nach Standkontrolle der Patella auf der Gegenseite unter BV.*

BV-Abschluss, stufenlose Einstellung der Gelenkfläche, regelhafte Implantatlage. Intraartikuläre Spülung (500 ml), 10er Redon-Drainage intraartikulär und Refixation partiell rupturierter Retinakulumanteile, teils transossär, teils am Periost der Patella. Kontrolle auf Bluttrockenheit. Nochmals Spülung. Subkutane Readaptation und Rückstichnähte. Steriler Verband. Elastokompressive Wickel. Öffnen der Drainage bei regelhaftem Sog.

Procedere: Je 2 Wochen Beugung von 30/60° und dann 90° erlaubt. Anschließend freie Mobilisation. Axiale Vollbelastung bei liegender Knieorthese erlaubt. Analgesie und Thromboseprophylaxe nach Maßgabe der Stationsärzte. Entfernung der Cerclage nach 9 Wochen, bei sonst regelhafter Heilung keine Indikation zur Materialentfernung. Röntgen nach 2 Tagen sowie 2 + 6 Wochen.

Dr. med. H. Siekmann (spez. Unfallchirurg)

8.2   Tibia und Fibula

H. Siekmann, L. Jansch

8.2.1 Laterale Tibiakopffraktur – Plattenosteosynthese

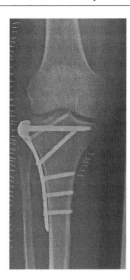

OP-Bericht, Unfall- und Wiederherstellungschirurgie

Pat.-Nr.: 150578055
Aktuelle Klinik: Unfallchirurgie
Pat.-Name: Mono, Toni

Fall-Nr.: A3334567/2010
Station: B2-1
Geb.-Dat.: 20.10.61
Geschlecht/Alter: m, 49 J.

OP-Datum: 19.01.2010
OP-Dauer (Schnitt/Naht): 08.01 – 09.42 Uhr
Saal: B 1

Personal:
Operateur: OA Dr. L. Jansch
1. Assistent: OA Dr. L. Irlenbusch
2. Assistent: Ch. Nettlau

Anästhesist: Fr. C. Rippenstiel-Beyerlein
Anästhesieschw./-pfl.: B. Bach
OP-Schwester/-pfl.: D. Rameloh
OP-Springer: F. Fahrig

Bericht

Vorgeschichte/Indikation: Die OP-Indikation besteht bei lateraler Tibiakopffraktur mit deutlicher Impressions- und Depressionszone nach einem Skiunfall. Die CT-Diagnostik zeigte weiterhin eine nicht dislozierte Fraktur der Eminentia, von medial ausgehend. Eine umfangreiche OP-Aufklärung ist erfolgt, OP-Einverständnis liegt vor.

Diagnose: Geschlossene laterale Impressionstrümmerfraktur des Tibiakopfes rechts mit luxiertem Außenmeniskuskorbhenkelriss (AO 41 B3).

Therapie: Offene Reposition und interne Fixierung mittels 6-Loch-Titan-L-Platte 4,5/5,0, kanülierte Stützschraube der Eminentia intercondylaris (4,5 mm) und Refixation des Außenmeniskus über U-Nähte, Knochendefektauffüllung mit Knochenersatz (Nanostim 3 ml).

Bericht: Ungestörte ITN. Cefuroxim 1,5 g i.v. Rückenlagerung, entspr. Polsterung. Markierung der lokalen Anatomie unter BV a.p. Wiederholte Hautdesinfektion, Abdecken in hausüblicher Weise.

Typischer anterolat. Zugang, schichtweise Präparation, sukzessive Blutstillung. Längsinzision der Fascia lata und Lösung der Faszie vom Tuberculum gerdii subperiostal. Inzision der Tibialis-anterior-Loge. Darstellung der lateralen Tibiafläche unter Lateralisierung der Muskulatur. Inzision der Kapsel und der Synovia streng unterhalb des Außenmeniskus mit freiem Einblick in das Gelenk. Der Außenmeniskus zeigt einen weit basisnahen frischen Korbhenkelriss, welcher nach medial in den Frakturbereich luxiert ist. Reposition und zusätzlich Armierung des Meniskus mittels zweier Vicrylnähte. Nach Anhebung des Meniskus Bestätigung der ausgeprägten Trümmerzone im Sinne des CT-Befundes. Zum Anheben der Trümmer muss das anterolaterale Kortikalisfragment abgehoben werden. Nach Ausklappen des lateralen Hauptfragmentes folgt das vorsichtige Hochstößeln der eingesunkenen Gelenkfragmente, welche intermittierend mit mehreren K-Drähten retiniert werden.

Insbesondere die Einstellung des zentral dorsalen um nahezu 90 ° verkippten Fragmentes in Richtung Eminentia gestaltet sich aufgrund der nur noch schaligen Reststruktur als äußerst schwierig. Kurze Gegeninzision anteromedial. Anpressen des lateralen Hauptfragmentes über die von medial aufgesetzte Repositionszange. Hierdurch Kompressionsaufbau und Halten der angenähert anatomischen Reposition. Die Lage der Gelenkfläche wird durch vorsichtiges Hochstößeln, unter Sicherung der bereits retinierten Fragmente noch etwas optimiert. Nach weitgehender Reposition der gelenktragenden Hauptfragmente zeigt sich ein zentraler chondraler Restdefekt anterior eminentianah von 5 x 7 mm. Dieser wird angefrischt und mittels Fibrinkleber aufgefüllt. Um die Stabilität der Osteosynthese zu erhöhen wird die gewählte Platte proximal mittels Biegeinstrumentarium leicht angebogen. Anschl. Plattenfixation, zunächst Befestigung über eine Zugschraube am Schaft. Hierdurch optimale Anpresswirkung auf das laterale Hauptfragment und somit die Trümmerzone. Winkelstabiler Besatz der Platte in üblicher Weise, abschl. noch Wechsel der Zugschraube in eine winkelstabile Schraube. Zur Sicherung der Eminentia interkondylaris erfolgt die Platzierung einer kanülierten Schraube von anterolateral nach dorsokranial. Der nach Plattenkompression deutlich verkleinerte Spongiosarestdefekt wird mit etwa 3 ml Knochenersatzstoff, welcher über eine Spritzenkanüle eingebracht wird, aufgefüllt.

BV-Kontrolle in beiden Eb., der Situation entsprechend sehr gutes Repositionsergebnis, gute Implantatlage. Einlage einer intraartikulären 10er Redon. Entfernung der primären Vicrylnähte am AM und Refixierung des Kapsel- und Außenmeniskusbasiskomplexes mittels Fibrewire-U-Nähten, wobei sich die im proximalen Plattenende vorgeformten Löcher als außerordentlich hilfreich erweisen. Beide Fibrewire-Nähte können hierdurch sicher fixiert werden. Ventral und dorsal hiervon vollständiger Verschluss der Kapsel und des Meniskusansatzes mit weiteren Vicryl-Z-Nähten. Subfasziale 10er Redon. Vollständiger Faszienverschluss von proximal nach distal. Subkutannaht. Hautverschluss durch Hautklammern.

Procedere: Freie schmerzorientierte Gelenkmobilisation, 6 Wochen TB mit 20 kg, dann sukzessiver Belastungsaufbau. Röntgen nach Entfernung der Drainagen nach 48 h sowie 2 + 6 Wochen postoperativ. Analgesie und Thromboseprophylaxe nach Maßgabe der Stationsärzte. Ambulante Rehabilitation einleiten.

Dr. med. L. Jansch (FA f. Chirurgie, Orthopädie u. spez. Unfallchirurgie)

8.2.2 Mediale Tibiakopffraktur – Plattenosteosynthese

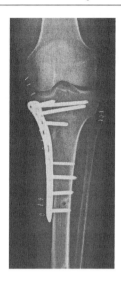

OP-Bericht, Unfall- und Wiederherstellungschirurgie

Pat.-Nr.: 546321009
Aktuelle Klinik: Unfallchirurgie
Pat.-Name: Pick, Nick

Fall-Nr.: A3998900/2010
Station: B3-3
Geb.-Dat.: 19.05.1951
Geschlecht/Alter: m, 48 J.

OP-Datum: 21.04.2010
OP-Dauer (Schnitt/Naht): 13.21 – 14.41 Uhr
Saal: B 3

Personal:
Operateur: Dr. H. Siekmann
1. Assistent: J. Mathusalem
2. Assistent: P. Derst

Anästhesist: Fr. Dr. R. Langemann
Anästhesieschw./-pfl.: B. Bach
OP-Schwester/-pfl.: D. Rameloh
OP-Springer: X. Montez

Bericht

Vorgeschichte/Indikation: Der Patient ist auf dem Weg zur Arbeit mit seinem Rad auf Schotter weggerutscht, hat sich im Sturz das linke Kniegelenk verdreht. Bei primärer Schürfung mit zentraler 3 cm langer Platzwunde am ventralen Knie erfolgte zunächst eine Transfixation des Gelenkes mittels Fixateur externe. Bei reizlosen Weichteilen ist nun die definitive Osteosynthese der u.g. Verletzung möglich. Der Patient hat schriftlich in die Operation bei bekannten Risiken eingewilligt.

Diagnose: Mittels Fix. ext. stabilisierte, ehemals II°offene mediale Tibiakopfdepressionsfraktur links (Moore Typ II, AO 41 B1).

Operation: Entfernung des Fix. externe, mediale winkelstabile Plattenosteosynthese (kurze LISS, Fa. Synthes).

Vorgehen: Ungestörte ITN. Rückenlagerung, rechtes Bein im Beinhalter ausgelagert. Desinfektion von Fixateur und Haut und Entfernung des Fix. externe über einem sterilen Tuch. Curettage der Pineintritte. Vorlage einer Blutsperre. Wiederholte Hautdesinfektion, übliches Abdecken spez. auch der Pineintritte und der ventralen Platzwunde mit Pflastern. Steriles Auswickeln des Beines, Blutsperre von 300 mmHg.

Medioventraler Zugang zum Tibiakopf links bei leicht geschwungenem Hautschnitt. Ausreichender Abstand zur Platzwunde. Subkutan Trennung bis auf die Faszie, die ebenfalls längs knochennah gespalten bzw. gelöst wird. Sukzessive Blutstillung. Darstellung des Pes anserinus und Anheben desselben. Vorwiegend scharfe Präparation des gewünschten Plattenlagers. Hierbei Darstellung der Fraktur, die aufgehebelt wird. Reinigung des Frakturspaltes, hierbei Gewinnung kleiner Spongiosafragmente, ein Gelenkflächenimprimat besteht nicht. Spülung. Im Anschluss mittels Kugelspieß Reposition der Fraktur und Fixation mittels eines 2er K-Drahtes. Wahl einer kurzen LISS, die am Tibiaschaft entlang und über den Retentionsdraht an den Tibiakopf geführt wird. Hierbei sind distal sicher 4 Löcher unterhalb der Frakturzone. Aufgrund der medialen Tibiakopffraktur war ein leichtes Zubiegen der LISS unterhalb der Kopfschrauben notwendig. BV-Lagekontrolle. Nochmals Nachbiegen und Neuplatzierung der Platte. BV-Kontrolle, nun in gewünschter Plattenlage bei stufenloser Reposition. Nun wird die Platte mit einer ersten konventionellen Kortikalisschraube bikortikal an den Knochen herangezogen. Erneute BV-Kontrolle, gute Reposition, gute Plattenlage. Weiteres Besetzen der Plattenlöcher in üblicher Weise, nun jeweils winkelstabil und am Schaft bikortikal. Alle Schrauben werden mittels Drehmoment definitiv nachgezogen. Sie ziehen jeweils gut im Knochen. BV-Abschluss, gute Reposition, regelhafte Implantatlage. Entfernung des Retentionsdrahtes. Spülung (500 ml). Kontrolle auf Bluttrockenheit. Lösung der Blutsperre. Nachkoagulation. 10er Redon. Schichtweiser Wundschluss, Naht der Faszie, die im kranialen Anteil über der Platte nicht komplett gelingt. Invertierende Subkutannaht, Hautklammerverschluss, steriler Verband. Öffnen der Drainage bei regelhaftem Sog. Elastische Wicklung.

Procedere: 3 Wochen Teilbelastung mit 20 kg, anschließend Vollbelastung. Mobilisation frei in Streckung/Beugung. *Bei ehemals zweitgradig offener Fraktur sowie aufgrund der temporären Fixateur-externe-Lage Antibiose mit Cefuroxim für 5 Tage fortsetzen.* Analgesie und Thromboseprophylaxe nach Maßgabe der Stationsärzte. Röntgen nach 48 h sowie 2 + 6 Wochen. Ambulant bg-liche Weiterbehandlung in unserer D-Arzt-Sprechstunde.

Dr. med. H. Siekmann (spez. Unfallchirurg)

8.2.3   Komplexe bilaterale Tibiakopffraktur – bilaterale Plattenosteosynthese

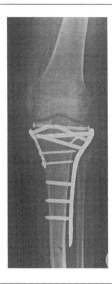

OP-Bericht, Unfall- und Wiederherstellungschirurgie

Pat.-Nr.: 987983513

Aktuelle Klinik: Unfallchirurgie

Pat.-Name: Grams, Hans-Jürgen

Fall-Nr.: B7564231/2010

Station: B3-1

Geb.-Dat.: 24.04.1967

Geschlecht/Alter: m, 43 J.

OP-Datum: 10.06.2010

OP-Dauer (Schnitt/Naht): 10.23 – 12.32 Uhr

Saal: B 5

Personal:

Operateur: OA Dr. L. Irlenbusch

1. Assistent: OA Dr. R. Neef

2. Assistent: C. Nettlau

Anästhesist: Fr. Dr. R. Langemann

Anästhesieschw./-pfl.: B. Senftenberg

OP-Schwester/-pfl.: D. Rameloh

OP-Springer: F. Fahrig

Bericht

Vorgeschichte/Indikation: Hr. Grams zog sich im Rahmen eines Sturzereignisses eine dislozierte proximale Tibiafraktur zu. Initial erfolgte aufgrund der Weichgewebesituation eine temporäre Retention mittels eines Fix. externe. Nach Konditionierung der Weichteile ist nun die Möglichkeit zur definitiven Versorgung gegeben. Der Pat. hat in dieses Vorgehen bei bekannten Risiken schriftlich eingewilligt.

Diagnose: Geschlossene, mittels Fix. externe transfixiert Tibiakopftrümmerfraktur links (AO 41 C3).

Therapie: Entfernung des Fixateur externe, offene Reposition und Osteosynthese mittels kanülierter Zugschrauben und winkelstabiler proximaler Tibiaplatte (Großfragment) lateral sowie Antigleitplatte medial (Kleinfragment), lokale Drainage.

Bericht: Ungestörte ITN. Cefuroxim 1,5 g i.v. Rückenlage, entspr. Polsterung. Desinfektion von Haut und Fixateur. *Über einem sterilen Tuch vollständige Entfernung des Fix. externe. Débridement der Pinstellen. Verwerfen von Tuch und genutzten Instrumenten.*

Vorlage einer Blutsperre. Nochmals 3fache Hautdesinfektion, übliches steriles Abdecken, *die Pineintritte werden separat mit sterilen Pflastern abgedeckt.* Blutsperre 300 mmHg.

Typ. anterolateraler Zugang zum Tibiakopf. Längsspalten des Tractus. Sukzessive Blutstillung. Querinzision an der Meniskusbasis. Gelenkeröffnung. Entlastung von Hämarthros. Spülung. Nun Einsicht in den lateralen Tibiakopfbereich. Das laterale Tibiaplateau besteht aus 4 Fragmenten. Hierbei ist ein Fragment deprimiert.

Die laterale Kortikalisschuppe wird weggeklappt und das eingesunkene Gelenkfragment aufgestößelt. Temporäre Retention über einen K-Draht. Danach sorgsames Débridement bzw. Reinigen des Frakturspaltes von altem Hämatom und Interponat. Weitere Reposition der Fragmente. Ein ventrales schmales Fragment wird zunächst nicht mit reponiert. Temporäre Fixation dieser Situation über einen weiteren K-Draht bis in die Eminentia, streng subchondral gelegen. Im Anschluss wird von der Gegenseite im Bereich des medialen Femurkondylus die Haut auf einer Länge von ca. 7 cm inzidiert. Teils scharfe, teils stumpfe Präparation bis auf den Knochen. Darstellen des ventromedialen Tibiakopfes. Die hier bestehende Frakturkomponente wird stufenlos reponiert, mit einer Kugelrepositionszange und mit einem K-Draht streng subchondral von medial nach lateral retiniert. Dieser Draht wird überbohrt und mit einer 3,5/68-mm-Vollgewindeschraube überbrückt. Von der Gegenseite wird über den 2. Draht eine eben solche Schraube eingebracht. Entfernung der Repo-Zange sowie der K-Drähte. BV-Kontrolle, nahezu stufenlose und achsgerechte Tibiastellung, regelhafte Lage der Teilimplantate. Nun laterale Auflage einer proximalen LCP-Tibiaplatte. Diese wird zunächst temporär mit 2 K-Drähten fixiert. Besetzen der Platte im Kopfbereich mit einer winkelstabilen Schraube der Länge 68 mm, Setzen einer weiteren Schraube im Schaftbereich in üblicher Weise. Röntgen in beiden Ebenen, es zeigt sich eine regelrechte Ausrichtung bzw. Plattenlage. Nun Komplettierung der Platte mit insgesamt 4 winkelstabilen Schrauben proximal und 2 weiteren Schrauben im Schaftbereich. *Auf den Besatz des distalen Plattenlochs wird verzichtet, um ausreichend Abstand vom dortigen Pineintritt des Fixateurs zu halten.*

Im Anschluss folgt noch die Reposition des verbliebenen ventrolateralen Fragmentes. Dieses wird temporär mittels eines K-Drahtes angehalten. Überbohren des Drahtes und Einbringen einer kanülierten 3,5/44-mm-Vollgewindeschraube mit einer Krallen-U-Scheibe. Hierbei kommt es zu einer schönen Kompression des Frakturspaltes unter Andruck des Fragmentes.

Über den bereits vorgelegten medialen Zugang folgt das Einbringen einer winkelstabilen 3,5-mm-KFI-T-Platte. Vorbiegen derselben an die Anatomie. Retention über 2 K-Drähte. Die Platte wird nun im Bereich des T-Schenkels proximal mit 2 winkelstabilen Schrauben besetzt. Im Schaftbereich erfolgt die Fixierung über 2 Vollgewindekortikalisschrauben von jeweils 50 mm Länge. Abschlussbilder unter BV. Hierbei zeigt sich eine regelrechte Lage des Osteosynthesematerials bei einer für die Fraktursituation sehr guten Stellung. Kontrolle auf Bluttrockenheit. Spülung (1.000 ml). Einlage einer 10er Redon lateral. Verschluss bzw. Einzelknopfnähte im Bereich der lateralen Meniskusbasis bei guter Fixation. Einzelknopfnaht des Tractus. Schichtweiser weiterer Wundverschluss aller Lokalisationen. Steriler Verband. Elastokompressive Wickel. Listra-Schiene.

Procedere: Mobilisation mit 20 kg TB für 6 Wochen postoperativ. Beweglichkeit: 0090° für 6 Wochen, ab der 7. Woche Freigabe. Röntgen nach Redonentfernung nach 48 h sowie nach 2 + 6 Wochen. Analgesie und Thromboseprophylaxe nach Maßgabe der Stationsärzte.

Dr. med. L. Irlenbusch (FA f. Orthopädie und Unfallchirurgie, spezielle Unfallchirurgie)

8.2.4 Proximale metaphysäre Tibiafraktur – statische Verriegelungsnagelung

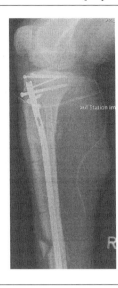

OP-Bericht, Unfall- und Wiederherstellungschirurgie

Pat.-Nr.: 150862319
Aktuelle Klinik: Unfallchirurgie
Pat.-Name: Samstag, Hagrid

Fall-Nr.: A0609167/2010
Station: B3-2
Geb.-Dat.: 14.03.59
Geschlecht/Alter: m, 51 J.

OP-Datum: 12.08.2010
OP-Dauer (Schnitt/Naht): 12.21 – 14.14 Uhr
Saal: B 2

Personal:
Operateur: Dr. H. Siekmann
1. Assistent: Dr. M. Schulz
2. Assistent: Ch. Nettlau

Anästhesist: Fr. C. Rippenstiel-Beyerlein
Anästhesieschw./-pfl.: B. Bach
OP-Schwester/-pfl.: D. Rameloh
OP-Springer: F. Fahrig

Bericht

Vorgeschichte/Indikation: Primär direkter Stoßstangenanprall. Notfallversorgung mittels Fix. externe und Kompartmentspaltung. Nach Abschwellung erfolgt nun die definitive Osteosynthese nach eingehender Aufklärung des Pat. über die aktuelle Situation. Eine Aufklärung über konservative und operative Therapiemöglichkeiten und das OP-Risiko, *speziell auch über das erhöhte Infektionsrisiko,* ist erfolgt. OP-Einverständnis liegt vor.

Diagnose: Mittels Fix. externe temporär stabilisierte proximal metaphysäre sowie Tibiaschaftfraktur (AO 41 B2, AO 42 C2) rechts, stattgehabte Kompartmentspaltung bilateral.

Therapie: Entfernung des Fix. externe, geschlossene Reposition und Osteosynthese mittels unaufgebohrter statischer Verriegelungsnagelung (Sirusnagel, Fa. Zimmer, 10/360 mm, prox. u. dist. je 3fach verriegelt) sowie KFI-Schrauben.

Bericht: Ungestörte ITN. Cefuroxim 1,5 g i.v. Rückenlage, entspr. Polsterung. Fixateur- und *Hautdesinfektion über einem sterilen Tuch. Unkomplizierte Entfernung des Fixateurs. Curretage der Pineintritte. Verwerfen von Tuch und genutzten Instrumenten.* Lagerung des Beins im beweglichen Beinhalter unter entspr. Polsterung. Wiederholte Hautdesinfektion, übliches steriles Abdecken, *hier speziell der Pineintritte und der bilateralen Kompartmentwunden mit Pflastern.* Längen- und Kalibermessung für den Nagel (10/360 mm).

Unter Beachtung der gewünschten Nagellage erfolgen eine mediale sowie laterale Hautinzisionen über dem Tibiakopf, über die die laterale Frakturkomponente mittels einer Kugelrepositionszange komprimiert und mittels KFI-Schrauben stabilisiert wird. Unter BV keine auffällige Stufenbildung der Gelenkfläche. Verzicht auf eine Arthrotomie bei erhöhtem Infektrisiko. Nun Hautlängsschnitt über der Patellasehne, Längsspaltung der Patellasehne zur Tuberositas hin, der Hoffa bleibt unverletzt. Wahl des typischen Eintritts für den Führungsdraht unter BV in bd. Ebenen. Markraumöffnung mit dem kanülierten Pfriem. Einführung des Olivendrahtes, mit dem im Anschluss unkompliziert die Frakturanteile aufgefädelt werden können. Vorschieben des Drahtes bis ins Pilon. Bei breitem Markraum kann auf das Aufbohren verzichtet werden. Einführung des Nagels unter entspr. BV-Kontrolle. Hierbei sind Repositionsmanöver aufgrund der Weichgewebesituation nur über Druck/Zug und kurze Stichinzisionen möglich. Proximal gelingt die anatomische Reposition ad axim, nicht exakt ad latus. Diese Situation wird akzeptiert, da eine gewisse Weichgewebeentspannung resultiert. Die distalere Frakturkomponente steht nahezu anatomisch. Weiteres Vorschieben des Nagels, bis die gewünschte Lage erreicht ist. Anschl. wird der Nagel proximal in üblicher Weise 3fach statisch verriegelt. Auf den 4. Bolzen wird verzichtet, da er in einem ehemaligen Pineintritt eingebracht werden müsste. Ausgiebige Spülung der Zugänge. Subpatellare 10er Redon. Naht der Patellasehne mittels Vicryl. Hautrückstichnähte vor Öffnung der Kompartmentwunden. Sterile Pflaster.

Verbandsentfernung über den Kompartmentspaltungen, nochmals Desinfektion. Im Anschluss wird der Nagel distal ebenfalls über Stichinzisionen 3fach statisch in Freihandtechnik BV-kontrolliert verriegelt. Hautrückstichnähte und Pflasterverband.

Zuwenden zu den Kompartmentwunden und schonende Curretage des jeweiligen Wundgrundes, kaum Beläge, gut durchblutetes Gewebe. Jeweils prox. und dist. Hautrückstichnähte zwecks Verkleinerung der Hautwunden. Zentral werden die Restdefekte erneut mit zugeschnittenem Syspurderm gedeckt. Steriler Verband. Milde elastokompressive Wickel.

Procedere: Freie schmerzorientierte Gelenkmobilisation, 6 Wochen TB mit 20 kg, dann sukzessiver Belastungsaufbau. Röntgen nach Entfernung der Drains nach 24 h sowie 2 + 6 Wochen. Thromboseprophylaxe und Analgesie nach Maßgabe der Stationsärzte. Revision der Weichgewebewunden in 48 h, dann ggf. Sekundärverschluss möglich.

Dr. med. H. Siekmann (spez. Unfallchirurg)

8.2.5 Tibiaschaftfraktur – Plattenosteosynthese

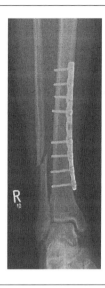

OP-Bericht, Unfall- und Wiederherstellungschirurgie

Pat.-Nr.: 150575555
Aktuelle Klinik: Unfallchirurgie
Pat.-Name: Ahner, Mario

Fall-Nr.: A8234351/2010
Station: B3-3
Geb.-Dat.: 09.09.1960
Geschlecht/Alter: m, 50 J.

OP-Datum: 29.09.2010
OP-Dauer (Schnitt/Naht): 09.01 – 10.39 Uhr
Saal: B 1

Personal:
Operateur: Dr. H. Siekmann
1. Assistent: Dr. M. Schulz
2. Assistent: Fr. Dr. D. Willkomm

Anästhesist: Fr. C. Rippenstiel-Beyerlein
Anästhesieschw./-pfl.: B. Bach
OP-Schwester/-pfl.: D. Rameloh
OP-Springer: G. Guderian

Bericht

Vorgeschichte/Indikation: Bei Stoßstangenanprall auf einem Fußweg zog sich der Pat. im Rahmen eines Wegeunfalls die u.g. Verletzung zu. Eine Marknagelung ist bei nässenden Effloreszenzen am Knie bei Psoriasis vulgaris nicht möglich. Bei unauffälligem Hautbefund am Unterschenkelschaft Entscheid zum genannten operativen Vorgehen im Einvernehmen mit dem Patienten. Bekannte Penicillinallergie.

Diagnose: Geschlossene, deutl. dislozierte Unterschenkelschaftfraktur rechts (AO 42 A3)

Operation: Offene Reposition, Osteosynthese mittels schmaler 9-Loch-Titan-Großfragmentplatte, lokale Drainage

Vorgehen: Ungestörte Spinalanästhesie. Clindamycin 600 i.v. (Penicillinallergie) Patient in Rückenlage, entsprechende Polsterung, rechtes Bein frei beweglich.

Wiederholte Hautdesinfektion, steriles Abdecken in üblicher Weise. Axialer Hautschnitt, 4 Querfinger unterhalb der Tuberositas tibiae beginnend, nach distal und lateral der Tibiavorderkante. Zentral die palpable Fraktur. Schichtweise Präparation, sukzessive Blutstillung. Spaltung der Unterschenkelfaszie und subperiostale Darstellung der Tibia. Entlastung frischen, teils koagulierten Hämatoms. Nach Einsatz von Hohmann-Hebeln ausgiebige Spülung und Reinigung des Frakturspaltes. Nach distal und kranial Präparation des Plattenlagers. Die Reposition der beiden Fragmente gelingt anschl. unkompliziert, kann mittels scharfer Repositionszange gehalten werden. Wahl der o.g. Platte, die der lokalen Anatomie entsprechend zugebogen und leicht angewrungen, zudem etwas überbogen wird. Plattenanlage und bilateral Setzen einer 1. exzentrischen Schraube, die dann sukzessive angezogen werden. Hierbei kommen die Fragmente exzellent unter Kompression. Weiterer Besatz der Platte mit je 3 bikortikalen Schrauben am kranialen und kaudalen Schaftfragment. Hierbei kann nach leichtem Lösen einer kaudalen Schraube mit einer weiteren exzentrischen Schraube die Kompression der Fragmente maximiert werden. Stufenlose Fragmentstellung. Alle Schrauben ziehen exzellent im Knochen. BV-Kontrolle, anatomische Reposition, gute Implantatlage, je 4 Schrauben bikortikal sicher in bd. Fragmenten. Auf die Osteosynthese der Fibula kann verzichtet werden. Ausgiebige Spülung. Kontrolle auf Bluttrockenheit. 10er Redon lokal. Schichtweiser Wundschluss. Spannungsfreie Hautklammernaht. Steriler Verband. Elastokompressive Wickel.

Procedere: Mobilisation mittels 20 kg Teilbelastung für 6 Wochen postoperativ, Knie-/OSG-Mobilisation frei. Röntgen nach Entfernung der Redon nach 48 h sowie nach 2 + 6 Wochen. Analgesie und Thromboseprophylaxe nach Maßgabe der Stationsärzte. Weiterbehandlung in unserer D-Arzt-Sprechstunde.

Dr. med. H. Siekmann (spez. Unfallchirurg)

8.2.6 Distale metaphysäre Tibiafraktur – statische Verriegelungsnagelung

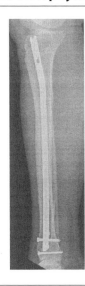

OP-Bericht, Unfall- und Wiederherstellungschirurgie

Pat.-Nr.: 399874073   **Fall-Nr.:** B7331397/2010
Aktuelle Klinik: Unfallchirurgie   **Station:** B 3-2
Pat.-Name: Get, Ute   **Geb.-Dat.:** 03.01.1968
                                             Geschlecht/Alter: w, 43 J.

OP-Datum: 20.01.2011
OP-Dauer (Schnitt/Naht): 20.25 – 21. 47 Uhr
Saal: B 4

Personal:
Operateur: Dr. H. Siekmann   **Anästhesist:** Fr. Dr. R. Langemann
1. Assistent: C. Bauer   **Anästhesieschw./-pfl.:** U. Teichfischer
                                             OP-Schwester/-pfl.: X. Montez
                                             OP-Springer: S. Sauerteig

Bericht

Vorgeschichte/Indikation: Die stationäre Aufnahme der Patientin erfolgte vor knapp 2 h. Bei u.g. Verletzung, in deren operative Stabilisierung die Patientin nach entsprechender Risikoaufklärung eingewilligt hat, Entscheid für den Nagel/gegen die Platte zur Weichteilprotektion. Haut ungepflegt, dissoziale Lebensverhältnisse bei i.v.- Drogenabusus. *Klinisch kein Kompartmentanhalt präoperativ.*

Diagnose: Geschlossene, dislozierte metaphysäre Tibiaspiralfraktur links mit Gelenkbeteiligung (AO 43 C2).

Operation: Geschlossene Reposition, perkutane Schraubenfixation des Pilons mittels KFI-Zugschrauben, aufgebohrte statische Verriegelungsnagelung (Fa. Zimmer, natural nail, 10/340 mm, proximal 2fach und distal 3fach verriegelt).

Vorgehen: Ungestörte ITN. Rückenlage, linkes Bein im beweglichen Beinhalter. Entspr. Polsterung. Cefuroxim 1,5 g i.v. Wiederholte Hautdesinfektion, übliches steriles Abdecken. Längenmessung unter BV.

BV-kontrolliert werden 2 Stichinzisionen ventral über der distalen Tibia gesetzt. Es folgt die perkutane Platzierung entsprechender KFI-Zugschrauben leicht medial sowie lateral in üblicher Weise, Hierbei zeigt sich kein Auseinanderweichen der zuvor sichtbaren Fissur (Volkmann). Das Gelenkmassiv steht stufenlos, das Volkmann-Fragment ist nun gesichert.

Hautlängsinzision über der Patellasehne, transpatellares Vorgehen. Wahl des üblichen Nageleintrittes mittels K-Draht und BV-kontrolliert in beiden Ebenen. Präparation des Nageleintritts mit dem kanülierten Pfriem. Anschl. wird über den Port der Olivendraht vorgeschoben, der die Hauptfrakturzone unkompliziert passiert und sich distal knapp subchondral zentral platzieren lässt. Nun schrittweise unproblematisches Überbohren bis in den distalen Fragmentblock (11 mm), wobei BV-kontrolliert darauf geachtet wird, dass der Bohrer die KFI-Schrauben nicht tangiert. Über den Oliven-Führungsdraht kann der Nagel unkompliziert eingetrieben werden. Die BV-Kontrolle zeigt, dass der Hauptfrakturspalt nicht auseinander getrieben wird. Nach regelhaftem Eintreiben in das distale Fragment ist hier eine Platzierung dreier Verriegelungsbolzen sicher möglich. Die BV-Kontrolle zeigt eine gute Nagellage und eine anatomische Reposition. Über das Zielgerät werden nun über Stichinzisionen von medial 2 proximale Bolzen unkompliziert eingebracht, die bikortikal gut im Knochen ziehen. Anschließend erfolgt in Freihandtechnik, erneut über entsprechende Stichinzisionen, die Fixierung des distalen Fragmentes am Nagel mittels dreier bikortikaler Bolzen. Auch diese ziehen exzellent im Knochen. BV-Kontrolle, gute Reposition der Fraktur, ebenso gute Lage des Implantates.

Ausgiebige Spülung der Ports (500 ml). Kontrolle auf Bluttrockenheit Verzicht auf eine Redondrainage. Naht der Patellarsehne. Subkutannähte, Hautrückstichnähte. Steriler Verband. Klinisch mit OP-Ende kein Anhalt für ein Kompartmentsyndrom. Elastische Wickel

Procedere: Bei *stabil gefasster distaler Gelenkfissur Mobilisation mit Vollbelastung möglich.* Röntgen nach 24 h sowie nach 2 + 6 Wochen. Analgesie und Thromboseprophylaxe nach Maßgabe der Stationsärzte. Materialentfernung frühestens nach 18 Monaten nach vorheriger Verifizierung der Frakturdurchbauung. Polamidoneinstellung (s.o.) forcieren.

Dr. med. H. Siekmann (spez. Unfallchirurg)

8.2.7   Distale Tibiafraktur – untergeschobene Plattenosteosynthese

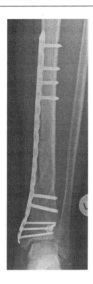

OP-Bericht, Unfall- und Wiederherstellungschirurgie

Pat.-Nr.: 150578241
Aktuelle Klinik: Unfallchirurgie
Pat.-Name: Plorz, Alexander

Fall-Nr.: A32934922/2010
Station: B3-1
Geb.-Dat.: 28.09.51
Geschlecht/Alter: m 59 J.

OP-Datum: 19.11.2010
OP-Dauer (Schnitt/Naht): 09.35 – 10.54 Uhr
Saal: B 1

Personal:
Operateur: Dr. K. Schendel
1. Assistent: Dr. H. Siekmann
2. Assistent: A. Eisenkrämer

Anästhesist: Fr. C. Rippenstiel-Beyerlein
Anästhesieschw./-pfl.: B. Bach
OP-Schwester/-pfl.: S. Sauerteig
OP-Springer: F. Fahrig

Bericht

Vorgeschichte/Indikation: Bg-lich versichertes Verdrehtrauma des Patienten bei Regen auf Laub auf dem Weg zur Arbeit. Primär bei schon deutlicher Schwellung Entscheid zur Transfixation mittels Fixateur externe. Nach Abschwellung nun definitive Versorgung mittels Plattenosteosynthese angezeigt, da 2 Frakturausläufer bis in die distale Tibiagelenkfläche reichen. Der Pat. hat schriftlich in die OP eingewilligt.

Diagnosen: Mittels Fix. externe transfixierte Pilon-tibiale-Fraktur links (AO 43 C3)

Therapie: Entfernung des Fix. externe, offene Reposition und Rekonstruktion der Gelenkfläche, Osteosynthese mittels winkelstabiler Metaphysenplatte, geschlossene Reposition der distalen Fibula und Prevot-Nagelung

Operation: Ungestörte ITN. Rückenlagerung, entspr. Polsterung. Cefuroxim 1,5 g i.v. Anlage einer Oberschenkelblutsperre. Wiederholte Hautdesinfektion, übliches steriles Abdecken. *Entfernung des Fixateur externe über einem zusätzl. sterilen Tuch und Débridement der PIN-Stellen. Entfernung des Zusatztuches, der genutzten Instrumente und Wechsel der Handschuhe. Abkleben der PIN-Stellen nach nochmaliger Desinfektion.* Nochmals Hautdesinfektion. Übliches steriles Abdecken Unter BV-Kontrolle und Dauerzug durch einen OP-Assistenten erfolgt die achsgerechte Einrichtung der Fraktur. Nach Wahl der Plattendimension *wird die Platte in Orientierung am BV-Bild der knöchernen Anatomie schon vor dem Hautschnitt angebogen.* Nun ventrale Stichinzision und entsprechend der CT Einbringen einer KFI-Zugschraube mit U-Scheibe, um den quer verlaufenden fissuralen Frakturausläufer zu fixieren. Nun leicht bogenförmig verlaufender Hautschnitt etwas ventral des Malleolus medialis. Schichtweise Präparation, sukzessive Blutstillung. Ligatur eines größeren Nebenastes der V. saphena. Präparation des Plattenkanals streng auf dem Periost der anteromedialen Fläche der Tibia nach proximal und Einschieben der 16-Loch-Metaphysenplatte. 2 kurze Hautschnitte am oberen Plattenende. Das Metaphysenteil wird mit insgesamt 5 Schrauben winkelstabil befestigt. Im Schaftbereich werden 4 Schraubenlöcher besetzt. Die abschließende BV-Kontrolle zeigt eine regelrechte Achsstellung in beiden Ebenen und eine optimale Materiallage. Unter BV-Kontrolle Prüfung auf Stabilität des oberen Sprunggelenkes ohne pathologische Veränderungen dort. Spülung des Wundgebietes. Kontrolle auf Bluttrockenheit. Einlage einer subkutanen 10er Redondrainage, welche nach proximal ausgeleitet wird. Subkutannähte. Hautverschluss durch Hautklammern. Steriler Verband. Elastische Binden beenden den Eingriff.

Procedere: Röntgenkontrolle rechtes oberes Sprunggelenk mit Unterschenkel in 2 Ebenen nach Entfernung der Redon in 48 h sowie nach 2 + 6 Wochen. 6 Wochen TB mit 20 kg bei freier Mobilisation des Gelenkes. Anschließend zügiger Belastungsaufbau bei regelrechtem Röntgenverlauf. Nach Entlassung Weiterbehandlung in unserer D-Arzt-Sprechstunde.

Dr. K. Schendel (FA f. Orthopädie u. Unfallchirurgie)

8.2.8 Pilon tibiale-Fraktur – ventrale Plattenosteosynthese

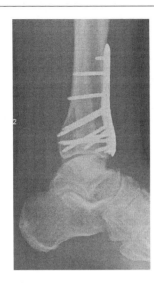

OP-Bericht, Unfall- und Wiederherstellungschirurgie

Pat.-Nr.: 765656511   **Fall-Nr.:** B5452212/2010
Aktuelle Klinik: Unfallchirurgie   **Station:** B3-3
Pat.-Name: Mauser, Bob   **Geb.-Dat.:** 11.11.1977
                                           Geschlecht/Alter: m, 33 J.

OP-Datum: 23.11.2010
OP-Dauer (Schnitt/Naht): 08.17 – 10.08 Uhr
Saal: B 2

Personal:
Operateur: OA Dr. R. Neef   **Anästhesist:** Fr. C. Rippenstiel-Beyerlein
1. Assistent: C. Bauer   **Anästhesieschw./-pfl.:** B. Senftenberg
2. Assistent: A. Eisenkrämer   **OP-Schwester/-pfl.:** F. Fahrig
                                           OP-Springer: X. Montez

Bericht

Vorgeschichte/Indikation: Der Patient zog sich im Rahmen eines Polytraumas BG-lich eine Pilon tibiale-Fraktur zu, die neben weiteren Extremitätenfrakturen am Unfalltag mittels Fix. externe gestellt wurde. Nach primärer Versorgung eines Bronchusabrisses, zwischenzeitlicher definitiver Versorgung der weiteren Frakturen besteht bei nun weiter stabilem AZ und konsolidierten Weichteilverhältnissen nach 8 Tagen die Indikation zur definitiven Osteosynthese der distalen Tibia. Der temporäre Betreuer des intubierten Patienten wurde über die Risiken der Operation aufgeklärt.

Diagnosen: Mittels Fix. externe transfixierte, ehemals 2° offene Pilon tibiale-Fraktur rechts (AO 43 C2).

Therapie: Entfernung des Fixateur externe, offene Reposition und Rekonstruktion der Gelenkfläche, Osteosynthese mittels winkelstabilerPlatte, geschlossene Reposition der distalen Fibula und Prevot-Nagelung

Operation: Ungestörte ITN. Rückenlagerung, entspr. Polsterung. Cefuroxim 1,5 g i.v. Anlage einer Oberschenkelblutsperre. Wiederholte Hautdesinfektion, übliches steriles Abdecken. *Entfernung des Fixateur externe über einem zusätzl. sterilen Tuch und Débridement der PIN-Stellen. Entfernung des Zusatztuches, der genutzten Instrumente und Wechsel der Handschuhe. Abkleben der PIN-Stellen nach nochmaliger Desinfektion.*
     Typischer anteriorer Zugang zur distalen Tibia durch Hautschnitt lateral der Vorderkante der Tibia. Distal Schnittverlängerung bis zur Innenknöchelspitze. Inzision der Unterschenkelfaszie zwischen Tibia und Fibula und subperiostale Präparation der Vorder- und Anteromedialfläche der Tibia durch Unterfahren des Periost. Sukzessive Blutstillung. Präparation bis zur Darstellung der gesamten Vorderfläche des Pilon bzw. der Eingangsebene in das obere Sprunggelenk. Entsprechend der CT-Diagnostik zeigen sich 2 Hauptfragmente sowie die metaphysäre Trümmerzone. Quere Inzision der OSG-Kapsel. Unter dorsaler Extension des Fußes erhält man freie Einsicht in das Gelenk. Aufbau der Gelenkfläche, Reposition mittels Kugelspitz. Einbringen temporärer K-Drähte (2) unter BV-Kontrolle in beiden Ebenen. Es zeigt sich unter Sicht und unter Röntgenkontrolle eine gute Stellung der Gelenkfläche Anschließend Durchführung der definitiven Osteosynthese mit vorgeformter anteromedial auf dem Periost eingeschobener Metaphysenplatte Es werden distal winkelstabil 4 und am Schaft 6 Löcher, hier bikortikal, besetzt. Ausgiebige Spülung des Wundgebietes (500 ml). BV-Kontrolle in beiden Ebenen, gute Reposition der Fraktur, gute Lage des Implantates. Ventraler Kapselverschluss, subkutane Redondrainage. Subkutannaht. Spannungsfreier Hautschluss durch Donati-Nähte. Zuwenden zum Außenknöchel mit Stichinzision an der Spitze bis auf den Knochen. Mittels Pfriem Präparation des Eintritts für den Prevot-Nagel. Dieser kann unkompliziert ein- und vorgeschoben werden, verklemmt gut im Mark und retiniert akzeptabel die Fraktur. Bei vorerst bettlägrigem Patienten und schwieriger Weichteilsituation muss auf eine weiterreichende Osteosynthese verzichtet werden. Steriler Verband, elastische Wicklung.

Procedere: Ggf. 6 Wochen nur Teilbelastung mit 20 kg, dann Vollbelastung. Röntgen nach Entfernung der Drainage nach 48 h sowie nach 2 + 6 Wochen. Hochlagerung, ggf. Kühlung. Analgesie und Thromboseprophylaxe nach Maßgabe der Stationsärzte.

Dr. med. R. Neef (FA f. Chir., Ortho. u. spez. UChir.)

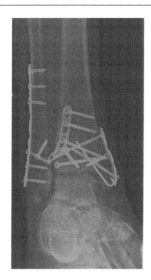

8.2.9   Trimalleoläre OSG-Luxationsfraktur – Plattenosteosynthesen

OP-Bericht, Unfall- und Wiederherstellungschirurgie

Pat.-Nr.: 098000723
Aktuelle Klinik: Unfallchirurgie
Pat.-Name: Griepen, Paul

Fall-Nr.: B3776015/2010
Station: B3-3
Geb.-Dat.: 12.10.44
Geschlecht/Alter: m, 65 J.

OP-Datum: 28.02.2010
OP-Dauer (Schnitt/Naht): 12.03 – 13.22 Uhr
Saal: B 5

Personal:
Operateur: Dr. H. Siekmann
1. Assistent: J. Mathusalem
2. Assistent: G. Betrell (PJ)

Anästhesist: Dr. Y. Habib
Anästhesieschw./-pfl.: B. Bach
OP-Schwester/-pfl.: X. Montez
OP-Springer: S. Sonntag

Bericht

Vorgeschichte/Indikation: Der Patient ist vor 4 Tagen beim Austragen von Zeitungen BG-lich auf einer Eisplatte weggerutscht, hat nachfolgende Verletzung erlitten. Verlegung in die Universitätsklinik bei bekanntem Herzvitium. Nach Abschwellung erfolgt nun u.g. Operation. Der Patient hat nach entsprechender Risikoaufklärung in die Operation eingewilligt.

Diagnose: Geschlossene trimalleoläre OSG-Luxationsfraktur rechts (AO 44 B3).

Operation: Offene Repositionen, Osteosynthesen mittels Zugschrauben, Titan-Drittelrohr- sowie KFI-T-Platten.

Vorgehen: Ungestörte ITN, Angepasste i.v.-Antibiose als Endokarditisprophylaxe. Bauchlagerung, entsprechende Polsterung. Wiederholte Hautdesinfektion, übliches steriles Abdecken.
Dorsaler Zugang. 8 cm Hautlängsschnitt ca. 1,5 cm lateral der Achillessehne. Subkutane Trennung. Faszienlängsspaltung. Scharfe Präparation auf die Fibulahinterkante zu. Leichtes Umfahren der Fibula nach lateral und Darstellung der Fraktur sowie Präparation des Plattenlagers nach kaudal und kranial. Die Fraktur liegt knapp oberhalb der Syndesmose mit typischem Diagonalverlauf. Reinigung des Frakturspaltes, Reposition, Retention mittels Repositionszange und in typische Weise Fixation mit einer KFI-Zugschraube. Entfernung der Repositionszange und von lateral Auflage einer distal leicht angebogenen 8-Loch-Drittelrohrplatte, die sowohl kaudal als auch kranial mit je 3 KFI-Schrauben in typischer Weise fixiert wird. BV-Kontrolle, anatomische Reposition, gute Implantatlage. Nun stumpf spreizende Präparation auf die Tibiarückfläche zu unter weitestmöglicher Schonung der lokalen Anatomie. Abschl. Darstellung des großen Volkmann-Dreiecks, das noch weiter fragmentiert ist. Weitere Präparation auf dem dorsalen Tibiaschaft nach kranial für das Plattenlager. Anschl. folgt die schrittweise Reposition sowie Retention der Fragmente über 2 K-Drähte. Das Fragmentkonvolut wird im Anschluss mittels KFI-Zugschrauben- sowie T-Plattenosteosynthese fixiert. Alle Schrauben ziehen gut im Knochen, die Platte deckt die Fragmente gut ab. Entfernung der K-Drähte. BV-Kontrolle, nach Wechsel einer zu lang geratenen Schraube gute Stellung und Implantatlage. *Unter Zug/Druck mit dem Einzinker/Kugelspieß auf Fibula/Tibia zeigt sich eine stabile Syndesmose.* Ausgiebige Spülung (500 ml). 10er Redon. Kontrolle auf Bluttrockenheit. Fasziennaht und weiterer schichtweiser Wundschluss. Hautrückstichnähte spannungsfrei.
Bei weiter akzeptabler Schwellung Zuwenden zum Innenknöchel und axialer Hautschnitt etwas dorsal gelegen Ligatur einer querenden Vene. Darstellung der Frakturzone. Mehrfache Fragmentierung und im Hauptspalt der Fraktur axialer Verlauf. Hier ist eine Plattenabdeckung notwendig. Präparation des Plattenlagers nach kranial. Schrittweise Fragmentreposition, teils Fixation mit K-Drähten. Auflage einer 4-Loch-Drittelrohrplatte nach leichtem Anbiegen und Fixation mit 2 KFI-Schrauben. Anschl. Tausch eines K-Drahtes gegen eine weitere KFI-Schraube sowie Kürzen und Umbiegen eines K-Drahtes. BV-Kontrolle, gute Reposition bei vager Doppelkontur medial, gute Implantatlage.
Ausgiebige Spülung (300 ml), Kontrolle auf Bluttrockenheit. 10er Redon. Schichtweiser Wundschluss. Hautrückstichnähte. Sterile Pflaster. Elastokompressive Wicklung.

Procedere: Röntgen nach 48 h nach Zug der Drainage und nach 2 + 6 Wochen. Analgesie und Thromboseprophylaxe nach Maßgabe der Stationsärzte. 20 kg Teilbelastung für 6 Wochen (siehe Weichteilsituation und axialer Frakturverlauf am Innenknöchel), dann Vollbelastung. Ambulant BG-liche Weiterbehandlung bei uns.

Dr. med. H. Siekmann (spez. Unfallchirurg)

8.2.10 Fraktur der Tibiahinterkante (Volkmann) – dorsale Schraubenosteosynthese

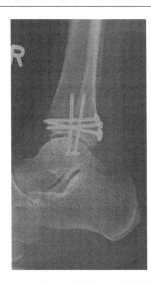

OP-Bericht, Unfall- und Wiederherstellungschirurgie

Pat.-Nr.: 650091429

Aktuelle Klinik: Unfallchirurgie

Pat.-Name: Gans, Gundi

Fall-Nr.: A4765430/2009

Station: B.3-1

Geb.-Dat.: 03.02.1958

Geschlecht/Alter: w, 52 J.

OP-Datum: 05.04.2010

OP-Dauer (Schnitt/Naht): 11.15 – 12.12 Uhr

Saal: B 4

Personal:

1. Operateur: C. Bauer

2. Operateur: Dr. H. Siekmann

Assistent: A. Eisenkrämer

Anästhesist: Fr. Dr. M. Bauer

Anästhesieschw./-pfl.: U. Teichfischer

OP-Schwester/-pfl.: S. Sauerteig

OP-Springer: X. Montez

Bericht

Vorgeschichte/Indikation: Bei der Pat. besteht nach einem Verdrehtrauma vor 4 Tagen u.g. instabile Gelenksituation mit der Notwendigkeit zur operativen Versorgung. Nach entsprechender präoperativer Aufklärung sowie *Konditionierung u. Stabilisierung der Weichteile im Repositionsgips* erfolgt nun die Operation

Diagnose: Geschlossene OSG-Luxationsfraktur rechts mit Syndesmoseninsuffizienz bei Fraktur der Tibiahinterkante (Volkmannsches Dreieck, 1/3), Innenknöchelfraktur, Partialruptur der Membrana interossea.

Operation: Blutige Reposition der Tibiahinterkante und Zug- sowie Neutralisationsschraubenosteosynthese (KFI), offene Reposition des Malleolus medialis und kanülierte Zugschraubenosteosynthese, lokale Drainage.

Vorgehen: Ungestörte ITN. Bauchlagerung, mit entsprechend umfangreicher Polsterung. Cefuroxim 1,5 g i.v. 3fache Hautdesinfektion, übliches steriles Abdecken. Zugangsmarkierung unter BV. Steriles Auswickeln des Beins, Blutsperre 250 mmHg.

8 cm Hautlängsschnitt ca 1,5 cm lateral der Achillessehne. Subkutane Trennung. Faszienlängsspaltung. Stumpf spreizende Präparation auf die Tibiarückfläche zu, unter weitestmöglicher Schonung der lokalen Anatomie. Hier Präparation von gelenknah zum Schaft hin mittels Raspatorium. Es stellt sich die schon entsprechend CT bekannte Fraktur des Volkmannschen Dreiecks dar, die mit breiter werdendem Frakturspalt auf das distale Tibiofibulargelenk und in dieses hinein verläuft. Die Fraktur klafft breit auf. Leichtes Anheben des Volkmannschen Dreiecks, halten mit Einzinker und Reinigung des Frakturspaltes durch Spülung und mittels scharfem Löffel. Anschließend Reposition, die stufenlos gelingt, mittels Kugelspieß retiniert wird. Wechsel auf K-Draht und nun Setzen einer ersten interfragmentären Zugschraube in üblicher Weise. Diese zieht fest im Knochen an. BV-Kontrolle. Die Fraktur ist wohl unter der K-Draht-Fixation wieder leicht disloziert, es besteht eine ca. 1,5 mm messende Stufe in der Gelenkfläche. Nochmals Aufgabe der Stellung durch Entfernung der Schraube und erneute Reposition. Nun alleiniges festes Halten der Reposition mittels des Kugelspießes und Neuplatzierung einer KFI-Zugschraube (mit U-Scheibe) in üblicher Weise. Erneut fester Einzug der Schraube im Knochen. BV-Kontrolle, nun anatomische Stellung des Volkmannschen Dreiecks bei subchondral regelhafter Schraubenlage. In gleicher Weise wird etwas kranialer eine 2. Zugschraube (mit U-Scheibe) eingebracht, die ebenso fest im Knochen zieht. Abschl. noch Setzen einer 3. KFI-Schraube als Neutralisationsschraube. Auch diese zieht exzellent im Knochen. BV-Kontrolle, gute Implantatlage, anatomische Einrichtung des Volkmannschen Dreiecks. *Die Stresskontrolle der Syndesmose (Einzinker + Kugelspieß) zeigt diese sicher stabil* (bei Fixation des Volkmannschen Dreiecks). Spülung des Zuganges (500 ml). Feuchtkompresse.

Zuwenden zum Innenknöchel. Leicht dorsaler Hautlängsschnitt, über dem Innenknöchel. Schichtweise Präparation, sukzessive Blutstillung querender Venenäste. Darstellung der Frakturzone. Setzen eines Bohrlochs, knapp 1,5 cm kranial der Fraktur, über welches eine scharfe Repositionszange eingehangen werden kann, mit deren Hilfe die Fraktur reponiert und retiniert wird. Von der Innnenknöchelspitze aus erfolgt bei stufenloser Frakturreposition das Einbringen zweier, leicht divergierender, ansonsten paralleler Führungsdrähte. Entfernung der Repositionszange, da diese die Schraubenplatzierung behindert. Nacheinander werden 2 kanülierte 50 mm lange Schrauben, die erste als Viertelgewindezugschraube, in üblicher Weise eingebracht. Die 2. wird als Vollgewindeneutralisationsschraube gesetzt. Jeweils guter Zug der Schrauben im Knochen, wobei das Innenknöchelfragment erweicht erscheint. BV-Abschluss, anatomische Gelenkstellung, vages Auseinanderweichen der außenseitigen Innenknöchelkortikalis. Regelhafte

Implantatlage. Auch ein Nachziehen der beiden kanülierten Schrauben führt nicht zu einer definitiven Kompression der Fraktur (weicher Knochen). Die Situation wird belassen, da die Gelenkfläche anatomisch steht.

Öffnen der Blutsperre. Entfernung der Feuchtkompresse dorsal. Nachkoagulation. Intensivspülung beider Zugänge. 10er Redon dorsal. Simultaner schichtweiser spannungsfreier Wundschluss. Hautschluss über Rückstichnähte. Steriler Verband. Öffnen der Drainage. Elastokompressive Wickel.

Procedere: Gelenkmobilisation frei, 20 kg Teilbelastung für 6 Wochen, dann Vollbelastung. Röntgenkontrolle nach Redon ex. nach 48 h und nach 2 + 6 Wochen. Analgesie und Thromboseprophylaxe nach Maßgabe der Stationsärzte. Metallentfernung nur bei Metallkonflikt frühestens nach 15 Monaten nach Unfall.

C. Bauer (Facharzt), Dr. med. H. Siekmann (spez. Unfallchirurg)

8.2.11 OSG-Luxationsfraktur – Fixateur externe

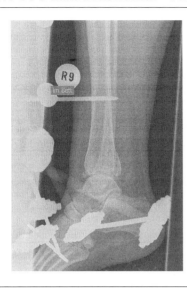

OP-Bericht, Unfall- und Wiederherstellungschirurgie

Pat.-Nr.: 000045833   **Fall-Nr.:** A1796544/2010
Aktuelle Klinik: Unfallchirurgie   **Station:** B3-1
Pat.-Name: Ungeschick, Arno   **Geb.-Dat.:** 12.10.75
     Geschlecht/Alter: m, 34 J.

OP-Datum: 15.07.2010
OP-Dauer (Schnitt/Naht): 09.42 – 10.12 Uhr
Saal: B 5

Personal:
Operateur: A. Eisenkrämer   **Anästhesist:** Fr. Dr. R. Langemann
1. Assistent: Dr. H. Siekmann   **Anästhesieschw./-pfl.:** B. Bach
     OP-Schwester/-pfl.: D. Rameloh
     OP-Springer: X. Montez

Bericht

Vorgeschichte/Indikation: Der Pat. hat sich bei einem Lacrosse-Turnier im Zweikampf das OSG rechts verdreht. Laut Angabe des Notarztes erfolgte unter Ketanest die Reposition des Gelenkes mit anschl. Verbands- und Schienenanlage bei medial breit offener Fraktur mit deutlichen Kontusionen des Weichgewebes. Geplant ist jetzt primär die Transfixation des oberen Sprunggelenkes. Zudem laut Pat. zwischen den Spielen wiederholter Biergenuss, 1,0 Promille. Der Pat. willigt schriftlich in die Operation ein. *Die Abnahme des Primärverbandes (durch Notarzt angelegt) erfolgt im OP.*

Diagnose: Medial zweitgradig offene OSG-Luxationsfraktur rechts (Außenknöchelfraktur Weber C, Fraktur Volkmannsches Dreieck, Innenknöchelfraktur)

Operation: Débridement der Wunde nach Friedrich, OSG-Transfixation mittels Fixateur extern

Vorgehen: Spinalanästhesie, Cefuroxim 1,5 g i.v. Rückenlagerung, entsprechende Polsterung. Verbandsabnahme, Bestätigung der offenen Fraktur mit Grasresten, operatives Vorgehen mittels Fix. externe bestätigt. Wiederholte Hautdesinfektion, übliches steriles Abdecken. Dezidierte Reinigung der Perforationswunde (6 cm über Innenknöchelfraktur querlaufend, Verschmutzungen mit Gras und Schmutzpartikeln) mit makroskopischer Reinigung, Ausschneidung nach Friedrich und Resektion sämtlicher kontusionierter Gewebereste und anschließender Intensivspülung mit 1.000 ml Ringerlösung. Anschließend locker adaptierende Subkutan-, dann Hautrückstichnaht. In Höhe des mittl. Tibiaschaftes *(fern der späteren definitiven Osteosynthese)* werden nun über zwei Stichinzisionen in üblicher Weise bikortikal zwei Schanzsche Schrauben (6,0er) nahezu parallel fixiert. Über eine weitere Stichinzision im Rückfußbereich (je 2 Querfinger plantar und dorsal von Fußsohle und Rückfußende) medial wird nun das Fersenbein querend ein Steinmann-Gewindenagel mit dem Bohrer eingetrieben. Nach Gegeninzision weiteres Vortreiben des Nagels. Das Gewinde kommt zentral zu liegen. Setzen zweier weiterer Stichinzisionen, je eine über dem kranialen Drittelübergang am *Os metacarpale I + V und in üblicher Weise Fixierung je einer weiteren Schanzschen Schraube bikortikal (4,0er, Handsieb).* Anschließend unter BV-kontrollierter und manuell gehaltener Reposition Fixation des Gelenkes über entsprechende Karbon-Längsträger und Metallbacken, wobei störende Metallteile über dem Gelenk vermieden werden. BV-Abschluss, gute Gelenkstellung, je bikortikale Fixierung der Schrauben, stabiles Konstrukt. Steriler Verband.

Procedere: Röntgen nach 24 h. Hochlagerung, 2 Tage eingeschränkte Bettruhe. Nach Weichteilbesserung und bei reizloser Lokalsituation definitive Versorgung ggf. in ca. 7 Tagen angezeigt. Engmaschige Laborkontrollen, Cefuroxim oral weiter 2-mal 500 mg tgl. Analgesie und Thromboseprophylaxe nach Maßgabe der Stationsärzte.

A. Eisenkrämer (Assistenzärztin)

8.2.12 Kompartmentsyndrom Unterschenkel – bilaterale Spaltung

OP-Bericht, Unfall- und Wiederherstellungschirurgie

Pat.-Nr.: 255839073
Aktuelle Klinik: Unfallchirurgie
Pat.-Name: Gracilis, Sandy

Fall-Nr.: B6320397/2010
Station: B 3-2
Geb.-Dat.: 16.11.1981
Geschlecht/Alter: w, 29 J.

OP-Datum: 29.12.2010
OP-Dauer (Schnitt/Naht): 16.14 – 16. 56 Uhr
Saal: B 2

Personal:
Operateur: Dr. K. Schendel
1. Assistent: OA Dr. L. Jansch
2. Assistent: Ch. Nettlau

Anästhesist: Dr. Y. Habib
Anästhesieschw./-pfl.: B. Senftenberg
OP-Schwester/-pfl.: X. Montez
OP-Springer: S. Sauerteig

Bericht

Vorgeschichte: In der Nacht erfolgt die Marknagelosteosynthese des linken Unterschenkels bei mehrfragmentärer Schaftfraktur nach Motorradsturz. Bei Frakturen an mehreren Lokalisationen verblieb der Pat. postoperativ intubiert auf der Intensivstation. Der Patient bietet im postoperativen Verlauf zunehmende klinische Zeichen eines beginnenden Kompartmentsyndroms des betroffenen Unterschenkels.

Diagnosen: Drohendes Kompartmentsyndrom linker Unterschenkel nach Marknagelosteosynthese einer Schaftmehrfragmentfraktur (AO 42 B3)

Therapie: Bilaterale Faszienspaltung (nach Mubarak)

Operation: Rückenlagerung. Übliche Desinfektion und steriles Abdecken in hausüblicher Weise. Perioperative Antibiose mit Cefuroxim 1,5 g i.v. Lateraler parafibularer Hautschnitt über die gesamte Länge der Fibula. Abschieben der Subkutis nach dorsal und ventral. Identifizierung der Tibialis-anterior-Faszie und der Peroneusfaszie. Beginn der Inzision der Peroneusfaszie von proximal nach distal, wobei der Nervus peroneus superficialis sicher dargestellt und im Weiteren geschont wird. Vollständiges Spalten der Faszie. Anschließend vollständige Spaltung der Tibialis-anterior-Loge, ebenfalls unter Schonung des Nervus peroneus superficialis in seinem distalen Verlauf. Sukzessive Blutstillung. Die Muskulatur aus beiden Logen quillt deutlich hervor, ist jedoch in allen Abschnitten vital und ohne Nekrosezeichen. Ausräumung von koagulierten Hämatomresten, Spülung.

Anschließend medialseitiger Hautschnitt und komplette Inzision der tiefen und oberflächlichen Beugerloge unter Schonung der V. saphena und des Nervus saphenus von proximal nach distal. Hierbei Ligatur von querenden Venenästen zur V. saphena. Auch hier deutlich hervorquellende Muskulatur und Frakturhämatom. Entfernung der Hämatomreste. Keine Nekrosezeichen. Ausgiebiges Spülen. Kontrolle auf Bluttrockenheit. Auflage von 2 großflächigen und längsovalär ausgeschnittenen Syspudermverbänden, welche mit Hautklammern an den Wundrändern befestigt werden. Steriler Verband. Wattebinden und vorsichtig gewickelte elastische Binden.

Procedere: Röntgen linker Unterschenkel in 2 Ebenen. Nächste Revision in 2 Tagen mit Anstreben des partiellen Wundverschlusses ev. über die Anlage einer dynamischen Naht.

Dr. med. K. Schendel (FA f. Orthopädie und Unfallchirurgie)

8.3   Degenerative und posttraumatische Fußchirurgie

M. Huschak, R. Scholz, C. Josten, H. Siekmann, J. Fakler

8.3.1 Talusfraktur – Schraubenosteosynthese von dorsal

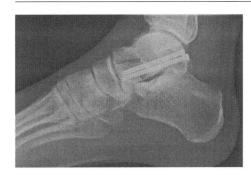

OP-Bericht, Unfall- und Wiederherstellungschirurgie

Pat.-Nr.: 054558483
Aktuelle Klinik: Unfallchirurgie
Pat.-Name: Haken, Ellen

Fall-Nr.: A3511907/2010
Station: B3-1
Geb.-Dat.: 17.08.1959
Geschlecht/Alter: w, 51 J.

OP-Datum: 10.11.2010
OP-Dauer (Schnitt/Naht): 17.19 – 18.01 Uhr
Saal: B 6

Personal:
1. Operateur: C. Bauer
2. Operateur: Dr. H. Siekmann

Anästhesist: Fr. Dr. B.Brandt
Anästhesieschw./-pfl.: B. Bach
OP-Schwester/-pfl.: D. Rameloh
OP-Springer: B. Seifert

Bericht

Vorgeschichte/Indikation: Sprunggelenksverdrehtrauma links bei Sturz vom Pferd im Rahmen eines Privatunfalls. Lokale Schwellung und Belastungseinschränkung. Radiologisch erfolgt der Nachweis der u.g. Fraktur. Nach Aufklärung konservativer und operativer Möglichkeiten einschl. deren Risiken Entscheid zu u.g. Operation. OP-Einwilligung liegt vor.

Diagnose: Geschlossene, nicht dislozierte Talushalsfraktur links (Hawkins I).

Operation: Perkutane dorsale Verschraubung (48 + 50 mm).

Vorgehen: Ungestörte ITN. Cefuroxim 1,5 g i.v. Bauchlagerung, entspr. umfangreiche Polsterung. BV-Einstellung uneingeschränkt. Wiederholte Hautdesinfektion und übliches steriles Abdecken.

Hautlängsinzision auf 4 cm Länge posterolateral der Achillessehne. Partiell offenes Vorgehen zur Schonung der A. peronealis/ des N. suralis sowie der weiteren lokalen Anatomie. Überwiegend stumpf spreizende Präparation mit Nachsetzen von Langenbeck-Haken bis zur Erreichung der dorsalen Gelenkkapsel. Stichinzision. Einführung des K-Führungsdrahtes, der knapp oberhalb der Talushinterkante aufgesetzt und nahezu parallel zur Talusachse, die Hauptfraktur senkrecht querend, eingebohrt wird. Längenmessung. Im Anschluss wird nach Überbohren eine 48 mm lange KFI-Kortikalisschraube vorsichtig vorgeschraubt. Da die Fragmente miteinander verhakt sind, werden diese durch die querende Schraube nicht auseinandergetrieben. Stichinzision medial der Achillessehne. Stumpf spreizende Präparation bis zur Gelenkkapsel. Mittels Führungshülse weitestgehend parallele Platzierung eines zweiten K-Drahtes. Erneute Längenmessung, Überbohren und Einschrauben der o.g. zweiten Schraube. Beide Schrauben werden nun noch in der Endstrecke wechseln fest angezogen, haben sehr gut im Knochen gegriffen. Stabil imponierende Osteosynthese. BV-Kontrolle, gute Talusstellung und regelhafte Implantatlage.

Lokale Spülung. Kontrolle auf Bluttrockenheit. Schichtweiser Wundschluss. Hautrückstiche. Steriler Verband.

Procedere: Röntgen nach 24 h sowie nach 2 + 6 Wochen. Mobilisation bei 20 kg Teilbelastung bei anliegender Funktionsorthese, ab Beginn 7. Woche postoperativ Belastungssteigerung. Analgesie und Thromboseprophylaxe nach Maßgabe der Stationsärzte.

C. Bauer (Facharzt), Dr. med. H. Siekmann (spez. Unfallchirurg)

8.3.2 Talusfraktur – ventrale Zugschrauben

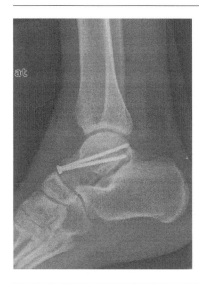

OP-Bericht, Unfall- und Wiederherstellungschirurgie

Pat.-Nr.: 054556683

Aktuelle Klinik: Unfallchirurgie

Pat.-Name: Speckstein, Susi

Fall-Nr.: A3599907/2010

Station: B3-1

Geb.-Dat.: 22.08.1969

Geschlecht/Alter: w, 41 J.

OP-Datum: 19.09.2010

OP-Dauer (Schnitt/Naht): 12.39 – 13.39 Uhr

Saal: B 6

Personal:

Operateur: J. Mathusalem

1. Assistent: Dr. H. Siekmann

2. Assistent: A. Eisenkrämer

Anästhesist: Fr. Dr. M. Bauer

Anästhesieschw./-pfl.: B. Bach

OP-Schwester/-pfl.: X. Montez

OP-Springer: B. Seifert

Bericht

Vorgeschichte/Indikation: Die Pat. hat sich ihren linken Fuß als PKW-Fahrerin im Rahmen eines Wegeunfalls bei einer Kollision mit einem Baum in den Pedalen verdreht. Des Weiteren besteht eine Lungenkontusion mit Rippenserienfraktur links. Eine adäquate OP-Aufklärung einschließlich möglicher OP-Risiken ist erfolgt.

Diagnose: Geschlossene dislozierte Talushalsfraktur links (Hawkins II) mit deutlicher Weichgewebekontusion.

Operation: Blutige Reposition, Osteosynthese mittels KFI-Zugschrauben, lokale Drainage.

Vorgehen: Ungestörte ITN. Cefuroxim 1,5 g i.v. Rückenlagerung, entspr. Polsterung. BV-Einstellung uneingeschränkt, Zugangsmarkierung. 3fache Hautdesinfektion, übliches steriles Abdecken.

Typischer vorderer Zugang auf den Talus zu, schichtweise Präparation, sukzessive Blutstillung. Das Gewebe zeigt sich »decollementartig« mitverletzt. Längsspaltung der Faszie bzw. des Retinaculum, Medialisierung der Sehne des M. hallucis, Lateralisation des Gefäß-Nervenbündels. Die teilweise schon rupturierte Gelenkkapsel wird weiter gespalten, Hämarthrosentlastung, Fettaugen. Ausgiebige Spülung, Darstellung der Talushalsfraktur. Es bestehen kleine Fragmente am ventralen Hals, die entfernt werden müssen. Präparation bis zum Talonavikulargelenk. Die beiden verbleibenden Hauptfragmente können anschl. stufenlos reponiert werden. Retention mittels K-Draht eher lateral eingebracht. BV-Kontrolle, stufenlose Reposition. Entsprechend der Talusachse wird nun vom vorderen Talusrand an der Knorpel-Knochen-Grenze eine erste Bohrung längs der Talusachse BV-orientiert gesetzt (2,5er). Überbohren (3,2er) des vorderen Fragmentes nach Längenmessung leichter Kopfraumfräsung und anschl. Einschrauben einer entsprechenden KFI-Zugschraube, die die dorsale Taluskortikalis gerade überschreitet. K-Draht-Entfernung. Überbohrung mittels 2,5er Bohrer und Kopfraumfräsung. Bei anatomischer Stellung ist eine zweite Zugschraube nicht notwendig. Längenmessung und Platzierung der zweiten KFI-Schraube nahezu parallel zur ersten Schraube. Beide Schrauben haben gut im Knochen gegriffen, stabil imponierende Osteosynthese. BV-Abschluss, gute Talusstellung, gute Implantatlage.

Spülung (500 ml). Kontrolle auf Bluttrockenheit. 10er Redon. Schichtweiser Wundschluss. Hautrückstiche. Steriler Verband.

Procedere: Röntgen nach 48 h nach Redon ex., sowie nach 2 + 6 Wochen. Vorerst nur Isometrie (Weichteilprobleme Decollement). 3 Wochen Ruhigstellung im gespaltenen Hardcast, dann Mobilisation bei 20 kg Teilbelastung. Ab Beginn 7. Woche postoperativ Belastungssteigerung. Engmaschige Weichgewebekontrollen. Analgesie und Thromboseprophylaxe nach Maßgabe der Stationsärzte. Nach Entlassung ambulant bg-liche Weiterbehandlung bei uns.

J. Mathusalem (FA f. Chir., Ortho. u. spez. UChir.)

8.3.3 Calcaneusfraktur – laterale Plattenosteosynthese

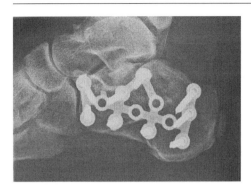

OP-Bericht, Unfall- und Wiederherstellungschirurgie

Pat.-Nr.: 100567901
Aktuelle Klinik: Unfallchirurgie
Pat.-Name: Zufall, Rainer

Fall-Nr.: A9373334/2010
Station: B.3-2
Geb.-Dat.: 09.02.1981
Geschlecht/Alter: m, 29 J.

OP-Datum: 20.10.2010
OP-Dauer (Schnitt/Naht): 08.25 – 10.08
Saal: B 3

Personal:
Operateur: Prof. Dr. C. Josten
1. Assistent: OA S. Glasmacher
2. Assistent: K. Herfried (PJ)

Anästhesist: Dr. A. Bittler
Anästhesieschw./-pfl.: S. Lange
OP-Schwester/-pfl.: S. Meyer
OP-Springer: G. Schnarch

Bericht

Vorgeschichte/Indikation: Der Patient ist bei Arbeiten auf dem Garagendach ausgerutscht und hinabgestürzt: ein BG-lich versicherter Unfall. Initial Hämatom, Schwellung, Schmerzen rechter Rückfuß, kein Kompartmentsyndrom. Nach Weichteilkonditionierung wird die Indikation zur offenen Reposition und Plattenosteosynthese gestellt, eine ausführliche Aufklärung erfolgte präoperativ.

Diagnose: Geschlossene, dislozierte intraartikuläre Calcaneusfraktur (AO 82-B2, »joint depression-type«) rechts

Operation: Offene Reposition und Plattenosteosynthese (Fa. Synthes, Titan), lokale Drainage.

Vorgehen: Ungestörte ITN. Cefuroxim 1,5 g i.v. Linksseitlage, wiederholte Hautdesinfektion, übliches steriles Abdecken. Zugangsorientierung unter BV.

L-förmiger erweiterter lateraler Zugang. Schichtweise Präparation, sukzessive Blutstillung. Subperiostale Präparation des Hautlappens unter Schonung von N. suralis und Peronealsehnen. Von lateral Einbringen dreier 2,0-mm-K-Drähte in den Talus, die umgebogen werden, um die Weichteile beiseite zu halten. Nunmehr gute Übersicht über den lateralen Calcaneus. Die laterale Calcaneuswand ist mit der posterioren Facette herausgeborsten, steht unmittelbar unter der Fibulaspitze. Nachdem das laterale Fragment nach kaudal geklappt wird, zeigt sich die imprimierte restliche posteriore Facette. Es entleert sich Hämatom aus dem Subtalargelenk. Spülen des Gelenkes und Entfernen kleinster osteochondraler Fragmente. Unter leichtem Varusstress lässt sich der mediale Anteil des Subtalargelenkes mit der Fraktur des geringfügig dislozierten Sustentaculums einsehen. Mit dem Elevatorium wird die posteriore Facette angehoben. Das Sustentaculum-Fragment mit kleinem medialen Gelenkanteil wird nun an das zentrale posteriore Facetten-Hauptfragment reponiert und mit zwei 1,2-mm-K-Drähten fixiert. Diese werden bis nach medial perkutan vorgebohrt, etwas gekürzt und von medial weiter zurückgezogen, sodass der laterale Gelenkanteil mit lateraler Wand an die posteriore Facette reponiert und mit einem weiteren 1,2-mm-K-Draht fixiert werden kann. Subchondral Plazieren einer KFI-Zugschraube, die medial das Sustentaculums fasst. Von dorsal wird nach Stichinzision eine Schanzsche Schraube eingebracht. Diese wird als »Joystick« zur Korrektur des Varus verwendet. Nach entsprechender Reposition (Westhues-Manöver) temporäre Fixation der Fraktur und Transfixation der angrenzenden Gelenke mittels zweier 2,0-mm-K-Drähte, die von dorsal in Richtung Calcaneocuboidalgelenk und Subtalargelenk eingebracht werden. Die BV-Kontrolle seitlich, tangential und in der Brodenprojektion zeigt eine nahezu stufenfreie Reposition der posterioren Facette, einen regelrechten Böhler- und Gissane-Winkel sowie die vollständige Korrektur des Varus. Anlegen der Platte und Besetzen der Plattenlöcher mit KFI-Schrauben (insgesamt 9), wobei je mindestens zwei das Tuber-, das subthalamische und das Processus-anterior-Fragment fassen. Entfernen der K-Drähte. Die erneute BV-Kontrolle zeigt eine unverändert gute Frakturstellung mit regelrecht einliegenden Implantaten. Ausgiebige Spülung (500 ml), sorgfältige Blutstillung. Einlegen einer 10er Redondrainage. Subkutan- und Hautnaht nach Allgöwer, wobei die Knoten jenseits des präparierten Hautlappens gelegt werden. Steriler Verband.

Procedere: Frühfunktionelle Nachbehandlung, Motorschiene. Mobilisation mit 20 kg Teilbelastung an UA-Gehstützen für 6 Wochen, dann zügige Vollbelastung. Röntgen-Kontrolle postoperativ sowie in 2, 6 und 12 Wochen. Engmaschige Verlaufskontrollen in unserer D-Arzt-Sprechstunde.

Prof. Dr. med. C. Josten (Klinikdirektor)

8.3.4 Os metacarpale-Fraktur – Plattenosteosynthese

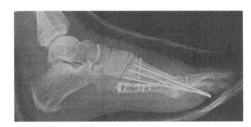

OP-Bericht, Unfall- und Wiederherstellungschirurgie

Pat.-Nr.: 290000083
Aktuelle Klinik: Unfallchirurgie
Pat.-Name: Dobmann, Gunnar

Fall-Nr.: B6650525/2009
Station: B3-2
Geb.-Dat.: 22.08.1979
Geschlecht/Alter: m, 30 J.

OP-Datum: 19.09.2009
OP-Dauer (Schnitt/Naht): 12.39 – 14.20 Uhr
Saal: B 6

Personal:
Operateur: Dr. H. Siekmann
1. Assistent: C. Bauer

Anästhesist: Fr. C. Rippenstiel-Beyerlein
Anästhesieschw./-pfl.: B. Senftenberg
OP-Schwester/-pfl.: F. Fahrig
OP-Springer: B. Seifert

Bericht

Vorgeschichte/Indikation: Der Pat. ist unter Alkoholeinfluss, seine Ehefrau tragend, mit dem linken Fuß von einer Treppenstufe abgerutscht. Am Folgetag Vorstellung mit starken Schmerzen bei u.g. Diagnose. Weichteile nur wenig geschwollen. Der Pat. willigt in das zeitnahe operative Vorgehen unter Aufklärung der entspr. Risiken ein.

Diagnose: Geschlossene dislozierte Schaftfrakturen MFK 2-5, MFK 1-Basisfraktur links mit Gelenkbeteiligung.

Operation: Reposition MFK 1 und 5, Schrauben- sowie Plattenosteosynthesen (Leibingersystem). Intramedulläre Minimalosteosynthesen (Titan-K-Drähte) MFK 24.

Vorgehen: Spinalanästhesie. Cefuroxim 1,5 g i.v. Rückenlagerung, entspr. Polsterung. Wiederholte Hautdesinfektion, übliches steriles Abdecken.

Ca. 7 cm langer Hautschnitt lateral über dem MFK 5, beginnend an der Basis dann nach kaudal. Scharfe Längstrennung subkutan, unkomplizierte Darstellung der Basis des MFK 5 bis zur Schaftmitte. Die Fraktur wird mittels Raspatorium dargestellt, gereinigt und reponiert. Die Fragmente verhaken sich anatomisch ineinander. Zubiegen einer 10-Loch-Titan-L-Platte. Mit dem Rasp wird noch subkutan nach distal präpariert, dann die Platte eingeschoben. Besatz der Platte an beiden Hauptfragmenten mit je einer gut ziehenden bikortikalen Schraube, BV-Kontrolle, gute Stellung, gute Implantatlage. Weiterer Schraubenbesatz an beiden Hauptfragmenten mit letztendlich je 3 Schrauben, die alle gut im Knochen anziehen. Daher wird auf einen weiteren Plattenbesatz mit Schrauben verzichtet, ein Wechsel auf eine kürzere Platte ist der Situation nicht angemessen.

Nun BV-Orientierung über der Basis des MFK 1, medioventrale Längsinzision von 3 cm Länge und stumpf spreizende Präparation. Die Gelenkkapsel Os cuneiforme med./MFK 1 ist eingerissen, es entleert sich Hämatom. Spülung und Inspektion des Gelenkes, keine wesentliche Fehlstellung. Entscheid zur Schraubenunterfütterung. Eine Leibingerschraube wird bikortikal in üblicher Weise eingebracht. Diese fasst das Abschlagfragment, die Fraktur steht anschl. gesichert bei nur diskreter Stufenbildung der Gelenkfläche. Weitere Schrauben sind aufgrund der Größe des gequetschten Abschlagfragmentes nicht möglich.

Nochmals Hautdesinfektion. Zuwenden zum MFK 2-4. Diese werden von sohlenseitig distal in Höhe des jeweiligen Zehengrundgelenks mit 1,5er K-Drähten perkutan unter BV-Kontrolle aufgefädelt. Am MFK 2+3 kann das kraniale Fragment jeweils unter entspr. Repositionsmanövern nach 2 bis 3 Versuchen aufgefädelt werden. Die K-Drähte werden BV-kontrolliert subchondral platziert. Am MFK 4 hingegen gelingt das Auffädeln nicht adäquat. Entscheid zur Inzision über der Fraktur, stumpf spreizende Präparation an den Strecksehnen vorbei. Reposition der Fragmente mit dem Elevatorium. Die K-Draht-Passage der Fraktur gelingt nun in gewünschter Weise. Kürzen und Umbiegen der Drähte. BV-Abschluss, gute Stellung der Frakturen, gute Implantatlage. Spülung (500 ml). Kontrolle auf Bluttrockenheit. Schichtweiser Wundschluss. Hautrückstiche. Steriler Verband.

Procedere: Röntgen nach 24 h und nach 2 + 6 Wochen. Nur Isometrie. 5 Wochen Ruhigstellung im gespaltenen Hardcast. Dann Drahtentfernung und Mobilisation bei Vollbelastung. Engmaschige Weichgewebekontrollen. Analgesie und Thromboseprophylaxe nach Maßgabe der Stationsärzte.

Dr. med. H. Siekmann (spez. Unfallchirurg)

8.3.5 OSG-Arthrodese mittels Schrauben

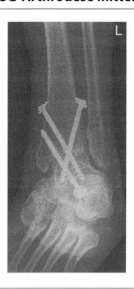

OP-Bericht, Unfall- und Wiederherstellungschirurgie

Pat.-Nr.: 788543119
Aktuelle Klinik: Unfallchirurgie
Pat.-Name: Schinder, Hannes

Fall-Nr.: A8782220/2011
Station: 1
Geb.-Dat.: 11.06.1958
Geschlecht/Alter: m, 53 J.

OP-Datum: 17.07.2011
OP-Dauer (Schnitt/Naht): 07.44 – 09.02 Uhr
Saal: B 1

Personal:
Operateur: Dr. H. Siekmann
1. Assistent: Dr. K. Schendel
2. Assistent: A. Eisenkrämer

Anästhesist: Dr. K.-W. Brei
Anästhesieschw./-pfl.: B. Blau
OP-Schwester/-Pfl.: R. Rot
OP-Springer: S. Mahlmann

Bericht

Vorgeschichte/Indikation: Bei dem Pat. ist nach trimalleolärer OSG-Luxationsfraktur links aus dem Jahr 2007 trotz operativer Versorgung und späterer ME (2009) eine ausgeprägte OSG-Arthrose aufgetreten. Es bestehen anhaltend starke Belastungs- und auch Ruheschmerzen. Ein arthroskopisches Debridement bei ME brachte ebenfalls keine wesentliche Besserung der Beschwerden. Der Pat. wünscht eine definitive Versorgung in Form einer Arthrodese. Diese wird nach entsprechender umfangreicher Risikoaufklärung in u. g. Form durchgeführt.

Diagnose: Posttraumatische Arthrose des oberen Sprunggelenks links

Operation: Revision des oberen Sprunggelenks links mit Abstrichentnahme, Knorpelresektion, Spongiosaan- und -einlagerung (nach Entnahme vom vorderen Beckenkamm links, Frau Eisenkrämer), Zugschraubenarthrodese (3), lokale Drainage

Vorgehen: Ungestörte Intubationsnarkose. Rückenlagerung unter entsprechender Polsterung, linkes Gesäß zusätzlich unterpolstert. Cefuroxim 1,5 g i.v. Wiederholte Hautdesinfektion und übliches steriles Abdecken einschl. des vorderen Beckenkamms links.

Diagonalschnitt über dem rechten vorderen Beckenkamm von 3 cm Länge. Schichtweise Präparation, sukzessive Blutstillung. Fensterung des Beckenkamms mittels Osteotom. Im Anschluss Gewinnung einer großen Portion Spongiosa mittels scharfen Löffels. Spülung. Kontrolle auf Bluttrockenheit. Gelasponeinlage. Schluss des Knochendeckels mittels transossär geführter Vicrylnähte. Subkutannaht. Spannungsfreier Hautschluss.

Längsinzision über dem ventralen oberen OSG rechts. Schichtweise Präparation, wobei die Differenzierung der einzelnen Schichten aufgrund von narbigen Verklebungen des Gewebes schwierig ist. Nach Faszienlängsspaltung wird die Sehne des M. extensor hallucis longus mit Langenbeckhaken medialisiert und das sich darunter darstellende Gefäß-Nervenbündel lateralisiert. Die Gelenkkapsel wölbt sich schon deutlich vor. Gelenkeröffnung, Entlastung eines bernsteinfarbenen Ergusses, Abstrich, makroskopisch kein Infektanhalt. Lösung der Kapsel nach medial und lateral und Erhalt einer guten Sicht in das OSG. Es zeigt sich schon jetzt in den ventralen Knorpelanteilen eine dritt- und teils viertgradige Knorpeldegeneration, die nach Einsatz des Arthrodesenspreizers weit nach dorsal verfolgt werden kann. Mit Meißel, scharfem Löffel und teils mit Fräse folgt die komplette Entknorpelung von Tibia- und Talusgelenkfläche erst lateral, dann nach Umsetzen des Spreizers komplett auch medial im zentralen Gelenkspalt. Sodann folgt die Entknorpelung im lateralen und medialen Kompartiment zw. Talus und Außen- bzw. Innenknöchel. Hierbei bleiben nur die weit kaudalen Knorpelanteile, die nicht sicher erreicht werden können, ohne weitere Entknorpelung. Unter Kompression des OSG zeigt sich nun ein breiter und guter Knochenkontakt von Tibia und Talus. Sodann Einrichten der beiden Knochenflächen aufeinander in 0-Stellung des OSG. Über eine mediale Stichinzision wird in üblicher Weise eine KFI-Zugschraube (16 mm-Gewinde), die Arthrodesenregion gerade erreichend, eingebracht. Dann Einbringen einer weiteren Schraube, nun von lateral (16 mm-Gewinde). Einbringen weicherer Spongiosaanteile in den Arthrodesenspalt. Im Anschluss werden die beiden genannten Schrauben wechselnd zueinander angezogen, wobei durch den Zugmechanismus eine exzellente Kompression im ehemaligen Gelenkspalt erreicht werden kann. Die laterale Schraube zieht extrem gut, wodurch die Unterlegscheibe bricht. Rück- und erneutes Eindrehen der Schraube mit neuer Unterlegscheibe. Von lateral talarseits wird abschl. eine 3. Zugschraube (32 mm Gewinde) eingebracht. Alle Schrauben ziehen sehr gut im Knochen an und üben eine exzellente Kompression der Arthrodese aus. Weitere Spongiosa wird noch von ventral entlang dem gesamten OSG-Spalt eingelegt und komprimierend angestößelt. Ausgiebige Spülung unter Sicherung der Spongiosa.

BV-Abschluss. Gute Stellung des OSG, gute Implantatlage. Keine Materialirritationen des USG. 10er-Redon ventral. Schichtweiser Wundverschluss. Hautrückstichnähte. Steriler Verband. Elastokompressive Wickelung.

Procedere: Mobilisation, Physiotherapie und Belastung entsprechend dem hauseigenen Nachbehandlungsschema »Arthrodese OSG/USG«. Analgesie und Thromboseprophylaxe nach Maßgabe der Stationsärzte.

Dr. med. H. Siekmann (spez. Unfallchirurg)

8.3.6   OSG-/USG-Arthrodese mittels retrograder Kompressionsverriegelungsnagelung

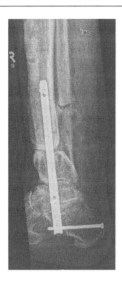

OP-Bericht, Unfall- und Wiederherstellungschirurgie

Pat.-Nr.: 10093551
Aktuelle Klinik: Unfallchirurgie
Pat.-Name: Mente, Ali

Fall-Nr.: B2767139/2011
Station: 1
Geb.-Dat.: 22.02.57
Geschlecht/Alter: m, 54 J.

OP-Datum: 06.09.2011
OP-Dauer (Schnitt/Naht): 08.19 – 11.17 Uhr
Saal: B 1

Personal
Operateur: Dr. H. Siekmann
1. Assistent: Dr. K. Schendel
2. Assistent: P. Derst

Anästhesist: Dr. K.-W. Brei
Anästhesieschw./-pfl.: B. Blau
OP-Schwester/-Pfl.: R. Rot
OP-Springer: S. Mahlmann

Bericht

Vorgeschichte/Indikation: Der Pat. hat sich im 05/08 privat eine offene OSG- und Talusluxationsfraktur Grad III rechts zugezogen. In der Folge kam es zu einer Nekrose des Talus mit ausgeprägter OSG-Arthrose. Nach ME Ende 2010 zeigte sich keine Besserung der massiven Beschwerden. Im Abstrich kein Anhalt für einen Infekt. Nach entsprechender umfangreicher Risikoaufklärung hat der Pat. in die u. g. Operation eingewilligt.

Diagnose: Ausgeprägte posttraumatische USG- und OSG-Arthrose nach offener OSG-/Talusluxationsfraktur Grad III rechts (05/08)

Operation: Partielle Talusresektion, Abstrich. Panarthrodese (OSG und Subtalargelenk) mittels einer retrograden aufgebohrten Kompressionsmarknagelung (T 2 TM, 12/200 mm, Fa. Stryker), Spongiosaplastik (Entnahme vom rechten vorderen Beckenkamm, P. Derst).

Bericht: Ungestörte ITN. Rückenlagerung, entspr. Polsterung. Beide Füße überragen einschl. des OSG den OP-Tisch. Unterpolsterung der Waden, hierbei Hochlagerung des US rechts auf einem quaderförmigen Kissen. Anlage einer Blutsperre am OS rechts. Unter Nutzung der üblichen Blutsperrenzeit wird diese während des Eingriffs genutzt (300 mm Hg). Unter BV Markierung der lokalen Anatomie am OSG. Wiederholte Hautdesinfektion, übliches steriles Abdecken einschl. beider vorderer Beckenkämme.

Hautlängsschnitt über dem lateralen OSG unter spindelförmiger Exzision der alten Narbe, die auf ganzer Länge eröffnet wird. Schichtweise Präparation durch Narbengewebe, sukzessive Blutstillung. Darstellung des Gelenkbereichs des OSG einschl. des Mall. lateralis. Dieser ist massiv deformiert. Etwas schräge Osteotomie (lateral/proximal - medial/distal) mit oszillierender Säge und Osteotom. Intraossär deutlich sichtbare sklerotische Umbauprozesse, sodass die Außenknöchelspongiosa nur partiell zur Plastik geeignet ist. Entscheid zur Entnahme von Spongiosa vom rechten vorderen Beckenkamm (Durchführung durch Hrn. Derst). Abstrich.

Hautschnitt in typischer Weise über dem vorderen Beckenkamm rechts auf 3 cm Länge. Schichtweise Präparation unter sukzessiver Blutstillung bis auf das Periost, das längs gespalten wird. Typische Entdeckelung des Beckenkamms über Osteotome. Im Anschluss wird reichlich suffiziente Spongiosa aus dem Beckenkamm mittels der scharfen Löffel geborgen. Eine zusätzliche Entnahme am linken Beckenkamm ist nicht notwendig. Spülung, Gelaspon. Nur unwesentliche Blutungen, keine Drainage notwendig. Verschluss des Knochendeckels durch transossäre bzw. Fasziennähte mit Vicryl. Subkutannaht. Spannungsfreie Hautnaht. Steriler Verband.

Parallel zur Spongiosaentnahme wurden noch vorhandene Knorpelreste im Bereich des oberen Sprunggelenks sowie partielle Knochensequester reseziert. Hierbei kann ein ausreichend großer Anteil des Talus erhalten bleiben, um nachfolgend die tibiotalare Kompressionsmöglichkeit des Nagels zu nutzen. Nach ausgiebiger Reinigung/Präparation des OSG wird der Nageleintritt unter BV-Kontrolle in beiden Ebenen bestimmt. Hierbei wird das OSG in dorsoplantarer Neutralstellung gehalten, weist eine geringe Außenrotation von < 10° auf. Hautinzision plantar auf 3 cm Länge axial. Stumpf spreizende Präparation bis auf den plantaren Calcaneus. Einführen eines Kirschnerdrahtes an gewünschter Stelle, der dann bis in die Tibia vorgeschoben wird. Hierbei zeigt sich, dass eine Fehlstellung im OSG nicht problemlos ausgeglichen werden kann. Bei guter Platzierung des Drahts bis zum Talus (leicht lateral der mittigen Idealposition) wird zunächst bis zum Erreichen der talaren Resektionsebene aufgebohrt. Aufgrund der Sklerose gelingt dies nur in sehr kleinen Schritten unter üblicher Materialkühlung. Sodann erfolgt die Korrektur der OSG-Stellung und die Neuplatzierung des Führungsdrahts ideal auf den Tibiaschaft zu, unter Nutzung des bis zum Talus eingeführten Nagels und des Bildwandlers. Unter gleichzeitigem manuellen Halten dieser Positionierung folgt nun das schrittweise Aufbohren des distalen Tibiaschafts mit den flexiblen Bohrwellen bis auf 13 mm, bis über die Höhe der gewählten Nagellänge hinaus. Sodann wird der Nagel schrittweise vorgeschoben, fädelt Calcaneus, Talus und distale Tibia regelhaft auf, bei korrekter Einrichtung des Nagels kann radiologisch in beiden Ebenen kontrolliert die gewünschte Stellung der ossären Strukturen/ehemaligen Gelenke zueinander erreicht werden. Im Nagel befindet sich die Kompressionsschraube für die talotibiale Kompression.

Nun Verriegelung des Nagels im Talus in typischer Weise über eine laterale Stichinzision und unter BV-Kontrolle. Sodann, erneut über Stichinzisionen, nun von medial, Verriegelung des tibialen Nagelanteils mittels zweier Verriegelungsbolzen. Diese ziehen exzellent im Knochen, liegen unter BV-Kontrolle bikortikal und regelhaft. Der ehemalige OSG-Spalt wird nun mit der gewonnenen Spongiosa einschl. nutzbaren Knochens aus dem Außenknöchel reichlich gefüllt. Dann wird unter BV die Region in üblicher Weise über den Nagel komprimiert. Nun folgt die Verriegelung des Nagels im Calcaneus. Hier wird vor Einbringen der Schrauben das Subtalargelenk komprimiert. Die distale Schraube liegt direkt subkortikal. Der Nagel steht distal gering über die calcaneare Kortikalis über. Ausgiebige Spülung der Zugänge unter Sicherung der Spongiosa. Öffnen der Blutsperre und Kontrolle auf Bluttrockenheit. Fibularseits Einlage einer 10er-Redon. Schichtweiser Wund-und Narbenverschluss. Spannungsfreie Hautklammernähte. Steriler Verband. Elastokompressive Wickelung.

Procedere: Röntgen nach 2 Tagen (nach Entfernung der Drainage) sowie nach 2 + 6 Wochen. Mobilisation, Physiotherapie und Belastung entsprechend dem hauseigenen Nachbehandlungsschema »Arthrodese OSG/USG«. Analgesie und Thromboseprophylaxe nach Maßgabe der Stationsärzte. Abstrich erfragen. Weiterbehandlung in unserer Fußsprechstunde.

Dr. med. H. Siekmann (spez. Unfallchirurg)

8.3.7 USG-Arthrodese mittels Zugschrauben

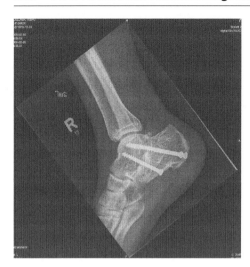

OP-Bericht, Unfall- und Wiederherstellungschirurgie

Pat.-Nr.: 65673815   **Fall-Nr.:** B5790059/2011
Aktuelle Klinik: Unfallchirurgie   **Station:** 2
Pat.-Name: Achilles, Jochen   **Geb.-Dat.:** 31.03.1975
                                              Geschlecht/Alter: m, 36 J.

OP-Datum: 15.05.2011
OP-Dauer (Schnitt/Naht): 12.20 – 13.51 Uhr
Saal: B 4

Personal:
1. Operateur: Dr. K. Schendel   **Anästhesist:** Fr. Siekel-Wenzmann
2. Operateur: Dr. H. Siekmann   **Anästhesieschw./-pfl.:** C. Geier
Assistent: C. Bauer   **OP-Schwester/-Pfl.:** D. Schön
                                             OP-Springer: R. Gallmeister

Bericht

Vorgeschichte/Indikation: Die Vorgeschichte des Pat. ist bekannt. Bei ausgedehnter Zerstörung des rechten Fersenbeines im Rahmen einer Fraktur (04/06) ist es trotz guter operativer Aufrichtung im langfristigen Verlauf zu einer USG-Arthrodese gekommen. Der Pat. wünscht bei anhaltenden Beschwerden die Einsteifung des USG. Dies wird in unten genannter Weise nach entsprechender Risikoaufklärung durchgeführt.

Diagnose: Posttraumatische USG-Arthrose rechts

Operation: Revision und Arthrodese des unteren Sprunggelenks (Schraubenarthrodese) mit Einlagerung von Beckenkammspongiosa (entnommen vom vorderen Beckenkamm rechts, C. Bauer)

Bericht: Ungestörte ITN. Linksseitlage unter entsprechender Sicherung und Polsterung. Das rechte Bein ist frei beweglich auf einem Schaumstoffwürfel gelagert. Cefuroxim 1,5 g i.v. Wiederholte Hautdesinfektion, übliches steriles Abdecken einschl. des vorderen Beckenkamms rechts. Schichtweise Eröffnung der alten geschwungenen Narbe über der rechten Ferse nach Plattenosteosynthese des Calcaneus (04/06). Schichtweise Präparation unter sukzessiver Blutstillung. Unter Präparation eines üblichen Haut-/Subkutanlappens wird das Gewebe vom lateralen Calcaneus bis zum USG hin gelöst. Unter Schonung der Peronealsehnen wird der Hautsubkutanlappen angehoben, anschl. werden 3 K-Drähte divergierend in den Talus eingebohrt und umgebogen. Nun Einsatz des Arthrodesenspreizers von ventral nach dorsal unter guter Sicht in die entspr. USG-Bereiche. Auf diese Weise können nun nahezu komplett die noch verbliebenen Knorpelreste des unteren Sprunggelenks mit Meißel, Fräse und scharfem Löffel reseziert werden, bis sich gut durchbluteter Knochen an den ehemaligen Gelenkflächen von Calcaneus und Talus zeigt.

Parallel hierzu erfolgt eine 4 cm lange diagonale Hautinzision über dem vorderen Beckenkamm rechts nach nochmaliger Desinfektion. Schichtweise Präparation bis auf den Knochen und typische Entdeckelung des vorderen Beckenkamms auf 2 cm Länge mittels der Osteotome. Nach Anheben des Knochendeckels erfolgt mit den scharfen Löffeln die unkomplizierte Gewinnung einer großen Menge kräftiger Spongiosa. Spülung. Gelasponeinlage. Kontrolle auf Bluttrockenheit. Drainage nicht notwendig. Verschluss des Deckels mit transossären Nähten. Schichtweiser Wundverschluss. Hautrückstichnähte. Steriler Verband.

Spülung des USG-Spaltes. Nun werden über 3 Stichinzisionen im Sohlenbereich 3 Großfragmentzugschrauben, den Gelenkspalt des unteren Sprunggelenks kreuzend, schrittweise- und in üblicher Weise eingebracht und wechselnd zueinander angezogen. Hierbei wird die zuvor in den Spalt eingebrachte Spongiosa kräftig komprimiert. Alle Schrauben ziehen sicher und sehr fest im Knochen an. Auch unter Sicht ist der Arthrodesenspalt kräftig komprimiert. BV-Abschluss, regelhafte Stellung der Arthrosdese bei gewünschter Implantatlage. Ausgiebige Spülung. Kontrolle auf Bluttrockenheit. 10er-Redondrainge. Schichtweiser Wundverschluss. Spannungsfreie Hautnaht. Steriler Verband. Öffnen der Drainage bei regelhaften Sog. Elastokompressive Wickelung.

Procedere: Engmaschige Wundkontrollen bis zur zeitgerechten Nahtmaterialentfernung. Mobilisation, Physiotherapie und Belastung entsprechend des hauseigenen Nachbehandlungsschemas »Arthrodese OSG/USG«. Röntgen nach 48 h (nach Drainagezug) und nach 2 + 6 Wochen. Analgesie und Thromboseprophylaxe nach Maßgabe der Stationsärzte.

Dr. med. H. Siekmann (spez. Unfallchirurg), Dr. med. K. Schendel (FA f. Orthopädie und Unfallchirurgie)

8.3.8   Distale Osteotomie des Os metatarsale I bei Hallux valgus (nach Chevron)

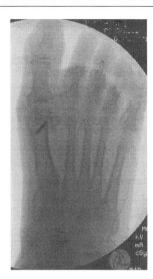

OP-Bericht, Unfall- und Wiederherstellungschirurgie

Pat.-Nr.: 721345118   **Fall-Nr.:** A8783319/2011
Aktuelle Klinik: Unfallchirurgie   **Station:** 1
Pat.-Name: Radost, Ruth   **Geb.-Dat.:** 11.03.1958
                                           Geschlecht/Alter: w, 53 J.

OP-Datum: 16.06.2011
OP-Dauer (Schnitt/Naht): 07.43 – 08.30 Uhr
Saal: B 1

Personal:
Operateur: OÄ Dr. Huschak   **Anästhesist:** Fr. Siekel-Wenzmann
1. Assistent: Dr. K. Schendel   **Anästhesieschw./-pfl.:** C. Geier
                                          OP-Schwester/-Pfl.: R. Rot
                                          OP-Springer: S. Mahlmann

Bericht

Vorgeschichte/Indikation: Vorliegen eines schmerzhafter Hallux valgus links. Die Beschwerden werden hauptsächlich in Projektion auf den Ballen geklagt. Die Weichteile sind intakt. Der Intermetatarsalwinkel beträgt 20°, der distale metatarsale Gelenkwinkel ist vergrößert (11°). Das Großzehengrundgelenk zeigt keine radiologischen Arthrosezeichen. Die Beweglichkeit ist seitengleich und frei. Es besteht ein Schuhkonflikt. Wir planen eine distale MT 1-Osteotomie nach Chevron-Austin. Die Pat. ist über den Eingriff aufgeklärt, das schriftliche Einverständnis liegt vor.

Diagnose: Symptomatischer Hallux valgus links

Operation: Operation nach Chevron links

Bericht: Rückenlagerung, entspr. Polsterung. Ungestörte Spinalanästhesie. Cefuroxim 1,5 g i.v. Vorlage einer Blutsperre am Oberschenkel. Abwaschen und Abdecken in der hausüblichen Weise.

Nun Blutsperre mit 300 mm Hg. Zugehen über einen medialen Zugang am Übergangsrand zur Fußsohle. Präparation unter sorgfältiger Blutstillung bis auf den Knochen. L-förmige Eröffnung der Grundgelenkskapsel von medial mit Ausschneidung eines schmalen Kapselstreifens distal. Die Kapselränder werden anschl. mit Fäden arretiert.

Es folgt das laterale Weichteilprocedere. Köpfchennahe axiale Inzision interdigital I/II. Schichtweise Präparation und Darstellung der Sehne des M. adductor hallucis. Trennung mit dem Messer, nachdem die laterale Kapsel eingeschnitten wurde. Scharfes Absetzen der Sehne des M. adductor hallucis vom lateralen Rand des fibularen Sesambeines. Dann Darstellung des Lig. metatarseum transversum. Durchtrennen unter Schonung des darunter laufenden Gefäß-Nervenbündels. Alle Verwachsungen lateral im Bereich der Kapsel werden scharf gelöst. Der Zeh wird manuell nach medial gedrückt. Die Sesambeine stellen sich jetzt direkt unter der Großzehe an ihrer anatomischen Position ein.

Zuwendung medial. Das ausladende MT I-Köpfchen wird mit der Säge reseziert. Die Resektionsränder werden geglättet. Setzen eines Drahts an typischer Stelle im Drehzentrum des Köpfchens von medial nach lateral. Der Draht zeigt leicht nach plantar, um das Köpfchen zu plantarisieren. Der Draht dient als Leitschiene für die beiden folgenden Sägeschnitte. Beide bilden einen Winkel von ca. 60°. Der plantare Schnitt läuft relativ weit nach proximal aus. Es wird mit einem schmalen Meißel nachgearbeitet. Das Köpfchen wird um ca. 1/3 Schaftbreite nach lateral verschoben, mittels K-Draht fixiert. Durch Druck auf die Fußsohle unter den Metatarsaleköpfchen wird eine Belastungsaufnahme unter BV angefertigt. Der Intermetatarsalwinkel scheint physiologisch, gewünschte Stellung der Osteotomie. Fixierung der Osteotomie mit einer MFI-Schraube in typischer Weise. Der Kopf der Schraube wird mit Hilfe einer Kopfraumfräse versenkt. Die Gelenkstellung im Grundgelenk erscheint klinisch und radiologisch gut, BV-Dokumentation. Die Sesambeine finden sich unter dem Gelenk. Die Zehenstellung ist gut. Mediale Formung des überstehenden Knochens mit der Säge. Kapselnähte mit ausreichender Spannung. Kontrolle auf Bluttrockenheit nach Lösen der Blutsperre. Wundverschluss durch subkutane Nähte und Donatihautnähte. Steriler Verband. Elastische Wickelung des Unterschenkels.

Procedere: Wundkontrolle und Röntgen am 1. postoperativen Tag. Verbandschuh mit starrer Sohle für 2 Wochen unter Vollbelastung. Medikamentöse Thromboembolieprophylaxe für 10 Tage. Angepasste Analgesie. Ambulante Weiterbehandlung in unserer Fußsprechstunde.

Fr. Dr. med. Huschak (FÄ f. Chir., Ortho. und spez. Unfallchir.)

8.3.9 Verkürzungsosteotomie der Metatarsalia

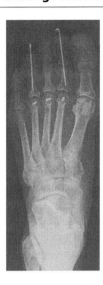

OP-Bericht, Klinik für Orthopädie

Pat.-Nr.: 788543229
Aktuelle Klinik: Unfallchirurgie
Pat.-Name: Manns, Ruth

Fall-Nr.: A2282220/2011
Station: 3
Geb.-Dat.: 21.04.1958
Geschlecht/Alter: w, 53 J.

OP-Datum: 27.08.2011
OP-Dauer (Schnitt/Naht): 07.44 – 09.02 Uhr
Saal: B 1

Personal:
Operateur: OA Dr. R. Scholz
1. Assistent: C. Schmidt

Anästhesist: Dr. K.-W. Brei
Anästhesieschw./-pfl.: B. Blau
OP-Schwester/-Pfl.: R. Rot
OP-Springer: S. Mahlmann

Bericht

Vorgeschichte: Die Indikation zur operativen Vorfußkorrektur ergibt sich aus der persistierenden Metatarsalgie bei auch radiologisch nachweisbarer Störung des Metatarsalindex mit deutlicher Prominenz und beginnender Subluxationsfehlstellung der Köpfchen der Ossa metatarsalia II-IV sowie einer schmerzhaften und einen Schuhkonflikt verursachenden kontrakten Krallenzehfehlstellung der Zehen II-IV. Eine Fehlstellung am 1. Strahl liegt nicht vor.

Diagnose: Metatarsalgie und Krallenzehfehlstellung D II-IV links

Operation: Verkürzungsosteotomie nach Weil der Ossa metatarsalia II-IV links (Fragmentfixation mittels Twist-off-Schrauben), Resektionsarthroplastik der proximalen Interphalangealgelenke II und IV mit temporärer K-Draht-Transfixation

Vorgehen: Ungestörter Beinplexus. Rückenlage, entspr. Polsterung. Cefuroxim 1,5 g i.v. Vorlage der Blutsperre am linken Oberschenkel. 3x Hautdesinfektion mit Cutasept und übliches steriles Abdecken.

Blutsperre mit 300 mm Hg. Es folgt die Resektionsarthroplastik an den Interphalangealgelenken D II und III über einen medianen dorsalen Hautschnitt über dem PIP-Gelenk an D II, Längsinzision der Strecksehne und Kapselinzision sowie subperiostale Präparation des Grundgliedköpfchen, sodass sich das Gelenk problemlos darstellen lässt. Schließlich Umfahren des subkapitalen Bereichs mit Phalangen-Hebeln und Resektion des Grundgliedköpfchens mit der oszillierenden Säge. Glätten der Resektionsränder und Überprüfung des Effekts, wobei sich der Zeh jetzt achsgerecht und spannungsfrei einstellen lässt. In der Folge identisches Vorgehen am 4. Strahl und zunächst Wundabdeckung.

Nun längsgestellter interdigitaler Hautschnitt dorsal zwischen dem 2. und 3. Strahl, Präparation des Subkutangewebes und Darstellen der Strecksehnen am 2. Strahl, die mobilisiert und mit dem Langenbeck-Haken zur Seite gehalten werden können. Anschließend scharfes Zugehen auf das Zehengrundgelenk durch Kapseleröffnung, mediolaterales Kapsel-Band-Release, subperiostale Präparation des Metatarsalkopfes und Umfahren mittels Hohmann'scher Hebel sowie gute Mobilisation im Grundgelenk. Nun schräge Osteotomie von distal dorsal nach plantar proximal. Parallele Schnittführung zur Entnahme einer ca. 2 mm dicken Knochenscheibe, um eine ausreichende Verkürzung zu erzielen. Schließlich Proximalverschiebung des distalen Knochenfragments und stabile Fixation durch Einbringen einer 14 mm Twist-off-Schraube. Es stellt sich eine stabile Osteosynthese bei gutem Verkürzungseffekt dar. Es folgt das identische Vorgehen an den Strahlen 3 und 4, wobei bei D IV ein separater Hautschnitt angelegt werden muss.

Sodann erneute Einstellung der Kleinzehen und Einbringen der 1,4 mm-K-Drähte zur Transfixation des ehemaligen PIP-Gelenks, Umbiegen der Drahtenden, spannungsfreie adaptierende Naht der Strecksehnenlängsinzision in diesem Bereich und BV-Kontrolle, die einen regelrecht rekonstruierten Metatarsalindex bei korrekt liegenden Schraubenosteosynthesen und die reizfreie und korrekte K-Draht-Lage dokumentiert.

Daher jetzt Öffnung der Blutsperre und subtile Blutstillung, Einlage einer 8er Redondrainage, Subkutannaht mit Vicryl 3×0 und Hautnaht mit Prolene 3×0, steriler Verband.

Weiteres Procedere: Hochlagerung, Kryotherapie, Verbandswechsel, Drainageentfernung und Röntgenkontrolle am 1. p. o. Tag. Die Mobilisation ist im Vorfußentlastungsschuh ansonsten unter Vollbelastung möglich. Die Entfernung des Nahtmaterials ist ab dem 12. Tag möglich. Nach 4 Wochen Entfernung der Transfixationsdrähte, nach 6 Wochen Röntgenkontrolle und bei regelrechtem Befund Anfertigung einer Einlage.

OA Dr. R. Scholz (FA f. Orthopädie und Unfallchirurgie, Orthopädische Rheumatologie)

8.3.10 Basisnahe Verkürzungsosteotomie am Os metatarsale I

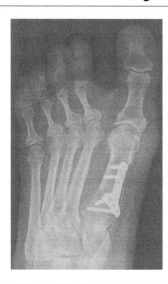

OP-Bericht, Klinik für Orthopädie

Pat.-Nr.: 788543230   **Fall-Nr.:** A2282221/2011
Aktuelle Klinik: Unfallchirurgie   **Station:** 2
Pat.-Name: Maulwurf, Rudi   **Geb.-Dat.:** 12.04.1954
                                             Geschlecht/Alter: m, 57 J.

OP-Datum: 16.09.2011
OP-Dauer (Schnitt/Naht): 08.00 – 08.34 Uhr
Saal: B 1

Personal:
Operateur: OA Dr. R. Scholz   **Anästhesist:** Dr. K.-W. Brei
1. Assistent: C. Schmidt   **Anästhesieschw./-pfl.:** B. Blau
                                             OP-Schwester/-Pfl.: S. Mahlmann
                                             OP-Springer: R. Rot

Bericht

Vorgeschichte: Die Indikation zur basisnahen Umstellungsosteotomie ergibt sich aus der deutlichen Vorfußdeformität des Patienten, wobei lediglich Beschwerden am 1. Strahl bestehen. Es liegt eine Hallux-valgus-Fehlstellung mit Metatarsus primus varus (vergrößerter Intermetatarsalwinkel D I/II) ohne relevante arthrotische Veränderungen im Grundgelenk der Großzehe bei freier Beweglichkeit und ohne relevante Schmerzen oder Instabilität im Tarsometatarsal-I-Gelenk vor. Der Pat. hat in das nachstehende operative Vorgehen schriftlich eingewilligt.

Diagnose: Hallux valgus mit Metatarsus primus varus links

Operation: Basisnahe Korrekturosteotomie am Os metatarsale I (Fragmentfixation mittels winkelstabiler Platte), distale Weichteilkorrektur am Großzehengrundgelenk durch fibulares Kapsel-Sehnen-Release, Resektion der Pseudoexostose und tibiale Kapselraffung

Vorgehen: Cefuroxim 1,5 g i.v. Ungestörte Spinalanästhesie, Rückenlage, entsprechende Polsterung. Vorlage der Blutsperre am linken Oberschenkel. Dreimalige Hautdesinfektion im Operationsgebiet mit Cutasept und übliches steriles Abdecken.

Blutsperre mit 300 mm Hg. Initiale Hautinzision zunächst distal dorsomedial über dem Großzehengrundgelenk, Durchtrennung der spärlichen Subkutis und Bildung eines distal gestielten Kapsellappens. Es folgt die Resektion der Pseudoexostose am Os metatarsale I mit der oszillierenden Säge. Glätten der Knochenkanten mit Luer und Feile. In der Folge kleine interdigitale Hautinzision zwischen D I und D II, stumpfe Präparation in die Tiefe. Fibulares Kapsel- und Sehnenrelease, sodass die Großzehe weitgehend korrekt eingestellt werden kann. Es erfolgen nun die Hautinzision über dem proximalen Anteil des Os metatarsale I, Durchtrennung der Subkutis und direktes Zugehen mit subperiostaler Darstellung der Basis des Os metatarsale I. Zunächst Markierung der geplanten Osteotomiehöhe und Osteotomierichtung durch Einbringen eines K-Drahts und folgende BV-Kontrolle. Nachdem hier die gewünschte Lage erreicht ist, Durchführung der Osteotomie mit Keilentnahme und Fragmenteinstellung für die gewünschte Korrketur sowie erneute BV-Kontrolle. Es macht sich eine geringfügige Korrektur und nochmalige BV-Kontrolle erforderlich. Anschließend stabile Fragmentfixation durch Anbringen einer winkelstabilen 4-Loch-Osteosyntheplatte (Metafix-Platte), die in üblicher Weise mit Schrauben besetzt wird. Damit lässt sich die Achse gut korrigieren. Die BV-Kontrolle zeigt die regelrechte Korrektur des Intermetatarsalwinkels D I/II. Nun wieder Einstellung der distalen Wunde, Anlage eines 1,5 mm großen Bohrlochs tibial am distalen Metatarsale I sowie transossäre Refixation des Kapsellappens, sodass die Valgusstellung des Großzehs vollständig korrigiert ist.

Abschließend Öffnen der Blutsperre, Einlage einer 8er-Redondrainage und definitive Blutstillung. Schichtweiser Wundverschluss, steriler Verband. Die postoperative Röntgenkontrolle zeigt eine regelrechte Stellung des 1. Strahls bei korrekter Lage des Osteosynthesematerials in beiden Ebenen.

Procedere: Hochlagerung, Kryotherapie. 1. Verbandswechsel, Redonzug und Röntgenkontrolle am 2. postoperativen Tag. Regelmäßige Verbandwechsel, Nahtmaterialentfernung ab dem 12. postoperativen Tag. Mobilisation mit Vorfußentlastungsschuh möglich. Dieser sollte für 6 Wochen getragen werden, anschl. Röntgenkontrolle und Entscheidung über eine Einlagenversorgung.

OA Dr. R. Scholz (FA f. Orthopädie und Unfallchirurgie, Orthopädische Rheumatologie)

8.3.11 Achillessehnenruptur – Naht

OP-Bericht, Unfall- und Wiederherstellungschirurgie

Pat.-Nr.: 088995723
Aktuelle Klinik: Unfallchirurgie
Pat.-Name: Luck, Ingolf

Fall-Nr.: B3471115/2010
Station: B3-2
Geb.-Dat.: 04.10.74
Geschlecht/Alter: m, 35 J.

OP-Datum: 17.09.2010
OP-Dauer (Schnitt/Naht): 12.04 – 12.48 Uhr
Saal: B 6

Personal:
Operateur: C. Nettlau
1. Assistent: OA Dr. R. Neef
2. Assistent: K. Schill (PJ)

Anästhesist: Fr. Dr. B. Brandt
Anästhesieschw./-pfl.: B. Bach
OP-Schwester/-pfl.: B. Seifert
OP-Springer: S. Sonntag

Bericht

Vorgeschichte/Indikation: Der Pat. hat beim priv. Fußballspiel im Anlaufen plötzlich ein Reißen in der Wade verspürt. Keine Fremdeinwirkung. Thompsontest positiv, sonographisch ebenfalls Nachweis der u.g. Verletzung. Eingehende Beratung, anschl. Entscheid zum operativen Vorgehen, in das der Pat. schriftlich eingewilligt hat.

Diagnose: Achillessehnenruptur rechts.

Operation: Doppelte Kernnaht nach Kirchmayr, Vicrylfeinadaptation, lokale Drainage.

Vorgehen: Spinalanästhesie, Bauchlagerung, entsprechende Polsterung. Cefuroxim 1,5 g i.v. Auswickeln des Beines, Blutsperre 300 mm Hg. Wiederholte Hautdesinfektion, übliches steriles Abdecken.

Typischer Hautschnitt medial längs der Achillessehne. Subkutan scharfe Trennung, darunter sichtbar das rupturierte Peritendineum sowie Rupturfasern der Sehne. Weitere Präparation, sukzessive Blutstillung. Darstellung der ausgefaserten Sehnenstümfe nach Längsinzision des Peritendineums. Gewinnung zweier Portionen für die histologische Untersuchung. Nun Ausstreichen der Sehnenstümfe zur Orientierung der Lage. Anschl. wird in Kirchmayr-Nahttechnik jeweils dorsal und ventral eine 1er PDS-Naht vorgelegt. Unter Plantarflexion werden darauf die Nähte gezogen und geknotet, beginnend mit der ventralen Naht. Hierbei kommen die Sehnenstümfe auf ganzer Fläche zur sicheren Adaptation. Feinadaptation einzelner Fasern mit 4-0er Vicryl sowie Fibrin-Kleber. Ausgiebige Spülung. Soweit möglich erfolgt erneut mit 4-0er Vicryl die Naht des Peritendineums, die jedoch nicht komplett gelingt. Öffnen der Blutsperre, Koagulation noch kleiner Blutungen. Anschl. keine auffälligen Blutungen mehr, auf eine Redondrainage kann verzichtet werden. Invertierende Subkutannaht, Spannungsfreie Hautrückstichnähte. Steriler Verband. Anlage des Vacuped-Schuhs.

Procedere: Nachbehandlung nach Plan. Analgesie und Thromboseprophylaxe nach Maßgabe der Stationsärzte. Engmaschige Wundkontrollen, Entfernung des Nahtmaterials nach 14 Tagen. Weiterbehandlung bei einem niedergelassenen Unfallchirurgen.

Ch. Nettlau (Assistenzarzt)

8.3.12 Umkehrplastik bei veralteter Achillessehnenruptur (Griffelschachtelplastik nach Lange)

OP-Bericht, Unfall- und Wiederherstellungschirurgie

Pat.-Nr.: 10093546
Aktuelle Klinik: Unfallchirurgie
Pat.-Name: Hacke, Peter

Fall-Nr.: B2767132/2011
Station: 2
Geb.-Dat.: 14.02.67
Geschlecht/Alter: m, 44 J.

OP-Datum: 16.03.2011
OP-Dauer (Schnitt/Naht): 08.19 – 09.22 Uhr
Saal: B 1

Personal:
Operateur: OÄ Dr. Huschak
1. Assistent: A. Eisenkrämer
2. Assistent: P. Derst

Anästhesist: Dr. K.-W. Brei
Anästhesieschw./-pfl.: B. Blau
OP-Schwester/-Pfl.: S. Mahlmann
OP-Springer: R. Rot

Bericht

Vorgeschichte/Indikation: Bei dem Pat. besteht eine alte, wohl zweizeitig verlaufene Ruptur der rechten Achillessehne. Das letzte Ereignis fand annehmbar vor ca. einem Vierteljahr statt. Eine ärztliche Behandlung erfolgte nicht, da sich der Pat. auf einer Weltreise befand. Er stellt sich jetzt in unserer Fußsprechstunde vor, da der Zehenspitzenstand weiterhin nicht möglich ist. Das Gangbild in festem Schuhwerk ist nahezu unauffällig. Beschwerden werden nicht geklagt. Sichtbare Delle an typ. Stelle, Thompson-Test eindeutig positiv. Sonografisch findet sich in der Lücke kein suffizientes Narbengewebe. Die dynamische Untersuchung illustriert den Thompson-Test. Da der Pat. einen hohen sportlichen und auch einen ästhetischen Anspruch hat, wird von ihm das operative Vorgehen gewünscht. Nach einem ausführlichen Gespräch über die Möglichkeiten und Grenzen einer Umkehrplastik der Achillessehne fällt die Entscheidung zur OP. Der Pat. ist über den Eingriff aufgeklärt. Das schriftliche Einverständnis liegt vor.

Diagnose: Veraltete Achillessehnenruptur rechts

Operation: Umkehrplastik der Achillessehne (Griffelschachtelplastik nach Lange)

Bericht: Ungestörte ITN. Clindamycin 600 i.v. (bei Cephalosporinallergie). Bauchlagerung, entspr. Sicherung und Polsterung. Vorlage einer OS-Blutsperre. Hautdesinfektion und steriles Abdecken in der hausüblichen Weise.

Blutsperre mit 300 mm Hg. Zugehen über einen Längsschnitt medial der Achillessehne. Dieser Schnitt erreicht proximal den Sehnenspiegel des M. gastrocnemius. Das Peritendineum ist nur partiell abgrenzbar und teilweise narbig in bindegewebigen Strukturen verbacken. Das Narbengewebe wird scharf präpariert und abgetragen, bis sich die jeweiligen Sehnenstümpfe darstellen. Sie werden angefrischt und begradigt. Es verbleibt ein Defekt von 4 cm, der auch bei maximaler Plantarflexion keinen Kontakt findet. Im mittleren Bereich des distalen Sehnenstumpfes wird vom freien Rand her eine ca. 2x2 cm Aussparung präpariert. Dann schließt sich die Präparation des ca. 8 cm langen und 2 cm breiten Sehnenstreifens aus dem Sehnenspiegel des M. gastrocnemius an. Der gewonnene Sehnenstreifen wird nach distal verschoben und bei leichter Spitzfußstellung (15°) in die oben erwähnte Aussparung eingenäht (PDS-Nähte). Die moderat gespannte Sehne wird in dieser Position auch proximal mittels Einzelkopfnähten mit dem Sehnenstumpf vernäht. Der Hebedefekt wird ebenfalls verschlossen. Die Nähte erscheinen stabil. Einlage einer 10er-Redondrainage. Kontrolle auf Bluttrockenheit. Wundverschluss durch subkutane Nähte und Rückstichnähte der Haut nach Donati. Wundsäuberung. Steriler Verband. Lösen der Blutsperre. Der Verband bleibt trocken. Anlage einer US-Gipslonguette in Spitzfußstellung.

Procedere: Wundkontrolle am 1. postoperativen Tag mit Drainagezug. Mobilisation unter Entlastung für die ersten 2 Wochen. Anlage eines »Walkers« bei entspannten Weichteilverhältnissen. Nachbehandlung nach der 2. Woche entsprechend Nachbehandlungsschema »Achillessehnenruptur«. Medikamentöse Thromboseprophylaxe für die Zeitdauer des Tragens des Walkers. Orale Analgesie. Weiterbehandlung in unserer Fußsprechstunde.

Fr. Dr. med. M. Huschak (FÄ f. Chir., Ortho. u. spez. Unfallchir.)

8.3.13 Operative Rekonstruktion des Außenbandapparates des OSG bei chronischer Instabilität

OP-Bericht, Unfall- und Wiederherstellungschirurgie

Pat.-Nr.: 11093550
Aktuelle Klinik: Unfallchirurgie
Pat.-Name: Weichmann, Sarah

Fall-Nr.: B3767138/2011
Station: 1
Geb.-Dat.: 20.02.81
Geschlecht/Alter: w, 30 J.

OP-Datum: 16.12.2011
OP-Dauer (Schnitt/Naht): 10.13 – 11.12 Uhr
Saal: B 2

Personal:
Operateur: OÄ Dr. Huschak
1. Assistent: Dr. M. Schulz

Anästhesist: Fr. Siekel-Wenzmann
Anästhesieschw./-pfl.: C. Geier
OP-Schwester/-Pfl.: S. Mahlmann
OP-Springer: R. Rot

Bericht

Vorgeschichte: Die Pat. hat einen flexiblen Knick-Senk-Fuß links. Die mediale Säule ist instabil. Es besteht eine chronische ALRI und eine Tibialis posterior-Insuffizienz Stadium II. Auswärts wurde vor Jahren eine fibulare Bandplastik nach Hintermann ausgeführt. Im Anschluss sei das OSG ca. 3 Jahre stabil gewesen, bevor wieder vermehrt Supinationsereignisse aufgetreten seien. Die generelle Bandsituation ist lax. Deutliches Genu valgum bds., Gastrocnemius-Soleus-Komplex nicht verkürzt. Wir planen die Tenodese der Sehne des M. tibialis posterior an die Sehne des M. flexor digitorum longum. Zudem soll die Rekonstruktion der Ligg. fibulotalare anterius und fibulocalcaneare vorgenommen werden. Hierfür sollen Reste der Hintermann-Plastik rekonstruiert werden. Außerdem soll die Augmentation durch eine Periostlappenplastik und ein Broström-Gould-Manöver erfolgen. Entspr. umfangreiche OP-Aufklärung, schriftliches Einverständnis liegt vor. Ausführlich wurden Probleme eines eventuellen Versagens der Re-Plastik und eine mögliche Dekompensation des Knick-Senk-Fußes im Verlauf besprochen.

Diagnose: Chronische anterolaterale Rotationsinstabilität des linken OSG nach Hintermann-Plastik

Operation: Re-Plastik mit Rekonstruktion des Lig. fibulocalcaneare und Augmentation durch eine Periostlappenplastik, Rekonstruktion des Lig. fibulotalare anterius und Augmentation durch ein Broström-Gould-Manöver. Seit-Seit-Tenodese der Sehnen von M. tibialis posterior und M. flexor hallucis longus

Bericht: Rückenlagerung, entspr. Polsterung. Ungestörte ITN. Cefuroxim 1,5 g i.v. Vorlage einer OS-Blutsperre. Wiederholte Hautdesinfektion und übliches steriles Abdecken.

Blutsperre mit 300 mm Hg. Zugehen bogenförmig unterhalb des Innenknöchels im Verlauf der Tibialis posterior-Sehne. Diese wird dargestellt, die Sehnenscheide eröffnet. Es findet sich wenig seröse Flüssigkeit. Die Sehne wird auf degenerative Veränderungen untersucht. An der Innenknöchelspitze findet sich eine rundliche Verdichtung in der Sehne. Diese wird eröffnet. Es kann kein Kalk gefunden werden. Verschluss mit einer fortlaufenden Naht. Anschließend wird die Tibialis posterior-Sehne unter Dorsalextension der Zehen Seit-zu-Seit mit der Sehne des M. flexor hallucis longus mit einem nicht resorbierbaren Faden vernäht. Die Sehnenscheide bleibt offen. Kontrolle auf Bluttrockenheit. Schichtweiser Wundverschluss. Hautnaht nach Donati.

Zuwenden lateral. Zugehen über die bestehende Narbe längs über dem Außenknöchel. Diese wird auf voller Länge benutzt. Die Gelenkkapsel ist ausgedünnt u. aufgedehnt. Die ehemaligen Bänder sind nur noch in Form von Narbensträngen vorhanden. Stabilität bieten sie nicht. Resektion insuffizienten Narbengewebes. Darstellung der Ursprünge und Ansatzpunkte der beiden vorderen Bänder. Aus Bandresten wird zunächst das Lig. fibulocalcaneare unter den Peronealsehnen arretiert. Zur Augmentation wird ein kräftiger Periostlappen darübergeschlagen und fortlaufend damit vernäht. Unter dauerndem Halten des Fußes wird in gleicher Weise das Lig. fibulotalare anterius rekonstruiert. Hier wird zur Augmentation ein Teil des Retinaculum extensorum verwendet. Die erreichte Situation scheint ausreichend stabil. Verschluss der Sehnenscheide der Peronealsehne. Kapselrekonstruktion. Bei Bluttrockenheit wird auf die Einlage einer Drainage verzichtet. Subkutannaht, Hautnaht nach Donati. Steriler Verband. Anlage einer US-Gipslonguette in Neutralstellung des OSG.

Procedere: Wechsel auf US-Spaltgips, nach Wundheilung unter Vollbelastung Vacoped-Schuh bis zum Ende der 6. Woche postoperativ unter Thromboseprophylaxe s. c. Angepasste orale Analgesie.

Fr. Dr. med. M. Huschak (FÄ f. Chir., Ortho. u. spez. Unfallchir.)

8.3.14 Dekompression des unteren Tarsaltunnels

OP-Bericht, Unfall- und Wiederherstellungschirurgie

Pat.-Nr.: 11093549
Aktuelle Klinik: Unfallchirurgie
Pat.-Name: Tisch, Reiner

Fall-Nr.: B3767137/2011
Station: 2
Geb.-Dat.: 17.02.71
Geschlecht/Alter: m, 40 J.

OP-Datum: 16.12.2011
OP-Dauer (Schnitt/Naht): 10.13 – 11.12 Uhr
Saal: B 3

Personal:
Operateur: OÄ Dr. Huschak
1. Assistent: Dr. M. Schulz

Anästhesist: Fr. Siekel-Wenzmann
Anästhesieschw./-pfl.: C. Geier
OP-Schwester/-Pfl.: S. Mahlmann
OP-Springer: R. Rot

Bericht

Vorgeschichte/Indikation: Bei dem Pat. besteht eine konservativ ausbehandelte Calcaneusfraktur rechts. Die CT nach einem Jahr zeigt eine gute Konsolidierung der Fraktur bei guter Stellung. Die Winkel nach Böhler sowie Gissane sind nahezu physiologisch. Es findet sich keine Verplumpung des Rückfußes. Der Pat. ist nach angemessener Physiotherapie, Gehschule und abschl. manueller Therapie weitgehend zufrieden. Er berichtet jedoch über intermittierende Taubheitsgefühle der Fußsohle sowie Episoden elektrisierender Schmerzen bei längeren Autofahrten. Beides lässt sich durch Dorsalflexion und Pronation des Fußes provozieren. Das p. m. der Schmerzen findet sich über dem Tarsaltunnel. Kein Nachtschmerz. Analgetika brachten über Wochen keine Besserung. Eine Infiltration mit Lokalanästhetikum brachte eine prompte kurzdauernde Besserung. Die neurologische Untersuchung bestätigte den Verdacht eines Tarsaltunnelsyndroms. Entscheid zur operativen Revision. Der Pat. ist über den Eingriff aufgeklärt. Das schriftliche Einverständnis liegt vor.

Diagnose: Posttraumatisches Tarsaltunnelsyndrom rechts

Operation: Tarsalkanalrevision rechts

Bericht: Der Eingriff erfolgt mit Lupenbrille. Rückenlageung. Ungestörte ITN. Vorlage einer OS-Blutsperre. Wiederholte Hautdesinfektion, übliches steriles Abdecken in der hausüblichen Weise. Das rechte Bein wird im Knie angewinkelt und unterpolstert in einer Vierer-Position gelagert.

Blutsperre mit 300 mm Hg. Zugehen über einen bogenförmigen Schnitt leicht dorsal und distal des Innenknöchels. Scharfe Präparation auf das Retinaculum flexorum zu. Die Sehne des M. tibialis posterior kann proximal davon gut getastet werden. Das Gefäß-Nerven-Bündel wird sicher identifiziert. Entlang der Hinterkante der Postikus-Sehnenscheide wird das Retinaculum vorsichtig über einem Klemmchen eröffnet. Nach proximal wird der N. tibialis dargestellt. A. und V. tibialis werden vorsichtig beiseite gehalten. Hier finden sich keine Auffälligkeiten. Wir wenden uns der Präparation der Nervenendäste zu. N. plantaris medialis und N. plantaris lateralis werden nach distal dargestellt. Hier finden sich, jeweils eher proximal, wenige Verwachsungen, aus denen die Nerven schonend gelöst werden. Alle Bindegewebsschichten werden durchtrennt. Sorgfältige Blutstillung nach Lösen der Blutsperre. Es verbleiben noch einige kleine Blutungen, die nicht gefahrlos gestillt werden können, sodass die Einlage einer Drainage erfolgt. Wundverschluss durch subkutane Nähte und Rückstichnähte der Haut nach Donati. Wundsäuberung. Steriler Verband. Anlage eines gespaltenen US-Gipses.

Procedere: Wundkontrolle am 1. postoperativen Tag mit Drainagezug. Mobilisation unter Entlastung für die ersten 2 Wochen. Dann Gipsentfernung und Vollbelastung. Medikamentöse Thromboseprophylaxe für die Zeitdauer des Tragens des Gipses. Angepasste orale Analgesie. Weiterbehandlung in unserer Fußsprechstunde

Fr. Dr. med. M. Huschak (FÄ f. Chir., Ortho. u. spez. Unfallchir.)

8.3.15 Weichteileingriff bei Morton-Neuralgie

OP-Bericht, Unfall- und Wiederherstellungschirurgie

Pat.-Nr.: 11093551
Aktuelle Klinik: Unfallchirurgie
Pat.-Name: Sauer, Sabine

Fall-Nr.: B3767139/2011
Station: 1
Geb.-Dat.: 20.02.58
Geschlecht/Alter: w, 53 J.

OP-Datum: 07.08.2011
OP-Dauer (Schnitt/Naht): 10.19 – 11.41 Uhr
Saal: B 1

Personal:
Operateur: OÄ Dr. Huschak
1. Assistent: P. Derst

Anästhesist: Dr. K.-W. Brei
Anästhesieschw./-pfl.: B. Blau
OP-Schwester/-Pfl.: R. Rot
OP-Springer: S. Mahlmann

Bericht

Vorgeschichte/Indikation: Die Pat. klagt über brennende Schmerzen im Bereich des dritten Interdigitalraumes. Diese bestünden seit einigen Wochen. Die Beschwerden bestehen unabhängig vom getragenen Schuhwerk. Sie betreibt trainigsintensiv Orientierungslauf. Die Beschwerden mit p. m. direkt distal der MT-Köpfchen können bei der manuellen Untersuchung provoziert werden, Verstärkung durch passive Zehenüberstreckung. Die MTP-Gelenke sind stabil. Die Sensibilität im 3. Interdigitalraum erscheint intakt. Eine Röntgenuntersuchung des Vorfußes zeigt keine Auffälligkeiten. Die Haut und das Beschwielungsmuster sind unauffällig. Die zweimalige probatorische Infiltration eines Lokalanästhetikums erbrachte eine prompte Besserung, die jedoch jeweils nur einige Stunden lang anhielt. Eine weitere konservative Behandlung mit Einschränkung des Aktivitätslevels wird von der Pat. nicht gewünscht. Es folgt die Entscheidung zur Operation nach Aufklärung über die Möglichkeiten und Grenzen der operativen Behandlung. Das schriftliche Einverständnis liegt vor.

Diagnose: Morton-Neuralgie des dritten Interdigitalraumes rechts

Operation: Resektion der N. digitalis plantaris

Bericht: Der Eingriff erfolgt mit Lupenbrille. Rückenlage der Pat., entspr. Polsterung. Vorlage einer OS-Blutsperre. Abwaschen und Abdecken in der hausüblichen Weise.

Blutsperre mit 300 mm Hg. Zugehen über einen längs verlaufenden geraden Hautschnitt über dem 3. Interdigitalraum. Präparation unter sorgfältiger Blutstillung bis auf das Lig. metatarseum transversum. Die Sehne des M. extensor digitorum longus wird dabei sicher beiseite gehalten. Distal des Ligamentes lässt sich nun der aufgetriebene Nerv darstellen. Durchtrennen des Bandes. Sichere Darstellung des Nerven in seinem Verlauf nach distal. Dann Absetzen der beiden Digitalnerven weit distal. Darstellung des Nerven nun auch nach proximal und anschließendes Absetzen weit proximal. Lösen der Blutsperre. Kompression der Wunde. Rückzug bei Bluttrockenheit. Wundverschluss durch subkutane Nähte und Hautrückstichnähte nach Donati. Wundsäuberung. Steriler Verband. Elastischer Verband des Unterschenkels.

Procedere: Wundkontrolle am 1. postoperativen Tag. Schmerzorientierte Vollbelastung im Verbandschuh bis zur Wundheilung. Medikamentöse Thromboseprophylaxe bis zur Wundheilung. Hochlagern. Kühlen. Schonen. Sportverbot für 6 Wochen. Angepasste orale Analgesie.

Fr. Dr. M. Huschak (FÄ f. Chir., Orthopädie und spez. Unfallchirurgie)

Prothetik

L. Irlenbusch, S. Klima, S. Rehart

H. Siekmann et al. (Hrsg.), *Operationsberichte Orthopädie und Unfallchirurgie*,
DOI 10.1007/978-3-662-48881-2_9, © Springer-Verlag Berlin Heidelberg 2016

9.1   **Schultergelenk**

L. Irlenbusch

9

9.1.1　Anatomische Totalendoprothese (bei Omarthrose)

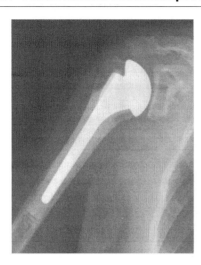

OP-Bericht, Klinik für Unfall- und Wiederherstellungschirurgie

Pat.-Nr.: 150578801　　**Fall-Nr.:** A33345601/2012
Aktuelle Klinik: Unfallchirurgie　　**Station:** B2-1
Pat.-Name: Rasmussen, Gunnar　　**Geb.-Dat.:** 09.08.52
　　Geschlecht/Alter: m, 59 J.

OP-Datum: 01.06.2012
OP-Dauer (Schnitt/Naht): 10.46 – 12.22 Uhr
Saal: B 3

Personal:
1. Operateur: OA Dr. L. Irlenbusch　　**Anästhesist:** Fr. C. Rippenstiel-Beyerlein
2. Operateur: Dr. M. Schulz　　**Anästhesieschw./-pfl.:** B. Bach
Assistent: P. Derst　　**OP-Schwester/-Pfl.:** D. Rameloh
　　OP-Springer: F. Fahrig

Bericht

Vorgeschichte/Indikation: Herr Rasmussen klagt seit ca. 4 Jahren über zunehmende Beschwerden im Schultergelenk rechts. In einer auswärtigen Klinik ist 2009 ein arthroskopisches Debridement erfolgt, das laut Pat. für ca. 2 Jahre zu einer Linderung der Beschwerden geführt hat. Schon bei diesem Eingriff wurde ihm die Prothesenimplantation empfohlen. Die Beweglichkeit ist mit einer Abduktion/Elevation von je 110-120° ausreichend. Radiologisch Omarthrose Grad III. Die Indikation zur Implantation einer Schultertotalendoprothese wurde gestellt, der Pat. hat nach entspr. umfangreicher Risikoaufklärung schriftlich eingewilligt.

Diagnose: Primäre Omarthrose Schultergelenk rechts

Operation: Implantation einer Schultertotalendoprothese (Typ Affinis, Fa. Mathys, Schaft 9 mm zementiert, Kopf Größe 45, Glenoid Größe 2)

Bericht: Ungestörte ITN. Cefuroxim 1,5 g i.v. Beach-Chair-Position, entspr. Sicherung und Polsterung. Wiederholte Hautdesinfektion und steriles Abdecken in üblicher Weise.

Typischer deltoideopectoraler Zugang unter entspr. schichtweiser Präparation. Vertikale Inzision der Faszie clavicopectoralis. Danach Mobilisation der coracobrachialen Muskelgruppe. Nun Spaltung der Rotatorenmanschette im Intervall bis an die Basis des Coracoid. Darstellen der Bizepssehne und Tenotomie derselbigen. Der intraartikuläre Stumpf wird reseziert. Tenodese der Sehne am prox. Humerusschaft. Nun Tenotomie der kranialen 2/3 der Subscapularissehne knochennah. Armierung der Sehne mit 3 nicht resorbierbaren Fäden. Nun weitere Exposition des Humeruskopfes in maximaler Außenrotation. Eröffnung des Markraumes mittels Pfriem etwas ventrolateral des Zentrums. Eindrehen des Markraumbohrers bis zur Größe 9 mm. Aufsetzen der Resektionslehre. Grobeinstellung der Retrotorsion von ca. 10° auf den Unterarm. Anschließend nochmalige Feinjustierung mittels der Sichel. Danach temporäre Fixierung des Sägeblockes mit 2 Pins. Entfernung des Stabsystems. Resektion des Humeruskopfes über die Resektionslehre. Eine Nachresektion ist nicht notwendig. Kopfgrößenbestimmung durch vergleichendes Messen des resezierten Humeruskopfes. Entscheid für die Kopfgröße 45 mm. Anschließend Markierung der Retrotorsionslage durch Einbringen eines medialen und lateralen Schlitzes. Schrittweises Aufraspeln der Markhöhle unter Einhaltung der Retrotorsion bis zur Größe 9 mm. Abschrauben des Setzinstruments und Aufbringen einer Coverdisc.

Zuwendung zum Glenoid. Dieses wird zunächst ausgiebig mobilisiert. Hierzu Entfernung von Labrum und Osteophyten. Exposition des Glenoids. Zentrales Setzen eines Kirschnerdrahtes. Anfräsen des Glenoids mit der entspr. Fräse über den K-Draht. Das Fräsen erfolgt bis auf den Knochen. Aufsetzen der Glenoidbohrlehre über den Kirschnerdraht und korrekte Ausrichtung. Bohren des ersten Verankerungslochs mit dem Glenoidbohrer. Einbringen eines Fixationszapfens in dieses Loch. Dann Setzen des zweiten Lochs. Entfernung der Bohrlehre und des Drahts. Einsatz des Glenoids der Größe 2. Dieses passt perfekt. Nun Füllen der vorgefrästen Kavitäten mit Knochenzement. Einsetzen der Glenoidkomponente und vorsichtiges Einschlagen. Aushärtung des Zements.

Erneutes Zuwenden zum Humerusschaft. Entfernung der Coverdisc. Aufbringen der Kopfeinstellscheibe. Bestimmen des medialen und des posterioren Offsets. Arretierung der Exzenterposition in 11 Uhr-Position sowie des Konus zum Schaft +1. Anschließend Aufsetzen des Manipulierkopfes auf den Konus mit den entsprechenden Exzenterpositionen und Reposition des Gelenks. Hierbei haben wir eine sehr gute Beweglichkeit und gute Gelenkspannung. Reluxation des Kopfes. Entfernung des Probekopfes, Übertragen der Exzenterposition auf das Originalimplantat ex situ. Verblockung der Prothese in der gewünschten Position. Aufbringen des Kopfes. Nochmalige Kontrolle. Exzenterposition 11 Uhr Konus/Schaft +1. Spülung des Markraums. Einbringen eines Markraumstoppers. Auffüllen mit Palacos. Einbringen des Originalimplantats. Entfernung überschüssigen Zements. Nach Aushärtung Reposition des Gelenks. Sehr gute Spannung und Beweglichkeit, stabile Gelenkführung bei Funktionsprüfung. Unter BV-Kontrolle liegt anatomisch regelrechter Prothesensitz vor.

Ausgiebige Gelenkspülung (500 ml). Transossäre Refixation des M. subscapularis mit 3 nichtresorbierbaren Fäden. Nochmals Spülung. Kontrolle auf Bluttrockenheit. Einlage einer 10er-Redon. Schichtweiser Wundverschluss. Spannungsfreie Hautrückstichnähte. Steriler Verband. Gilchristverband.

Procedere: Nachbehandlung nach »Standardschema Schulterendoprothese«. Analgesie nach Maßgabe der Stationsärzte. Röntgen nach Drainagenzug nach 2 Tagen sowie nach 2 + 6 Wochen.

OA Dr. med. L. Irlenbusch (FA f. Orthopädie u. spez. Unfallchirurgie), Dr. med. M. Schulz (Assistenzarzt)

9

9.1.2 Inverse Schulterendoprothese (bei zusätzl. Rotatorenmanschettendefekt)

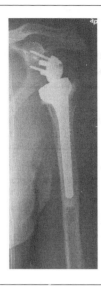

OP-Bericht, Klinik für Unfall- und Wiederherstellungschirurgie

Pat.-Nr.: 150574424

Aktuelle Klinik: Unfallchirurgie

Pat.-Name: Hasch, Franz-Josef

Fall-Nr.: A3334524/2012

Station: B2-1

Geb.-Dat.: 06.01.40

Geschlecht/Alter: m, 72 J.

OP-Datum: 14.08.2012

OP-Dauer (Schnitt/Naht): 08.19 – 09.50 Uhr

Saal: B 1

Personal:

Operateur: OA Dr. L. Irlenbusch

1. Assistent: OA Dr. R. Neef

2. Assistent: A. Eisenkrämer

Anästhesist: Fr. C. Rippenstiel-Beyerlein

Anästhesieschw./-pfl.: B. Bach

OP-Schwester/-Pfl.: D. Rameloh

OP-Springer: F. Fahrig

Bericht

Vorgeschichte/Indikation: Bei Hrn. Hasch besteht eine Defektarthropathie Grad Hamada III. Die aktive Beweglichkeit im rechten Arm ist auf jeweils ca. 40° Abduktion/Elevation limitiert. Es besteht eine ausgeprägte Schmerzhaftigkeit. Die Indikation zur operativen Intervention ist gegeben. Der Pat. hat nach umfangreicher Aufklärung über Operationsrisiken und alternative Therapieoptionen in das u. g. Vorgehen schriftl. eingewilligt.

Diagnose: Defektarthropathie Schultergelenk rechts (Hamada III)

Operation: Implantation einer inversen Schulterendoprothese Schultergelenk rechts (Affinis invers, Fa. Mathys, Schaft 9 mm zementiert, Inlay 39 mm+3, Glenosphäre 39 mm)

Bericht: Ungestörte ITN. Cefuroxim 1,5 g i.v. Beach-Chair-Position, entspr. Sicherung und Polsterung. Wiederholte Hautdesinfektion, übliches steriles Abdecken.

Typ. deltoideopectoraler Zugang. Darstellung des Gelenks, welches nach Auseinanderhalten von M. deltoideus und M. pectoralis sofort exponiert ist. Die Sehnen von Mm. supra- und infraspinatus sind nicht mehr vorhanden. Wenige Fasern des M. subscapularis sind noch existent. Die Bizepssehne ist rupturiert, das kaudale Ende nicht sichtbar. Zunächst sukzessives Mobilisieren des Humeruskopfes. Nach ausreichender Mobilisation Außenrotation des Arms. Eröffnung des Markraums mittels Pfriem vom höchsten Punkt aus auf die Schaftachse zentriert. Eindrehen des Markraumbohrers, beginnend mit einem 6 mm Bohrer bis zu einer Größe von 9 mm. Danach Aufbau der Resektionslehre für die rechte Seite. Einstellen der Retrotorsion von ca. 20°. Aufbringen des Sägeblocks und Fixierung mit 2 Pins. Entfernung des Stabsystems. Resektion des Kopfes über die Resektionslehre. Nochmalige Kontrolle der Höhe. Diese ist korrekt. Entfernung aller Instrumente. Einsetzen der Retrotorsionslage und Markierung der korrekten Ausrichtung. Nun Beginn der Humeruspräparation. Hierzu schrittweises Aufraspeln mit der kleinsten Raspel entsprechend der Retrotorsion. Aufraspeln bis zu der bekannten Größe von 9 mm. Nun Belassen der Raspel im Humerus. Aufschrauben des Führungsbolzens auf die Raspel und Aufbohren der metaphysären Markhöhle mittels Humerusfräse 1. Aufbringen einer Coverdisc und Zuwendung zum Glenoid.

Hier zunächst Entfernung des Labrums und angrenzender Osteophyten, bis ein sauberer Rand vorhanden ist. Einbringen der Bohrlehre und Ausrichten am Unterrand des Glenoids. Dann Einbringen eines K-Drahtes zentral im Glenoid. Anfräsen des Glenoids mit der Glenoidfräse 28 über den K-Draht. Wir erreichen die subchondrale Knochenschicht. Anschließend wird die 42er-Glenoidfräse noch zur Entfernung überstehender Knochenstrukturen am Glenoid verwendet. Nochmals Einbringen der Bohrlehre. Ausrichtung derselben. Nun Bohren des oberen Verankerungslochs und Einbringen eines Fixierungszapfens. Dann Bohren des unteren Lochs. Entfernung jeglichen Metalls. Anschließend Einschlagen der Metaglene. Diese wird nun zunächst mittels 2 Zugschrauben fixiert. Wir beginnen hierbei bei der posterioren Zugschraube, welche eine Länge von 32 mm hat. Die anteriore Zugschraube hat eine Länge von 24 mm. Beide Schrauben werden abwechselnd angezogen. Wir erreichen eine sichere Fixation. Zum Abschluss wird das superiore Schraubenloch mittels einer winkelstabilen Schraube, mit einer Länge von 36 mm, fixiert. Nun definitiver Sitz der Metaglene. Entfernung der Fixierpins. Jetzt Aufbringen der 39 mm-Originalglenosphäre. Diese wird über die Montagestange aufgeschoben und mittels des Sicherungsstifts fixiert. Nun wieder Hinwendung zum Schaft. Entfernung der Coverdisc. Entfernung der Raspel. Weiteres Aufbohren der metaphysären Höhle mit der Humerusfräse 2. Spülen des Markraums. Einbringen eines

Zementstoppers. Danach Einbringen von 40 g Palacos. Einsatz des definitiven Schafts der Größe 9. Entfernung von überstehendem Zement. Aushärten. Anschließend Einbringen eines Testinlays der Größe 39+0. Reposition des Gelenks. Hierbei erhalten wir ein stabiles Gelenk mit jedoch leicht verminderter Spannung. Aufgrund dessen Entschluss für ein definitives Inlay der Größe 39+3. Reposition des Gelenks. Korrekte Gelenkspannung. Korrekte Bewegungsausmaße ohne Scapulanotching, stabiles Gelenkspiel. BV-Kontrolle, regelhafter Prothesensitz. Ausgiebiges Spülen des Gelenks (500 ml). Einlage einer 10er-Redon. Schichtweiser Wundverschluss. Hautklammernaht. Steriler Verband. Abduktionskissen.

Procedere: Nachbehandlung nach Hausschema »Schulterprothese«. Analgesie nach Maßgabe der Stationsärzte. Röntgen nach Drainagenzug nach 2 Tagen sowie nach 2 + 6 Wochen.

OA Dr. med. L. Irlenbusch (FA f. Orthopädie u. Unfallchirurgie)

9.2   Ellenbogengelenk

S. Rehart

9.2.1 Gekoppelte Ellenbogengelenksprothese

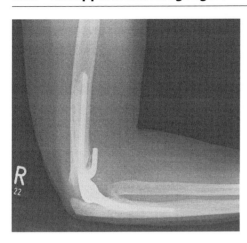

OP-Bericht, Klinik für Orthopädie und Unfallchirurgie

Pat.-Nr.: 864241   **Fall-Nr.:** B06626/2011
Aktuelle Klinik: Orthopädie   **Station:** 2
      u. Unfallchirurgie
Pat.-Name: Tausendschön, Gerlinde **Geb.-Dat.:** 14.06.1948
                                             Geschlecht/Alter: w, 73 J.

OP-Datum: 04.09.2011
OP-Dauer (Schnitt/Naht): 14.29 – 16.26 Uhr
Saal: 2b

Personal:
Operateur: Prof. Dr. St. Rehart   **Anästhesist:** Fr. Dr. S. Zipfel
1. Assistent: OÄ Dr. M. Henniger   **Anästhesieschw./-pfl.:** U. Schweins
2. Assistent: U. Reulsinger (PJ)   **OP-Schwester/-Pfl.:** B. Haupt
                                                    OP-Springer: W. Kammer

Bericht

Vorgeschichte: Rheumatoide Arthritis seit 15 Jahren. Schwere Synovialitis mit knöcherner in situ-Destruktion des Ellenbogengelenks und fortgeschrittener Bewegungseinschränkung im Larsen-Stadium V. Perioperatives Absetzen der TNF-alpha-Blocker-Therapie, jedoch kontinuierliche weitere Einnahme von Methotrexat. Präoperativ ist die schriftl. Aufklärung der Patientin über die OP-Risiken und Komplikationsmöglichkeiten erfolgt.

Diagnose: Rheumatoide Arthritis, hochfloride Synovialitis Ellenbogengelenk im Larsen-Stadium V (»stiff-type«)

Operation: Offene totale Synovialektomie Ellenbogengelenk und Implantation einer zementierten gekoppelten Endoprothese (Coonrad-Morrey, humeral und ulnar XS)

Vorgehen: Cefuroxim 1,5 g i.v. Nach Einleiten der Intubationsnarkose Drehen in die Bauchlage und Auslagerung des rechten Armes. Übliches steriles bewegliches Abwaschen und Abdecken in typischer Weise. Auswickeln der Extremität und Schließen der Blutleeremanschette am Oberarm mit 280 mmHg. 15 cm langer, längs gestellter geschwungener Schnitt über dem distalen dorsalen Humerus und der proximalen Ulna dorsal. Schichtweise Präparation in die Tiefe auf den Trizeps. Dieser wird in seinem Faszienbereich als Streifen abgesetzt und verbleibt somit in toto an der Ulna. An dieser wird er unter Verbleib des Streifens zur Wiederannaht präpariert bis in den Schaftbereich hinein. Dann subperiostales Umfahren des distalen Humerus, wobei der N. ulnaris im Konvolut in dem Weichgewebe verbleibt. Somit kann dieser durch die gesamte OP vollständig geschont werden. Es zeigt sich die bereits im Röntgenbild dargestellte Situation der vollständigen Destruktion des Humeroulnargelenkes, wobei die Epicondylen ausgedünnt erscheinen. Es gelingt durch die gesamte OP hindurch, eine Fraktur in diesem Bereich zu vermeiden. Aufarbeiten von Ulna und distalem Humerus mit den entsprechenden Raspeln extrem vorsichtig in der vorgeschriebenen Art und Weise. Bereiten eines Knochen-Spongiosa-Spans für die Verstärkung hinter der Prothesenflansch vor dem Humerus. Zuletzt Einbringen der Probeprothesen XS an beiden Anteilen und in gekoppeltem Zustand unter Bildwandlerkontrolle Überprüfung der Position. Beide sind eindeutig intraossär und führen zu einer Probebeweglichkeit von 0-0-140°. Ausgiebige Spülung mehrfach. Anrühren des Prothesenzementes für die Ulna, die gemäß des Probeanteiles auch im endgültigen Implantat eingebracht wird und nach Aushärten des Zementes sehr solide sitzt. Dann Vorbereiten des Zementes für den Humerusanteil, Einbringen des Humerusanteiles, Verblocken der Prothese und Vorschieben des humeralen Anteils ebenfalls bis an die mit der Probe positionierten Stelle, wobei zwischen Humerus und Flansch der kortikospongiöse Span mit Haltefäden geführt wird, was ausgezeichnet gelingt. Dieser ist sehr schön positioniert. Nach Aushärten des Zementes zeigt sich die sehr gute Position beider Prothesenanteile mit einer Ex/Flex von 0-0-140°. Ausgiebige Spülung mehrfach. Einlage einer Redondrainage. Refixation des Trizepsstreifens im gesamten Bereich. Schichtweiser Wundverschluss. Hautverschluss in Einzelknopftechnik. Steriler Verband nach Grassolind-Auflage.

Röntgenkontrolle mit dem sehr schönen Sitz der eingebrachten Prothese. Einlage in die präoperativ gefertigte Gipsschiene in 30° Flexionsstellung des Ellenbogens.

Procedere: Verbandswechsel, Drainagezug und Röntgen am 2. postoperativen Tag. Beüben der Extension/Flexion aktiv und passiv in vollem Bewegungsausmaß 6 × täglich für 30 min aus der Schale. Belassen der Schale bis zur definitiven Wundheilung, Entfernung des Hautnahtmaterials frühestens nach 14 Tagen. Nach gesicherter Wundheilung ggf. Wiederaufnahme der TNF-alpha-Blocker-Therapie. Dauerhaft keine Belastung des Ellenbogengelenks über 2 bis maximal 5 kg. Röntgen im Verlauf nach 6 Wochen.

Prof. Dr. med. St. Rehart (Chefarzt)

9.3   Hüftgelenk

S. Klima

9.3.1 Oberflächenersatz Hüftgelenk

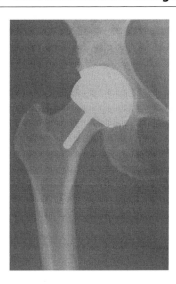

OP-Bericht, Klinik für Unfallchirurgie und Orthopädie

Pat.-Nr.: 97864661   **Fall-Nr.:** B0986744/2011
Aktuelle Klinik: Orthopädie   **Station:** 3
Pat.-Name: Rasputin, Annemarie   **Geb.-Dat.:** 20.04.1964
                                                 Geschlecht/Alter: w, 47 J.

OP-Datum: 04.09.2011
OP-Dauer (Schnitt/Naht): 12.21 – 13.24 Uhr
Saal: B 5

Personal:
Operateur: PD Dr. S. Klima   **Anästhesist:** Dr. Brandt
1. Assistent: Dr. B. Marquass   **Anästhesieschw./-pfl.:** C. Salzelmen
2. Assistent: Dr. J. Theopold   **OP-Schwester/-Pfl.:** W. Sinn
                                                 OP-Springer: D. D. Beier

Bericht

Vorgeschichte: Bei der Pat. ist seit etwa 4 Jahren eine rechtsseitige Coxarthrose mit Ruhe- und Belastungsschmerzen bekannt. Trotz medikamentöser Therapie kommt es seit 3 Monaten zu einer Schmerzprogredienz mit Bewegungseinschränkungen. Auf Grund des jungen Alters und auf ausdrücklichen Wunsch der Pat. wird nach entspr. Risikoaufklärung ein Oberflächen-Gelenkersatz geplant.

Diagnose: Ausgeprägte Coxarthrose rechts

Operation: Implantation eines Oberflächenersatzes des rechten Hüftgelenks (Implantate Fa. Zimmer: Durom acetabuläre Komponente DM 52 mm, femorale Komponente 46 mm)

Vorgehen: Ungestörte ITN. Linksseitenlagerung, übliche Sicherung und Polsterung. Cefuroxim 1,5 g i.v. Wiederholte Hautdesinfektion, übliches steriles Abdecken.

Der Zugang zum Hüftgelenk wird als typischer Kocher-Langenbeck-Zugang vorgenommen, entspr. geschwungene Hautinzision. Nach Spaltung der Fasern des M. glutaeus maximus und dessen partieller Ablösung an der Linea aspera wird der N. ischiadicus aufgesucht und angezügelt. Die Außenrotatoren werden nah am femoralen Ansatz durchtrennt. Die Piriformissehne separat und auch die übrigen Außenrotatoren werden durchflochten und gezügelt. Nun Darstellung der Gelenkkapsel, die dorsokranial zunächst semizirkulär gespalten und teilweise reseziert wird. Der Femurkopf wird luxiert und durch wechselseitiges Beugen und Strecken des innenrotierten Beines wird die Kapsulotomie nahe am Acetabulum nach inferior und ventral fortgesetzt. Freipräparieren des Kopf-Hals-Übergangs und Abtragen von Osteophyten. Ausmessen des Schenkelhalses und Bestimmen der kleinstmöglichen femoralen Komponente (46 mm). Einsetzen mehrerer gebogener Hohmann-Hebel, wodurch der Hüftkopf ohne weitere Muskelschädigung unter Außenrotation des gestreckten Beines nach kranioventral verlagert und so das Acetabulum gut zugänglich wird. Mit den Formfräsen wird nun das Acetabulumbett präpariert, ohne dieses wesentlich zu vertiefen. Bei der Verwendung der 54 mm-Fräse ist spongiöser Knochen in der Tiefe erreicht, peripher ist teilweise die subchondrale Sklerosezone bereits durchbrochen. Eine kleine kraniale Zyste wird ausgeräumt und mit Knochenmehl aus dem letzten Fräsvorgang aufgefüllt. Die 54er-Testpfanne findet einen guten Griff im Knochen. Überstehende Osteophyten werden vom acetabulären Rand abgemeißelt. Nun Umlagern des Beines in Innenrotation und Flexion, wodurch der Hüftkopf zur Bearbeitung freigegeben wird. Der Führungsdraht wird nun etwas dezentriert von der Kopfmitte zentral in den Schenkelhals vorangetrieben. Zunächst wird der Kopf plan geschliffen und hier ein reichlich halber Zentimeter Knochen reseziert. Aufsetzen und Festschlagen der Grundplatte, an der dann das Zielinstrumentarium befestigt wird. Der Kirschnerdraht wird nun in leichter Valgisierung vom CCD-Winkel im Schenkelhals vorangetrieben. Das aufgesetzte Zielinstrument wird nach Abtasten des Kopf-Hals-Übergangs in der korrekten Position fixiert. Über die Hülse wird anschließend der lange Führungsdraht eingebracht und bis in die laterale Kortikalis vorangetrieben. Überbohren des Drahts und Einstecken des Führungsbolzens, über den dann mit den Zylinderfräsen der Femurkopf abgetragen wird. Die letzte Fräse präpariert nahe am Schenkelhals, kerbt diesen jedoch nicht. Abschließendes Präparieren des Kopfes, Setzen von Verankerungslöchern im sklerotischen Anteil und Aufzementieren der Femurkomponente. Nach Aushärtung des Zements Umlagern des Beines und Einschlagen der Pfanne, die mit wenig Anteversion eine optimale Überdachung findet. Spülung und Reposition, Durchbewegen des Beines, es findet sich kein Impingement bei umfangreicher Beweglichkeit. BV-Röntgen d. rechten Hüftgelenkes in 2 Eb.: regelhafter Prothesensitz, kein Anhalt für Fissur/Fraktur, kein Austritt von Zement, Ausgiebige Spülung, Drainage und schichtweiser Wundverschluss nach Reinsertion der kleinen Außenrotatoren, Subkutannaht und Hautklammerung, Desinfektion, steriler Verband.

Procedere: Entfernung der Drainage nach maximal 24 h! Es besteht volle Belastungsfähigkeit des rechten Beines. Aufstehen heute Abend! Heparin low-dose lt. Standardprotokoll! Röntgen nach Redonzug sowie nach 2 + 6 Wochen.

PD Dr. med. Stefan Klima (FA f. spez. Orthopädie u. spez. Unfallchirurgie)

9.3.2 Zementfreier Geradschaft mit Pressfitpfanne

OP-Bericht, Klinik für Unfallchirurgie und Orthopädie

Pat.-Nr.: 97864662
Aktuelle Klinik: Orthopädie
Pat.-Name: Ranft, Arne

Fall-Nr.: B0986745/2011
Station: 4
Geb.-Dat.: 18.05.1964
Geschlecht/Alter: m, 47 J.

OP-Datum: 05.09.2011
OP-Dauer (Schnitt/Naht): 11.21 – 12.24 Uhr
Saal: B 4

Personal:
Operateur: PD Dr. S. Klima
1. Assistent: Dr. B. Marquass
2. Assistent: Dr. J. Theopold

Anästhesist: Dr. Brandt
Anästhesieschw./-pfl.: C. Salzelmen
OP-Schwester/-Pfl.: W. Sinn
OP-Springer: D. D. Beier

Bericht

Vorgeschichte: Bei dem Patienten besteht eine linksseitige Femurkopfnekrose (ARCO IV) bei Langzeit-Kortisoneinnahme auf Grund einer COPD. Röntgenologisch und im MRT stellt sich der Femurkopf nekrotisch dar, im Bereich der Hauptbelastungszone ist der Knorpel eingebrochen. Es bestehen anatomisch regelrechte Verhältnissen ohne Hinweise auf eine Osteoporose. Der Pat. hat nach umfangreicher Risikoaufklärung in das operative Vorgehen eingewilligt.

Diagnose: Fortgeschrittene Femurkopfnekrose links bei Langzeit-Kortisoneinnahme

Operation: Implantation einer zementfreien Hüft-Totalendoprothese links, (Implantate Fa. Zimmer: Pfanne Allofit Größe 54 mm, Inlay Durasul 32 mm, Schaft Alloclassic Größe 4, Kopf Sulox Größe 32 mm/M)

Bericht: Rückenlage, entspr. Polsterung. Ungestörte ITN. Cefuroxim 1,5 g i.v. Wiederholte Hautdesinfektion, übliches steriles Abdecken.
Anterolat. Zugang nach Bauer. Präparation bis auf den Tractus iliotibialis unter subkutaner Blutstillung. Längsspaltung des Tractus und stumpfe Inzision des M. glutaeus medius im Faserverlauf bis auf die Sehnenplatte am Trochantermassiv. Auf die Anwendung des monopolaren Messers wird verzichtet, um den N. glutaeus superior zu schonen. Alsdann wird scharf die Sehnenplatte am Tuberculum bis 2 cm in die Faszie des M. vastus lateralis hinein inzidiert und nach ventral vom Knochen abpräpariert. Abschieben von Muskelfasern vom ventralen Trochantermassiv und Einstellen des Schenkelhalses mit Hohmann-Hebeln sowie T-förmige Inzision und Resektion der Gelenkkapsel. Die zarte A. circumflexa lateralis wird ligiert und durchtrennt. Einsetzen des Luxationslöffels zwischen Acetabulum und Femurkopf, danach lässt sich der Femurkopf problemlos luxieren. Mit der oszillierenden Säge erfolgt die Schenkelhalsosteotomie. Der entfernte Kopf zeigt auch makroskopisch typische Zeichen einer Knochennekrose mit scholliger Ablösung des kaum arthrotischen Gelenkknorpels. Einstellen des Acetabulums mit Hohmann-Hebeln und Auffräsen, beginnend mit der 48 mm-Fräse bis zum Durchmesser 54 mm. Mit diesem Fräsvorgang ist medial der spongiöse Knochen erreicht und äquatorial der Knorpelbelag komplett abgetragen. Einschlagen der Allofit-Pfanne 54 mm in etwa 45° Inklination zur Beckenquerachse. Die Anteversion wird mit 20° relativ hoch gewählt, um dem zumeist sitzenden Patienten beim Aufstehen aus dem tiefen Sitz eine hohe Protektion der hinteren Stabilität zu geben. Die Pfanne findet einen sehr guten Pressfit-Halt im Knochen. Einsetzen des Standardcrosslinked-Inlays, Umlagern des Beines in Außenrotation und Adduktion (Viererposition) und Darstellung des Schenkelhalses. Mit dem Kastenmeißel wird zunächst in den spongiösen Knochen weit dorsal eingegangen und danach die Trochanterregion mit den Raspeln in aufsteigender Größe bearbeitet. Unter Verwendung des pneumatischen Raspeleinschlägers (Specht) wird das Bett für den Prothesenschaft präpariert. Anschließend wird die Probereposition mit dieser Raspel und einem Probekopf der Halslänge M durchgeführt. Es zeigen sich stabile Artikulationsverhältnisse. Nach der Luxation des Probesystems erfolgen die Entfernung der Raspel und das Einschlagen des Prothesenschafts, der einen stabilen Halt findet. Aufsetzen des Keramikkopfes auf den gereinigten und getrockneten Konus und leichtes Anschlagen. Reposition der Prothese und umfassendes Durchbewegen des Beines. Es zeigen sich stabile Gelenkverhältnisse in allen Richtungen, auch in Extremstellungen. BV-Röntgen d. linken Hüftgelenkes in 2 Eb.: regelhafter Prothesensitz, kein Anhalt für Fissur/Fraktur, kein Anhalt für störende Osteophyten, Spülen des OP-Wundgebiets mit Kochsalzlösung, Einlage einer 10 Ch.-Redondrainage und Muskel- sowie Fasziennähte, wobei 3 Fäden transossär durch das Trochantermassiv geführt werden. Subkutane Drainage, Subkutannähte und Klammerung der Haut. Hautdesinfektion, Verband.

Procedere: Entfernung der Drainage nach maximal 24 h! Es besteht volle Belastungsfähigkeit des linken Beines. Aufstehen heute Abend! Auf eine medikamentöse Ossifikationsprophylaxe wird verzichtet! Heparin low-dose lt. Standardprotokoll! Röntgen nach 24 h sowie nach 2 + 6 Wochen.

PD Dr. med. Stefan Klima (FA f. spez. Orthopädie u. spez. Unfallchirurgie)

9.3.3 Zementfreier Kurzschaft mit Pressfitpfanne, anterolat. MIS-Zugang

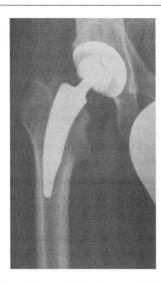

OP-Bericht, Klinik für Unfallchirurgie und Orthopädie

Pat.-Nr.: 97864660	**Fall-Nr.:** B0980543/2011
Aktuelle Klinik: Orthopädie	**Station:** 2
Pat.-Name: Berg, Christa	**Geb.-Dat.:** 20.04.1960
	Geschlecht/Alter: w, 51 J.

OP-Datum: 04.09.2011
OP-Dauer (Schnitt/Naht): 13.47 – 14.37 Uhr
Saal: B 3

Personal:

Operateur: PD Dr. S. Klima	**Anästhesist:** Dr. Brandt
1. Assistent: Dr. J. Theopold	**Anästhesieschw./-pfl.:** C. Salzelmen
2. Assistent: Dr. J.-S. Jarvers	**OP-Schwester/-Pfl.:** D. D. Beier
	OP-Springer: W. Sinn

Bericht

Vorgeschichte: Die Pat. leidet seit Jahren an einer Coxarthrose rechts mit Ruhe- und Belastungsschmerzen sowie zunehmenden Bewegungseinschränkungen des Hüftgelenks. Radiologisch zeigen sich typische arthrotische Veränderungen der rechten Hüfte bei anatomisch regelrechten Verhältnissen, keine Hinweise für eine Osteoporose. Nach entspr. Risikoaufklärung hat die Pat. schriftl. in das operative Vorgehen eingewilligt.

Diagnose: Fortgeschrittene Coxarthrose rechts

Operation: Minimalinvasive Implantation einer zementfreien Kurzschaft-Totalendoprothese rechts (Implantate Fa. Zimmer: Pfanne Allofit Größe 60 mm, Inlay Durasul 36 mm, Fa. Smith & Nephew Schaft Nanos Größe 6, Kopf Deltakeramik Größe 36 mm/S)

Vorgehen: Ungestörte ITN. Cefuroxim 1,5 g i.v. Seitlagerung, entspr. Sicherung und Polsterung. Wiederholte Hautdesinfektion, übliches steriles Abdecken.

6 cm langer Hautschnitt, in einer gedachten Linie von der Spina iliaca ant. sup. zur Spitze des Troch. major angelegt. Präparation bis auf die Faszie unter subkutaner Blutstillung. Spaltung der Faszie an ihrem Rand zum M. tensor fasciae latae. Dann wird stumpf zwischen diesem Muskel und dem M. glutaeus medius direkt bis auf den Schenkelhals vorgegangen. Einstellen des Schenkelhalses mit gebogenen Hohmann-Hebeln und T-förmige Inzision sowie Resektion der Gelenkkapsel. Die A. circumflexa lateralis wird ligiert und durchtrennt. Nun werden die Hohmann-Hebel um den Schenkelhals intrakapsulär positioniert. Kraniale Osteophyten werden vom Pfannendach abgetragen. Mit der oszillierenden Säge wird zunächst die Schenkelhalsosteotomie durchgeführt und ein Keil aus dem Schenkelhals entnommen, worauf infolge des gewonnenen Platzes die Entfernung des Kopfes leicht fällt. Erwartungsgemäß zeigt sich ein Kopf, der zu großen Anteilen vom Knorpelbelag befreit ist. Die A. capitis femoris ist obliteriert. Einstellen des Acetabulums mit Hohmann-Hebeln und Auffräsen, beginnend mit der 56 mm-Fräse bis zum Durchmesser 60 mm. Mit diesem Fräsvorgang ist medial der spongiöse Knochen erreicht und äquatorial die Sklerosezone erhalten. Eine kraniale Knochenzyste wird ausgeräumt, angebohrt und mit autologer Spongiosa aufgefüllt. Einschlagen der Prothesen-Pfanne in etwa 45° Inklination zur Beckenquerachse und 15° Anteversion, wobei die Pfanneneingangsebene und das Lig. transversum acetabuli als Leitstruktur dienen. Die Pfanne findet einen sehr guten Pressfit-Halt im Knochen. Einsetzen des Standard-Durasulinlays. Abschlagen von osteophytären Anbauten des dorsalen Pfannenrandes, um das Risiko einer späteren vorderen Luxation zu minimieren. Umlagern des Beines in Außenrotation, Hyperextension und Adduktion und Darstellung des Schenkelhalses. Mit der Starterraspel wird zunächst in den spongiösen Knochen eingegangen und danach die Trochanterregion mit den Raspeln in aufsteigender Größe bearbeitet. Unter Verdichtung der Spongiosa bis zur Raspelgröße 6 wird das Bett für den Prothesenschaft präpariert. Anschließend erfolgt die Probereposition mit dieser Raspel und einem Probekopf der Halslänge S. Es zeigen sich stabile Artikulationsverhältnisse. Nun Luxation des Probesystems, Entfernung der Raspel und Einschlagen des Prothesenschafts, der ebenso einen stabilen Pressfit-Halt findet. Aufsetzen des Keramikkopfes auf den gereinigten und getrockneten Konus und leichtes Anschlagen. Reposition der Prothese und Durchbewegen des Beines. Wiederum herrschen stabile Gelenkverhältnisse in allen Richtungen, auch in Extremstellungen. Spülen des OP-Wundgebiets mit Kochsalzlösung, BV-Röntgen d. rechten Hüftgelenkes in 2 Eb.: regelhafter Prothesensitz, kein Anhalt für Fissur/

Fraktur, keine störenden Osteophyten insbesondere im Bereich des dorsalen Pfannenrandes, Einlage einer 10 Ch.-Redondrainage und adaptierende Fasziennähte. Auf eine subkutane Drainage wird verzichtet. Subkutannähte und Intrakutannaht. Hautdesinfektion, Verband.

Procedere: Entfernung der Drainage nach maximal 24 h! Es besteht volle Belastungsfähigkeit des rechten Beines. Aufstehen heute Abend! 3×25 mg Indometacin für 14 Tage, Heparin low-dose lt. Standardprotokoll! Röntgen nach 48 h sowie 6 Wochen. Stationäre AHB einleiten.

PD Dr. med. Stefan Klima (FA f. spez. Orthopädie u. spez. Unfallchirurgie)

9

9.3.4 Zementfreie Kurzschaftprothese, posteriorer Zugang nach Kocher-Langenbeck (nach Acetabulumfraktur)

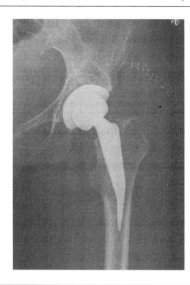

OP-Bericht, Klinik für Unfallchirurgie und Orthopädie

Pat.-Nr.: 97864661
Aktuelle Klinik: Orthopädie
Pat.-Name: Gläsel, Reiner

Fall-Nr.: B0986744/2011
Station: 2
Geb.-Dat.: 18.04.1962
Geschlecht/Alter: m, 49 J.

OP-Datum: 09.03.2011
OP-Dauer (Schnitt/Naht): 13.30 – 15.19 Uhr
Saal: B 3

Personal:
Operateur: PD Dr. S. Klima
1. Assistent: OA St. Glasmacher
2. Assistent: Dr. J. Theopold

Anästhesist: Dr. Brandt
Anästhesieschw./-pfl.: C. Salzelmen
OP-Schwester/-pfl.: D. D. Beier
OP-Springer: W. Sinn

Bericht

Vorgeschichte: Bei Hrn. Gläsel besteht eine sekundäre Coxarthrose links nach Stabilisierung einer Acetabulumfraktur (hintere Pfeilerfraktur) vor 3 Jahren (BG-lich). Röntgenologisch zeigt sich eine massive Arthrose, es bestehen keine Lockerungszeichen der implantierten Titanplatte; es zeigt sich aber eine deutliche Protrusion des Kopfes in die Pfanne. Der Patient besteht auf einer einzeitigen Versorgung und hat nach entspr. umfangreicher Risikoaufklärung in die Operation eingewilligt.

Diagnose: Posttraumatische Coxarthrose links nach operativ stabilisierter Acetabulumfraktur

Operation: Metallentfernung, autologer Pfannenbodenaufbau und Implantation einer zementfreien Hüft-Totalendoprothese links, (Implantate Fa. Zimmer: Pfanne Allofit Größe 54 mm, Inlay Durasul 32 mm, Schaft Mayo Größe M+, Kopf Sulox Größe 36 mm/s)

Vorgehen: Ungestörte ITN. Rechtsseitlage, entspr. Sicherung und Polsterung. Wiederholte Hautdesinfektion, übliches steriles Abdecken.

Die vorbestehende geschwungene Narbe wird ausgeschnitten. Posteriorer Standardzugang nach Kocher-Langenbeck und Präparation bis auf den Tractus iliotibialis und die Faszie des M. glutaeus maximus unter subkutaner Blutstillung. Scharfe Längsspaltung des Tractus und stumpfe Inzision des M. glutaeus maximus, dessen dorsaler Anteil mit einem Roux-Haken gehalten wird. Resektion einer entzündeten Bursa trochanterica und Darstellung der Außenrotatoren, die stark vernarbt sind. Der N. ischiadicus wird weiter dorsal aufgesucht und kurzstreckig aus dem Narbengewebe gelöst. Abtrennen der Außenrotatoren, wobei ein etwa 1 cm langer, sehnig-narbiger Streifen am Knochen belassen wird. Die Muskeln werden »im Paket« mit einem Haltefaden versehen und nach dorsal weggehalten. Nun Eröffnung der dorsalen Gelenkkapsel, klarer, seröser Gelenkerguss wird abgesaugt. Ein Teil gelangt – gemeinsam mit Anteilen der synovialen Kapsel – zur mikrobiologischen Untersuchung. Die Titanplatte entlang dem dorsalen Acetabulumrand wird aus der Narbe freipräpariert und mitsamt den Schrauben komplett entfernt. Hier werden auch osteophytäte Anbauten des Pfannenrandes mit dem Meißel entfernt. Auskratzen des Plattenbetts und Einschicken von Gewebe zur mikrobiologischen Untersuchung. Erst jetzt werden durch die Anästhesie 1500 mg Cefuroxim intravenös verabreicht. Nun Luxation des Kopfes und Schenkelhalsosteotomie mit der oszillierenden Säge. Einstellen des Acetabulums mit Hohmann-Hebeln und Auffräsen, beginnend mit der 50 mm-Fräse bis zum Durchmesser 54 mm. Mit diesem Fräsvorgang ist medial der sklerotische Knochen erreicht und äquatorial der Knorpelbelag komplett abgetragen. Aus dem abgesägten Kopf wird nun eine spongiöse Knochenscheibe gewonnen, danach mit der 56 mm-Fräse bearbeitet und damit der Pfannenboden aufgebaut. Zusätzlich Impaktion von autologen Spongiosachips aus dem Kopf, die durch Fräsen gewonnen wurden. Alsdann Einschlagen der Allofit-Pfanne 54 mm in etwa 45° Inklination/20° Anteversion. Die Pfanne findet einen sehr guten Pressfit-Halt im Knochen. Einsetzen des Standard-Durasulinlays. Umlagern des Beines in Flexion und Innenrotation und Darstellung des Schenkelhalses. Mit der Ahle wird zunächst in den spongiösen Knochen eingegangen und danach die Trochanterregion mit den Formraspeln unter Verwendung des MIS-Handgriffs in aufsteigender Größe bearbeitet. Nach erfolgreicher formgebender Spongiosaverdichtung erfolgen die Entfernung der Raspel und das Einschlagen des Prothesenschafts Mayo M+, der einen stabilen Halt findet. Aufsetzen des Keramikkopfes auf den gereinigten und getrockneten Konus und leichtes Anschlagen. Reposition der Prothese und erfolgreicher Stabilitätstest. BV-Röntgen d. linken Hüftgelenkes in 2 Eb.: regelhafter Prothesensitz, kein Anhalt für Fissur/Fraktur, keine störenden Osteophyten insbesondere im Bereich des dorsalen Pfannenrandes, intensives Spülen des OP-Wundgebiets mit Kochsalzlösung, Einlage einer 10 Ch.-Redondrainage und Muskel- sowie Fasziennähte, wobei mit 3 Fäden die Außenrotatoren refixiert werden. Subkutane Drainage, Subkutannähte und Klammerung der Haut. Hautdesinfektion, Verband.

Procedere: Entfernung der Drainage nach maximal 24 h! Vollbelastung erlaubt! Aufstehen heute Abend! 3×25 mg Indometacin für 14 Tage, Heparin low-dose lt. Standardprotokoll! Antibiotika nur bei positiver Bakteriologie! Röntgen nach 48 h sowie 6 Wochen. BGSW beantragen, im Anschluss ambulant BG-liche Weiterbehandlung bei uns.

PD Dr. med. Stefan Klima (FA f. spez. Orthopädie u. spez. Unfallchirurgie)

9

9.3.5 Zementfreier Schaft mit Pressfit-Pfanne bei Dysplasie mit Pfannendachplastik u. Adduktorentenotomie

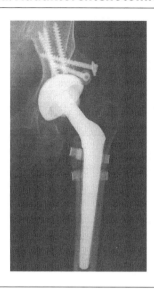

OP-Bericht, Klinik für Unfallchirurgie und Orthopädie

Pat.-Nr.: 97864670
Aktuelle Klinik: Orthopädie
Pat.-Name: Genser, Ursel

Fall-Nr.: B0986751/2011
Station: 3
Geb.-Dat.: 10.04.1960
Geschlecht/Alter: w, 51 J.

OP-Datum: 14.09.2011
OP-Dauer (Schnitt/Naht): 10.01 – 11.24 Uhr
Saal: B 5

Personal:
Operateur: PD Dr. S. Klima
1. Assistent: Dr. B. Marquass
2. Assistent: Dr. J. Theopold

Anästhesist: Dr. Brandt
Anästhesieschw./-pfl.: C. Salzelmen
OP-Schwester/-Pfl.: W. Sinn
OP-Springer: D. D. Beier

Bericht

Vorgeschichte: Bei der Patientin besteht eine ausgeprägte Coxarthrose mit Abflachung des Femurkopfes bei dysplastischer Hüftpfanne. Radiologisch zeigt sich eine starke Antetorsion des Schenkelhalses mit abgeflachtem CCD-Winkel. Sie hat schriftl. in u. g. Operation eingewilligt.

Diagnose: Sekundäre Coxarthrose bei Hüftdysplasie links

Operation: Pfannendachplastik nach Harris, Implantation einer zementfreien Hüft-Totalendoprothese rechts (Implantate Fa. Zimmer: Pfanne Trilogy Größe 54 mm, Inlay Longevity 32 mm, Schaft Konus Größe 15, Kopf Sulox Größe 32 mm/M), Adduktorentenotomie

Vorgehen: Ungestörte ITN. Rückenlagerung, übliche Sicherung und Polsterung. Cefuroxim 1,5 g i.v. Wiederholte Hautdesinfektion, übliches steriles Abdecken.

Anterolateraler Standardzugang nach Bauer. Präparation bis auf den Tractus iliotibialis, Längsspaltung des Tractus und stumpfes Vorgehen im Sinne einer Spaltung der Fasern des M. glutaeus medius im Faserverlauf bis auf die Sehnenplatte am Trochantermassiv. Das monopolare Messer wird nicht benutzt, um den N. glutaeus superior zu schonen. Im weiteren Verlauf nach distal wird die Sehnenplatte am Tuberculum bis kurz in die Faszie des M. vastus lateralis hinein inzidiert und nach ventral vom Knochen abpräpariert. Muskelfasern werden vom ventralen Trochantermassiv stumpf mit dem Raspatorium abgeschoben und der Schenkelhals mit MIS-Hohmann-Hebeln eingestellt. T-förmige Inzision sowie Resektion der ventralen Gelenkkapsel. Die A. circumflexa lateralis wird nach Ligatur durchtrennt. Danach intrakapsuläre Positionierung der Hebel und problemlose Luxation des antetorquierten Schenkelhalses mit dem deformierten Kopf. Resektion des Schenkelhalses mit der oszillierenden Säge. Der Kopf wird nun vom Assistenten entknorpelt. Alsdann Abschieben der Muskulatur über dem abgeflachten Acetabulum und Anfrischen des Knochens hier mit dem Meißel, ohne den kortikalen Knochen zu zerstören. Anschließend wird ein zugesägtes Stück des Femurkopfes an den vorbereiteten Knochen proximal-lateral angelegt und zunächst mit einer 6,5 mm Spongiosazugschraube fixiert. Anschließend wird mit einer zweiten 6,5 mm-Spongiosaschraube mit durchgehendem Gewinde der Knochenblock endgültig fixiert. Nun lässt sich das Acetabulum problemlos bis 52 mm auffräsen, wobei die Dachplastik in das Knochenlager einbezogen wird. Einschlagen der Trilogy-Pfanne 54 mm, die einen sehr guten pressfit-Halt findet. Einsetzen und Festschlagen des Inlays und danach Umlagern des Beines in Außenrotation und Adduktion (Viererposition). Mit dem Starterbohrer wird nun in den äußerst weichen Femurschaft eingegangen, danach wird das proximale Femur mit den konischen Formbohrern bis zur Größe 15 präpariert. Der Trochanterbereich und das proximale Femur sind derart weich, dass zur Sicherheit 2 Titanbänder vor dem Einschlagen des Schafts angebracht werden. Sie werden proximal bzw. distal des Troch. minor mit dem Deschamps durchgefädelt und festgezogen. Distal ist der kortikale Knochen erreicht. Einsetzen des Konusprobeschafts und Aufsetzen des Probekopfes. Reposition. Es zeigt sich beim Bewegen eine ventrale Instabilität, die sich nach Korrektur der Antetorsion des Schafts nicht mehr nachweisen lässt. Ausrenken der Probeprothese und Markierung der Schaftposition. Einschlagen des definitiven Schafts, der sich hervorragend knöchern verankert. Aufsetzen des Keramikkopfes M und Reposition. Wiederum umfangreiches Gelenkspiel ohne Luxationstendenz, allerdings ist die Abduktion nur bis maximal 20° möglich, da sich die Adduktorensehnen straff anspannen. Spülung, BV-Röntgen d. linken Hüftgelenkes in 2 Eb.: regelhafter Prothesensitz, kein

Anhalt für Fissur/Fraktur, keine störenden Osteophyten, regelrechter Sitz der implantierten Schrauben, Drainage und schichtweiser Wundverschluss. Desinfektion, Verband. Schließlich wird die Leiste in Höhe der Adduktorensehnen-Insertion am Sitzbein desinfiziert und steril abgedeckt. Mit einem Stilett werden unter Abduktionszug des Beines die Adduktorensehnen knochennah durchtrennt, was zu einer Abduktionsfähigkeit bis 60° führt. Desinfektion, Hautnaht, Pflasterverband.

Procedere: Entfernung der Drainage nach maximal 24 h! Es besteht volle Belastungsfähigkeit des linken Beines. Aufstehen heute Abend! 3×25 mg Indometacin für 14 Tage, Heparin low-dose lt. Standardprotokoll! Röntgen nach Redonzug sowie nach 2 + 6 Wochen. Lagerung des rechten Beines in Abduktionsstellung!

PD Dr. med. Stefan Klima (FA f. spez. Orthopädie u. spez. Unfallchirurgie)

9.3.6 Spätinfekt nach Hüftprothese – Ausbau der Prothese, Debridement, Spacer

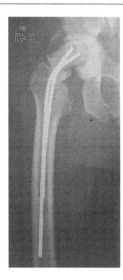

OP-Bericht, Klinik für Unfallchirurgie und Orthopädie

Pat.-Nr.: 97809091
Aktuelle Klinik: Orthopädie
Pat.-Name: Jerx, Bruni

Fall-Nr.: B0986561/2011
Station: 3
Geb.-Dat.: 08.12.1947
Geschlecht/Alter: w, 64 J.

OP-Datum: 16.12.2011
OP-Dauer (Schnitt/Naht): 14.00 – 15.43 Uhr
Saal: B 3

Personal:
Operateur: PD Dr. S. Klima
1. Assistent: Dr. J-S. Jarvers
2. Assistent: U. Rosig (PJ)

Anästhesist: Dr. Brandt
Anästhesieschw./-pfl.: C. Salzelmen
OP-Schwester/-Pfl.: W. Sinn
OP-Springer: D. D. Beier

Bericht

Vorgeschichte: Bei der Pat. wurde vor 11 Jahren eine Hüfttotalendoprothese in Hybridtechnik implantiert. Es bestehen aktuell eine lokale Rötung und Überwärmung im Bereich der rechten Hüfte. Bei der präoperativen Punktion der Hüfte wurde 20 ml trüber Erguss gewonnen. Paraklinisch bestehen seit mehreren Tagen subfebrile Temperaturen. Das Röntgenbild der rechten Hüfte zeigt eine Kopfdezentrierung in der Prothesenpfanne. Das Inteface zwischen Pfanne und Acetabulum ist ein ca. 2 mm breiter Saum, sodass eine Pfannenlockerung im Knochen zu erwarten ist. Die Pat. hat nach eingehender Risikoaufklärung in das nachfolgende operative Vorgehen eingewilligt.

Diagnose: Spätinfekt der rechten Hüfte nach Implantation einer Hüft-TEP, Zeichen einer Pfannenlockerung und Dezentrierung des Inlays

Operation: Weichteil-Debridement, Entfernung des Hüft-Prothesensystems und temporäre Stabilisierung mit einem augmentierten bipolaren Vancomycin-PMMA-Spacer

Vorgehen: Ungestörte ITN. Rückenlagerung, entspr. Polsterung. Präoperativ wird auf eine Antibiose verzichtet, um die mikrobiologische Anzüchtung nicht zu verfälschen. Wiederholte Hautdesinfektion und steriles Abdecken nach hauseigenem Schema.

Ausschneiden der lateralen Narbe und weiteres Vorgehen im Sinne eines lateralen Zuganges entlang der vorgegebenen Vernarbungen. Offenbar wurde seinerzeit nach Hardinge auf das Hüftgelenk zugegangen. Die alten, nichtresorbierbaren Fäden werden mitsamt dem umgebenden Granulationsgewebe entfernt. Beim Eröffnen der Neokapsel tritt trüber Erguss hervor, der abgesaugt wird. Ein Teil davon gelangt mit mehreren Proben aus der synovialen Kapsel zur mikrobiologischen Untersuchung. Ein großer Teil der Kapsel wird reseziert, danach lässt sich die Prothese luxieren. Der Kopf wird abgeschlagen. Nun wird das proximale-mediale Femur von Vernarbungen gelöst. Der polierte Prothesenschaft lässt sich problemlos aus dem Zementköcher ziehen. Danach wird das Acetabulum mit Hohmann-Hebeln eingestellt und das Bein in 30° Flexion gehalten. Die Pfanne ist tatsächlich gelockert und kann leicht aus dem Knochenlager herausgelöst werden. Unter der Pfanne befindet sich reichlich Granulationsgewebe, das als 2. Probe zur mikrobiologischen Untersuchung eingeschickt wird. Nun werden 1,5 g Cefuroxim und 600 mg Clindamycin i.v. verabreicht. Das Acetabulum wird mit den Formfräsen bis zum Durchmesser 56 mm aufgefräst. Danach wird ein mit Jod-H_2O_2-Gemisch getränktes Bauchtuch impaktiert. Jetzt werden mit Hammer und Meißel, retrograden Meißeln und Korkenzieherinstrument alle Zementanteile aus dem Schaft entfernt und der Schaft noch im Sinne eines endostalen Debridements bis 14 mm Durchmesser überbohrt. Dann wird ein Jod-H_2O_2-Streifen impaktiert. Es folgt ein ausgiebiges Weichteildebridement. Entfernung aller Tücher und intensive Spülung mit der Jet-Lavage und danach Einlage von Jod-H_2O_2-Tüchern. Es folgen die erneute Desinfektion des Wundgebiets, der Handschuhwechsel des OP-Teams und der vollständige Instrumentenwechsel, der Kleiderwechsel des Operateurs und ein erneutes steriles Abdecken des OP-Gebietes. Nach Entnahme der Bauchtücher aus der Wunde und Spülung mit Kochsalzlösung wird nun zunächst der acetabuläre Spaceranteil eingebracht. Hierzu werden 40 g PMMA-Zement mit 6 g Vancomycin vermischt und in das Acetabulum gelegt. Mit dem Probekopf 48 mm wird nun unter permanenter Kühlung ein hemisphärisches Lager ausgeformt. Nach Aushärtung wird der femorale Spaceranteil mit gleichem PMMA-Vancomycingemisch vorbereitet. Zunächst werden 3 vorgebogene 5,5 mm Metallstäbe in das Femur geschoben, in den acetabulären Spacer gestellt und anschließend darüber das Zementgemisch gebracht. Beide Spaceranteile verbinden sich nicht. BV-Röntgen d. rechten Hüftgelenkes und prox. Femurs in 2 Eb.: Korrekter

Sitz des Spacers und der Metallstäbe ohne freie Zementanteile, kein Anhalt für Fissur/Fraktur. Nun 12er-Drainage und schichtweiser Wundverschluss. Spannungsfreie Hautrückstichnähte. Steriler Verband.

Procedere: Drainagenentfernung nach maximal 48 h! Antibiose mit 3×600 mg Clindamycin i.v. für 21 Tage (evtl. Korrektur), 3×25 mg Indometacin für 14 Tage! Engmaschige CRP-Verlaufskontrollen! Operative Reintervention in Abhängigkeit von klinischem und laborchemischem Verlauf sowie dem Abstrichergebnis. Reimplantation einer TEP bei Infektfreiheit.

PD Dr. med. Stefan Klima (FA f. spez. Orthopädie u. spez. Unfallchirurgie)

9.3.7 Einzeitiger Hüftprothesenwechsel (Pressfit-Pfanne, zementfreier Revisionsschaft)

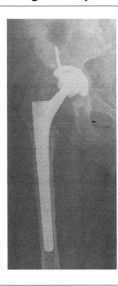

OP-Bericht, Klinik für Unfallchirurgie und Orthopädie

Pat.-Nr.: 97717261   **Fall-Nr.:** B1933744/2011
Aktuelle Klinik: Orthopädie   **Station:** 3
Pat.-Name: Glück, Ingeborg   **Geb.-Dat.:** 12.08.1944
                                         Geschlecht/Alter: w, 66 J.

OP-Datum: 08.06.2011
OP-Dauer (Schnitt/Naht): 17.12 – 17.59 Uhr
Saal: B 3

Personal:
Operateur: PD Dr. S. Klima   **Anästhesist:** Dr. Brandt
1. Assistent: Dr. J. Theopold   **Anästhesieschw./-pfl.:** C. Salzelmen
2. Assistent: U. Rosig (PJ)   **OP-Schwester/-Pfl.:** D. D. Beier
                                         OP-Springer: W. Sinn

Bericht

Vorgeschichte: Bei der Patientin bestehen typische Schmerzen in der rechten Leiste und im rechten proximalen Oberschenkel bei radiologisch sicherem Nachweis einer Lockerung der vor 12 Jahren implantierten Prothesenpfanne und einem Lockerungssaum in Höhe der proximalen 2/3 des Schafts. Es bestehen klinische und paraklinische Infektfreiheit. Aus 2-maligen Punktionen konnten nach 14-tägiger Bebrütung keine Keime angezüchtet werden. Die Pat. hat nach eingehender Risikoaufklärung in das nachfolgende operative Vorgehen eingewilligt.

Diagnose: Aseptische Prothesenlockerung der rechten Hüfte

Operation: Einzeitiger Hüftprothesenwechsel (Implantate Fa. Zimmer: Pfanne Allofit 54 mm mit Löchern, Standardinlay Durasul, Schaft Revitan gerade 16 mm/140 mm, zylindrischer Body 65 mm, Kopf Keramik 32 mm short)

Vorgehen: Ungestörte ITN. Linksseitenlage, entspr. Sicherung und Polsterung. Wiederholte Hautdesinfektion, übliches steriles Abdecken.

Schichtweiser lateraler Zugang zur Prothese. Makroskopisch besteht kein Infektverdacht. Beim Eröffnen der Gelenkkapsel tritt wenig Erguss hervor, der mit periprothetischen Gewebeanteilen zur mikrobiologischen Untersuchung eingeschickt wird. Danach werden 1,5 Gramm Cefuroxim i.v. verabreicht. Resektion der ventralen Kapsel und Luxation der Prothese. Abschlagen des Kopfes und Weichteil-Nachresektion in Höhe des stark destruierten Adam'schen Bogens. Einstellen des Acetabulums mit Hohmann-Hebeln. Entfernung des stark abgeriebenen Inlays und Überprüfung des Pfannensitzes. Es zeigen sich erwartungsgemäß Mikrobewegungen. Die Pfanne lässt sich nach schonender Ummeißelung problemlos entfernen. Die knöcherne Destruktion des Acetabulums fokussiert sich auf das Pfannendach, wo sich mehrere Granulationszysten finden, die ausgeräumt werden. Der knöcherne acetabuläre Ring ist komplett erhalten. Auffräsen des Acetabulums auf 54 mm. Die Knochendefekte werden nun mit knöchernem Allograft aus der Knochenbank aufgefüllt. Danach wird die Pfanne pressfit eingeschlagen und noch mit 2 Schrauben augmentiert. Einsetzen des Standardinlays und weiteres Vorgehen am Femur. Umlagern des Beines in die Viererposition und Einstellen des Femureinstiegs. Mit dem schmalen Meißel wird nun im Interface zwischen Schaft und Femur vorgegangen. Trotz mehrerer Versuche gelingt es nicht, den Schaft aus dem Knochen zu schlagen. Da der Knochen unter der Manipulation zu bersten droht, wird der Prothesenschaft über einen Wagner-Zugang heraus präpariert. Hierzu wird mit einer feinen oszillierenden Säge der Knochen nur kurzstreckig V-förmig nach distal unter permanenter Kühlung sowie Schonung der Adduktorenmuskulatur gespalten und aufgeklappt. Mit den gebogenen Meißeln lässt sich nun der ABG I-Schaft leicht herauslösen. Es erfolgt ein Debridement der Granulationen, alsdann wird der Deckel zugeschlagen und mit 2 Fiberwirecerclagen, die direkt an den Knochen und unter die Muskulatur gelegt werden, fixiert. Im Bereich des T. major werden noch einige Narbenstränge gelöst, danach wird der Markraum mit den flexiblen Bohrern bis 15 mm aufgebohrt. Spülung mit der Jetlavage. Anschließend Aufraspeln mit der Formraspel 16 mm, die langstreckig einen festen Griff im Knochen findet. Danach wird ein Probeschaft mit einem 65 mm langen Probebody im Schaft versenkt. Nach Aufsetzen des Probekopfes erfolgt die Reposition. Es zeigen sich stabile Artikulationsverhältnisse. Nach Entfernung des Probeschaftes nun Einschlagen des definitiven Revitanschaftes, der einen sicheren Halt im Knochen findet. Der Schaft wird mit einem 65 mm-Body versehen und so positioniert, dass er mit einem kurzen Kopf zu sicheren Artikulationsverhältnissen führt. Festziehen mit dem Drehmomentschlüssel und Aufsetzen des Keramikkopfes. Es zeigen sich stabile Artikulationsverhältnisse. BV-Röntgen d. rechten Hüftgelenkes und prox. Femurs in

2 Eb.: Korrekter Sitz der Prothesenanteile, kein Anhalt für Fissur/Fraktur. Einlage einer tiefen Drainage und schichtweiser Wundverschluss unter Einlage eines subkutanen Drains. Desinfektion, Verband.

Procedere: Entfernung der Drainage nach maximal 24 h! 3×25 mg Indometacin für 14 Tage! Es besteht volle Belastungsfähigkeit des rechten Beines. Aufstehen heute Abend! Heparin low-dose lt. Standardprotokoll! Röntgen nach Redonzug sowie nach 6 Wochen. Stationäre AHB veranlassen.

PD Dr. med. Stefan Klima (FA f. spez. Orthopädie u. spez. Unfallchirurgie)

9.3.8 Einzeitiger Hüftprothesenwechsel (Burch-Schneider-Ring, zementfreier Revisionsschaft)

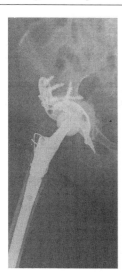

OP-Bericht, Klinik für Unfallchirurgie und Orthopädie

Pat.-Nr.: 97800002
Aktuelle Klinik: Orthopädie
Pat.-Name: Jellow, Rosemarie

Fall-Nr.: B0900002/2011
Station: 3
Geb.-Dat.: 13.11.29
Geschlecht/Alter: w, 82 J.

OP-Datum: 04.12.2011
OP-Dauer (Schnitt/Naht): 09.40 – 11.09 Uhr
Saal: B 4

Personal:
Operateur: PD Dr. S. Klima
1. Assistent: Dr. J.-S. Jarvers
2. Assistent: Dr. J. Theopold

Anästhesist: Dr. Brandt
Anästhesieschw./-pfl.: C. Salzelmen
OP-Schwester/-Pfl.: W. Sinn
OP-Springer: D. D. Beier

Bericht

Vorgeschichte: Bei der betagten Pat. bestehen typische Schmerzen in der linken Leiste und im proximalen Oberschenkel bei radiologisch sicherer Lockerung beider Komponenten der vor 19 Jahren implantierten Hüftprothese. Es kam vor etwa 4 Monaten zu einem Sturz aus dem Bett, seither lässt sich die Pat. nur noch unter Schmerzen und am Gehwagen mobilisieren. Aus der Punktion konnten nach 14-tägiger Bebrütung keine Keime nachgewiesen werden. Fr. Jellow hat nach entspr. umfangreicher Risikoaufklärung in das nachfolgende operative Vorgehen schriftl. eingewilligt.

Diagnose: Aseptische Prothesenlockerung der linken Hüfte mit Beckendiskontinuität nach Sturz vor etwa 4 Monaten (mit Acetabulumfraktur)

Operation: Einzeitiger Hüftprothesenwechsel (Implantate Fa. Zimmer: Burch-Schneider-Ring 56 mm, Pfanne Müller 52 mm zementiert, Schaft SL-Revision lateral 16/200 mm, body 65 mm, Kopf Keramik 32 mm M), Abstrich

Vorgehen: Ungestörte ITN. Rechtsseitenlage, entspr. Sicherung und Polsterung. Gabe von 1,5 g Cefuroxim. Wiederholte Hautdesinfektion und hausübliche sterile Tuchabdeckung.

Spindelförmige Umschneidung der alten Hautnarbe am laterodorsalen Hüftgelenk links, schichtweiser posteriorer Zugang zur Prothese nach Kocher-Langenbeck, wobei die Narbe in der Tiefe weiter ausgeschnitten wird. Die Außenrotatoren sind nur noch als schlaffer Narbenstrang vorhanden. Der N. ischiadicus wird identifiziert und geschont. Makroskopisch besteht kein Infektverdacht. Beim Eröffnen der Gelenkkapsel tritt Erguss hervor, der mit Gewebeanteilen zur mikrobiologischen Untersuchung eingeschickt wird. Resektion der dorsalen Kapsel und Luxation der Prothese. Abschlagen des Kopfes und Weichteil-Resektion, um hier spannungsfreie Verhältnisse zum osteoporotischen Knochen zu schaffen. Entfernung der zementierten Pfanne und Überprüfung des Acetabulums. Tatsächlich zeigt sich eine deutliche Beckendiskontinuität, die im Bereich der Fraktur einen Kallus, allerdings ohne Stabilität, aufweist. Auch der ABG-Schaft lässt sich ohne viel Mühe ausschlagen. Für eine sichere Stabilisierung der Pfanne wird ein Burch-Schneider-Ring genutzt werden müssen. Es wird nun das Acetabulum von 52 bis 56 mm aufgefräst. Der Frakturkallus wird abgetragen, bis vitaler Knochen erreicht ist. Alsdann wird autologes Knochenmehl aus den Fräsvorgängen in die Fraktur impaktiert und folgend ein 56 mm-Burch-Schneider-Ring in das Sitzbein eingeschlagen. Proximal wird der Ring mit mehreren Schrauben am Hüftbein fixiert. In den gereinigten Ring hinein wird nun eine 52er-Müllerschale einzementiert. Spülung und Umlagern des Beines. Zunächst Debridement im Bereich des proximalen Femurs, wobei es zu einer arteriellen Blutung aus einem Muskelgefäß kommt. Die Blutung wird mit 4,0 Prolenefaden umstochen und so sicher ligiert. Danach wird der Markraum mit den flexiblen Bohrern bis 15 mm aufgebohrt. Proximal in den Gruen'schen Zonen 1 und 7 ist die Knochensubstanz auf Grund des Stress-Shieldings minderwertig. Die proximale und mittlere Diaphyse weisen eine feste Kompakta auf. Spülung mit der Jet-Lavage. Nun Aufraspeln mit der Formraspel 16 mm, die langstreckig einen festen Griff im Knochen findet. Danach wird ein SL-Revisionsprobeschaft im Femurschaft versenkt. Es besteht eine sichere Artikulation mit einem mittleren Probekopf. Die Probeprothese wird wieder luxiert und der definitive SL-Revisionsschaft wird eingeschlagen. Aufsetzen des Keramikkopfes auf den gereinigten und trockenen Konus und Reposition. Wiederum herrscht ein gutes Gelenkspiel ohne Luxationstendenz. BV-Röntgen d. rechten Hüftgelenkes und prox. Femurs in 2 Eb.: Korrekter Sitz des Ringes und der Schrauben sowie der Prothesenanteile, kein Anhalt für Fissur/Fraktur. Abschließende Spülung. Kontrolle auf Bluttrockenheit. Einlegen einer prothesennahen 10er-Drainage und schichtweiser Wundverschluss unter Einlage eines weiteren subkutanen Drains. Spannungsfreie Hautklammernaht. Desinfektion, Verband.

Procedere: Es besteht volle Belastungsfähigkeit! Röntgenkontrolle am 2. postop. Tag, nach 6 Wochen und einem halben Jahr! Auf die Gabe von NSAR wird aufgrund der grenzwertigen Retentionsverhältnisse verzichtet. Analgesie und Thromboseprophylaxe nach Maßgabe der Stationsärzte. Versuch, eine geriatrische Rehabilitation einzuleiten.

PD Dr. med. Stefan Klima (FA f. spez. Orthopädie u. spez. Unfallchirurgie)

9

9.3.9 Weichteilrevision bei Tractusinsuffizienz nach Prothesenimplantation (Coxa saltans)

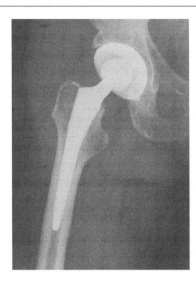

OP-Bericht, Klinik für Unfallchirurgie und Orthopädie

Pat.-Nr.: 97860303   **Fall-Nr.:** B0980302/2011
Aktuelle Klinik: Orthopädie   **Station:** 2
Pat.-Name: Starkbier, Eduard   **Geb.-Dat.:** 20.04.1947
                                          Geschlecht/Alter: m, 64 J.

OP-Datum: 04.09.2011
OP-Dauer (Schnitt/Naht): 10.10 – 10.47 Uhr
Saal: B 6

Personal:
Operateur: PD Dr. S. Klima   **Anästhesist:** Dr. Brandt
1. Assistent: Dr. J.-S. Jarvers   **Anästhesieschw./-pfl.:** C. Salzelmen
2. Assistent: Dr. J. Theopold   **OP-Schwester/-Pfl.:** W. Sinn
                                          OP-Springer: D. D. Beier

Bericht

Vorgeschichte: Bei dem Patienten besteht eine Instabilität im rechten Hüftgelenk nach Implantation einer Totalendoprothese vor 10 Monaten. Das rechte Bein kann sowohl beim Gehen als auch beim Stehen nicht stabil als Standbein dienen. Beim Aufstehen aus dem Sitz »springt« der Tractus iliotibialis im Sinne einer Coxa saltans fühlbar über den T. major. Zudem besteht ein lokalisierter Druckschmerz durch eine Faszienlücke auf den T. major zu. Röntgenologisch scheint die zementfrei implantierte Prothese knöchern fest integriert. Der Pat. hat der nachfolgenden Operation schriftl. zugestimmt.

Diagnose: Tractus iliotibialis-Insuffizienz und Bursitis trochanterica nach Prothesenimplantation rechts

Operation: Fasziendoppelung nach Mayo und Tractopexie, Bursektomie

Vorgehen: Ungestörte ITN. Linksseitlage, entspr. Positionierung und Sicherung. Wiederholte Hautdesinfektion, hausübliche sterile Abdeckung.

Ausschneiden der Narbe nach einem lateralen Zugang. Nach subkutaner Präparation gelangt man auf den vernarbten Tractus iliotibialis, dessen Blätter in Höhe des T. major auseinandergewichen und vernarbt sind. Zunächst wird das ventrale Blatt des Tractus bis an den M. tensor fasciae latae frei präpariert. Dorsal wird der Tractus bis weit in die Faszie des M. glutaeus maximus frei präpariert. Alsdann wird die Narbe aus dem suffizienten Tractusgewebe herausgelöst. Darunter findet sich erwartungsgemäß eine entzündlich veränderte Bursa trochanterica, die komplett entfernt wird. Nun wird der darunter liegende T. major so frei präpariert, dass eine glatte Fläche von gut durchblutetem Knochen besteht. Hier werden 2 Bohrungen von ventral nach dorsal durch den lateralen Trochanter angelegt und je mit einer Fadenschlinge belegt. Nun wird die Faszie dorsal etwas von der Muskulatur des M. glutaeus maximus abgelöst, um sich so besser mobilisieren zu lassen. Auf diese Weise gelingt es, die ausgedünnten freien Tractusränder etwa 3 cm übereinander zu legen und dann in typischer Doppelnahttechnik nach Mayo zu vereinigen. Die Fäden werden zunächst vorgelegt, aber noch nicht geknüpft. In Höhe des freipräparierten Knochens werden die nicht-resorbierbaren Fäden der ersten Nahtreihe mit Hilfe der Fadenschlinge durch die Knochenbohrungen gezogen. Anschließend werden alle Fäden geknüpft und so eine straffe Nahtreihe und gleichzeitig eine Tractopexie erreicht. Danach wird die zweite Nahtreihe gelegt und geknüpft. Durch diese Dopplung des Nahtlagers wird eine Verstärkung der Faszie erreicht. Kontrolle auf Bluttrockenheit. Ausgiebige Spülung, Einlage einer subkutanen Drainage, subkutane Nähte, spannungsfreie Hautklammerung, Desinfektion, steriler Verband.

Procedere: Laufen ohne Belastung mit Bodenkontakt für 6 Wochen, danach Belastungsaufbau bis zur Vollbelastung innerhalb einer Woche. Analgesie und Thromboseprophylaxe nach Plan.

PD Dr. med. Stefan Klima (FA f. spez. Orthopädie u. spez. Unfallchirurgie)

9.3.10 Abtragung ektoper Ossifikationen nach Hüft-TEP

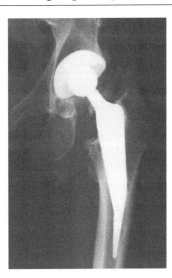

OP-Bericht, Klinik für Unfallchirurgie und Orthopädie

Pat.-Nr.: 97864661   **Fall-Nr.:** B0986744/2011
Aktuelle Klinik: Orthopädie   **Station:** 2
Pat.-Name: Hausver, Walter   **Geb.-Dat.:** 21.03.1950
                                             Geschlecht/Alter: m, 51 J.

OP-Datum: 14.05.2011
OP-Dauer (Schnitt/Naht): 14.02 – 15.28 Uhr
Saal: B 6

Personal:
Operateur: PD Dr. S. Klima   **Anästhesist:** Dr. Brandt
1. Assistent: Dr. J.-S. Jarvers   **Anästhesieschw./-pfl.:** C. Salzelmen
2. Assistent: Dr. J. Theopold   **OP-Schwester/-Pfl.:** W. Sinn
                                             OP-Springer: D. D. Beier

Bericht

Vorgeschichte: Bei dem Pat. kommt es seit 8 Wochen zu progredienten Bewegungseinschränkungen und bewegungsabhängigen Schmerzen der linken Hüfte nach Prothesenimplantation vor 6 Monaten. Präoperativ wurde ein periprothetischer Infekt ausgeschlossen. Die relative Wirksamkeit einer präoperaiven Radiatio wurde mit dem Patienten besprochen, der diese ablehnt. Die operative Entfernung der Ossifikationen wurde nach Aufklärung der typischen Operationsrisiken einschl. einer möglichen N. ischiadicus-Läsion mit dem Pat. vereinbart.

Diagnose: Zunehmende Bewegungseinschränkungen des linken Hüftgelenks bei ausgeprägten periartikulären Ossifikationen (Brooker 3) nach Implantation einer zementfreien Hüft-TEP

Operation: Entfernung der ektopen Ossifikationen, Weichteilrelease, Kopfwechsel (Fa. Zimmer Deltakeramik mit Revisionskonus 32 mm M)

Vorgehen: Ungestörte ITN. Cefuroxim 1,5 g i.v. Rückenlage, entspr. Polsterung. Wiederholte Hautdesinfektion, übliches steriles Abdecken.

Wie zur Voroperation erfolgt wiederum ein anterolateraler Standardzugang nach Bauer. Entspr. axiale Hautlängsinzision im alten Zugangsbereich. Präparation bis auf den Tractus iliotibialis, der längs gespalten wird. Stumpfes Vorgehen durch den M. glutaeus medius im Faserverlauf ohne Anwendung des Elektrokauters bis auf die Sehnenplatte am Trochantermassiv. Diese Platte wird omegaförmig über der lateralen Spitze des T. major inzidiert. Danach lässt sich ein Muskel-Weichteillappen nach ventral präparieren. Nun liegt die ventrale Neokapsel frei. Sie wird eröffnet, es läuft nur wenig klarer Erguss ab. Abstrich. In der Kapsel lassen sich knochenharte Bezirke palpieren, die ohne einen weiteren nennenswerten Weichteilschaden v. a. durch den Druck mit den Hohmann-Hebeln herauspräpariert werden. Der Elektrokauter kommt nicht zur Anwendung, um einen Schaden am Konus des Schaftes zu vermeiden. Anschließend gelingt es, das Kunstgelenk zu luxieren und den Keramikkopf abzuschlagen, um mehr Handlungsspielraum zu gewinnen. Unter Flexion im Hüftgelenk werden nun gebogene MIS-Hohmann-Hebel eingesetzt und der Schaftkonus knapp hinter den dorsalen Acetabulumrand gelagert. Nun gelangt man ohne viel Mühe an die verknöcherte inferiore und an Teile der dorsalen Kapsel. Die verknöcherten Anteile werden heraus präpariert. Die Hebel werden nun umgesetzt, um die dorsokraniale Kapsel mit den stärksten Verknöcherungen zu erreichen. Auch hier werden die Verknöcherungen, die zum Teil in die Muskulatur einstrahlen, heraus präpariert. Auf die Anwendung des Elektrokauters wird insbesondere in der Nähe zur Muskulatur verzichtet, um eine Nervenschädigung zu vermeiden. Beim Palpieren der Weichteile lassen sich nun keine Verhärtungen mehr ausmachen. Das gesamte Wundgebiet wird mit der Jet-Lavage ausgiebig gespült. Bauchtücher werden zur Stillung zahlreicher kleinster Sickerblutungen impaktiert. Anschließend nochmalige Spülung mit der Jet-Lavage. Schließlich Kontrolle des Inlays, die keine Hinweise für ein bestehendes Impingement liefert. Aufsetzen des Revisionskopfes und Reposition des Prothesensystems. Dehnung der Hüfte bis 115° Beugung, Rotation frei. Kontrolle auf Blutungen. Einlage einer 10er-Drainage und Verschluss der Muskulatur. Dabei lässt sich mit 3 Fäden die Sehnenplatte transossär am Trochantermassiv fixieren. Auf die Einlage einer weiteren Drainage wird verzichtet. Verschluss des Tractus iliotibialis, subkutane Nähte, Hautklammerung, Desinfektion, Verband.

Procedere: Entfernung des Drain nach 24 h! Es besteht volle Belastungsfähigkeit des rechten Beines. Aufstehen heute Abend! Heparin low-dose lt. Standardprotokoll! 3×25 mg Indometacin 3×25 mg tgl. für 3 Wochen!

PD Dr. med. Stefan Klima (FA f. spez. Orthopädie u. spez. Unfallchirurgie)

9.4 Kniegelenk

S. Klima

9.4.1 Unikondylärer Oberflächenersatz medial

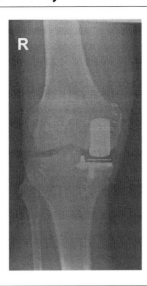

OP-Bericht, Klinik für Unfallchirurgie und Orthopädie

Pat.-Nr.: 98864898   **Fall-Nr.:** B1986341/2011
Aktuelle Klinik: Orthopädie   **Station:** 3
Pat.-Name: Gangbert, Heide   **Geb.-Dat.:** 09.09.1963
                                                         Geschlecht/Alter: w, 48 J.

OP-Datum: 14.10.2011
OP-Dauer (Schnitt/Naht): 12.11 – 13.13 Uhr
Saal: B 4

Personal:
Operateur: PD Dr. S. Klima   **Anästhesist:** Dr. Brandt
1. Assistent: Dr. B. Marquass   **Anästhesieschw./-pfl.:** C. Salzelmen
2. Assistent: Dr. J. Theopold   **OP-Schwester/-Pfl.:** W. Sinn
                                                         OP-Springer: D. D. Beier

Bericht

Vorgeschichte: Bei der Patientin liegt bei guter Gelenkbeweglichkeit eine isolierte 4.-gradige Arthrose des medialen Kompartimentes vor. Retropatellar besteht, arthroskopisch gesichert, eine nur geringe Chondropathie. Das Bein zeigt eine Varusdeformität im Kniegelenk von 3°. Die Pat. hat nach entspr. Risikoaufklärung in u. g. Operation schriftl. eingewilligt.

Diagnose: Mediale Arthrose des rechten Kniegelenks

Operation: Implantation eines zementierten medialen Oberflächenersatzes rechts (Implantate Fa. Zimmer/Biomet: Oxford 3 Femur Größe M, Tibia Größe C RM, Inlay 5 mm)

Vorgehen: 60 mg Sobelin i.v. (bei Penizillinallergie). Ungestörte ITN. Rückenlagerung, entspr. Polsterung. Vorlage der Oberschenkelblutsperre. Das Bein ist im mittleren Oberschenkel fixiert und hängt frei. Wiederholte Hautdesinfektion, übliches steriles Abdecken.
Blutleere und Blutsperre mit 300 mm Hg. Anteromediale Inzision vom medialen Patellarand bis zum anteromed. Tibiakopf. Schichtweise Präparation, sukzessive Blutstillung. Nach Spaltung der Gelenkkapsel lässt sich das Gelenk explorieren. Das vordere Kreuzband ist intakt. Osteophyten werden mit Meißel und Luer abgetragen und so mehr Platz für die Operation und für das mediale Kollateralband gewonnen. Darstellung der medialen Gelenkflächen, die vom Knorpelbelag beinahe komplett befreit sind. Der Meniskus ist nach arthroskopischer Teilresektion nur noch im vorderen Anteil als schmaler Streifen erkennbar und wird entfernt. Montage der extramedullären Ausrichtung für die Tibiaresektion. In der Sagittalebene folgt der Ausrichtungsstab der Tibiaschaftachse, so dass der systemimmanente Slope von 7° akzeptiert wird, der den präoperativ vermessenen individuellen Verhältnissen entspricht. Nach Fixation des Schnittblocks folgt zunächst die vertikale Osteotomie mit der Stichsäge nahe der Eminentia und anschl. des Tibiaplateaus mit der oszillierenden Säge. Entnahme der Knochenscheibe. Die subchondrale Sklerosezone ist nicht komplett reseziert, auf eine Nachresektion wird aber mit dem Ziel des Knochenerhalts verzichtet. Ein Rest des Innenmeniskushinterhornes wird entfernt. Der 4 mm-Spacer hat gutes Spiel im Spalt, daher ist keine Nachresektion erforderlich. In leichter Beugung des Kniegelenks werden nun die Bohrung für die intramedulläre Ausrichtung angelegt und der IM-Stab eingeschoben. Beugung des Knies auf 90° und exakte Positionierung der femoralen Bohrführung, durch die dann beide Bohrungen angelegt werden. Nach Entfernung der Führung lässt sich die Sägeschablone problemlos in die Führungslöcher einschieben. Unter Protektion der Bänder wird die posteriore Gelenkfläche des Kondylus reseziert. Nun Entfernung der Schablone und Einschieben des primären Distanzhalters bis zum Anschlag. Aufsetzen des Fräsers, Resektion des Knochens. Entfernung von Fräse und Distanzhalter sowie Einsetzen der femoralen Probekomponente. Bestimmung von Beuge- und Streckspalt mit den entsprechenden Spacern. Zur Angleichung des Streckspalts ist es erforderlich, abermals 3 mm femoral zu resezieren. Dazu Aufsetzen des entsprechenden Distanzhalters und Nachresektion. Erneuter Versuch der Beuge-/Streckspaltangleichung. Nochmals ist ein 1 mm Fräsvorgang erforderlich, danach lässt sich das Gelenk sowohl in Beugung als auch in Streckung spannungsfrei führen. Aufsetzen und Fixieren der tibialen Schablone und Präparation des Verankerungskiels. Einsetzen der Probe-Tibiabasisplatte und finale Präparation des Femurs. Alle Osteophyten werden entfernt, danach lassen sich zunächst die Probe-Femurkomponente und anschl. Probeinlays einsetzen und das Knie durchbewegen. Entfernen der Probeimplantate und Vorbereiten der Resektionsflächen für die Zementierung mit der Jetlavage. Trocknen der Flächen und zunächst tibiale, danach femorale Zementierung der Prothese. Nach Aushärtung des Zements Einsatz des 5 mm mobilen Inlays. BV-Röntgen des rechten Kniegelenkes in 2 Ebenen: Exakte Implantatposition, kein Anhalt für Fraktur/Fissur, keine ektopen Zement-

anteile, keine störenden Osteophyten. Öffnen der Blutsperre. Blutstillung. BV-Abschluss, regelhafte Achsausrichtung, gute Implantatlage. Einlegen einer 10er-Redon, Verschluss der Kapsel, Subkutannähte und Hautnaht, Desinfektion, Verband.

Procedere: Entfernung der Drainage am 1. postop. Tag! Es besteht volle Belastungsfähigkeit des rechten Beines. Aufstehen heute Abend! Heparin low-dose lt. Standardprotokoll! Röntgen nach 2 Tagen sowie 6 Wochen.

PD Dr. med. St. Klima (FA f. spez. Orthopädie u. spez. Unfallchirurgie)

9.4.2 Unikondylärer Oberflächenersatz lateral

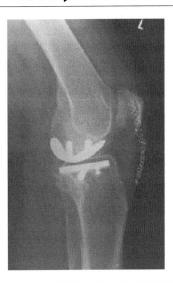

OP-Bericht, Klinik für Unfallchirurgie und Orthopädie

Pat.-Nr.: 97864376   **Fall-Nr.:** B0986451/2011
Aktuelle Klinik: Orthopädie   **Station:** 2
Pat.-Name: Brunnen, Albert   **Geb.-Dat.:** 13.06.1960
                                      Geschlecht/Alter: m, 51 J.

OP-Datum: 14.07.2011
OP-Dauer (Schnitt/Naht): 10.31 – 11.35 Uhr
Saal: B 3

Personal:
Operateur: PD Dr. S. Klima   **Anästhesist:** Fr. Dr. Bleifuss
1. Assistent: Dr. B. Marquass   **Anästhesieschw./-pfl.:** C. Schmalspur
2. Assistent: A. Grinser (PJ)   **OP-Schwester/-Pfl.:** B. Golf
                                      OP-Springer: D. D. Beier

Bericht

Vorgeschichte: Vorgeschichtlich ist eine B-Fraktur des lateralen Tibiaplateaus aus dem Jahr 2009 bekannt. Damals wurde bei nur unwesentlicher Impression auf ein operatives Vorgehen verzichtet. Die Ganzbeinaufnahme weist nun eine Valgusdeformität im Kniegelenk von 4° auf. Das Kniegelenk ist in seinem Bewegungsumfang nicht eingeschränkt. In der vor 5 Monaten durchgeführten Arthroskopie wurde ein großflächiger lateraler Knorpelschaden sowohl tibial als auch femoral nachgewiesen. Der mediale und der retropatellare Gelenkanteil weisen allenfalls umschriebene 2°-Knorpelschäden auf. Die Funktion von vorderem und hinterem Kreuzband ist suffizient. Der Pat. wurde eingehend über das u. g. operative Vorgehen aufgeklärt.

Diagnose: Posttraumatische laterale Arthrose des rechten Kniegelenks

Operation: Implantation eines zementierten lateralen Oberflächenersatzes rechts (Implantate Fa. Stryker: Triathlon PKR Tibia Größe 3, Tibiaeinsatz 10 mm Femur Größe 3 RL)

Vorgehen: Ungestörte ITN. Cefuroxim 1,5 g i.v. Rückenlagerung, entspr. Polsterung. Vorlage der Oberschenkelblutsperre. Wiederholte Hautdesinfektion, übliches steriles Abdecken.

Blutleere und Blutsperre (300 mm Hg). Kurze, anterolaterale Inzision vom lateralen Patellarand bis zum anterolateralen Tibiakopf. Spaltung der Gelenkkapsel, der austretende Kniegelenkserguss wird abgesaugt. Ein Teil des klaren Ergusses wird mit mehreren Proben aus der synovialen Kapsel zur mikrobiologischen Untersuchung eingesandt. Abtragen von Osteophyten sowohl vom lateralen Kondylus als auch am medialen Rand zur interkondylären Notch hin und Darstellung der lateralen Gelenkflächen. Der Ansatz des Tractus iliotibialis kann geschont werden durch Weghalten des Lig. patellae nach medial. Erwartungsgemäß fehlt der Knorpel großflächig, wie in der Arthroskopie beschrieben. Ein schmaler anteriorer Meniskusrest wird entfernt. Nun erfolgt die extramedulläre Ausrichtung der Tibiaresektionsebene. Fixation des Tasters unmittelbar vor dem Ansatz des vorderen Kreuzbands und Rotation der Knöchelklemme in Flucht zum 2. Mittelfußknochen, während das Bein in mittlerer Flexionsstellung vom Assistenten gehalten wird. Der posteriore Slope des künftigen Schnitts wird leicht erhöht und dem natürlichen Slope der medialen Gelenkfläche angeglichen. Fixation des Schnittblocks und Resektion von 4 mm des Tibiaplateaus, wobei dann die posttraumatische Gelenkimpression sicher reseziert ist. Nach vertikaler Resektion nahe der Eminentia wird die Knochenscheibe entnommen. Nun Ermittlung des Flexions- und Extensionsspalts mit den Spacern. Die Differenz beträgt 1 mm, der entsprechende Schnittblock wird extramedullär ausgerichtet und fixiert. Danach kann der distale Femurschnitt realisiert werden. Einsetzen des passenden 2-in-1-Sägeblocks und Ausrichtung der korrekten Rotation. Resektion zunächst der posterioren Gelenkfläche, dann Durchführung der Schrägschnitte. Abschlagen verbliebener Osteophyten vom dorsalen Femurrand mit dem gebogenen Meißel und Ausmessen der Probekomponenten. Sowohl an der Tibia als auch am Femur wird die Größe 3 ermittelt. Einsatz der Proben und Durchbewegen des Kniegelenks mit einem 8 mm hohen Tibiateil, das jedoch eine zu lockere Führung zulässt. Das 10 mm hohe Probeimplantat gewährleistet eine stabile Führung. Fixation der Femur-Probe mit Pins und Bohren der Verankerungslöcher mit dem Zapfenbohrer. Fixation der Tibiaschablone und Bohren der beiden Verankerungslöcher. Nun Entfernung der Probeimplantate und Vorbereiten der Resektionsflächen für die Zementierung mit der Jetlavage. Austrocknen der Flächen und Auftragen von Knochenzement auf die tibiale Fläche. Eindrücken des Zements und Auflegen, Einpressen und Festschlagen der Tibiakomponente der Prothese. Entfernung des ausgetretenen Zements und entsprechendes Vorgehen mit der femoralen Komponente unter Beugung des Kniegelenks. Nach Aushärtung des

Zements wird das 10 mm hohe Inlay eingesetzt und festgeschlagen. Öffnen der Blutsperre. Blutstillung durch Elektrokoagulation. BV-Röntgen des rechten Kniegelenkes in 2 Ebenen: Exakte Implantatposition, kein Anhalt für Fraktur/Fissur, keine ektopen Zementanteile, keine störenden Osteophyten. Einlegen einer 10er-Redondrainage, Verschluss der Kapsel, Subkutannähte und Hautnaht, Desinfektion, Verband.

Procedere: Entfernung der Drainage am 1. postop. Tag! Es besteht volle Belastungsfähigkeit des rechten Beines. Aufstehen heute Abend! Heparin low-dose lt. Standardprotokoll! Röntgen nach 2 Tagen sowie 2 + 6 Wochen.

PD Dr. med. St. Klima (FA f. spez. Orthopädie u. spez. Unfallchirurgie)

9.4.3 Bikondylärer Oberflächenersatz ungekoppelt (CR-System) mit extramedullärer Tibiaausrichtung (Tibia first-Technik)

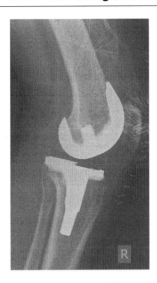

OP-Bericht, Klinik für Unfallchirurgie und Orthopädie

Pat.-Nr.: 97860904
Aktuelle Klinik: Orthopädie
Pat.-Name: Bach, Gerd

Fall-Nr.: B0980009/2012
Station: 3
Geb.-Dat.: 09.03.1950
Geschlecht/Alter: m, 62 J.

OP-Datum: 04.05.2012
OP-Dauer (Schnitt/Naht): 08.20 – 09.44 Uhr
Saal: B 2

Personal:
Operateur: PD Dr. S. Klima
1. Assistent: Dr. B. Marquass
2. Assistent: Dr. J. Theopold

Anästhesist: Dr. Brandt
Anästhesieschw./-pfl.: C. Salzelmen
OP-Schwester/-Pfl.: W. Sinn
OP-Springer: D. D. Beier

Bericht

Vorgeschichte: Das Kniegelenk weist bei Varusfehlstellung von 9° und einem Streckdefizit von 15° röntgenologisch einen kollabierten med. Gelenkspalt und eine Retropatellararthrose auf. Bei einer Arthroskopie vor 5 J. wurde eine Arthrose Grad IV diagnostiziert. Bei langsam zunehmenden Beschwerden wünscht der Pat. jetzt die Knieprothesenimplantation, da er sich in seiner Mobilität und Lebensfunktion deutl. eingeschränkt fühlt. Nach entspr. Risikoaufklärung hat er in u. g. operatives Vorgehen schriftlich eingewilligt.

Diagnose: Fortgeschrittene Varusgonarthrose rechts

Operation: Implantation einer zementierten Knie-Totalendoprothese rechts (Implantate Fa. Smith&Nephew: Genesis II CR, Tibia Größe 3, Femur Größe 4 , Inlay 9 mm) ohne Retropatellarersatz

Vorgehen: Ungestörte ITN. Cefuroxim 1,5 g i.v. Rückenlagerung, entspr. Polsterung. Vorlage der Oberschenkelblutsperre, auf das Aufpumpen wird verzichtet. Wiederholte Hautdesinfektion, übliches steriles Abdecken.

  Längsinzision der Haut über der Patella bis zum medialen Rand der Tub. tibiae. Der M. vastus medialis wird im Faserverlauf etwa 3 cm gespalten (Midvastuszugang), die Patella medial umschnitten und die Gelenkkapsel bis zum medialen Tuberositasrand eröffnet sowie hier durch scharfe subperiostale Präparation nach medial vom Tibiakopf abgelöst. Blutstillung. Sparsame Resektion des Hoffa'schen Fettkörpers und weiteres Vorgehen nach lateral, wobei hier der vordere Anteil des Meniskus abgelöst wird. Einsetzen von Hohmann-Hebeln dicht am Tibiakopf und Aufstellen des Unterschenkels. Abtragen von Osteophyten v. a. am medialen Tibiakopf und Femur, das vordere Kreuzband ist, wie arthroskopisch beschrieben, nicht mehr vorhanden. Entfernung der Innenmeniskusreste und des Außenmeniskus. Abmeißeln von Osteophyten der interkondylären Notch und Einsetzen eines gebogenen Retraktors, mit dessen Hilfe der Tibiakopf schonend subluxiert wird. Extramedulläre Ausrichtung des Tibiaschnitts ohne zusätzlichen Slope. Resektion der Gelenkfläche mit der oszillierenden Säge. Nun weiteres Vorgehen am Femur. Aufbohren des distalen Femurs und vorsichtiges Voranschieben des Ausrichtstabs. Aufsetzen des Sägeblocks und Realisierung des ventralen Schnitts. Der distale Schnitt wird noch 2 mm proximalisiert, um auf das deutliche Streckdefizit zu reagieren. Einsetzen des Standard-Spacers. Balancierung der Weichteile in Extension. Das hintere Kreuzband spannt sich bei Streckung straff an. Das Kniegelenk wird in 90° Beugung gebracht, unter Spannung gehalten und mit demselben Spacer wird der Beugespalt am distalen Femur markiert. Der Resektionsblock der Größe 4 realisiert den erforderlichen Beugespalt und wird fixiert. Durchführung der 4 Femurschnitte und Resektion der dorsalen Osteophyten. Lösen der dorsalen Kapsel mit dem gebogenen Raspatorium. Aufsetzen des Probeimplantats, Bohren der beiden Verankerungslöcher und Vorbereiten der Tibia zur Aufnahme einer Prothesenkomponente der Größe 3. Einsetzen des Inlays und Durchbewegen des Beines. Markierung der Rotation der Tibiakomponente und Ansägen sowie Aufmeißeln des Kiels. Es zeigen sich noch immer zu straffe Bedingungen medial in Streckung. Deshalb werden die mediale Kapsel bis weit nach dorsal und auch der Ansatz des M. semimembranosus und die dorsalen Fasern des oberflächlichen Kollateralbands abgelöst. Das HKB ist zwar straff, doch nach Resektion von dorsalen Osteophyten am Tibiakopf und der Fossa intercondylaris sowie weiterem dorsalem Kapselrelease kann die volle Streckung erreicht werden. Nun herrschen balancierte Weichteilverhältnisse. Entfernen der Probeimplantate und Vorbereiten der Resektionflächen mit der Jetlavage. Einzementieren der Komponenten, Einsatz des Inlays, axialer Druck und Öffnen der Blutsperre. Blutstillung durch Elektrokoagulation. Sparsame zirkuläre Denervation der Patella, die zentral in der femoralen

Grube läuft. BV-Röntgen des linken Kniegelenkes in 2 Ebenen: Exakte Implantatposition, kein Anhalt für Fraktur/Fissur, keine ektopen Zementanteile, keine störenden Osteophyten. Einlegen einer 10er-Redon, Kapselverschluss, subkutanes Drain, Subkutannähte und Hautklammerung, Desinfektion, Verband.

Procedere: Entfernung der Drainage am 1. postop. Tag! Es besteht volle Belastungsfähigkeit des linken Beines. Aufstehen heute Abend! Heparin low-dose lt. Standardprotokoll! Röntgen nach 2 Tagen sowie 2 + 6 Wochen.

PD Dr. med. St. Klima (FA f. spez. Orthopädie u. spez. Unfallchirurgie)

9.4.4 Bikondylärer Oberflächenersatz ungekoppelt (CR-System) mit Navigation

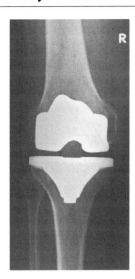

OP-Bericht, Klinik für Unfallchirurgie und Orthopädie

Pat.-Nr.: 97864661   **Fall-Nr.:** B0986744/2011
Aktuelle Klinik: Orthopädie   **Station:** 3
Pat.-Name: Gandalf, Erika   **Geb.-Dat.:** 23.08.1949
                                                           Geschlecht/Alter: w, 62 J.

OP-Datum: 12.10.2011
OP-Dauer (Schnitt/Naht): 08.10 – 09.42 Uhr
Saal: B 2

Personal:
Operateur: PD Dr. S. Klima   **Anästhesist:** Dr. Brandt
1. Assistent: Dr. B. Marquass   **Anästhesieschw./-pfl.:** C. Salzelmen
2. Assistent: Dr. J. Theopold   **OP-Schwester/-Pfl.:** W. Sinn
                                                           OP-Springer: D. D. Beier

Bericht

Vorgeschichte: Bei der Patientin besteht eine progrediente Pangonarthrose links mit einem präoperativen Bewegungsumfang für Extension/Flexion von 0-5-110°. Die Pat. fühlt sich durch die anhaltenden, auf konservative Maßnahmen nicht anhaltend ansprechenden Bewegungsschmerzen so eingeschränkt, dass ihrerseits nun die Prothesenimplantation gewünscht wird. Sie hat nach entspr. Risikoaufklärung in das genannte operative Vorgehen schriftlich eingewilligt. Die Prothesengröße wurde präoperativ anhand von Schablonen geplant.

Diagnose: Pangonarthrose rechts

Operation: Navigierte Implantation einer zementierten Knie-Totalendoprothese rechts (Fa. Stryker: Scorpio CR NRG, Tibia Größe 5, Femur Größe 5, Inlay 9 mm) mit Stryker-Navigationsgerät

Vorgehen: Ungestörte ITN. Cefuroxim 1,5 g i.v. Rückenlagerung, entspr. Polsterung. Wiederholte Hautdesinfektion, übliches steriles Abdecken. Auf eine Blutsperre wird auf Grund einer pAVK verzichtet.
　　Direkter schichtweiser anteromedialer Zugang zum Kniegelenk bis auf die Gelenkkapsel. Spalten der Gelenkkapsel mit medialem Umschneiden der Patella bis an den medialen Rand der Tub. tibiae. Weiteres subperiostales Ablösen der Gelenkkapsel vom medialen Tibiakopf. Nun Anbringen zunächst des femoralen, dann des tibialen Trackers an den Rändern des Zugangs und Starten der Navigationssoftware. Durch Rotation des Hüftgelenks wird das Drehzentrum gefunden, danach werden die Schlüsselpunkte für die Beinachsenbestimmung aufgesucht und die Gelenkflächen abgetastet. Es besteht eine Varusfehlstellung von 4°. Resektion von Anteilen des Hoffa'schen Fettkörpers, Entfernung der Meniskusreste in leichter Beugestellung und des vorderen Kreuzbands. Abtragung von Osteophyten, Einsetzen von Hohmann-Hebeln und Aufstellen des Unterschenkels. Schonende Subluxation des Tibiakopfes mit Hilfe eines dorsalen Retraktors. Zunächst navigierte Ausrichtung der Tibiaresektionslehre, Fixation und Realisierung der knöchernen Resektion mit der oszillierenden Säge. Nun navigiertes Vorgehen am Femur: Ausrichtung des distalen Schnittblocks und Resektion der distalen Gelenkfläche. Navigierte Kontrolle der Schnittebene und Korrektur. Einsetzen eines Spacers und Balancierung der Weichteile in Streckstellung des Beines. Die mediale Spannung ist im Vergleich zur lateralen Spannung noch deutlich straffer. Die Liberalisierung der Gelenkkapsel wird am Tibiakopf bis weit nach dorsal realisiert und umfasst den Ansatz des M. semimembranosus. Danach ist das Bein in Streckung balanciert. Nun wird das Kniegelenk unter Navigationskontrolle in 90° Beugung ohne Varus/Valgus-Fehlstellung unter Anwendung des Weichteil-Tensors gebracht und mit demselben Spacer der Beugespalt am distalen Femurschnitt markiert. Durch Aufsetzen verschiedener Schnittblöcke wird nun mit Hilfe der Navigation der Schnittblock gesucht, der ohne anteriores Notching denselben Beugespalt realisiert. Fixation des Sägeblocks Größe 5 und Realisierung der restlichen Schnitte am Femur. Demontage der Schnittlehre, das Bein wird nun in 90° Flexion gehalten, und so gelingt es, auch die dorsalen Osteophyten vom Femur abzuschlagen. Schonendes dorsales Kapselrelease mit dem gebogenen Raspatorium, um eine komplette Streckung nicht zu behindern. Aufsetzen der Femur-Probekomponente und Einsetzen eines 9 mm-Inlays sowie der Tibiaschablone. Durchbewegen des Gelenks. Markieren der Rotation der tibialen Komponente und Fixation der Schablone. Aufmeißeln der Kielverankerung und Einsetzen von Probeimplantaten. Bewegen des Kunstgelenks unter Navigationskontrolle mit Varus- und Valgusstress. Über den gesamten Bewegungsumfang ist das Gelenk stabil geführt. Die Überstreckung ist bis 3° möglich, das Bein »fällt« in 135° Beugung. Umschlagen der Patella und zirkuläre Denervierung. Ein Retropatellarersatz ist nicht erforderlich. Ohne lateralen Druck bewegt sich

die Kniescheibe in der Grube der femoralen Komponente. Entfernung der Probeimplantate und Vorbereiten der Resektionflächen mit der Jetlavage. Anschl. übliches Einzementieren aller Prothesen-Komponenten unter axialem Druck. Nach Aushärtung des Zements abschließend navigiertes Bestimmen des Outcomes und Speicherung der Daten. BV-Röntgen des linken Kniegelenkes in 2 Ebenen: kein Anhalt für Fraktur/Fissur, keine ektopen Zementanteile, keine störenden Osteophyten. Entfernung der Tracker von Femur und Tibia. Einlegen einer Redondrainage, Verschluss der Kapsel, subkutane Drainage, Subkutannähte und Hautklammerung, Desinfektion, Verband.

Procedere: Drainagezug nach maximal 24 h! Es besteht volle Belastungsfähigkeit und Mobilisation des linken Beines. Aufstehen noch heute Abend! Heparin low-dose lt. Standardprotokoll! Röntgen nach 24 h sowie 6 Wochen.

PD Dr. med. St. Klima (FA f. spez. Orthopädie und spez. Unfallchirurgie)

9.4.5   Bikondylärer Oberflächenersatz (PS-System) mit extramedullärer Tibiaausrichtung (Tibia first-Technik)

OP-Bericht, Klinik für Unfallchirurgie und Orthopädie

Pat.-Nr.: 97867654
Aktuelle Klinik: Orthopädie
Pat.-Name: Pflaume, Kay

Fall-Nr.: B0980098/2012
Station: 2
Geb.-Dat.: 29.06.1948
Geschlecht/Alter: m. 62 J.

OP-Datum: 03.06.2012
OP-Dauer (Schnitt/Naht): 09.11 – 10.34 Uhr
Saal: B 4

Personal:
Operateur: PD Dr. S. Klima
1. Assistent: Dr. J. Theopold
2. Assistent: A. Grinser (PJ)

Anästhesist: Fr. Dr. Bleifuss
Anästhesieschw./-pfl.: C. Schmalspur
OP-Schwester/-Pfl.: B. Golf
OP-Springer: D. D. Beier

Bericht

Vorgeschichte: Bei dem Pat. besteht seit mehreren Jahren eine medial betonte Pangonarthrose rechts mit Varusfehlstellung von 12°. Entsprechende Beschwerden haben im letzten Jahr zu einer laut Pat. deutl. Einschränkung der Mobilität bei anhaltend starken Schmerzen geführt. Nach Aufklärung über konservative und operative Möglichkeiten hat der Pat. nach Erklärung der typischen OP-Risiken in u. g. Operation eingewilligt.

Diagnose: Fortgeschrittene Pangonarthrose rechts

Operation: Implantation einer zementierten bikondylären Knie-Totalendoprothese rechts (Implantate Fa. Smith&Nephew: Genesis II PS Tibia Gr. 5, Femur Gr. 5, Inlay 9 mm)

Vorgehen: Ungestörte ITN. Cefuroxim 1,5 g i.v. Rückenlagerung, entspr. Polsterung. Vorlage der Oberschenkelblutsperre. Wiederholte Hautdesinfektion, übliches steriles Abdecken.
  Nun Blutleere und -sperre bei 300 mm Hg. Schichtweise Präparation über einen anterioren parapatellarer Zugang zum Kniegelenk und Spalten der Gelenkkapsel bis an den medialen Rand der Tub. tibiae. Sukzessive Blutstillung. Großzügiges Liberalisieren des med. Tibiakopfes streng subperiostal auf Grund der rigiden varischen Verhältnisse. Partielle Resektion des Hoffa'schen Fettkörpers, Entfernung des Außenmeniskus und des vorderen Kreuzbands. Der mediale Meniskus ist nach (partieller) Meniskektomie vor 15 Jahren nicht mehr vorhanden. Einsetzen von Retraktoren und Aufstellen des Unterschenkels sowie Subluxation des Tibiakopfes. Eindringen in das tibiale Zentrum mit dem Bohrer und intramedulläre Ausrichtung der Tibiaschnittebene. Fixierung des Schnittblocks und Resektion mit der oszillierenden Säge. Das flache mediale Resektat ist stark sklerotisch, der laterale Knochen osteoporotisch und die Scheibe hier 10 mm stark. Resektion von dorsalen Osteophyten mit dem Luer. Nun weiteres Vorgehen femoral: Eindringen in das distale Femur mit dem Stufenbohrer und intramedulläres Ausrichten der distalen Resektionsebene. Nach der Resektion wird ein Spacer eingesetzt und das Bein in Streckung balanciert. Die Gelenkkapsel wird bis weit dorsal vom Tibiakopf abgelöst, der Ansatz des M. semimembranosus wird gelöst, trotzdem herrschen noch keine balancierten Verhältnisse. Der Pes anserinus wird mit dem Raspatorium abgelöst. Erst nach Shrinking »step by step« der dorsalen Anteile des oberflächlichen medialen Kollateralbands ist der Streckspalt balanciert. Danach wird unter Anspannung der Seitenbänder der Beugespalt in 90° Flexion referenziert und der entsprechende Schnittblock Größe 5 aufgesetzt. Resektion am distalen Femur in der 4-in-1-Technik und Überprüfung des Beugespalts mit demselben Spacer. Der Diskrepanz der Spannungsverhältnisse kann nach Abtragung medialer Osteophyten im Bereich der Fossa intercondylaris mit einem Impingement des hinteren Kreuzbands begegnet werden. Durch Resektion des HKB mit dem Stilett kann der Beugespalt nun gut balanciert werden. Schonendes dorsales Kapselrelease v. a. medial und Abschlagen dorsaler Osteophyten. Aufsetzen des PS-Sägeblocks und Resektion des zentralen Knochens für die PS-Box. Dann Aufschieben des Probe-Femurschilds und Aufstellen des Unterschenkels, der wieder in Subluxation gebracht wird, sodass der Tibiakopf präpariert werden kann. Die Schablone Größe 5 wird aufgelegt, ausgerichtet und fixiert. Bohren des Zentrallochs und zunächst Sägen, dann Einschlagen der Raspel für den tibialen Kiel. Aufgrund der medialen Sklerose werden hier mehrere Verankerungslöcher für den Zement mit dem 2,0 mm-Bohrer eingebracht. Aufsetzen des 9 mm Probeinlays und Durchbewegen des Kniegelenks mit den Probeimplantaten. Das Gelenk »fällt« in 120° Beugung, die Patella läuft zentral. Sie ist aber lateral mit einem großen Osteophyten versehen, deshalb

wird dieser reseziert und die gesamte Kniescheibe mit dem Kauter zirkulär denerviert. Dann Entfernung der Probeimplantate und Vorbereiten der Resektionflächen mit der Jetlavage. Nun Einzementieren aller Prothesen-Komponenten und Einsetzen des Probe-inlays. Nach Aushärtung des Zements BV-Kontrolle mit einem regelhaften postoperativen Ergebnis. Öffnen der Blutsperre und Blutstillung. Einsetzen des 9 mm-PS-Inlays. BV-Röntgen des rechten Kniegelenkes in 2 Ebenen: Exakte Implantatposition, kein Anhalt für Fraktur/Fissur, keine ektopen Zementanteile, keine störenden Osteophyten. Spülung des Gelenkraums, Einlegen einer 10er-Redon, Verschluss der Kapsel, Subkutannähte und Hautklammerung, Desinfektion, Verband.

Procedere: Drainagezug und Röntgen morgen! Es besteht volle Belastungs- und Mobilisationsfähigkeit des Beines rechts. Aufstehen heute Abend! Ab morgen Bewegungsschiene. Heparin low-dose lt. Standardprotokoll! AHB veranlassen, Röntgenkontrolle nach 6 Wochen.

PD Dr. med. St. Klima (FA f. spez. Orthopädie und spez. Unfallchirurgie)

9.4.6   Spätinfekt nach Knieprothese – Ausbau, Debridement, Spacer

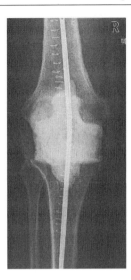

OP-Bericht, Klinik für Unfallchirurgie und Orthopädie

Pat.-Nr.: 97862430
Aktuelle Klinik: Orthopädie
Pat.-Name: Glutsch, Olga

Fall-Nr.: B0986221/2011
Station: 3
Geb.-Dat.: 20.04.1944
Geschlecht/Alter: w, 67 J.

OP-Datum: 24.05.2011
OP-Dauer (Schnitt/Naht): 10.00 – 11.44 Uhr
Saal: B 5

Personal:
Operateur: PD Dr. S. Klima
1. Assistent: Dr. B. Marquass
2. Assistent: Dr. J. Theopold

Anästhesist: Dr. Brandt
Anästhesieschw./-pfl.: C. Salzelmen
OP-Schwester/-Pfl.: W. Sinn
OP-Springer: D. D. Beier

Bericht

Vorgeschichte: Bei der Patientin bestehen nur subakute klinische Infektionszeichen des rechten Kniegelenks. Es besteht jedoch ein deutlicher Bewegungsschmerz des Gelenks bei leichter Rötung und Überwärmung der Haut. In der mikrobiologischen Untersuchung des trüben Kniegelenkpunktats konnten grampositive Kokken nachgewiesen werden. Der CRP-Wert ist auf das 5-fache des Grenzwerts erhöht. Radiologisch zeigt sich ein Lockerungssaum der tibialen Komponente der vor 2 Jahren implantierten zementierten Knie-TEP. Das u. g. operative Vorgehen wurde im Rahmen der Risikoaufklärung eingehend mit der Pat. besprochen.

Diagnose: Spätinfekt des rechten Kniegelenks bei Zustand nach Implantation einer Knie-TEP, Lockerung der tibialen Prothesenkomponente

Operation: Entfernung der Knieprothese rechts, ausgiebiges Weichteil-Debridement, und temporäre Stabilisierung mit einem augmentierten Vancomycin-PMMA-Spacer

Vorgehen: Rückenlage, entspr. Polsterung. Ungestörte ITN. Auf eine Blutsperre, das Auswickeln des Beines und die präoperative Antibiose wird verzichtet, um die mikrobiologische Anzüchtung nicht zu verfälschen. Wiederholte Hautdesinfektion, standardisiertes Abdecken des frei beweglichen Beines.

Zunächst wird die Narbe spindelförmig ausgeschnitten und im Sinne eines direkten anterioren Zugangs präpariert. Schichtweise Präparation, sukzessive Blutstillung. Längsinzision der Quadrizepssehne und mediale Patellaumschneidung. Es entleert sich trüber Erguss, der teils abgesaugt und teils gemeinsam mit einer Probe aus der synovialen Kapsel zur mikrobiologischen Untersuchung eingeschickt wird. Nun werden 1,5 g Cefuroxim und 600 mg Clindamycin infundiert. Freipräparieren des medialen Tibiakopfes streng subperiostal und Entfernung des Inlays. Erwartungsgemäß bestätigt sich die Lockerung der Tibiakomponente. Der femorale Prothesenanteil scheint über Knochenzement fest mit dem Knochen verbunden. Mit Hilfe der Gigli- und der oszillierenden Säge sowie Meißeln wird das Femurschild aus dem knöchernen Lager entfernt. Der knöcherne Verlust ist gering. Verbliebene Zementanteile werden entfernt. Einsatz von Retraktoren, Aufstellen des Unterschenkels und Hervorluxieren des Tibiakopfes. Müheloses Herausziehen der Tibiakomponente. Darunter liegt zwischen Zement und dem Knochen eine gräuliche Membran, die entfernt wird. Eine ca. 1 mm starke Knochenscheibe des Tibiakopfes wird mit der oszillierenden Säge nachreseziert. Danach erfolgen ein großzügiges Weichteildebridement und eine komplette Synovektomie. Durch Packing von Bauchtüchern kommt die flächenhafte Blutung schnell zum Stillstand. Auf eine Elektrokoagulation wird weitgehend verzichtet, um Nekrosen zu verhindern. Nun wird der intramedulläre Raum des Femurs und der Tibia aufgebohrt. Danach werden mit Jod-H_2O_2-Gemisch getränkte Bauchtücher impaktiert und nach 1 Minute entfernt und es wird mit der Jetlavage gespült. Dieser Vorgang wird durch ein ergänzendes Debridement noch 2-mal wiederholt. Jetzt erfolgen die erneute Desinfektion des Wundgebiets, Handschuhwechsel des OP-Teams und vollständiger Instrumentenwechsel, Kleiderwechsel des Operateurs und erneutes steriles Abdecken des OP-Gebiets. Einbringen von leicht vorgebogenen, überbrückenden 5,5 mm-Metallstäben in Femur und Tibia. Dann werden 80 g PMMA-Zement mit 8 g Vancomycin vermischt und in den Spalt zwischen Tibia und Femur gebracht. Die Patella kommt darüber zum Liegen. Die Aushärtung erfolgt unter permanenter Kühlung mit der Jetlavage. Dabei wird das Bein unter ständigem Zug des Assistenten in etwa 10° Beugung gehalten. BV-Röntgen des rechten Kniegelenkes in 2 Ebenen: Die Implantate befinden sich intramedullär, kein Anhalt für Fraktur/Fissur. Nun

12er-Drainage und folgend der schichtweise Wundverschluss. Spannungsfreie Hautrückstichnähte. Steriler Verband. Milde elasto-kompressive Wickel.

Procedere: Drainagenzug nach maximal 48 h! Antibiose mit 3×600 mg Clindamycin i.v. für 21 Tage (evtl. Korrektur), enge CRP-Verlaufskontrollen! Reimplantation einer TEP bei Infektfreiheit (3× Punktion, Labor, Klinik) nach ca. 6 Wochen. Teilbelastung mit 20 kg.

PD Dr. med. St. Klima (FA f. spez. Unfallchirurgie und spez. Orthopädie)

9.4.7 Knieprothesenreimplantation bei ausgeheiltem Infekt nach Spacer (CC-System)

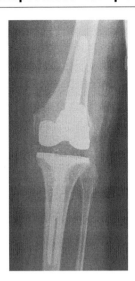

OP-Bericht, Klinik für Unfallchirurgie und Orthopädie

Pat.-Nr.: 09067722   **Fall-Nr.:** B0987883/2011
Aktuelle Klinik: Orthopädie   **Station:** 3
Pat.-Name: von Glanz, Ella-Eleonore   **Geb.-Dat.:** 12.04.1940
Geschlecht/Alter: w, 71 J.

OP-Datum: 12.08.2011
OP-Dauer (Schnitt/Naht): 11.20 – 13.04 Uhr
Saal: B 3

Personal:
Operateur: PD Dr. S. Klima   **Anästhesist:** Dr. Brandt
1. Assistent: Fr. Dr. A. Ahrberg   **Anästhesieschw./-pfl.:** C. Schmalspur
2. Assistent: A. Grinser (PJ)   **OP-Schwester/-Pfl.:** W. Sinn
                    OP-Springer: D. D. Beier

Bericht

Vorgeschichte: Das linke Kniegelenk wurde aufgrund eines Prothesen-Spätinfekts vor nunmehr 6 Wochen durch Prothesenentfernung, Synovektomie und Implantation eines Vancomycin-PMMA-Spacers versorgt. Jetzt besteht klinische und paraklinische (CRP-Wert im oberen Normbereich) Infektfreiheit. Die dreimaligen Punktionen mit mikrobiologischer Bebrütung für 14 Tage blieben jeweils ohne Keimnachweis. Radiologisch keine Lysezonen spacernah. Die Pat. hat in u. g. operatives Vorgehen, mehrfach mit ihr besprochen, schriftlich eingewilligt.

Diagnose: Ausgeheilter Kniegelenksinfekt nach Implantation eines Vancomycin-PMMA-Spacers links

Operation: Entfernung des Spacers, Debridement, Implantation einer teilgekoppelten Knie-TEP links (Implantate Fa. Smith&Nephew Genesis II Condylar Constraint: Tibia Größe 6 mit Stem 18×150 mm, Femur Größe 6 mit Stem 20×150 mm, Inlay CC 13 mm, femorale distale Knochenblöcke 10 mm)

Vorgehen: Ungestörte ITN. Rückenlagerung, entspr. Polsterung. Vorlage einer Blutsperre, vorerst keine i.v.-Antibiose. Wiederholte Hautdesinfektion und übliches steriles Abdecken.

Spindelförmiges Ausschneiden der Narbe, schichtweiser direkter anteriorer Zugang zum Kniegelenk links im Narbenverlauf. Lösen bestehender Narbenstränge und erneutes Weichteildebridement. Mehrere Weichteil-Proben gelangen zur mikrobiologischen Untersuchung. Jetzt Gabe von 1,5 g Cefuroxim. Herausmeißeln des Spacers und dorsales Weichteildebridement. Nun mediales und laterales Lösen weiterer Narbenstränge. Aufstellen des Unterschenkels und Einsetzen eines gebogenen Retraktors, wodurch der Tibiakopf ventral subluxiert wird. Intramedulläre Ausrichtung des Tibiaschnitts, wofür die Tibia vom zentralen Tibiakopf her aufgebohrt wird. Vorbereiten des Markraums für die Aufnahme eines 18/150 mm-Stems. Resektion einer ca. 1 mm breiten Knochenschicht mit der oszillierenden Säge. Der resezierte Knochen ist gut durchblutet. Weiteres Vorgehen am Femur: auch hier intramedulläres Vorgehen und dazu Aufbohren des distalen Femurs bis ein entsprechender Schaft von 20/150 mm Platz findet. Aufsetzen des Sägeblocks und auch hier Durchführen des distalen Anfrischungsschnitts. Der Streckspalt ist verfälscht, da bei einer Implantation der Probeprothese sich eine proximalisierte Gelenklinie zeigt. Sie muss 1 cm weiter nach distal korrigiert werden. Erst jetzt kann mit entsprechenden Spacern der Beugespalt angepasst werden. Demzufolge Aufsetzen des entsprechenden Sägeblocks Gr. 6 und dorsale und danach zentrale Resektion für die CC-Box. Die Schrägschnitte resezieren keinen weiteren Knochen. Jetzt Einsetzen der geschafteten Femur-Probekomponente mit unterfütterten distalen Blöcken und einer Standard-Tibiakomponente. Einsetzen eines 13 mm hohen Standardinlays. Durchbewegen des Kniegelenks und Markieren der Position der tibialen Prothesenkomponente. Nun weiteres Vorgehen an der Tibia. Eine Schablone der Gr. 6 wird aufgelegt und in die entsprechende Rotation gebracht. Aufmeißeln des Knochens für den Prothesenkiel. Einsetzen der definitiven Probeimplantate und Bewegen des Kunstgelenks. Überprüfung der Stabilität in Beugung und Streckung. Es zeigt sich eine hohe Stabilität ohne Gefahr der Entkoppelung. Die Patella ist dezentral in der Femurkomponente geführt und läuft lateral. Nach Lösen zahlreicher Narbenstränge ist der Lauf zentral ohne Druck von außen. Zirkuläre Denervierung der Patella mit dem Elektrokauter und Schließen der Blutsperre (300 mm Hg) für die Zementierung. Entfernen der Probeimplantate und Vorbereiten der Resektionflächen mit der Jetlavage. Einzementieren der Prothesenkomponenten, Einsetzen des CR-Probeinlays 13 mm und axialer Druck. Eröffnen der Blutsperre. Entfernen des Probeinlays und Einsatz des definitiven 13 mm hohen CC-Inlays. BV-Röntgen des linken Kniegelenkes in 2 Ebenen: Exakte Implantatposition, kein Anhalt für

Fraktur/Fissur, keine ektopen Zementanteile. Einlegen einer 12er-Redon, Verschluss der Kapsel, subkutane 10er-Drainage, Subkutannähte und spannungsfreie Hautklammerung. Desinfektion, Verband.

Procedere: Entfernung der Drainage geplant nach 24 h! Es besteht volle Belastungsfähigkeit des linken Beines. Bewegungsschiene ab morgen, Aufstehen ab morgen! Heparin low-dose lt. Standardprotokoll, pulsierende Wadenkompressionspumpen ab sofort! 3×600 mg Clindamycin für 10 Tage.

PD Dr. med. St. Klima (FA f. Orthopädie und Unfallchirurgie)

9.4.8 Prothesenwechsel bei Lockerung und tibialem und femoralem Knochenverlust

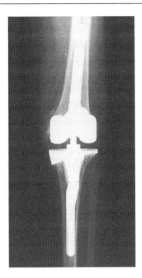

OP-Bericht, Klinik für Unfallchirurgie und Orthopädie

Pat.-Nr.: 97864661   **Fall-Nr.:** B0986744/2011
Aktuelle Klinik: Orthopädie   **Station:** 3
Pat.-Name: Gerngroß, Urda   **Geb.-Dat.:** 04.05.1942
                                          Geschlecht/Alter: w, 69 J.

OP-Datum: 13.07.2011
OP-Dauer (Schnitt/Naht): 13.41 – 15.34 Uhr
Saal: B 5

Personal:
Operateur: PD Dr. S. Klima   **Anästhesist:** Dr. Brandt
1. Assistent: Dr. B. Marquass   **Anästhesieschw./-pfl.:** C. Salzelmen
2. Assistent: Dr. J. Theopold   **OP-Schwester/-Pfl.:** D. D. Beier
                                          OP-Springer: W. Sinn

Bericht

Vorgeschichte: Das linke Kniegelenk wurde vor 12 Jahren mit einer Endoprothese versorgt. Jetzt zeigt sich bei ausgeprägter Varusstellung im Kniegelenk eine tibiale und femorale Lockerung mit knöchernem Defekt im Bereich des medialen Tibiakopfes. Die Pat. hat aufgrund ihrer Beschwerden in den u. g. Prothesenwechsel bei bekannten OP-Risiken schriftl. eingewilligt. Das CRP ist im Normbereich, zweimalige Punktion ergab keine mikrobiologische Anzüchtung nach jeweils 14 Tagen.

Diagnose: Aseptische Knie-TEP-Lockerung links mit tibialem und femoralem Knochenverlust

Operation: Entfernung der gelockerten, ehemals zementierten Prothese, Implantation einer teilgekoppelten Knie-TEP links (Fa. Zimmer: NexGen LCCK, Tibia Gr. 5 mit Offset-Stem 16×100 mm und medialem 10 mm Wedge, Femur Gr. D mit Stem 18×100 mm mit distalem 5 mm Block medial und lateral und medial-dorsalem Block 5 mm, Inlay 14 mm)

Vorgehen: Rückenlagerung, entspr. Polsterung. Ungestörte ITN. Cefuroxim 1,5 g i.v. Eine Blutsperre wird angelegt, aber nicht aufgepumpt (pAVK IIb nach Fontaine). Wiederholte Hautdesinfektion, übliches steriles Abdecken.

Wahl des alten anterioren Zugangs zum Kniegelenk. Spindelförmige Exzision der Hautnarbe, schichtweise Präparation, sukzessive Blutstillung. Spaltung der Quadrizepssehne, mediale Umschneidung der Patella bis zum medialen Rand der Tuberositas. Der Gelenkerguss wird abgesaugt, ein Teil gelangt zusammen mit Proben der Gelenkschleimhaut zur mikrobiologischen Untersuchung. Zunächst wird ein Teil der villös entzündeten synovialen Kapsel reseziert. Bei Streckung des Beines lässt sich das abgeschliffene Inlay herausziehen. So wird Platz gewonnen, so dass sich nach weiterem Weichteilrelease der Unterschenkel aufstellen lässt. Die femorale Prothesenkomponente ist nicht komplett gelockert, so dass zunächst mit der Gigli-, dann mit der oszillierenden Säge das Implantat vom Knochen getrennt wird. Danach wird das Implantat abgezogen. Im Bereich des distalen Kondylus findet sich eine erhebliche Osteolyse, auch dorsal zeigt sich medial ein Knochenverlust. Nun kann durch den gewonnenen Platz die tibiale Prothesenkomponente nach Untersägung relativ leicht herausgezogen werden. Auch hier zeigt sich medial ein größerer Knochenverlust. Entfernung aller verbliebenen Zementanteile und intramedulläre Ausrichtung des Tibiaschnitts. Lateral ist der Knochen stabil und wird mit der oszillierenden Säge nur angefrischt. Medial hingegen muss 10 mm unter das Niveau gesägt werden. Der Tibiaschaft wird bis 16 mm aufgebohrt. Vorbereiten der Resektionsfläche für das Probeimplantat, das mit dem Stem und einem medialen Block von 10 mm eingesetzt wird. Der Offset-Stem wird so positioniert, dass er der lateralen Kortikalis anliegt, um Druckbelastung aus dem medialen Gelenkanteil zu nehmen, besonders bei Varusstress. Das Probeimplantat wird belassen und weiter femoral vorgegangen. Der Schaft wird aufgebohrt und intramedullär ausgerichtet. Der Sägeblock Gr. D sichert mit 5 mm Distalisierung einen gleichen Beuge- und Streckspalt bei korrekter Gelenklinie. Resektion des zentralen Knochenblocks und Einsatz des femoralen Probeimplantats sowie des 12 mm-CC-Inlays. Dorsal wird auf der medialen Seite noch ein 5 mm-Block unterfüttert. Die Verhältnisse sind noch etwas locker, aber eine Luxationsgefahr, besonders bei Beugung, besteht nicht. Nun Entfernung der Probeimplantate. Vorbereiten der Resektionflächen mit der Jetlavage. Zementieren der Prothesenkomponenten mit befestigten Augmentaten. Axialer Druck und Öffnen der Blutsperre. Blutstillung durch Elektrokoagulation und Einsatz sowie Verschrauben des definitiven, 14 mm hohen CC-Inlays. Die Patella läuft zentral und bedarf wegen des noch weit intakten Knorpels keiner Resektion der Gelenkfläche. Beim Beugen ergibt sich allerdings ein Patella-Tilt, weshalb Fasern des Tractus iliotibialis nahe der Patella abgelöst werden. Die synoviale Kapsel bleibt dabei intakt. Danach ist der Lauf der Patella spannungsfrei möglich. BV-Röntgen des linken Kniegelenkes in 2 Ebenen: Exakte Implantatposition, kein Anhalt für Fraktur/Fissur, keine ektopen Zementanteile. Einlegen einer 12er-Redon, Verschluss der Kapsel, subkutane 10er-Drainage, Subkutannähte und spannungsfreie Hautklammerung, Desinfektion, Verband.

Procedere: Entfernung der Drainage geplant nach 24 h und Röntgen. Es besteht volle Belastungs- und Mobilisationsfähigkeit des linken Beines. Bewegungsschiene und Aufstehen ab morgen! Heparin low-dose lt. Standardprotokoll, pulsierende Wadenkompressionspumpen ab sofort! Keine geplante Antibiose! Nach Abschluss der AHB Röntgenverlauf in 6 Wochen.

PD Dr. med. St. Klima (FA f. spez. Orthopädie und spez. Unfallchirurgie)

9.5   Oberes Sprunggelenk

S. Klima

9

9.5.1 OSG-Prothese

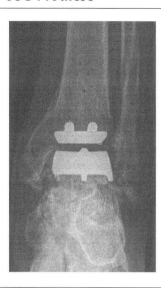

OP-Bericht, Klinik für Unfallchirurgie und Orthopädie

Pat.-Nr.: 97864662   **Fall-Nr.:** B0986745/2011
Aktuelle Klinik: Orthopädie   **Station:** 2
Pat.-Name: Diegriepe, Thomas   **Geb.-Dat.:** 24.05.1964
                                   Geschlecht/Alter: m, 47 J.

OP-Datum: 15.08.2011
OP-Dauer (Schnitt/Naht): 10.21 – 12.04 Uhr
Saal: B 2

Personal:
Operateur: PD Dr. S. Klima   **Anästhesist:** Dr. Brandt
1. Assistent: Dr. B. Marquass   **Anästhesieschw./-pfl.:** C. Salzelmen
2. Assistent: Dr. J. Theopold   **OP-Schwester/-Pfl.:** W. Sinn
                                     OP-Springer: D. D. Beier

Bericht

Vorgeschichte: Bei dem Patienten besteht eine ausgeprägte OSG-Arthrose nach Osteosynthese einer Pilon-tibiale Fraktur. Nach der Metallentfernung und Arthrolyse vor 14 Monaten kam es im weiteren Verlauf zu einer progredienten Schmerzsymptomatik und zur Einschränkung der Mobilität. Einer Arthrodese des oberen Sprunggelenks steht der Patient ablehnend gegenüber. Eine entspr. unterschriebene OP-Risikoaufklärung liegt vor. Der operative Eingriff wurde mit einem entsprechenden OP-Planungsprogramm durchgearbeitet.

Diagnose: Fortgeschrittene posttraumatische Arthrose des oberen Sprunggelenkes links

Operation: Implantation einer 3-Komponenten Sprunggelenksprothese links (Implantate Fa. LINK S.T.A.R.)

Bericht: Ungestörte ITN. Rückenlage, entspr. Polsterung. Cefuroxim 1,5 g i.v. Vorlage der Oberschenkelblutsperre. Wiederholte Hautdesinfektion, übliches steriles Abdecken. Unter BV Hautschnittmarkierung.
Blutsperre/-leere bei 300 mm Hg. Geschwungener anteromed. Hautschnitt unter Schonung der Strecksehnen. Mobilisation der im plattenförmigen Narbengewebe verwachsenen Sehnen und Darstellung des OSG. Eröffnen der Gelenkkapsel, die ebenfalls stark narbig verändert ist. Abtragung mehrerer Osteophyten von der vorderen Tibiakante und vom Talus, ohne die Stabilität zu gefährden. Die Arthrolyse wird nach medial und lateral weiter vorangetrieben. Erwartungsgemäß ist der Knorpel sowohl tibial als auch talar nicht mehr vorhanden. Montage, Ausrichtung und Fixation des Peilstabs. Nach Feinjustierung des Sägeblocks wird dieser endgültig arretiert, Messblock und -stab können entfernt werden. Der Sägeschutz zur Protektion der Malleolen wird angebracht und die distale Tibiagelenkfläche unter permanenter Spülung reseziert. Nun kann, nach Herausnahme des Resektats, der 4°-Messblock angebracht und fixiert werden, über den dann die schmale Knochen-Knorpelfläche vom medialen und lateralen Talus entfernt wird. Nun Markierung des Kopf-Hals-Übergangs am Talus und Anlegen der Bohr-/Sägelehre in üblicher Weise. Nochmals visuelle und BV-gestützte Positionskontrolle der Lehre und Fixation mit Pins. Nun wird der Fuß in eine Spitzfußstellung gebracht, dann erfolgt die Durchführung der sagittalen Schnitte mit der Stichsäge, ebenfalls unter permanenter Kühlung. Abtragung hinderlicher Osteophyten und Anbringen der Talussägelehre,. Hierzu ist eine weitere Arthrolyse v. a. lateral erforderlich. Nach Fixation der Sägelehre wird die dorsale Resektion der Talusgekenkfläche realisiert. Weit dorsal wird noch mit einem kleinen Meißel nachgearbeitet. Spülung. Nun kann auch die frontale Resektion mit einem flexiblen Sägeblatt vorgenommen werden. Auflegen und Fixieren der Fräslehre in Spitzfußstellung und Bohren der Fräsbegrenzung. Die Rinne wird von Loch zu Loch ausgefräst. Nun wird die Taluskappe aufgelegt und mit vorsichtigen Schlägen am Talus fixiert. Jetzt wird die tibiale Bohr- und Sägelehre wieder auf die verbliebenen Fixationsnägel geschoben. Vermessen der sagittalen Tibiatiefe und Einstellen des Anschlagbohrers. Realisierung der 6 mm-Verankerungsbohrung, wobei sicherheitshalber vor Abschluss der Bohrung die Tiefe mit dem BV kontrolliert wird, um einen Durchbruch nach dorsal zu vermeiden. Einschieben des Bolzens in das gebohrte Loch und danach Durchführung der zweiten Bohrung, ebenfalls mit BV-Kontrolle. Aufbrechen der knöchernen Rinne zur Resektionsfläche mit dem Meißel. Einsatz und vorsichtiges Festschlagen der Tibiaplatte bis zum vorderen Rand der Tibiakante. Nun kann die Stärke des PE-Inlays mit den Spacern bestimmt werden. Einsetzen des Inlays und Überprüfung der Kippstabilität. Eine zusätzliche Stabilisierung ist nicht erforderlich. BV-Röntgen des linken Sprung-

gelenkes in 2 Ebenen: Exakte Implantatposition, kein Anhalt für Fraktur/Fissur. Spülung des Gelenkraums, Drainage, Naht der Kapsel und schichtweiser Wundverschluss. Abschließend wird ein Gipsverband angelegt.

Procedere: Entfernung der Drainage geplant nach 24 h! Es besteht für 6 Wochen eine 20 kg-Teilbelastungsfähigkeit des linken Beines, allerdings Beginn der Physiotherapie nach Absprache. Low-dose Heparinisierung. Drainagenzug und Röntgen nach 48 h sowie dann nach 2 + 6 Wochen.

PD Dr. med. Stefan Klima (FA f. spez. Orthopädie u. spez. Unfallchirurgie)

Arthroskopie

L. Irlenbusch , P. Hepp, G. Jensen, C. Katthagen, H. Lill, M. Schulz

H. Siekmann et al. (Hrsg.), *Operationsberichte Orthopädie und Unfallchirurgie*,
DOI 10.1007/978-3-662-48881-2_10, © Springer-Verlag Berlin Heidelberg 2016

10.1   Schultergelenk

P. Hepp, G. Jensen, C. Katthagen, H. Lill

10

10.1.1 Arthroskopie und Bizepssehnentenodese

OP-Bericht, Klinik für Unfall- und Wiederherstellungschirurgie

Pat.-Nr.: 97864661
Aktuelle Klinik: Unfallchirurgie
Pat.-Name: Gollum, Fred

Fall-Nr.: B0986744/2011
Station: 2
Geb.-Dat.: 20.04.1960
Geschlecht/Alter: m, 51 J.

OP-Datum: 04.09.2011
OP-Dauer (Schnitt/Naht): 13.47 – 14.37 Uhr
Saal: B 3

Personal:
Operateur: Prof. Dr. P. Hepp
1. Assistent: Dr. B. Marquass
2. Assistent: Dr. J. Theopold

Anästhesist: Fr. Siekel-Wenzmann
Anästhesieschw./-pfl.: C. Geier
OP-Schwester/-Pfl.: I. Bär
OP-Springer: D. D. Beier

Bericht

Vorgeschichte: Der Patient zog sich beim Snowboarden ein Hyperextensionstrauma der rechten Schulter zu. Die Indikation besteht bei persistierenden Schmerzen und dem V. a. auf eine Pulleyläsion in der MRT Untersuchung. Der Patient hat nach eingehender Risikoaufklärung schriftlich in das nachfolgende operative Vorgehen eingewilligt.

Diagnose: Teilruptur der langen Bizepssehne mit Teilzerreißung des Pulleysystems (SGHL-Läsion, Typ I nach Habermeyer) rechte Schulter

Operation: Arthroskopie Schultergelenk rechts, arthroskopische Tenotomie und Tenodese in »Lasso-Loop« Technik (Lafosse) mittels Fadenankersystem

Vorgehen: Ungestörte ITN, Beachchair-Lagerung, entsprechende Sicherung u. Polsterung, Anlage Armhalter. Wiederholte Hautdesinfektion und steriles Abdecken. Anzeichnen der anatomischen Landmarken.

Über das dorsale Standardportal (2-3 cm inferior und 1 cm medial des posterolateralen Akromionecks) wird das Gelenk punktiert und mit 60 ml NaCl aufgefüllt – regelrechte Lage bei zurückschießender Flüssigkeit. Stichinzision. Punktion mit stumpfem Trokar und Arthroskophülse, Einführen der Optik nach Trokarentfernung. Diagnostischer Rundgang: 1. Gesamteindruck: Insgesamt ist das Schultergelenk leicht synovitisch verändert. 2. Knorpel: keine fokale oder generalisierte Knorpelläsion. 3. Bizepssehne: Teilruptur mit Auffaserungen im intraartikulären Verlauf, keine SLAP-Läsion. Instabilität im Pulleysystem aufgrund einer Zerreißung des SGHL. 4. Blick auf den ventralen Kapsel-Band-Komplex: stabiles ventrales Labrum, die Subscapularissehne ist in ihrer Kontinuität erhalten. SGHL: zerrissen. MGHL: gut sichtbar, verläuft schräg über die Sehne des M. subscapularis (kein Buford-Komplex – strangförmiges MGHL bei fehlendem vorderen Labrum glenoidale ventrale) IGHL: kein auffälliger Befund. 5. Rotatorenmanschette: kein Anhalt für eine Läsion. Ventrale und dorsale Abschnitte (unter Rotation des Humeruskopfes) ohne Pathologie. 6. Pulley-System: Zerreißung des SGHL im Sinne einer Typ I Läsion nach Habermeyer. Intervall ohne Pathologie.

Unter Sicht werden der anteriore Arbeitszugang angelegt und mit dem Tasthaken die anatomischen Strukturen geprüft. Die Bizepssehne ist im Pulleysystem nicht stabil geführt. Entschluss zur Tenotomie und Tenodese der langen Bizepssehne. Nun wird unter Sicht ein weiterer Hilfszugang über der Sulcus bicipitalis etabliert. Der obere Anteil des Sulcus wird mittels Knochenfräse angefrischt. Nun wird eine Arbeitskanüle eingebracht und unter Sicht ein Fadenanker in den oberen Sulcus eingedreht. Über den ventralen Zugang wird ebenfalls eine Arbeitskanüle eingebracht. Es erfolgt ein shuttlen der Fäden in Lasso-Loop-Technik und ein sicheres Verknoten. Nun wird die Bizepssehne in Sulcushöhe proximal des Knotens und am Glenoid tenotomiert. Das Präparat wird zur histologischen Begutachtung eingesandt.

Hautnaht, Verband, Anlegen eines Gilchrist-Verbands. Der Patient wird mit stabilen Vitalparametern nach komplikationsloser Narkoseführung und Extubation in den Aufwachraum gebracht.

Procedere: Erstverband und Röntgenkontrolle (Schulter rechts in 2 E) am 2. Tag. Analgesie nach Maßgabe der Stationsärzte. Gilchristverband für 6 Wochen, Nachbehandlung und Mobilisierung nach hausinterner Empfehlung für Bizepssehnentenodese.

Prof. Dr. med. Pierre Hepp (FA f. Orthopädie u. Unfallchirurgie, spez. Unfallchirurgie)

10.1.2 Arthroskopie und subakromiale Dekompression

OP-Bericht, Klinik für Unfall- und Wiederherstellungschirurgie

Pat.-Nr.: 97864662
Aktuelle Klinik: Unfallchirurgie
Pat.-Name: Elch, Ralf

Fall-Nr.: B0986745/2011
Station: 2
Geb.-Dat.: 19.04.1950
Geschlecht/Alter: m, 61 J.

OP-Datum: 05.09.2011
OP-Dauer (Schnitt/Naht): 12.40 – 13.19 Uhr
Saal: B 3

Personal:
Operateur: Prof. Dr. P. Hepp
1. Assistent: Dr. B. Marquass
2. Assistent: Dr. J. Theopold

Anästhesist: Fr. Siekel-Wenzmann
Anästhesieschw./-pfl.: C. Geier
OP-Schwester/-Pfl.: W. Sinn
OP-Springer: R. Fuchs

Bericht

Vorgeschichte: Seit Jahren Schmerzen im linken Schultergelenk, klinisch »painfull arc«, Röntgendiagnostik: Typ III Akromion mit Sporn. Konservative Maßnahmen im ambulanten Rahmen (Analgetika, Infiltrationen usw.) brachten bisher keine Besserung der Beschwerden. Der Patient hat sich nach Aufklärung aller Therapieoptionen zu u. g. operativem Vorgehen entschieden.

Diagnose: Outletimpingement bei Typ III-Akromion mit Sporn rechtes Schultergelenk, Bursitis subacromialis

Therapie: Arthroskopie linkes Schultergelenk, subakromiale Bursektomie und Dekompression

Vorgehen: Ungestörte ITN. Beachchair-Lagerung, entsprechende Sicherung u. Polsterung, Anlage Armhalter. Wiederholte Hautdesinfektion und steriles Abdecken. Anzeichnen der anatomischen Landmarken.

Über das dorsale Standardportal (2-3 cm inferior und 1 cm medial des posterolateralen Akromionecks) wird das Gelenk punktiert und mit 60 ml NaCl aufgefüllt – die regelrechte Lage wird durch zurückschießende Flüssigkeit bestätigt. Stichinzision, Punktion mittels stumpfem Trokar und Arthroskophülse und Einführen der Optik nach Trokarentfernung.

Diagnostischer Rundblick: 1. Gesamteindruck: Insgesamt ist das Schultergelenk leicht synovitisch verändert. 2. Knorpel: keine fokale oder generalisierte Knorpelläsion. 3. Bizepssehne: In der Kontinuität erhalten, im Ansatzbereich leichte Auffaserung ohne Instabilität, keine SLAP-Läsion. 4. Blick auf den ventralen Kapsel-Band-Komplex: leicht aufgefasertes ventrales Labrum, die Subscapularissehne ist in ihrer Kontinuität erhalten, kleine degenerative Läsion im ansatznahen Bereich. MGHL: gut sichtbar, verläuft schräg über Sehne des M. subscapularis (kein Buford-Komplex). IGHL: keine Pathologie. 4. Rotatorenmanschette: Insgesamt leicht entzündliche Veränderungen. Ansatzbereich am Humeruskopf ohne Anhalt für eine Läsion. Ventrale und dorsale Abschnitte (unter Rotation des Humeruskopfes) ohne Pathologie. 5. Pulley-System: keine Läsion der Bizepssehne, des coracohumeralen Bandes, des SGHL, des Supraspinatusanteils, Subscapularis Intervall ohne Pathologie.

Nun Anlegen des ventralen Standardzugangs in Outside-in-Technik: Punktion mit langer Nadel genau lateral der Korakoidspitze in Richtung Gelenk. Platzierung im Dreieck lange Bizepssehne-Subscapularissehne-Glenoidrand. Stichinzision bis ins Gelenk und Einführen des Tasthakens. Alle Strukturen ohne Instabilität. Nun Debridement der synovitisch veränderten Anteile mittels Shaver.

Nun Bursoskopie über das dorsale Standardportal: Das stumpfe Trokar wird in einem leichten Winkel nach oben unter die Akromionunterkante (Leitstruktur) gerichtet und vorgeschoben. Hier zeigen sich synovitische Veränderungen der Bursa. Anlegen des lateralen Arbeitsportals in Outside-in-Technik (ca. 3 cm lateral der anterolateralen Ecke des Akromions) und Einführen des Vaporisators und im Wechsel des Shavers. Ausgiebiges Debridement. Die bursalseitige Rotatorenmanschette ist aufgefasert, zeigt aber keine Ruptur. Darstellen der lateralen und ventralen Akromionkante unter Schonung des korakoakromialen Ligaments. Schließlich Einführen des Akromionizers von lateral, Fräsen einer Nut entlang einer gedachten Linie in Verlängerung der hinteren AC-Gelenkkante. Nun sukzessives Fräsen des Akromionsporns.

Hautnaht. Verband. Anlegen eines Gilchrist-Verbands. Der Patient wird mit stabilen Vitalparametern nach komplikationsloser Narkoseführung und Extubation in den Aufwachraum gebracht.

Procedere: Erstverband und Röntgenkontrolle (subakromiale Einsichtsaufnahme) am 2. Tag. Analgesie nach Maßgabe der Stationsärzte. Nachbehandlung und Mobilisierung nach hausinterner Empfehlung für »Subakromiale Dekompression«.

Prof. Dr. med. P. Hepp (FA f. Orthopädie und Unfallchirurgie, spez. Unfallchirurgie)

10.1.3 Arthroskopie und Rotatorenmanschettenrefixation

OP-Bericht, Klinik für Unfall- und Wiederherstellungschirurgie

Pat.-Nr.: 97864663
Aktuelle Klinik: Unfallchirurgie
Pat.-Name: Gerngroß, Renate

Fall-Nr.: B0986746/2011
Station: 2
Geb.-Dat.: 04.05.1951
Geschlecht/Alter: w, 60 J.

OP-Datum: 14.10.2011
OP-Dauer (Schnitt/Naht): 13.45 – 14.58 Uhr
Saal: B 3

Personal:
Operateur: Prof. Dr. P. Hepp
1. Assistent: Dr. B. Marquass
2. Assistent: Dr. J. Theopold

Anästhesist: Fr. Siekel-Wenzmann
Anästhesieschw./-pfl.: C. Geier
OP-Schwester/-Pfl.: R. Fuchs
OP-Springer: I. Bär

Bericht

Vorgeschichte/ Indikation: Die Patient stürzte vor 6 Wochen bei Gartenarbeiten auf die rechte Schulter. Seitdem bestehen deutliche therapieresistente Schmerzen und ein Kraftdefizit im Seitenvergleich. Schon zuvor waren intermittierend Schulterbeschwerden seit 1 Jahr bekannt. MRT-morphologisch Nachweis einer Ruptur der Supraspinatussehne. Die Pat. hat nach entspr. Risikoaufklärung schriftl. in u. g. Operation eingewilligt.

Diagnose: Komplettruptur der Supraspinatussehne (Bateman I, U-shaped, Retraktionsgrad 1)

Therapie: Arthroskopie, arthroskopische Rekonstruktion der Supraspinatussehne in Double-Row-Technik mit Suture Bridge (2×5 mm Titananker medial, 2×4,5er knotenloser Anker laterale Reihe), subacromiale Bursektomie

Vorgehen: Ungestörte ITN, Beachchair-Lagerung, entsprechende Sicherung u. Polsterung, Anlage Armhalter. Wiederholte Hautdesinfektion und steriles Abdecken. Anzeichnen der anatomischen Landmarken.

Über das dorsale Standardportal (2-3 cm inferior und 1 cm medial des posterolateralen Akromionecks) wird das Gelenk punktiert und mit 60 ml NaCl aufgefüllt – die regelrechte Lage wird bei zurückschießender Flüssigkeit bestätigt. Stichinzision, Einführung von stumpfem Trokar und Arthroskophülse, dann Einführen der Optik nach Trokarentfernung.

Diagnostischer Rundblick: 1. Gesamteindruck: Insgesamt ist das Schultergelenk synovitisch verändert. 2. Knorpel: keine fokale oder generalisierte Knorpelläsion. 3. Bizepssehne: In der Kontinuität erhalten, im Ansatzbereich leichte Auffaserung ohne Instabilität, keine SLAP-Läsion. 4. Blick auf den ventralen Kapsel-Band-Komplex: leicht aufgefasertes ventrales Labrum, die Subscapularissehne ist in ihrer Kontinuität erhalten. MGHL: gut sichtbar, verläuft schräg über Sehne des M. subscapularis (kein Buford-Komplex). IGHL: keine Pathologie. 4. Rotatorenmanschette: Es zeigt sich eine U-förmige Komplettruptur der Supraspinatussehne mit geringer Retraktion. Die übrigen Sehnen sind intakt. 5. Pulley-System: keine Läsion der Bizepssehne, des coracohumeralen Bandes, des SGHL und des anterioren Supraspinatusanteils, Subscapularis Intervall ohne Pathologie.

Nun Anlegen des ventralen Standardzugangs in Outside-in-Technik: Punktion mit langer Nadel genau lateral der Korakoidspitze in Richtung Gelenk. Platzierung im Dreieck lange Bizepssehne-Subscapularissehne-Glenoidrand. Stichinzision bis ins Gelenk und Einführen des Tasthakens. Alle Strukturen ohne Instabilität. Nun Debridement der synovitisch veränderten Anteile mittels Shavers. Anlegen des lateralen Portals nach Nadelmarkierung. Entfernen von Sehnenresten vom Footprint und Anfrischen des knöchernen Ansatzbereichs mittels Fräse. Nun Wechsel nach Subacromial: Bursoskopie über das dorsale Standardportal: Das stumpfe Trokar wird in einem leichten Winkel nach oben unter die Akromionunterkante (Leitstruktur) gerichtet und vorgeschoben. Hier zeigen ausgeprägte Vernarbungen. Es erfolgt eine arthroskopische Bursektomie. Debridement unter Zuhilfenahme des Vaporisators. Darstellen der lateralen und ventralen Akromionkante unter Schonung des Ligamentum coracoacromiale. Ein Akromionsporn ist nicht vorhanden. Nun Etablierung eines zweiten lateralen Portals und Wechsel der Optik. Blick von Lateral. Eindrehen einer Arbeitskanüle in das anterolaterale Portal. Mobilisierung der Supraspinatussehne nach Entnahme einer PE. Dann Platzieren von zwei Ankern in der medialen Reihe (Knorpel-Knochen-Übergang des Footprints) nach Nadelmarkierung im 45°-Winkel. Nun shutteln der Fäden und Platzierung von 2 U-Nähten mittels Nahtzange. Nach Fadenmanagement spannungsfreie Verknotung unter Sicht in ABER-Position des Arms. Die Fäden werden geshuttelt und über Kreuz in Suture-Bridge-Technik lateral mit 2 knotenlosen Ankern befestigt.

Bei Abduktion unter Sicht keine Einklemmung. Bilddokumentation. Auf ein Einlegen einer Redondrainage in den Subacromialraum wird verzichtet, Verschluss der Inzisionen und steriler Wundverband.

Procedere: Erstverband und Röntgenkontrolle (subacromiale Einsichtsaufnahme) am 2. Tag. Analgesie nach Maßgabe der Stationsärzte. Nachbehandlung und Mobilisierung nach hausinterner Empfehlung für »Rekonstruktion Rotatorenmanschette«. Histologie erfragen.

Prof. Dr. med. P. Hepp (FA f. Orthopädie u. Unfallchirurgie, spez. Unfallchirurgie)

10.1.4 Arthroskopie, offene Rotatorenmanschettenrefixation

OP-Bericht, Klinik für Unfall- und Wiederherstellungschirurgie

Pat.-Nr.: 97864664
Aktuelle Klinik: Unfallchirurgie
Pat.-Name: Halbermann, Udo

Fall-Nr.: B0986747/2012
Station: 2
Geb.-Dat.: 29.01.1952
Geschlecht/Alter: m, 60 J.

OP-Datum: 04.02.2012
OP-Dauer (Schnitt/Naht): 10.17 – 11.39 Uhr
Saal: B 3

Personal:
Operateur: Prof. Dr. P. Hepp
1. Assistent: Dr. B. Marquass
2. Assistent: Dr. J. Theopold

Anästhesist: Dr. Brandt
Anästhesieschw./-pfl.: C. Salzelmen
OP-Schwester/-Pfl.: D. D. Beier
OP-Springer: R. Fuchs

Bericht

Vorgeschichte/ Indikation: Der Patient berichtet über seit 4 Wochen bestehende Schmerzen der linken Schulter sowie ein Kraft- und Bewegungsdefizit im Seitenvergleich. Ein eigentliches Trauma ist nicht bekannt. MRT-morphologisch Verdacht auf Massenruptur der Rotatorenmanschette mit Bizepssehnenluxation. Noch keine fettige Muskeldegeneration. Der Pat. hat nach entspr. Risikoaufklärung in das nachfolgende operative Vorgehen schriftl. eingewilligt.

Diagnose: Komplettruptur und Retraktion der Subscapularissehne mit Ruptur des Pulleysystems und Luxation der langen Bizepssehne, Ruptur der Supraspinatussehne, artikulärseititge Teilruptur der Infraspinatussehne (Elman Typ AI) linkes Schultergelenk

Therapie: Arthroskopie Schultergelenk links, Tenotomie der langen Bizepssehne. Offene Rekonstruktion der Subscapularis (SSP)- u. Supraspinatussehne (SSS) in Double-Row-Technik mit Suture Bridge (jeweils 2×5 mm Titananker medial, 2×4,5er knotenlose Anker lateral, offene Tenodese der langen Bizepssehne mittels Titanfadenanker. Histologie.

Vorgehen: Ungestörte ITN, Beachchair-Lagerung, entsprechende Sicherung u. Polsterung, Anlage Armhalter. Wiederholte Hautdesinfektion und steriles Abdecken. Anzeichnen der anatomischen Landmarken.

Über das dorsale Standardportal (2–3 cm inferior und 1 cm medial des posterolateralen Akromionecks) wird das Gelenk mittels Spritzenkanüle punktiert und mit 60 ml NaCl aufgefüllt – die regelrechte Lage wird bei zurückschießender Flüssigkeit bestätigt. Stichinzision, Punktion mittels stumpfen Trokars und Arthroskophülse, Einführen der Optik nach Trokarentfernung. Es entleert sich bernsteinfarbenes Serom.

Diagnostischer Rundblick: 1. Gesamteindruck: viel Serom, das ausgespült wird. 2. Knorpel: keine fokale oder generalisierte Knorpelläsion. 3. Bizepssehne: luxiert. 4. Blick auf den ventralen Kapsel-Band-Komplex: Labrum intakt, MGHL, IGHL: keine Pathologie. 4. Rotatorenmanschette: Komplettruptur der SSP und SSS. Teilruptur der Infraspinatussehne, jeweils degenerativ imponierend. 5. Pulley-System: Typ IV Läsion nach Habermeyer. Es erfolgt die arthroskopische Tenotomie der langen Bizepssehne.

Nun weiteres offenes Vorgehen. Klassischer deltoideopectoraler Zugang. Präparation in die Tiefe, Darstellen des Humeruskopfes. Darstellen des Bizepssehnenstumpfes und Tenodese der langen Bizepssehne im Sulcus mittels Fadenanker in Lasso-Loop-Technik. Darstellen des SSP-Footprints, Gewinnung von Histologie. Anfrischen mittels Fräse. Mobilsierung der SSP, Refixierung am Footprint in Double-Row-Technik und Suture-Bridge (Medial 2 Titanfadenanker, U-Naht. Überkreuzung der Fäden und laterale Verankerung mittels zwei 4,5er knotenloser Anker (Peekmaterial). Darstellen der SSS in Abduktion und Innenrotation des Arms. Analoges Vorgehen und Refixation in Doubel-Row-Technik und Suture-Bridge. Spülung, Einlegen einer Redondrainage, schichtweiser Wundverschluss und steriler Wundverband.

Procedere: Erstverband und Röntgenkontrolle (Schulter a.-p.) am 2. Tag. Analgesie nach Maßgabe der Stationsärzte. Gilchristverband für 6 Wochen, Nachbehandlung und Mobilisierung nach hausinterner Empfehlung für »Rotatorenmanschetterekonstruktion mit Sonderfall Subscapularis«. Keine Streckung über 30° im Ellenbogengelenk für 6 Wochen. Histologie erfragen.

Prof. Dr. med. P. Hepp (FA f. Orthopädie und Unfallchirurgie, spez. Unfallchirurgie)

10.1.5 Traumatische SLAP-Läsion – arthroskopischer SLAP-Repair

OP-Bericht, Klinik für Unfall- und Wiederherstellungschirurgie

Pat.-Nr.: 659984992
Aktuelle Klinik: Unfallchirurgie
Pat.-Name: Beyer, Benno

Fall-Nr.: A0900211/2010
Station: B3-2
Geb.-Dat.: 14.04.72
Geschlecht/Alter: m, 38 J.

OP-Datum: 23.01.2010
OP-Dauer (Schnitt/Naht): 12.08 – 12.57 Uhr
Saal: B 5

Personal:
Operateur: N. N.
1. Assistent: N. N.

Anästhesist: Dr. S. Salz
Anästhesieschw./-pfl.: B. Brand
OP-Schwester/-pfl.: B. Bauding
OP-Springer: R. Renft

Bericht

Vorgeschichte/Indikation: Bei dem Pat. (Überkopfsportler) bestehen seit Monaten belastungsabhängige Beschwerden der rechten Schulter. Die klinische Untersuchung ergab bei positiven O'Brien- sowie Supine Flexion Resistance Test Hinweise auf eine SLAP-Läsion. Die MRT erhärtet den V.a. auf eine Pathologie des superioren Labrums und der langen Bizepssehne. Nach ausführlicher Aufklärung des Patienten über alle Therapieoptionen und Risiken eines operativen Vorgehens wünscht der Patient eine operative Versorgung.

Diagnose: SLAP-Läsion TYP II nach Snyder rechts

Operation: Refixation des SLAP-Komplexes mit 2 knotenlosen bioresorbierbaren Fadenankern

Vorgehen: Ungestörte ITN, Beach-chair-Lagerung, entspr. Sicherung und Polsterung, perioperative Antibiose, 3fache Hautdesinfektion, übliches steriles Abdecken. Einzeichnen der knöchernen Landmarken.

Über Stichinzision Anlage eines dorsalen Standardportals über dem sog. Softspot, Eingehen in das Gelenk mit stumpfem Trokar, Insufflation mit Spüllösung. Etablieren eines anteroinferioren Portals über dem SSC unter Sicht in Outside-in-Technik, Eingehen mit dem Tasthaken.

Diagnostischer Rundgang: Bizepssehne ohne Zeichen einer Tendinose. Am Bizepssehnenanker sowie dem kranialen Labrum leichte degenerative Auffaserungen, bei Tasthakenuntersuchen Ablösung und Instabilität des superioren Labrums und des Bizepssehnenankers vom oberen Pfannenrand bei 10.00- bis 2.00-Uhr im Sinne einer SLAP-II-Läsion. Das Labrum ist in den anteroinferioren und posterioren Anteilen intakt, SSC intakt, keine Pulley-Läsion, SSP und ISP intakt, altersentsprechender glenohumeraler Knorpelüberzug, sonst unauffällige glenohumerale Ligamente. Es besteht die Indikation zur Refixation des superioren Labrums.

Eindrehen einer Arbeitskanüle im anteroinferioren Portal und Anlage eines Nevasier-Portals (1 cm medial des Akromions und 1 cm posterior der Klavikula) sowie eines lateralen transtendinösen Portals. Débridieren der aufgefaserten Labrumanteile. Über das Nevasier-Portal wird ein Faden eingebracht, der instabile Bizepsanker umschlungen und reponiert. Anfrischen des Glenoidoberrandes mit einer Raspel. Nun Beginn der Refixation durch Perforation des posterosuperioren Labrums mit einem Suture-Lasso vom Nevasier-Portal ausgehend. Vorschieben eines 2er Fadens, Fassen des Fadens mit einer Fasszange und Ausleiten aus dem anterioren Portal. Erneute Perforation weiter posterior und Durchführen des Nitinoldrahtes. Ausleiten des Drahtes nach anterior und Durchziehen des Fadenendes durch das Labrum als horizontale Matratzennaht. Shutteln der Fadenenden vom anterioren zum lateralen Portal. Einfädeln der Fadenenden durch das Ör des Ankers. Über das laterale transtendinöse Portal Platzieren des Anker-Setzinstrumentes am Glenoidrand in der 11-Uhr-Position, Versenken des Ankers. Das Labrum legt sich bereits gut an. Das Setzen des zweiten Ankers sowie das Durchstechen mit dem Suture-Lasso erfolgt über das laterale Portal mit dem Anker in 1-Uhr-Position. Nun stabile Fixation des SLAP-Komplexes. Bilddokumentation. Desinfektion. Hautnaht, Pflasterverbandes. Anlage einer Schulterorthese. Der Pat. wird kreislaufstabil nach komplikationsloser Narkose extubiert in den Aufwachraum verlegt.

Procedere: Am 2. Tag Erstverband, Abduktionskissen für 3 Wochen, so lange passive Beübung bis 60° Abduktion und Flexion. Ab der 4. Woche ROM passiv frei. Ab der 6. Woche Belastungsaufbau, bis dahin keine Supination sowie Ellenbogenflexion gegen Widerstand. Rückkehr zum Überkopfsport nach 4 Monaten.

N. N. (Direktor der Klinik)

10.1.6 Traumatische Schultererstluxation – arthroskopische Stabilisierung

OP-Bericht, Klinik für Unfall- und Wiederherstellungschirurgie

Pat.-Nr.: 000045826
Aktuelle Klinik: Unfallchirurgie
Pat.-Name: Beyer, Benno

Fall-Nr.: A1754344/2010
Station: B3-2
Geb.-Dat.: 11.10.86
Geschlecht/Alter: m, 23 J.

OP-Datum: 23.07.2010
OP-Dauer (Schnitt/Naht): 10.15 – 11.15 Uhr
Saal: B 5

Personal:
Operateur: N. N.
1. Assistent: N. N.
2. Assistent: N. N.

Anästhesist: Dr. S. Salz
Anästhesieschw./-pfl.: B. Brand
OP-Schwester/-pfl.: R. Renft
OP-Springer: B. Bauding

Bericht

Vorgeschichte/Indikation: Der Patient zog sich bei einem Handballspiel durch einen Griff in den Wurfarm eine anteroinferiore Schulterluxation zu. Nach Reposition zeigte die MRT eine typ. Bankart-Läsion. Klinisch besteht nebenbefundlich bei adäquatem Trauma eine generelle Hyperlaxizität. Nach entsprechender Darlegung aller möglichen Therapieoptionen und ausführlicher Risikoaufklärung wünscht der Patient eine operative Stabilisierung. Die präop. Untersuchung in Narkose zeigt sich eine vermehrte Translation des Humeruskopfes in a.p.-Richtung, bei ventral betonter Instabilität.

Diagnose: Traumatische Schultererstluxation rechts mit anteroinferiorer Kapsel-Labrum-Läsion bei Hyperlaxizität (Typ III nach Gerber)

Operation: Arthroskopische anteroinferiore Refixation des Kapsel-Labrum-Komplexes (mit 2 bioresorbierbaren knotenlosen Fadenankern) und zusätzliche inferiore und dorsoinferiore Kapselplikatur

Vorgehen: Ungestörte ITN, Seitlagerung mit spez. Armhalter und entspr. Sicherung und Polsterung, perioperative i.v.-Antibiose, 3fache Hautdesinfektion, übliches steriles Abdecken des OP-Gebietes, Einzeichnen der knöchernen Landmarken.

Über eine Stichinzision Anlage des dorsalen Standardportals über den sog. Softspot, Eingehen in das Gelenk mit stumpfem Trokar, Insufflation des Gelenkes mit Spüllösung. Etablieren eines anteroinferioren Portals über dem SSC unter Sicht in Outside-in-Technik, Eingehen mit dem Tasthaken.

Diagnostischer Rundgang: Bizepssehne und -anker o.p. B., SSC unauffällig, keine Pulley-Läsion, SSP und ISP intakt, glenohumeraler Knorpel bis auf kleine dorsale Hill-Sachs-Läsion unauffällig, Ablösung des Kapsel-Labrum-Komplexes vom Glenoidhals von ca. 3- bis 6-Uhr-Position, inferior teils unter Glenoidniveau fehlverheilt. Weite Kapseltasche, unauffälliger inferiorer Recessus, in dorsalen Anteilen unauffälliges Labrum. Fotodokumentation. Es besteht die Indikation zur zusätzlichen dorsalen Kapselplikatur.

Über Wechselstäbe Einbringen von Arbeitsportalen, zuvor Anlage eines suprabizipitalen Optikzugangs und Wechsel der Kameraposition dorthin.

Mit dem linksgedrehten Suture-Lasso Eingehen über das hintere Portal, Perforation der Kapsel weit kaudal und lateral, Hochziehen des Kapselgewebes und Unterstechung des Labrums in 6:30 Uhr Position, Einziehen eines Fadens in Loop-Technik, Verknoten mittels Rutschknoten, Wiederholen des Procederes in 8:30-Uhr Position. Es wird eine gute Volumenreduktion durch Kapseldopplung im dorsoinferioren Anteil erreicht.

Nun Mobilisierung des ventralen Labrums. Anfrischen des Knochens, dann mit Suture-Lasso Durchstechen des Kapsel-Labrum-Komplexes weit inferior, Loop-Technik mit dem Faden, Durchziehen, dann Shiften, sodass sich IGHL und die untere Kapseltasche straffen. Befestigen des Loops mit einem knotenlosen Anker. Dieser wird zentral in der Knorpel-Knochen-Grenze in 5-Uhr-Position platziert und unter Knorpelniveau versenkt. Gleiches Vorgehen bei der 3-Uhr-Position. Durch die stabile Fixation kann ein gutes Neolabrum gebildet werden. Zusätzlich besteht eine adäquate vordere Kapselreduktion. Abschlussdokumentation. Entfernen der Arbeitskanülen, erneute Hautdesinfektion, Hautnaht, steriler Verband, Anlage einer Schulterorthese.

Der Patient verlässt extubiert mit stabilen Vitalparametern nach komplikationsloser ITN den OP-Saal.

Procedere: Erstverband am 2. Tag, Analgesie nach Maßgabe des Stationsarztes. Weiterbehandlung nach Empfehlung für Schulterstabilisierung, jedoch wegen der hinteren Kapselplikatur Ruhigstellung in Orthese in »Shake-hand«-Position, keine Rotationsbewegungen gegen Widerstand.

N. N. (FA f. Ortho. u. spez. UChir.)

10.1.7 Chronische Schulterinstabilität ASK u. Stabilisierung nach Latarjet

OP-Bericht, Klinik für Unfall- und Wiederherstellungschirurgie

Pat.-Nr.: 000329016
Aktuelle Klinik: Unfallchirurgie
Pat.-Name: Gerberit, Rolf

Fall-Nr.: B1220005/2010
Station: B 3-2
Geb.-Dat.: 18.02.1975
Geschlecht/Alter: m, 35 J.

OP-Datum: 28.01.2010
OP-Dauer (Schnitt/Naht): 13.30 – 14.21 Uhr
Saal: B 2

Personal:
Operateur(e): N. N.
1. Assistent: N. N.
2. Assistent: N. N.

Anästhesist: Dr. Salz
Anästhesieschw./-pfl.: B. Brand
OP-Schwester/-pfl.: R. Renft
OP-Springer: B. Bauding

Bericht

Vorgeschichte/Indikation: Der Patient zog sich vor 3 Jahren im Rahmen eines Sturzes erstmalig eine Schulterluxation zu. Auswärtig wurde eine arthroskopische Stabilisierung durchgeführt, danach war der Patient 8 Monate rezidivfrei, anschl. jedoch ca. 15 erneute Luxationen. In der CT zeigt sich ein knöcherner Substanzdefekt am anteroinferiorem Glenoid >25%, sodass die Indikation zur knöchernen Augmentation besteht. Der Patient ist über die möglichen Therapieoptionen und Risiken aufgeklärt und wünscht ein Vorgehen in u.g. Technik.

Bei der präop. Untersuchung in Narkose besteht eine ausgeprägte vordere Schulterinstabilität mit Luxation bereits bei 60° Abduktion und leichter Außenrotation.

Diagnose: Posttraumatisch rezidivierende Schulterluxationen rechts mit anteroinferiorem knöchernen Pfannenranddefekt

Operation: Diagnostische Schultergelenksarthroskopie und Mini-Open-Korakoidtranfer nach Latarjet

Vorgehen: ungestörte ITN, Beach-chair-Lagerung, entspr. Sicherung und Polsterung, präoperativ i.v.-Antibiose, 3fache Hautdesinfektion, steriles Abdecken des OP-Gebietes, Einzeichnen der knöchernen Landmarken.

Über Stichinzision Anlage eines dorsalen Standardportals über den sog. Softspot, Eingehen in das Gelenk mit stumpfem Trokar, Insufflation des Gelenkes mit Spüllösung. Etablieren eines anteroinferioren Portals über dem SSC unter Sicht in Outside-in-Technik, Eingehen mit dem Tasthaken.

Diagnostischer Rundgang: Bizepssehne und Ansatz o. p. B., SSC vernarbt, jedoch intakt, keine Pulley-Läsion, SSP und ISP intakt, Hill-Sachs-Läsion an typischer Stelle, 2° Chondromalazie am Humeruskopf, unauffälliger inferiorer Recessus. Deutliche Ausweitung der vorderen Kapsel sowie ausgeprägter Substanzdefekt am vorderen Pfannenrand. Ab 3-Uhr aufgebrauchtes Labrum und nach medial fehlverheilte Kapsel. Dorsal unauffälliger Kapsel-Labrum-Komplex. Fotodokumentation. Die Indikation zum Korakoidtransfer ist bestätigt, therapiebedürftige Begleitpathologien bestehen nicht. Beenden der Arthroskopie.

Erneute Hautdesinfektion, ca. 7 cm langer deltoideopektoraler Zugang, subkutane Präparation, Blutstillung, Darstellen des Korakoids und der Conjoint-Tendons. Dann Osteotomie am Korakoidbogen, mit Spezialzange Vorbereiten der Bohrlöcher, Platzieren des Setzinstrumentariums. Subskapularissplit in Außenrotationstellung des Schultergelenkes, Darstellen des vorderen Pfannenrandes, Anfrischen von Glenoid und Korakoidunterfläche, Positionierung der Korakoidspitze am Pfannenrand mit dem Setzinstrumentarium in Ebene der Gelenkfläche. Bohren der Führungsdrähte durch die parallele Bohrführung im Setzinstrument, Entfernen der Zielführung, Längenbestimmung mit Messhilfe, Überbohren mittels kanüliertem 2,75 mm-Bohrer, anschließend Eindrehen der bd. kanülierten 4,5-mm-Schrauben (34 und 36 mm Länge). Diese ziehen exzellent, es besteht eine stabile Fixation.

Durchbewegen des Armes: durch die knöcherne Augmentation ist keine Luxationstendenz mehr vorhanden. Abschlussröntgen mit BV in 2 Ebenen: gute Spanposition, korrekte Schraubenlage und -länge. Ausgiebige Spülung, Adaptieren des Subskapularissplit, Einlage einer 10er-Redondrainage, schichtweiser Wundverschluss, spannungsfreie Hautnaht. Steriler Wundverband. Anlage einer Schulterorthese.

Der Patient wird nach problemloser Narkoseführung extubiert mit stabilen Vitalparametern in den Aufwachraum verlegt.

Procedere: Erstverband und Drainagenzug am 2. Tag, Röntgenkontrolle Schulter rechts in 2 Ebenen, Nachbehandlung nach Empfehlung für die Schulterstabilisierung.

N. N. (Direktor der Klinik)

10.1.8 Knöcherne Bankart-Läsion arthroskopische Verschraubung

OP-Bericht, Klinik für Unfall- und Wiederherstellungschirurgie

Pat.-Nr.: 011885826
Aktuelle Klinik: Unfallchirurgie
Pat.-Name: Bernburger, Georgia

Fall-Nr.: A1889344/2010
Station: B3-3
Geb.-Dat.: 10.09.86
Geschlecht/Alter: w, 23 J.

OP-Datum: 23.07.2010
OP-Dauer (Schnitt/Naht): 08.05 – 09.42 Uhr
Saal: B 5

Personal:
Operateur: N. N.
1. Assistent: N. N.
2. Assistent: N. N

Anästhesist: Dr. S. Salz
Anästhesieschw./-pfl.: B. Brand
OP-Schwester/-pfl.: R. Renft
OP-Springer: B. Bauding

Bericht

Vorgeschichte/Indikation: Die Patientin hat sich bei einem Sturz beim Skifahren u.g. Verletzung zugezogen. Bei klinischer Instabilität und Ausbruch eines anteroinferioren Fragmentes, welches >25% der Gelenkfläche des Glenoids ausmacht, besteht bei der jungen, sportlich aktiven Patientin die Indikation zur operativen Versorgung. Nach ausführlicher Aufklärung über operative Risiken willigt die Patientin ein.

Diagnose: Bankart-Fraktur rechts (>25% der Gelenkfläche) nach traumatischer Schultererstluxation (Typ D1-Glenoidfraktur nach Euler und Rüedi)

Operation: Arthroskopische Refixation des Kapsel-Labrum-Komplexes mit bioresorbierbarem Fadenanker und Osteosynthese mit 2 Biokompressionsschrauben

Vorgehen: Ungestörte ITN, Seitlage mit spez. Armhalter und entspr. Sicherung und Polsterung, perioperative i.v.-Antibiose, 3-fache Hautdesinfektion, übliches Abdecken des OP-Gebietes, Einzeichnen der knöchernen Landmarken.

Über Stichinzision Anlage des dorsalen Standardportals über dem sog. Softspot, Eingehen in das Gelenk mit stumpfem Trokar. Es entleert sich Hämarthros. Einführen der Optik, Insufflation des Gelenkes und ausgiebiges Lavagieren des Hämarthros, Etablieren eines anteroinferioren Portals über dem SSC unter Sicht in Outside-In-Technik, Anlegen eines anterosuperioren Optikzugangs und eines zusätzlichen 5.30-Uhr-Portals jeweils mit Arbeitskanülen.

Diagnostischer Rundgang: Die Bizepssehne zeigt im Ansatzbereich degenerative Auffaserungen bei festem Bizepssehnenanker, SSC intakt, keine Pulley-Läsion, SSP und ISP intakt, diskrete Hill-Sachs-Läsion an typischer Stelle, ansonsten kein humeraler Knorpelschaden, unauffälliger inferiorer Recessus, keine freien Gelenkkörper. Das ausgebrochene Pfannenrandfragment ist nach medial disloziert, der Kapsel-Labrum-Komplex hängt intakt am Fragment, ist jedoch am anterosuperioren Glenoid abgelöst. Fotodokumentation.

Entfernen mehrerer kleinerer Knochenfragmente. Der Kapsel-Labrum-Komplex wird mit einem Suture-Lasso über das anteroinferiore Portal perforiert. Einziehen des Fadens in Lasso-Technik. Der Labrum-Ligament-Komplex wird so über eine U Schlaufe gefasst. In 2-Uhr Position wird ein knotenloser Anker auf der Knorpel-Knochen-Grenze unmittelbar oberhalb des kranialen Frakturausläufers positioniert. Nach Straffen der Fäden und Einschlagen des Ankers besteht eine gute Reposition des Labrum-Ligament-Komplexes. Das vorher dislozierte Frakturfragment ist durch die Refixation des Labrums approximiert. Es folgen die exakte anatomische Reposition durch Manipulation mit einem Tasthaken und das Einbringen eines perkutanen K-Drahts als Führungsdraht zur temporären Stabilisierung. Vom 5.30-Uhr-Portal aus Einbringen eines weiteren K-Drahtes in das Fragment. Überbohren mit kanüliertem Bohrer, Tiefenmessung und Gewindeschneiden. Einbringen der ersten Biokompressionsschraube. Wiederholen des Vorgehens für die kaudale Schraube. Beide Schrauben haben guten Halt. Entfernen der retinierenden K-Drähte. Es besteht eine stabile Fixation bei Kongruenz der Gelenkfläche. Foto- und BV-Dokumentation. Entfernen der Arbeitskanülen. Hautdesinfektion. Hautnaht. Steriler Hautverband. Anlage einer Schulterorthese.

Der Patient wird extubiert mit stabilen Vitalparametern nach komplikationsloser ITN in den Aufwachraum gebracht.

Procedere: Erstverband und Röntgenkontrolle (Schulter in 2 Ebenen) am 2. Tag, Analgesie nach Maßgabe des Stationsarztes. Nachbehandlung nach Empfehlung für Schulterstabilisierung.

N. N. (FA f. Ortho. u. spez. UChir.)

10.2   **Ellenbogengelenk**

L. Irlenbusch

10.2.1 Posttraumatische EB-Arthrose – arthroskopiegestütztes Débridement

OP-Bericht, Klinik für Unfall- und Wiederherstellungschirurgie

Pat.-Nr.: 166633355
Aktuelle Klinik: Unfallchirurgie
Pat.-Name: Zolenka, Sascha

Fall-Nr.: A3366667/2010
Station: B3-3
Geb.-Dat.: 19.01.61
Geschlecht/Alter: m, 49 J.

OP-Datum: 18.04.2010
OP-Dauer (Schnitt/Naht): 09.40 – 10.18 Uhr
Saal: B 1

Personal:
Operateur: OA Dr. L. Irlenbusch
1. Assistent: Dr. M. Schulz

Anästhesist: OÄ Dr. B. Blank
Anästhesieschw./-pfl.: B. Bach
OP-Schwester/-pfl.: D. Rameloh
OP-Springer: S. Seifert

Bericht

Vorgeschichte/Indikation: Herr Zolenka zog sich vor mehr als 10 Jahren eine distale Humerusfraktur, wohl mit Gelenkbeteiligung, zu. Seit mehreren Monaten beklagt der Pat. Beschwerden sowie ein gelegentliches Blockierungsphänomen im Ellenbogengelenk rechts. Bildmorphologisch finden wir eine posttraumatische Arthrose sowie freie Gelenkkörper. Die Indikation zur Arthroskopie wurde gestellt. Der Patient wurde über das operative Vorgehen informiert und aufgeklärt.

Diagnose: Posttraumatische Arthrose, freie Gelenkkörper und ausgeprägte Synovialitis Ellenbogengelenk rechts

Operation: Arthroskopie, partielle Synovektomie und Entfernung freier Gelenkköper Ellenbogengelenk rechts

Vorgehen: Ungestörte ITN, Bauchlagerung, entspr. Polsterung und Sicherung. Anlage einer Blutsperre. Wiederholte Hautdesinfektion, steriles Abdecken in üblicher Weise. Markierung der »landmarks« mittels eines Stiftes. Aufblasen der Blutsperre auf 250 mmHg. Kanülierung und Auffüllen des Gelenkes mit 25 ml NaCl über den lateralen Softspot. Stichinzision und stumpf spreizende Präparation des anterolateralen Zuganges zum Gelenk. Problemloses Einbringen des Trokars. Einführen des Arthroskops. Bernsteinfarbener Erguss.

Wir erhalten zunächst Einblick auf das Radiusköpfchen bzw. das Capitulum humeri. Diese Strukturen stellen sich weitgehend unauffällig dar. Glatt begrenzter Knorpelbefund. Weitgehend freie Beweglichkeit der Pro- und Supination in der Funktionskontrolle. Nun weiteres Vorschieben des Arthroskops nach ulnar. Nun wird von ulnarseits über ein anteromediales Portal zunächst eine Kanüle in das Gelenk eingeführt. Diese lässt sich mit dem Arthroskop verifizieren. Darauf Lagekorrektur, anschl. Stichinzision und Einführen des Tasthakens.

Im Bereich des Proc. coronoideus, respektive der Trochlea, finden wir ausgeprägte degenerative Veränderungen Grad 3b nach ICRS. Deutlich ausgeprägte Reizsynovitis. Zusätzlich finden wir im Spalt zwischen dem Radiusköpfchen und dem Processus coronoideus mehrere freie Gelenkkörper.

Einführen des Shavers über den anteromedialen Port. Soweit möglich folgt nach Bergung der freien Gelenkkörper die Synovektomie. Anschl. Wechsel von Trokar und Optik in Seldingertechnik. Einführen eines Shavers über das anterolaterale Portal. Nochmaliges gleiches Procedere mit Synovektomie nun auch lateral. Ausgiebige Spülung. Entfernen aller Arbeitsgeräte.

Nun Hautinzision im Bereich der Fossa olecrani in Höhe der Olekranonspitze, ca. 1 cm radial davon (hohes dorsoradiales Portal). Stumpfes Präparieren bis auf den Knochen. Einführen Trokar und Arthroskop. Wir finden in der Fossa mehrere kleine freie Gelenkkörper. Hautschnitt, ca. 1 cm proximal der Spitze des Olecranon mittig über der Trizepssehne (posterozentrales Portal). Längsspaltung der Sehne. Einführen des Shavers, Entfernung der sichtbaren freien Gelenkkörper. Ausgiebige Spülung und Beenden der Arthroskopie. Öffnen der Blutsperre.

Über das anterolaterale Portal wird zum Abschluss eine Redondrainage eingelegt. Tief durchgreifender Wundverschluss. Steriler Verband. Elastische Wickelung.

Procedere: Mobilisation unter Vollbelastung nach Maßgabe der Beschwerden, hierbei ist insbesondere auf eine vollständige Extension zu achten. Rö-Ko. postoperativ nach Entfernung der Redon nach 24 h.

Dr. med. L. Irlenbusch (FA f. Orthopädie u. Unfallchirurgie)

10.3   **Handgelenk**

L. Irlenbusch

10

10.3.1 Arthroskopie des Handgelenkes

OP-Bericht, Klinik für Unfall- und Wiederherstellungschirurgie

Pat.-Nr.: 150578956
Aktuelle Klinik: Unfallchirurgie
Pat.-Name: Zimmer, Sascha

Fall-Nr.: A3338989/2012
Station: B2-1
Geb.-Dat.: 20.09.72
Geschlecht/Alter: m, 39 J.

OP-Datum: 09.03.2012
OP-Dauer (Schnitt/Naht): 09.44 – 10.30 Uhr
Saal: B 1

Personal:
Operateur: OA Dr. L. Irlenbusch
1. Assistent: Ch. Nettlau

Anästhesist: Fr. C. Rippenstiel-Beyerlein
Anästhesieschw./-pfl.: B. Bach
OP-Schwester/-Pfl.: D. Rameloh
OP-Springer: F. Fahrig

Bericht

Vorgeschichte/Indikation: Bei Hrn. Zimmer wurde auswärts eine distale Radiusfraktur mittels einer volaren Platte versorgt. Bei anhaltenden Beschwerden im linken Handgelenk und weitgehend unauffälligem Röntgenbild, wurde eine dynamische Untersuchung des Handgelenks unter Bildverstärker durchgeführt. Hierbei zeigt sich eine dynamische Instabilität des SL-Spaltes. Auf eine Magnetresonanztomographie (MRT) wurde aufgrund des einliegenden Materials im Handgelenk verzichtet. Klinisch finden wir außerdem einen positiven Watson-Test. Die Indikation zur operativen Intervention wurde nach Aufklärung des Patienten gestellt.

Diagnose: Skapholunäre Dissoziation Stadium II nach distaler Radiusfraktur rechts (05/10)

Operation: Arthroskopie des rechten Handgelenks und temporäre Arthrodese mittels zweier Kirschnerdrähte skapholunär Handgelenk rechts

Vorgehen: Patient in Rückenlage. Armtisch. Blutsperre mit 250 mm Hg. Desinfektion und steriles Abdecken des OP-Gebiets in üblicher Weise.

Nun zunächst Markierung der Landmarken. Anschließend Besetzen der Finger mittels Mädchenfänger und Aufbauen einer Traktion im Handgelenk mit 3 kg. Anschließend Auffüllen des Gelenks mittels 20 ml NaCl über den 3/4-Zugang. Stichinzision in diesem Bereich. Stumpfes Präparieren in das Gelenk mittels eines Klemmchens. Einführen eines Trocars und der Optik (2,4 mm, 30°). Nun Setzen eines Instrumentenzugangs. Hierfür Nutzung des 6/R-Zuganges radial der Sehne des M. extensor carpi ulnaris auf Höhe des Gelenkspalts. Einbringen eines Tasthakens. Es folgt der diagnostische Rundgang:

In Blickrichtung radial/proximal zum Proc. styloideus radii zeigt sich eine unauffällige Gelenkfläche. Umschwenken. Es werden Anteile des Os scaphoideum nach distal sichtbar. Hier deutliche Auffaserung des SL-Bands im Sinne einer SL-Läsion. Umschwenken nach palmar. Hier weiterführende unauffällige ligamentäre Verhältnisse im Sinne eines intakten Lig. radioscapholunatum und radiolunotriquetrum. Nun Ausrichten des Arthroskops mit Blickrichtung nach ulnar und Vorschieben in diese Richtung. Der radiale Anteil des TFCC stellt sich insgesamt unauffällig dar. Bei der Tasthakenprüfung finden wir einen stabilen TFCC-Komplex. Keine begleitende Synovitis. Bei fehlender Pathologie wird auf das Anlegen eines 6/U-Zugangs zur weiteren Beurteilung des TFCC verzichtet. Nun Einführen eines Shavers und sparsames Debridement im Bereich der einschlagenden Fasern des SL-Spaltes. Danach Spülen des Gelenks und Beenden der Arthroskopie.

Nochmals Prüfen der SL-Instabilität unter BV. Es zeigt sich im seitl. Bild eine mäßig ausgeprägte DISI-Stellung. Es erfolgt die temporäre Arthrodese mit zwei Kirschnerdrähten, die von radialseits eingebracht werden. Die Arthrodese wird skapholunär durchgeführt. Nach Stichinzision werden zwei 1,2er-K-Drähte unkompliziert und nahezu parallel eingebracht. Leichtes Umbiegen und Kürzen der Drähte und Versenkung unter Hautniveau. Abschlussbilder unter BV in beiden Ebenen. Regelrechte Stellung und Weite des SL-Spaltes sowie des skapholunären Winkels.

Anschl. Spülen des OP-Situs. Kontrolle auf Bluttrockenheit. Wundverschluss. Steriler Verband. Milde elastokompressive Wickelung.

Procedere: Dorsale Handgelenksschiene für 6 Wochen postoperativ, danach Entfernung der Drähte und funktionelle Nachbehandlung. Tgl. aus der Schiene heraus Mobilisation, nicht gegen Schmerz oder Widerstand. Röntgen nach 2 Tagen sowie 2 + 6 Wochen. Weiterbehandlung in unserer Arthroskopiesprechstunde.

Dr. med. L. Irlenbusch (FA f. Orthopädie u. spez. Unfallchirurgie)

10.4   **Hüftgelenk**

L. Irlenbusch

10

10.4.1 Hüftarthroskopie bei CAM-Impingement

OP-Bericht, Klinik für Unfall- und Wiederherstellungschirurgie

Pat.-Nr.: 150578074
Aktuelle Klinik: Unfallchirurgie
Pat.-Name: Pech, Rainer

Fall-Nr.: A3334574/2010
Station: B2-1
Geb.-Dat.: 20.10.72
Geschlecht/Alter: m, 38 J.

OP-Datum: 04.02.2010
OP-Dauer (Schnitt/Naht): 12.44 – 14.12 Uhr
Saal: B 1

Personal:
Operateur: OA Dr. L. Irlenbusch
1. Assistent: PJ-Student
2. Assistent:

Anästhesist: Fr. C. Rippenstiel-Beyerlein
Anästhesieschw./-pfl.: B. Bach
OP-Schwester/-Pfl.: D. Rameloh
OP-Springer: F. Fahrig

Bericht

Vorgeschichte/Indikation: Bei dem Pat. bestehten ein ausgeprägtes CAM-Impingement sowie eine im MRT nachgewiesene Zyste im Azetabulum dorsokranial. Die Indikation zur Arthroskopie des Hüftgelenks mit Schenkelhalstrimmung wurde gestellt. Die Aufklärung einschl. der Operationsrisiken und alternative Therapiemöglichkeiten ist erfolgt, die schriftliche Einwilligung zur u. g. Operation liegt vor.

Diagnose: CAM-Impingement Hüftgelenk links

Operation: Arthroskopie und Schenkelhalstrimmung Hüftgelenk links

Bericht: Patient in Rückenlage auf dem Extensionstisch. Nun zunächst Anlage der Distraktion. Anschließend Desinfektion und steriles Abdecken in üblicher Weise. Nun wird aufgrund der nur geringen Möglichkeit der Dislokation des Hüftkopfes aus dem Azetabulum mit dem peripheren Kompartiment begonnen.

Es erfolgte die Anlage des proximalen anterolateralen Portals und die Einführen der Optik. Dann unkomplizierte Anlage des ventralen Portals mittels Crosstrack. Über das ventrale Portal wird ein elektrochirurgisches Device eingeführt, es folgt das Release der Kapsel und der Zona orbicularis. Hiernach lässt sich der Hüftkopf weit genug distrahieren. Aufgrund dessen nun Übergang in das zentrale Kompartiment. Hier zeigt sich ventrokranial ein deutlich positives Carpet-Sign. Im Bereich der Fossa acetabuli ist das Lig. teres etwas ausgefasert und degeneriert. Lateral der Fossa besteht partiell, in klein umschriebenen Herden, bereits eine 4.-gradige Arthrose. Die Befunde werden mit dem Tasthaken gesichert. Im Bereich des ventralen Labrum und des Pfannendachs erfolgen eine vorsichtige Entfernung der abgelösten Knorpelanteile und die Glättung des Labrums mittels Shavers. Der dorsokraniale Pfannenrand und das Labrum sind intakt. Die in der MRT gesichtete Zyste zeigt hier keinerlei Durchbruch in das Gelenk. Daher erfolgt hier keine Intervention. Nun Entfernung aller Geräte und der Optik aus dem zentralen Kompartiment. Die Distraktion wird aufgehoben. Im Anschluss wird nun die Trimmung des Schenkelhalses mittels Acromionizer über das ventrale und anterolaterale Portal durchgeführt. Hierzu ist es erforderlich, teilweise ein wenig Distraktion und Innen- und Außenrotation durchzuführen, um die dementsprechenden Anteile des Schenkelhalses zu erreichen. Die Taillierung des Schenkelhalses mittels Acromionizers gelingt ohne Probleme. Es erfolgt parallel dazu eine ausgiebige Blutstillung. Anschließend Entfernung der Instrumente und Optiken. Hautverschluss mittels Einzelknopfnähten. Steriler Verband.

Procedere: Schmerzorientierte Vollbelastung erlaubt. Moderate Mobilisation, nicht gegen Schmerz und Widerstand. Forcierte Rotation 6 Wochen meiden. Röntgen nach 48 h. Aufgrund der fortgeschrittenen Knorpelschädigung im Azetabulum ist bei Beschwerdepersistenz bzw. Progredienz die Indikation zur Hüfttotalendoprothese zu stellen. Weiterbehandlung in unserer Arthroskopiesprechstunde.

Dr. med. L. Irlenbusch (FA f. Orthopädie u. spez. Unfallchirurgie)

10.5   Kniegelenk

L. Irlenbusch, M. Schulz

10

10.5.1 Traumatische Außenmeniskusläsion – Naht

OP-Bericht, Klinik für Unfall- und Wiederherstellungschirurgie

Pat.-Nr.: 150574321
Aktuelle Klinik: Unfallchirurgie
Pat.-Name: Güldner, Sveja

Fall-Nr.: A3334321/2010
Station: B3-1
Geb.-Dat.: 10.10.89
Geschlecht/Alter: w, 21 J.

OP-Datum: 19.10.2010
OP-Dauer (Schnitt/Naht): 09.00 – 09.37 Uhr
Saal: B 1

Personal:
Operateur: Dr. L. Irlenbusch
1. Assistent: Dr. H. Siekmann

Anästhesist: Fr. C. Rippenstiel-Beyerlein
Anästhesieschw./-pfl.: B. Bach
OP-Schwester/-pfl.: D. Rameloh
OP-Springer: G. Guderian

Bericht

Vorgeschichte/Indikation: Kniedistorsion bei einem Treppensturz vor gut 1 Woche. Klinisch finden sich eindeutige Hinweise für eine isolierte Außenmeniskusläsion. MR-tomographisch konnte dies bestätigt werden. Die Indikation zur Arthroskopie wurde gestellt. Der Patient wurde über das operative Vorgehen aufgeklärt.

Diagnose: Frischer Radiärriss Außenmeniskushinterhorn Kniegelenk rechts

Operation: Arthroskopisch gestützte Naht des Außenmeniskushinterhorns in All-inside-Technik Knie rechts

Vorgehen: Ungestörte Spinalanästhesie. Patientin in Rückenlage, Lagerung im Beinhalter. In der *Narkoseuntersuchung* finden sich stabile Bandverhältnisse sowohl für die Seiten- als auch für die Kreuzbänder.

Wiederholte Hautdesinfektion, steriles Abdecken in üblicher Weise. Setzen des anterolateralen Standardzuganges zur Kniegelenksarthroskopie. Nach Einführen des Trokars entleert sich wenig blutiger Erguss. Anschließend wird nach Schaffung regelrechter Sichtverhältnisse der anteromediale Port unter Zuhilfenahme einer Nadel und Stichinzision angelegt. Einführen des Tasthakens.

Diagnostischer Rundgang: Im Suprapatellarraum unauffällige Schleimhautverhältnisse. Unauffälliger Knorpel, bei regelrechtem zentriertem Patellalauf. Beim Übergang in den medialen Recessus ebenfalls unauffällige Verhältnisse ohne Unterblutungen. Im medialen Kompartiment unauffällige Knorpelverhältnisse, unauffälliger Meniskus bei erhaltener Ringspannung. In der Interkondylärregion intaktes vorderes und hinteres Kreuzband bei erhaltenem Synovialschlauch. Unauffällige Tasthakenprüfung und Translationsbewegung.

Einnahme der Viererposition. Unauffällige Knorpelverhältnisse. Im Bereich des Außenmeniskushinterhorns finden wir eine türflügelartige Läsion, welche bis in die rot-rote Zone hineinreicht. Intakte Popliteussehne. Der umgebende Knorpel bzw. der korrespondierende Knorpel auf der Tibiakonsole stellt sich unauffällig dar. Aufgrund des Alters der Patientin und der Konstellation der Meniskusläsion Entscheid zur Nahtfixation. Diese wird in All-inside-Technik durchgeführt. Hierfür zunächst Anfrischen der Ränder der Läsion. Dies erfolgt zum einen mittels eines Shavers, zum anderen mittels einer Kugelraspel. Danach Einbringen eines All-inside-Nahtgerätes (Fa. Arthrex, Meniscal Cinch). Vorgängig wird der Tiefenstopp auf 14 mm eingestellt. Nun erfolgt zunächst das Einbringen des 1. Nahtankers auf der lateralen Seite der Meniskusläsion. Anschließend wird der 2. Nahtanker auf der medialen Seite ebenfalls problemlos platziert.

Entfernen des Nahtgerätes. Über den vorgelegten Faden lässt sich die Läsion nun problemlos schließen. Unter Tasthakenprüfung finden wir eine stabil genähte Läsion bei guter Adaptation der Läsionsränder. Der intraartikulär verbliebene Faden wird mittels einer intraartikulären Fadenschere durchtrennt und entfernt. Abschlussbilder zur Dokumentation.

Spülen des Gelenkes. Einlage einer 10er Redon. Wundverschluss. Steriler Verband. Elastische Wickelung.

Procedere: Mobilisation mittels 20 kg Teilbelastung für 4 Wochen postoperativ, Bewegungseinschränkung mittels Orthese 0-0-30° für die 1. und 2. Woche postoperativ, danach Steigerung um jeweils 30° alle 2 Wochen, Freigabe ab der 7. postoperativen Woche

Dr. med. L. Irlenbusch (FA f. Orthopädie u. Unfallchirurgie)

10.5.2 Traumatische Innenmeniskusläsion – Resektion

OP-Bericht, Klinik für Unfall- und Wiederherstellungschirurgie

Pat.-Nr.: 150578055
Aktuelle Klinik: Unfallchirurgie
Pat.-Name: Dunkel, Steffen

Fall-Nr.: A3334567/2010
Station: B2-1
Geb.-Dat.: 20.10.81
Geschlecht/Alter: m, 29 J.

OP-Datum: 19.10.2010
OP-Dauer (Schnitt/Naht): 09.44 – 10.02 Uhr
Saal: B 1

Personal:
Operateur: Dr. M. Schulz
1. Assistent: Dr. L. Irlenbusch

Anästhesist: Fr. C. Rippenstiel-Beyerlein
Anästhesieschw./-pfl.: B. Bach
OP-Schwester/-pfl.: D. Rameloh
OP-Springer: F. Fahrig

Bericht

Vorgeschichte/Indikation: Herr Dunkel klagt seit ca. 2 Wochen nach einem fragl. Verdrehtraum des Kniegelenkes, aus der Hocke hochkommend, über anhaltende Beschwerden im rechten Kniegelenk. Klinisch und MR-tomographisch Nachweis einer Innenmeniskusläsion. Die Indikation zur Arthroskopie wurde gestellt, der Pat. hat in die Operation nach entsprechender Aufklärung eingewilligt.

Diagnose: Innenmeniskushinterhornläsion Kniegelenk rechts (Zone weiß-weiß), Knorpeldegeneration femoral und tibial medial (Grad II)

Operation: Arthroskopie mit partieller Innenmeniskushinterhornresektion Kniegelenk rechts, Histologie

Vorgehen: Patient in Rückenlage, entsprechende Polsterung. Bein rechts in entspr. Beinschiene. *Narkoseuntersuchung:* Allseits stabile Bandverhältnisse. Ventrale und dorsale Translation mit festem Anschlag, kein Erguss. Beweglichkeit für Streckung/Beugung frei.

Wiederholte Hautdesinfektion, übliches steriles Abdecken. Zunächst typisches Setzen des anterolateralen Standardzuganges. Nach Einbringen des Arthroskops Auffüllen des Gelenkes mit Ringerlösung. Über das Arthroskop bzw. über den Trokar entleert sich eine wenig bernsteinfarbene Flüssigkeit. Platzieren des anteromedialen Portals mittels einer Nadel und anschließender Stichinzision. Einführen des Tasthakens.

Diagnostischer Rundgang: Im Suprapatellarraum finden wir eine mäßig ausgeprägte Reizsynovitis. Altersentsprechender Knorpelbefund mit regelrechtem zentriertem Patellalauf. Nun Umschwenken über den medialen Seitenrecessus, welcher sich unauffällig darstellt, in das mediale Kompartiment. Hier finden wir einen altersentsprechenden Knorpelbefund mit zentralen Grad-II-Läsionen (nach ICRS) im Bereich der Hauptbelastungszone der Femurrolle und des Tibiaplateaus. Im Bereich des Innenmeniskushinterhornes finden wir degenerativ imponierende Auffaserungen mit einer teilweisen Lappenbildung. Nun Einschwenken interkondylar. In der Interkondylarregion sehen wir ein unauffälliges vorderes und hinteres Kreuzband bei erhaltenem Synovialschlauch. Bei der Tasthakenprüfung finden wir stabile Verhältnisse. Nun Umschwenken in das laterale Kompartiment nach Einnahme der Viererposition. Hier ebenfalls bzw. altersentsprechende unauffällige Knorpelverhältnisse. Intakter Meniskus bei erhaltener Ringspannung, auch bei Taststabkontrolle. Unauffällige Poplitessehne. Über dem lateralen Recessus, welcher sich ebenfalls unauffällig darstellt, gelangen wir wieder in den Suprapatellarraum. Hier erfolgt ein sparsames Débridement der Synovialzotten.

Nun neuerlich Einschwenken ins mediale Kompartiment. Bei degenerativ imponierendem Befund in der weiß-weißen Zone muss von einer Refixation des Innenmeniskus Abstand genommen werden. Mittels einer Hinterhornstanze und anschließend mit dem Shaver Entfernung der Läsionen und Glättung der Ränder. Der restliche Meniskus stellt sich intakt bei gut erhaltender Ringspannung dar.

Anschließend Spülen des Gelenkes. Einlage einer Redondrainage. Wundverschluss. Steriler Verband. Elastische Wickelung.

Procedere: Mobilisation unter Vollbelastung nach Maßgabe der Beschwerden, intensive krankengymnastische Beübung und Propriozeptionsschule. Analgesie und Thromboseprophylaxe nach Maßgabe der Stationsärzte.

Dr. med. M. Schulz (Assistenzarzt)

10.5.3 Traumatische Innenmeniskusläsion – kollagener Meniskusersatz (CMI)

OP-Bericht, Klinik für Unfall- und Wiederherstellungschirurgie

Pat.-Nr.: 462078055
Aktuelle Klinik: Unfallchirurgie
Pat.-Name: Lobinski, Silvio Ronaldo

Fall-Nr.: A9534467/2010
Station: B2-1
Geb.-Dat.: 08.10.88
Geschlecht/Alter: m, 22 J.

OP-Datum: 29.10.2010
OP-Dauer (Schnitt/Naht): 11.44 – 13.02 Uhr
Saal: B 1

Personal:
Operateur: Dr. L. Irlenbusch
1. Assistent: OA Dr. L. Jansch
2. Assistent: Ch. Nettlau

Anästhesist: Fr. C. Rippenstiel-Beyerlein
Anästhesieschw./-pfl.: B. Bach
OP-Schwester/-pfl.: B. Seifert
OP-Springer: F. Fahrig

Bericht

Vorgeschichte/Indikation: Der Pat. zog sich beim Eishockey ein Kniedistorsionstrauma rechts zu. Klinisch und MR-tomographisch finden sich Hinweise für eine Meniskusläsion. Nach Aufklärung der operativen Möglichkeiten erfolgte mit Einverständnis des Pat. u.g. operatives Vorgehen.

Diagnose: Subtotaler, traumatisch bedingter Verlust des Innenmeniskus nach Distorsionstrauma Knie rechts

Operation: Arthroskopie, subtotale Innenmeniskusresektion und Implantation eines kollagenen Meniskusimplantates (CMI) Innenmeniskus und Fixation mittels All-inside-Nähten (Meniscal Cinch, Fa. Arthrex), Histologie

Vorgehen: Patient in Rückenlage. Anlage Blutsperre. Cefuroxim 1,5 g i.v. Wiederholte Hautdesinfektion, übliches steriles Abdecken. Aufblasen der Blutsperre, 300 mm Hg. Setzen des anterolateralen Standardzugangs über eine Stichinzision. Einführen des Trokars. Entleerung von ca. 50 ml *Hämarthros ohne Fettaugen*. Spülung, bis adäquate Sichtverhältnisse herrschen. Anschl. in üblicher Weise Setzen des anteromedialen Ports mittels einer feinen Nadel und Stichinzision. Einführen eines Tasthakens.

Diagnostischen Rundgang: Suprapatellar unauffällige Verhältnisse. Keine Synovitis. Altersentsprechender Knorpelbefund. Regelrecht zentrierter Patellalauf ohne Hyperkompression. Umschwenken über den medialen Seitenrecessus, unauffällige Darstellung. Im medialen Kompartiment findet sich eine große Korbhenkelläsion, welche mehrfach eingerissen ist. Ansonsten unauffällige Knorpelverhältnisse. Die Läsion des Meniskus stellt sich so dar, dass eine Refixation nicht mehr Erfolg versprechend erscheint. Fortführung des Rundganges. Unauffällige Notch mit intakten Kreuzbändern, regelrecht bei Tasthakenprüfung. Viererposition. Im lateralen Kompartiment finden sich regelrechte Knorpelverhältnisse und ein unauffälliger Außenmeniskus. Ebenfalls blande Politeussehne, unauffälliger lateraler Recessus.

Erneut Zuwenden zum medialen Kompartiment. Mittels einer Hinterhornstanze und einer arthroskopischen Fasszange wird ein Débridement des Meniskus und die Entfernung großer Meniskusteile durchgeführt (ad Histo). Anschl. erfolgt mittels Shavers das Glätten der verbliebenen Randleiste. Im Bereich des Hinterhorns bzw. des Vorderhorns bleiben Anteile bis in die rot-weiße Zone stehen. Ansonsten erfolgt die Resektion bis in die rote Zone. Beim Débridement Auftreten kleiner Mikroblutungen im Bereich der rot-roten Zone. *Entscheid zur Implantation eines CMI.* Einbringen einer skalierten Messlehre über den anteromedialen Port und Abmessung der Defektgröße. Wir messen eine Defektgröße von ca. 55 mm aus. Zuschneiden der erforderlichen Implantatgröße aus dem befeuchteten CMI. Während dies geschieht, erfolgt zunächst das Einbringen einer temporären Halteschlaufe in Inside-out-Technik in der Intermediärzone. Einführen des CMI mittels Einführhilfe. Platzierung des CMI unter der Halteschlaufe und Straffen derselben. Mit dem Tasthaken wird nun eine Nachjustierung des Implantates vorgenommen. Wir erhalten eine korrekte Position an der Meniskusrandleiste. Nun erfolgt eine definitive Fixation des CMI mit einem All-inside-Nahtgerät (Meniscal Cinch, Fa. Arthrex). Zunächst wird im Hinterhornbereich eine Naht gesetzt. Dabei wird der 1. Nahtanker in den verbliebenen Meniskusrest, der 2. im Bereich des CMI eingebracht. Setzen zweier weiterer Anker im Abstand von ca. 1,5 cm in der Intermediärzone. Bisher erhalten wir ein weitgehend faltenfreies Implantat. Im Bereich des Vorderhorns findet sich nun ein leichter Überstand. Dieser wird mittels Stanze reseziert. Einpassen des Implantates mittels Tasthaken. Nun Wechsel der Portale. Die Kamera wird über das anteromediale Portal eingeführt. Der Arbeitszugang ist nun anterolateral. Über den anterolateralen Zugang erfolgt nochmal die Fixation im Vorderhornbereich mittels des Meniscal Cinch. Zum Abschluss stabiles Implantat. Fotodokumentation. Spülen des Gelenkes. Einlage einer 10er Redon. Wundverschluss. Steriler Verband. Listra-Schiene im OP.

Procedere: Nachbehandlung mit 20 kg Teilbelastung für 6 Wochen und Bewegungslimitierung gemäß Schema.

Dr. med. L. Irlenbusch (FA f. Orthopädie u. Unfallchirurgie)

10.5.4 Arthroskopie Knie – MACI offen

OP-Bericht, Klinik für Unfall- und Wiederherstellungschirurgie

Pat.-Nr.: 150578055
Aktuelle Klinik: Unfallchirurgie
Pat.-Name: Zimmer, Katrin

Fall-Nr.: A3334567/2010
Station: B3-3
Geb.-Dat.: 31.01.80
Geschlecht/Alter: w, 30 J.

OP-Datum: 21.09.2010
OP-Dauer (Schnitt/Naht): 08.05 – 09.29 Uhr
Saal: B 3

Personal:
Operateur: Dr. L. Irlenbusch
1. Assistent: Ch. Nettlau

Anästhesist: Dr. Y. Habib
Anästhesieschw./-pfl.: B. Bach
OP-Schwester/-pfl.: D. Rameloh
OP-Springer: F. Fahrig

Bericht

Vorgeschichte/Indikation: Bei der Pat. wurde vor 7 Wochen arthroskopisch eine Knorpelentnahme zur MACI-Anzüchtung durchgeführt, nachdem sie im Rahmen Distorsion/Scherung eine Ablösung des Knorpels am medialen Condylus erlitten hatte. Nunmehr ist nach Aufklärung der Patientin die Implantation der MACI gegeben.

Diagnose: Traumatische Knorpelläsion Grad 4 (nach ICRS) medialer Femurkondylus 2 × 2 cm Kniegelenk rechts

Operation: Arthroskopie und offene Matrix gekoppelte autologe Chondrozytentransplantation (MACI – Matrix-gekoppelte autologe Chondrozytentransplantation) Kniegelenk rechts

Vorgehen: Ungestörte Spinalanästhesie. Patientin in Rückenlage. Blutsperre angelegt. Wiederholte Hautdesinfektion, übliches steriles Abdecken. Zunächst nochmals Arthroskopie des Gelenkes. Stichinzision und Eingehen über die Narbe des alten Arthroskopieports anterolateral. Intraartikulär finden wir ein reizfreies Gelenk. Die Knorpelläsion wird bestätigt. Ansonsten unauffälliger Befund im *diagnostischen Rundgang*. Beenden der Arthroskopie.

Geschwungener Hautschnitt im Bereich der medialen Patellafacette, etwas weiterführend medial des Ligamentum patellae. Teils stumpfe, teils scharfe Präparation. Darstellung der Kapsel. Spaltung mittels Schere. Darstellen des medialen Femurkondylus und Einstellen der Läsion. Dies lässt sich ohne größere Probleme bei ca. 70° Kniebeugung erreichen. Es folgt zunächst ein Débridement der Läsion bis auf die verbliebene subchondrale Lamelle, ohne diese zu eröffnen. Instabile Anteile in den Randbereichen der Läsion werden ebenfalls mittels eines scharfen Löffels bzw. einer Kürette débridiert. Nach Beenden des Débridements haben wir schließlich einen Defekt von ca. 3 x 2 cm Größe. Nun zunächst Anfertigen einer Schablone der Defektgröße. Anschl. wird mittels der Schablone aus dem Knorpeltransplantat die entsprechende Größe ausgeschnitten. Einpassen des Knorpeltransplantates mittels zweier Pinzetten. Nachbearbeitung des Transplantates, bis eine sichere Einpassung möglich ist. Erneutes Entfernen des Transplantates. Austrocknen der Läsionsstelle unter Beachtung der Bluttrockenheit. Einbringen von Fibrinkleber und Einkleben des Transplantates mit der knorpelbesiedelten Seite zur Knochenlamelle hin. Es findet sich kein Überstand zu den gesunden Knorpelschultern. Anschl. wird der Übergangsbereich vom Transplantat zur Knorpelschulter noch mittels Fibrinkleber bedeckt. Insgesamt gute Einpassung des Transplantates. Eine Fixation der Ränder mittels Faden ist nicht notwendig.

Nun mehrfaches Durchbewegen des Kniegelenkes mit anschließender Kontrolle. Das Transplantat ist weiterhin stationär und stabil. Fotodokumentation.

Kapselnaht ohne vorherige Einlage einer Redondrainage bzw. einer Spülung des Gelenkes. Die Kapsel kann sicher verschlossen werden. Nun Spülen des Situs und Einlage einer Redon subkutan. Schichtweiser Wundverschluss. Steriler Verband. Elastische Wickelung. Listra-Schiene im OP.

Procedere: 20 kg Teilbelastung für 6 Wochen postoperativ, Beweglichkeit 0-0-30° für 2 Wochen postoperativ, danach Freigabe der Beweglichkeit. Analgesie und Thromboseprophylaxe nach Maßgabe der Stationsärzte.

Dr. med. L. Irlenbusch (FA f. Orthopädie u. Unfallchirurgie)

10.5.5 Rezidivierende Patellaluxationen – mediale Retinaculumrekonstruktion

OP-Bericht, Klinik für Unfall- und Wiederherstellungschirurgie

Pat.-Nr.: 194622955
Aktuelle Klinik: Unfallchirurgie
Pat.-Name: Feisthammel, Samuel

Fall-Nr.: A3874567/2010
Station: B3-1
Geb.-Dat.: 20.10.78
Geschlecht/Alter: m, 33 J.

OP-Datum: 22.11.2010
OP-Dauer (Schnitt/Naht): 09.20 – 10.32 Uhr
Saal: B 1

Personal:
Operateur: Dr. L. Irlenbusch
1. Assistent: Dr. M. Schulz
2. Assistent: Ch. Nettlau

Anästhesist: Fr. C. Rippenstiel-Beyerlein
Anästhesieschw./-pfl.: B. Bach
OP-Schwester/-pfl.: D. Rameloh
OP-Springer: F. Fahrig

Bericht

Vorgeschichte/Indikation: Herr Feisthammel klagt seit geraumer Zeit über rezidivierende Patellaluxationen rechtsseitig. Vor gut 2 Jahren erfolgten auswärtig eine mediale Fesselung und ein laterales Release. Im weitern Verlauf kam es in den letzten 3 Wochen erneut zu Luxationsereignissen. Radiologisch findet sich eine abgeflachte laterale Femurkondyle mit einem LTI-Winkel von 14° bei Patellaform Wiberg II. Die Indikation zur MPFL-Plastik ist gegeben.

Diagnose: Rezidivierende Patellaluxationen Kniegelenk rechts

Operation: Arthroskopie und arthroskopisch gestützte Rekonstruktion des medialen patellofemoralen Ligamentes (MPFL) mittels Gracilissehnentransplantat Knie rechts

Vorgehen: Patient in Rückenlage, entsprechend gepolstert. Ungestörte ITN. Anlage Blutsperre. Wiederholte Hautdesinfektion, übliches steriles Abdecken.

Zunächst Arthroskopie des Gelenkes. Setzen eines anterolateralen Ports zum Kniegelenk. Einführen des Trokars und des Arthroskops. Auffüllung des Gelenkes mit Ringer. Retropatellare Einstellung, deutliche Lateralisation der Patella bei forcierter Beugung, im Kniegelenk. Leichte Aufrauhung des Knorpels ubiquitär (Grad I). Nun zunächst Beenden der Arthroskopie und Vorbereitung zur Sehnenentnahme.

Schräg laufender Hautschnitt über dem Pes anserinus. Teils stumpfes, teils scharfes Präparieren bis auf die Faszie. Diese wird längs gespalten. Darstellung der Gracilissehne. Dies gelingt ohne Probleme. Anschlingen und scharfes Ablösen der Gracilissehne unter Schonung der Semitendinosussehne. Gewinnung der Sehne mittels eines Sehnenstrippers in üblicher Weise. Nun wird die Sehne durch den Assistenten von jeglichem Muskel befreit. Zuschneiden auf 20 cm. Armierung an beiden Enden mit Baseball-Stitch-Naht mittels Mersilenefaden.

Zwztl. setzen eines ca. 3 cm langen Hautschnittes an der medialen Patellafacette, beginnend am Oberrand der Patella 3 cm nach distal ziehend. Darstellen des medialen Patellafirstes. Mittels eines Luer wird eine Rinne von ca. 2 cm Länge in den medialen Patellafirst, beginnend an der anteromedialen Ecke nach distal ziehend, präpariert. Diese Rinne dient zur Aufnahme der Sehne. Zwei 3,5-mm-Fadenanker werden in diese Rinne eingebracht, der 1. sitzt direkt auf der anteromedialen Ecke, der 2. im Abstand von ca. 2 cm distal davon. Nun wird von dem Hautschnitt aus ein Tunnel nach medial präpariert. Aufsuchen des Tub. adductorium. Hierüber Hautschnitt von 3 cm Länge. Mittels streng seitlich positioniertem BV wird die femorale Insertion der Bandplastik aufgesucht. Hierfür bilden wir einen Schnittpunkt aus einer Verlängerung der Linien der dorsalen Femurkortikalis sowie der Blumensaatschen Linie. Von diesem Schnittpunkt wird ein Punkt, welcher sich ca. 0,5 cm ventral/proximal davon befindet, mittels eines K-Drahtes markiert. Einbringen dieses K-Drahtes parallel zur Gelenklinie und Ausleitung über eine Stichinzision auf der Gegenseite. Überbohren des Drahtes mittels eines 4,5 mm-Bohrers bis auf eine Tiefe von 30 mm. Ersetzen des K-Drahtes durch einen Ösendraht und Einzug eines Shuttle-Fadens transfemoral. Nun Vorbereitung zum Einziehen der Sehne.

Die Gracilissehne wird zunächst mittels eines Luer bzw. eines Elevatorium in die Rinne an der Patella eingedrückt. Hierbei wird auf eine gleichmäßige Schenkellänge geachtet. Anschließend Knoten der beiden vorgelegten Fäden der Fadenanker an beiden Seiten des Patellafirstes. Danach Einziehen der Sehne in den subkutanen Tunnel. Ausleiten im Bereich des Tub. adductorium. Anschließend werden die Fäden in den Shuttle-Faden eingelegt und femoral nach lateral ausgeführt. Danach Einzug der Gracilissehne mit Zug nach lateral in den femoralen Tunnel. Dies gelingt ohne Probleme. Nun Einführen des Arthroskops in das Gelenk. Straffen der Sehnenenden unter Sicht. Bei Beugung von ca. 45° erreichen wir einen regelrechten zentrierten Patellalauf, ohne vermehrte Kompression im Bereich der Patellagleitbahn. Anschließend Fixierung der Sehnen im Bereich des femoralen Tunnels mittels einer 6 x 23 mm-Biointerferenzschraube. Abschneiden der Fäden auf der lateralen Seite.

Danach arthroskopische Abschlussbilder. Spülung des OP-Situs. Kontrolle auf Bluttrockenheit. Schichtweiser Wundverschluss. Steriler Verband. Elastische Wickelung. Listra-Schiene.

Procedere: Mobilisation unter axialer Vollbelastung ab sofort. Bewegungslimitierung mittels Orthese wie folgt: 0-0-30° für 2 Wochen postoperativ, danach Steigerung um jeweils 30° alle 2 Wochen, Freigabe ab der 7. Woche.

Dr. med. L. Irlenbusch (FA f. Orthopädie u. Unfallchirurgie)

10.5.6 Akute Patellaluxation – Arthroskopie u. mediale Retinaculumnaht

OP-Bericht, Klinik für Unfall- und Wiederherstellungschirurgie

Pat.-Nr.: 150578055
Aktuelle Klinik: Unfallchirurgie
Pat.-Name: Slomka, Siegfried

Fall-Nr.: A3334567/2010
Station: B2-1
Geb.-Dat.: 20.10.81
Geschlecht/Alter: m, 29 J.

OP-Datum: 19.10.2009
OP-Dauer (Schnitt/Naht): 09.00 – 09.55 Uhr
Saal: B 1

Personal:
Operateur: C. Bauer
1. Assistent: Dr. L. Irlenbusch

Anästhesist: Fr. C. Rippenstiel-Beyerlein
Anästhesieschw./-pfl.: B. Bach
OP-Schwester/-pfl.: D. Rameloh
OP-Springer: F. Fahrig

Bericht

Vorgeschichte/Indikation: Erstereignis einer Patellaluxation bei einem Verdrehen des Kniegelenkes beim Handballspiel. Klinisch erfolgte nach Reposition der Patellaluxation in der zentralen Notaufnahme eine Punktion von ca. 50 ml Hämarthros. MR-tomografisch findet sich ein zerrissenes mediales Retinaculum bei ansonsten blander Morphologie. Der Pat. hat in das operative Vorgehen eingewilligt.

Diagnose: Akute Patellaluxation rechts

Operation: Arthroskopie, arthroskopisch gestützte Raffung des medialen Kapselbandapparates Knie rechts

Vorgehen: Ungestörte ITN. Rückenlagerung. *Narkoseuntersuchung:* Hierbei finden wir eine deutliche mediolaterale Verschieblichkeit der Patella. Ansonsten unauffällige und stabile Bandverhältnisse. Anlage einer Blutsperre. Wiederholte Hautdesinfektion, übliches steriles Abdecken.

Setzen des anterolateralen Standardzugangs. Einführen des Trokars. Hierbei entleeren sich 20 ml *Hämarthros ohne Fettaugen*. Einführen des Arthroskops und Spülung bis zu adäquate Sichtverhältnissen. Anlegen des anteromedialen Ports nach vorheriger Sondierung mittels einer Kanüle. Einführen eines Tasthakens.

Diagnostischer Rundgang: Suprapatellar besteht eine dezente Reizsynovitis. Der mediale Kapselbandapparat ist zerrissen. Knorpel unauffällig. Bei Beugung des Kniegelenkes besteht eine deutliche Lateralisation der Patella. Umschwenken nach medial. Ansonsten mediales Kompartiment unauffällig. Intakter Meniskus bei erhaltener Ringspannung. In der Interkondylarregion unauffälliges vorderes und hinteres Kreuzband, auch bei Tasthakenprüfung. Im lateralen Kompartiment finden wir ebenfalls unauffällige Knorpelverhältnisse. Intakter Meniskus und unauffällige Popliteussehne.

Erneutes Umschwenken in den Suprapatellarraum. Setzen einer etwas längeren Stichinzision an der anteromedialen Patellafacette. Hierüber wird eine rosa Kanüle, welche mittels eines Prolene-1/0-Fadens beladen wurde, in das Gelenk eingeführt. Auf eine knochennahe Lage der Kanüle unter Mitnahme von Periost wird geachtet. Über die Kanüle wird der vorgelegte Faden in das Gelenk eingeführt. Es folgt die subkutane Tunnelung von der Kanüle ausgehend nach medial mittels eines gebogenen Klemmchens. Anschließend wird über diesen Tunnel ein »bird beak« eingeführt und weiter dorsal in das Gelenk mit Durchstechung der Kapsel eingeführt. Mittels des intraartikulären »bird beak« wird nun der Faden gefasst und nach außen geleitet. Somit Erhalt einer Schlinge. Diese Schlinge wird zunächst vorgelegt. Anschl. erfolgt in analoger Weise das Vorlegen eines 2. und 3. Fadens medial und im distalen Bereich der medialen Patellafacette. Nach Vorlegen der Fäden folgt nun eine Knotung derselben, beginnend wieder proximal. Hierzu wird vorgängig das Arthroskop eingeführt und die Knotung erfolgt unter Sicht. Das Knoten gelingt sicher bei vollständigem Schluss der vormals bestehenden Läsion im medialen Kapselbandapparat. Unter Kniebeugung bis ca. 90° verläuft die Patella nun wieder zentriert im femoropatellaren Gleitlager. Die Prolenefäden werden unter Hautniveau versenkt. Spülen des gesamten OP-Situs. Öffnen der Blutsperre. Intraartikulärer Redon. Wundverschluss. Steriler Verband. Listra-Schiene im OP.

Procedere: Axiale Vollbelastung sofort möglich. Bewegungslimit 0-0-30° für 2 Wochen postoperativ, danach Steigerung um jeweils 30° alle 2 Wochen; Verordnung einer Orthese; Freigabe ab der 7. postoperativen Woche, Quadrizepskraftübungen. Analgesie und Thromboseprophylaxe nach Maßgabe der Stationsärzte.

C. Bauer (Assistenzarzt)

10.5.7 Ruptur des vorderen Kreuzbandes – Ersatz mit Semitendinosustransplantat

OP-Bericht, Klinik für Unfall- und Wiederherstellungschirurgie

Pat.-Nr.: 150578055
Aktuelle Klinik: Unfallchirurgie
Pat.-Name: Holzapfel, Silvio

Fall-Nr.: A3334567/2010
Station: B2-1
Geb.-Dat.: 20.10.81
Geschlecht/Alter: m, 29 J.

OP-Datum: 19.05.2010
OP-Dauer (Schnitt/Naht): 14.14 – 15.15 Uhr
Saal: B 1

Personal:
Operateur: OA Dr. L. Jansch
1. Assistent: Dr. M. Schulz
2. Assistent: Ch. Nettlau

Anästhesist: Fr. C. Rippenstiel-Beyerlein
Anästhesieschw./-pfl.: B. Bach
OP-Schwester/-pfl.: D. Rameloh
OP-Springer: F. Fahrig

Bericht

Vorgeschichte/Indikation: Herr Holzapfel zog sich bei einem Verdrehtrauma in privatem Rahmen vor gut 8 Wochen eine Ruptur des vorderen Kreuzbandes rechts zu. Nach initialem arthroskopischem Débridement ist nach Konditionierung bei verbliebener Restinstabilität die Indikation zur vorderen Kreuzbandplastik gegeben. Der Pat. hat nach eingehender Aufklärung in die Operation eingewilligt.

Diagnose: Ruptur des vorderen Kreuzbandes Kniegelenk rechts.

Operation: Arthroskopie und arthroskopisch gestützte Ersatzplastik des vorderen Kreuzbandes mittels Semitendinosussehnentransplantat Kniegelenk rechts

Vorgehen: Patient in Rückenlage. Narkoseuntersuchung: Deutliche ventrale Translation ohne festen Anschlag. Seitenbänder und dorsale Translation bland. Keine Rotationsinstabilität.
   Nun Anbringen des elektrischen Beinhalters. Blutsperre mit 250 mmHg. Desinfektion und steriles Abdecken in hausüblicher Weise. Zunächst Setzen des anterolateralen und anteromedialen Standardzugangs zur Kniegelenksarthroskopie. Einführen der Kamera von lateral und eines Tasthakens von medial. *Diagnostischer Rundgang:* Bekannte VKB-Insuffizienz. Intaktes und stabiles HKB. Keine Meniskusläsion. Kein Knorpelschaden. Keine Reizsynovitis.
   Beginn mit der VKB-Plastik. Hautschnitt über dem Pes anserinus. Darstellen der Sehnen der Mm. gracilis und semitendinosus. Anschlingen und Separieren derselben. Anschließend Strippen der STS. Danach Präparation der STS zum Transplantat in üblicher Art und Weise mit Armierung der beiden Sehnenenden. Wir erhalten ein 4-fach-Transplantat mit einer Länge von 7,5 cm und einem femoralen Durchmesser von 8 und tibial von 8,5 mm. Nun Bohren des femoralen Kanals. Hierfür Einbringen eines Zieldrahtes über das anteromediale Portal in tiefer Flexion an der originären Insertionsstelle des vorderen Kreuzbandes. Überbohren des Drahtes mit einem 4,5 mm-Bohrer bis durch die Gegenkortikalis, anschließend mittels eines 8 mm-Bohrers auf eine Tiefe von 20 mm. Im Anschluss Anlage des tibialen Kanals. Einbringen des Zielgerätes. Platzierung desselben zentral in der Notch in Verlängerung des Hinterrandes des Außenmeniskusvorderhorns. Einbringen des Drahtes. Sukzessives Überbohren bis auf einen Durchmesser von 8,5 mm. Danach Einbringen des Transportfadens. Armierung des Transplantats mittels ACL-Tightthrope. Problemloses Einziehen des Transplantats. Danach Herunterdrücken einer Knochenschuppe am femoralen Kanal mittels Meißel. Völlig problemloser Vorgang. Nun Überführen des Gelenkes in 30°-Flexionsstellung. Spannen des Kreuzbandes. Einbringen einer 9x35 mm-Biointerferenzschraube. Stabile Verankerung. Fotodokumentation. Anschließend Spülung aller Wunden. Einlage einer Redondrainage intraartikulär an den Pes anserinus. Schichtweiser Wundverschluss. Steriler Verband. Elastische Wicklung. Listraschiene.

Procedere: Mobilisation mit 20 kg TB für 2 Wochen postoperativ, dann voll. 0-0-90° für 6 Wochen postoperativ mit Orthese. Physiotherapie ausschließlich in geschlossener Kette für 3 Monate postoperativ.

Dr. med. L. Jansch (FA f. Chirurgie, Orthopädie und spez. Unfallchirurgie)

10.5.8 Ruptur des hinteren Kreuzbandes – Ersatz mit Semitendinosus- und Gracilistransplantat

OP-Bericht, Klinik für Unfall- und Wiederherstellungschirurgie

Pat.-Nr.: 150323055
Aktuelle Klinik: Unfallchirurgie
Pat.-Name: Gerber, Bertil

Fall-Nr.: A4314567/2010
Station: B3-3
Geb.-Dat.: 02.04.90
Geschlecht/Alter: m, 20 J.

OP-Datum: 19.10.2010
OP-Dauer (Schnitt/Naht): 09.34 – 11.03 Uhr
Saal: B 3

Personal:
Operateur: Dr. L. Irlenbusch
1. Assistent: C. Bauer
2. Assistent: Dr. M. Schulz

Anästhesist: Fr. C. Rippenstiel-Beyerlein
Anästhesieschw./-pfl.: B. Bach
OP-Schwester/-pfl.: B. Seifert
OP-Springer: X. Montez

Bericht

Vorgeschichte/Indikation: Der Patient zog sich im Rahmen eines Verkehrsunfalls bei Knieanprall am Armaturenbrett eine hintere Kreuzbandläsion zu. Nach initial erfolgter konservativer Therapie, wurde nun bei verbliebener ausgeprägter hinterer Schublade (14 mm bei Stressaufnahmen, keine Rotationsinstabilität) die Indikation zur operativen Revision gestellt. Der Pat. hat nach Aufklärung der konservativen und operativen Möglichkeiten schriftl. in die Operation eingewilligt.

Diagnose: 4 Monate alte Ruptur des hinteren Kreuzbandes Kniegelenk links

Operation: Arthroskopie und arthroskopisch gestützte Ersatzplastik des hinteren Kreuzbandes links mittels Semitendinosus-/Gracilissehnentransplantates in Hybridtechnik

Vorgehen: Ungestörte ITN. Patient in Rückenlage. Elektrischer Beinhalter. In der *Narkoseuntersuchung* finden wir eine ausgeprägte hintere Schublade ohne festen Anschlag. Ansonsten keine weiteren Bandinstabilitäten. Anlage einer Blutsperre mit 300 mgHg.

Wiederholte Hautdesinfektion, steriles Abdecken in üblicher Weise. Zunächst Setzen eines hohen anterolateralen und anteromedialen Standardzuganges zur Kniegelenksarthroskopie. Einführen des Arthroskops von lateral und eines Tasthakens von medial. Diagnostischer Rundgang: Die vollständige Ruptur des hinteren Kreuzbandes kann bestätigt werden. Das vordere Kreuzband ist intakt. Ausgeprägte hintere Schublade. Unauffällige knorpelige artikulierende Gelenkflächen medial und lateral sowie femoropatellar. Intakter Meniskus medial und lateral, bei erhaltener Ringspannung. Unauffällige Popliteussehne bzw. posterolateraler Komplex. Unauffälliger Suprapatellarraum. Entscheid zur Durchführung der hinteren Kreuzbandersatzplastik.

Nun zunächst Sehnenentnahme. Leicht diagonaler Hautschnitt über dem Pes anserinus. Darstellen der Ansätze der Sehnen des M. gracilis und des M. semitendinosus. Anschlingen derselben mittels eines Fadens. Scharfes Ablösen vom Knochen. Unkomplizierte Entfernung der Sehnen mittels Sehnenstripper. Nach Entfernung der Sehnen werden diese durch den Assistenten (Dr. Schulz) von Muskulatur befreit und an allen 4 Enden mittels einer Baseballnaht armiert. Zum Abschluss werden die Durchmesser der beiden gedoppelten Sehnen zusammen gemessen. Wir erhalten einen femoralen sowie einen tibialen Transplantatdurchmesser von jeweils 9 mm.

Nun Weiterführen der Arthroskopie. Mittels Diathermie erfolgt nun zunächst ein Débridement und das Lösen von alten Verwachsungen bzw. Narbensträngen im Bereich des ehemaligen hinteren Kreuzbandes. Hierbei wird das posteromediale Bündel, welches noch als weitgehend intakt zu werten ist, belassen und nur die Verwachsungen von Narbensträngen des anterolateralen Bündels entfernt. Bei Durchtritt durch die Notch wird anschließend mittels des elektrochirurgischen OPES-Gerätes die Tibiahinterkante dargestellt. Anschließend Anlage eines zusätzl. dorsomedialen Portals nach vorgängiger Kanülierung mittels Nadel und Stichinzision. Über dieses wird das OPES eingebracht und die Tibiahinterkante weiter präpariert. Nach Durchtrennung der dorsalen Kapselstrukturen wird die Tibiahinterkante gut 1,5 cm nach distal freipräpariert. Hierbei können wir den tibialen Ansatz des hinteren Kreuzbandes verifizieren. Dieser gesamte Vorgang erfolgt unter Sicht mittels des Arthroskops über das dorsomediale Portal.

Nun Vorbereitung zur Tunnelplatzierung. Hierfür wird zunächst ein tiefes anterolaterales Portal angelegt. Anschließend wird hierüber der femorale Tunnel platziert. Hier Setzen eines Zieldrahtes ca. 5 mm von der Knochenknorpelgrenze entfernt, im Bereich des Femuransatzes des anterolateralen Bündels des hinteren Kreuzbandes. Überbohren des Drahtes mittels eines 4,5-mm-Bohrers bis durch die Gegenkortikalis. Dann sukzessives Aufbohren bis auf 9 mm unter Schonung der medialen Kortikalis. Die Kanallänge beträgt insg. 42 mm. Nach Beendigung der Präparation des femoralen Tunnels wird nun der tibiale Tunnel angelegt. Hierfür Einbringen des tibialen Zielgerätes für das hintere Kreuzband und Positionierung des Hakens an der Tibiahinterkante, ca. 15 mm distal davon. Einbringen eines Zieldrahtes über das Zielgerät von ventral. Hierbei wird streng darauf geachtet, dass die dorsalen Strukturen geschont werden. Danach Überbohren des Zieldrahtes sukzessive mittels Kopfbohrers bis auf einen Durchmesser von 9 mm. Danach Einlegen eines Zugfadens, zunächst durch den tibialen und anschließend Ausleitung über den femoralen Kanal. Zwischenzeitlich wird nochmals eine Präparation des Transplantates im Sinne der Armierung mittels eines Flips vorgenommen. Wir entscheiden uns hierbei für eine femorale Einzugstiefe von 20 mm. Danach wird der Flip mittels eines Zug- und eines Umkippfadens armiert. Nun wird der Zugfaden des Flips über den vorgelegten intraartikulären Faden eingezogen. Danach Einzug des Transplantates. Über das dorsomediale Portal wird hierbei das Transplantat um den relativ spitzen Winkel der Tibiahinterkante mittels eines Pushers hinweggeführt. Dies gelingt ohne größere Probleme. Nach femoralem Einzug erfolgt eine feste Verankerung des Transplantates zunächst femoral. Anschließend wird femoral eine unterdimensionierte kurze Interferenzschraube mit 8 mm Durchmesser, im Sinne einer Hybridfixation, eingebracht. Danach mehrmaliges Durchbewegen des Gelenkes und Straffen des Transplantates. Hiernach Einbringen einer weiteren Interferenzschraube mit 10 mm Durchmesser tibial mit zusätzlicher Fixierung tibial über einen Endobutton in 30°-Beugung. Dies gelingt ohne größere Probleme. Anschließend Abschlussbilder mittels Arthroskop. Wir finden intraartikulär eine regelrechte Lage des Transplantates.

Danach Spülung aller Wunden. Kontrolle auf Bluttrockenheit. Einlage einer Redondrainage intraartikulär und Bereich des Pes anserinus. Schichtweiser Wundverschluss. Steriler Verband. Anlage einer PTS-Orthese.

Procedere: Physiotherapeutische Weiterbehandlung sowie Belastungsaufbau nach Plan (siehe Anhang). Ambulante Weiterbehandlung bei uns. Röntgen nach Redonentfernung nach 24 h.

Dr. med. L. Irlenbusch (FA f. Orthopädie u. Unfallchirurgie)

10

10.5.9 Ausriss der Eminentia intercondylaris – Refixation

OP-Bericht, Klinik für Unfall- und Wiederherstellungschirurgie

Pat.-Nr.: 006685686
Aktuelle Klinik: Unfallchirurgie
Pat.-Name: Stähli, Lutz

Fall-Nr.: B3622123/2010
Station: B3-2
Geb.-Dat.: 22.07.74
Geschlecht/Alter: m, 35 J.

OP-Datum: 11.01.2010
OP-Dauer (Schnitt/Naht): 12.04 – 13.18 Uhr
Saal: B 2

Personal:
Operateur: Dr. L. Irlenbusch
1. Assistent: Dr. M. Schulz

Anästhesist: Dr. Y. Habib
Anästhesieschw./-pfl.: B. Bach
OP-Schwester/-pfl.: X. Montez
OP-Springer: B. Seifert

Bericht

Vorgeschichte/Indikation: Herr Stähli zog sich im Rahmen eines Distorsionstraumas beim Skifahren einen knöchernen Ausriss des vorderen Kreuzbandes im Sinne einer Fraktur der Eminentia intercondylaris zu. Die Indikation zur operativen Intervention wurde gestellt.

Diagnose: Geschlossener, dislozierter Ausriss der Eminentia intercondylaris Kniegelenk rechts (AO 41 A1)

Operation: Arthroskopisch gestützte Eminentia-Refixation mittels eines Fiberwire-Bandes Kniegelenk rechts

Vorgehen: Ungestörte ITN. Rückenlagerung. Cefuroxim 1,5 g i.v. *Narkoseuntersuchung:* hinteres Kreuzband sowie Kollateralbänder klinisch intakt. Anlage einer Blutsperre. Wiederholte Hautdesinfektion und übliches steriles Abdecken.

Blutsperre 300 mmHg. Setzen des anterolateralen und des anteromedialen Standartzuganges zur Kniearthroskopie in üblicher Weise. Einführen eines Arthroskops von lateral und eines Tasthakens von medial. Nach Einführen des Trokars entleert sich zunächst reichlich Hämarthros mit Fettaugen. Ausgiebiges Spülen des Gelenks, adäquate Sichtverhältnisse. Anschließend erfolgt ein diagnostischer Rundgang.

Suprapatellar unauffällige Verhältnisse. Regelrechtes Patella-Tracking. Keine Hyperkompression. Unauffälliger Knorpelstatus. Umschwenken ins mediale Kompartiment. Hier ebenfalls unauffällige Knorpelverhältnisse. Intakter Meniskus bei erhaltener Ringspannung, auch bei Taststabuntersuchung. Im medialen Seitenrecessus keine Unterblutungen. In der Interkondylarregion finden wir den beschriebenen knöchernen Ausriss des vorderen Kreuzbandes tibialseitig. Das Kreuzband selbst ist intakt. Mittels des Tasthakens lässt sich das knöcherne Fragment problemlos reponieren. Das hintere Kreuzband ist unter Tasthakenprüfung intakt. Aufgrund dessen erfolgt der Entscheid zur Refixation des knöchernen Fragmentes. Zunächst jedoch Einnahme der 4er-Position. Im lateralen Kompartiment unauffällige Knorpelverhältnisse. Intakter Meniskus bei erhaltener Ringspannung, auch bei Taststabuntersuchung. Unauffällige Popliteussehne. Unauffälliger lateraler Seitenrecessus.

Rückschwenken in die Interkondylarregion. Sparsames Shaving im Bereich der Ausrissstelle. Setzen des tibialen Zielinstrumentariums, welches sonst zur Einbringung einer VKB-Ersatzplastik dient. Dieses wird intraartikulär eingeführt, leicht medial ansteigend platziert. Hautschnitt knapp proximal des Pes anserinus. Teils scharfes, teils stumpfes Präparieren bis auf den Knochen. Einbringen eines Zieldrahtes lateral der Läsion in den Tibiakopf. Dies gelingt ohne größere Probleme. Anschließend wird der gebohrte Kanal mittels eines umgekehrten Ösendrahtes problemlos tunneliert, dieser nach intraartikulär geführt. In gleicher Weise Anlage eines 2. Kanals, der nun medial direkt neben der Läsion endet. Nun wird über den umgekehrten Ösendraht ein »fibrewire« eingeflochten und über den lateralen Kanal nach intraartikulär eingeführt. Mittels eines »bird beaks« wird das vordere Kreuzband ansatznah im Bereich der Ausrissstelle durchbohrt, dann mit dem »fibrewire« durchflochten. Über den 2. Kanal wird wiederum ein umgekehrter Ösendraht in das Gelenk eingeführt. Einfädeln des »fibrewire« und Ausleiten des Ösendrahtes. Hierdurch gewinnen wir schlussendlich eine u-förmige Schlinge, welche das vordere Kreuzband sicher fasst. Nun Anspannen des »fiberwires«. Es kommt mit Taststabunterstützung zu einer adaptierten und stabilen Reposition des Knochenfragmentes. Nun Spannen in 30°-Flexion und sicheres Verknoten des Bandes distal. Zum Abschluss Tasthakenprüfung. Dabei sehen wir ein stabil refixiertes vorderes Kreuzband.

Bewegungsprüfung unter Sicht, zwischen 0 und 90° ist die Beweglichkeit für 6 Wochen postoperativ zu limitieren. Spülen des Gelenkes. Öffnen der Blutsperre. Einlage einer 10er Redondrainage intraartikulär. Schichtweiser Wundverschluss im Bereich des medialen Tibiakopfes. Steriler Verband. Elastische Wicklung. Listraschiene.

Procedere: Mobilisation unter Vollbelastung nach Maßgabe der Beschwerden. Orthese 0-0-90° für 6 Wochen postoperativ, danach frei. Übung ausschließlich in geschlossener Kette für 6 Monate postoperativ. Röntgen nach Entfernung der Redondrainage nach 24 h.

Dr. med. L. Irlenbusch (FA f. Orthopädie u. Unfallchirurgie)

10.5.10 Laterale Tibiakopffraktur – ASK und perkutane Schraubenosteosynthese

OP-Bericht, Klinik für Unfall- und Wiederherstellungschirurgie

Pat.-Nr.: 321456987
Aktuelle Klinik: Unfallchirurgie
Pat.-Name: Kell, Patricia

Fall-Nr.: A7654563/2010
Station: B3-1
Geb.-Dat.: 21.07.80
Geschlecht/Alter: w, 30 J.

OP-Datum: 28.07.2010
OP-Dauer (Schnitt/Naht): 09.00 – 10.10 Uhr
Saal: B 1

Personal:
Operateur: C. Bauer
1. Assistent: OA Dr. L. Jansch
2. Assistent: C. Nettlau

Anästhesist: OÄ Dr. B. Blank
Anästhesieschw./-pfl.: B. Bach
OP-Schwester/-pfl.: D. Rameloh
OP-Springer: F. Fahrig

Bericht

Vorgeschichte/Indikation: Frau Keller zog sich bei einem Treppensturz ein Distorsionstrauma des rechten Kniegelenkes zu. Klinischen und radiologisch ist eine kaum dislozierte laterale Tibiakopffraktur auffällig geworden. Die Pat. wünscht nach Aufklärung konservativer und operativer Risiken einschl. deren Komplikationen das operative Vorgehen.

Diagnose: Kaum dislozierte laterale Tibiakopffraktur Kniegelenk rechts (AO 41 B 1)

Operation: Arthroskopisch gestützte perkutane Schraubenosteosynthese Tibiakopf rechts

Vorgehen: Spinalanästhesie ungestört. Cefuroxim 1,5 g i.v. Patientin in Rückenlage, entspr. Polsterung. Narkoseuntersuchung, stabiler Kreuz- und Kollateralbandapparat. Vorlage einer Blutsperre.

Wiederholte Hautdesinfektion und übliches steriles Abdecken. Anlegen der Standartportale zur Kniegelenksarthroskopie anterolateral und anteromedial. Einführen zunächst des Troikar über das laterale Portal. Hierbei entleert sich wenig Hämarthros mit Fettaugen. Danach Einführen eines Tasthakens von medial. Schaffung adäquate Sichtverhältnisse. Diagnostischer Rundgang. Wir finden dem Alter entsprechend ein weitgehend unauffälliges Kniegelenk. Suprapatellar unauffällige Verhältnisse. Im medialen Kompartiment unauffällige Knorpelverhältnisse. Intakter Meniskus. Unauffälliges und stabiles vorderes und hinteres Kreuzband in der Interkondylärregion. Im lateralen Kompartiment finden wir bei Inspektion des Tibiakopfes eine fissurale Rissbildung des Knorpels nahe des Übergangs zur Interkondylärregion mit Unterblutungen, keine auffällige Depression. Der Meniskus zeigt sich intakt. Unauffällige Popliteussehne. Aufgrund dessen Beendigung der Arthroskopie.

Nun Hinzuwenden zur perkutanen Verschraubung. Hierzu wird zunächst unter BV-Kontrolle nach vorheriger Stichinzision im ventralen Bereich des Tibiakopfes streng subchondral und parallel zur Gelenkfläche ein K-Draht eingebracht. Vorantreiben desselbigen bis zur Gegenseite. Ausmessen der Länge, 60 mm. Überbohren desselben und Einbringen einer 4,5x60-mm-Schraube mit kurzem Gewinde. Analog wird mit einer 2. Schraube weiter dorsal vorgegangen. Unter BV-Kontrolle finden wir eine regelrechte Lage des Osteosynthesematerials streng subchondral. Der Frakturspalt ist nunmehr unter BV praktisch nicht mehr auszumachen. Im Weiteren Abschlussbilder unter BV in beiden Ebenen. Kontrolle auf Bluttrockenheit. Spülen aller Wunden. Wundverschluss. Steriler Verband. Elastische Wicklung.

Procedere: Freie Mobilisation des Knies mit 20 kg Teilbelastung für 3 Wochen postoperativ, danach zügig Übergang zur Vollbelastung. Analgesie und Thromboseprophylaxe nach Maßgabe der Stationsärzte. Materialentfernung in 69 Monaten möglich. Rö. nach 2 Tagen und 2 + 6 Wochen.

C. Bauer (Assistenzarzt)

10.6   Oberes Sprunggelenk

L. Irlenbusch

10

10.6.1 Posttraumatische OSG-Arthrose – arthroskopisch gestützte Synovektomie

OP-Bericht, Klinik für Unfall- und Wiederherstellungschirurgie

Pat.-Nr.: 243387811
Aktuelle Klinik: Unfallchirurgie
Pat.-Name: Lepetit, Berthold

Fall-Nr.: B3333555/2010
Station: B3-1
Geb.-Dat.: 17.05.52
Geschlecht/Alter: m, 58 J.

OP-Datum: 05.04.2010
OP-Dauer (Schnitt/Naht): 12.54 – 13.25 Uhr
Saal: B 1

Personal:
Operateur: Dr. L. Irlenbusch
1. Assistent: U. Gotha (PJ)

Anästhesist: Fr. C. Rippenstiel-Beyerlein
Anästhesieschw./-pfl.: B. Bach
OP-Schwester/-pfl.: B. Seifert
OP-Springer: F. Fahrig

Bericht

Vorgeschichte/Indikation: Herr Pech zog sich vor 5 Jahren im Rahmen eines privaten Traumas eine trimalleoläre OSG-Luxationsfraktur rechts zu. Nach neuerlichem, nun BG-lich versichertem Verdrehtrauma bestehen zunehmende Beschwerden sowie Bewegungseinschränkung. Aus dieser Situation heraus wird die Indikation zur Arthroskopie gestellt. Eine entsprechende Risikoaufklärung ist erfolgt, der Patient hat schriftl. eingewilligt.

Diagnose: Posttraumatische Arthrose (Trauma 2005) nach OSG-Luxationsfraktur rechts

Operation: Arthroskopie, partielle Synovektomie und Chondroplastik oberes Sprunggelenk rechts

Vorgehen: Ungestörte ITN. Rückenlage, entspr. Polsterung. die Fußenden hängen frei über den Rand des OP-Tischs. Anlage Blutsperre. Wiederholte Hautdesinfektion und übliches steriles Abdecken. Markierung der lokalen Anatomie.
   Blutsperre 300 mmHg. Zunächst Setzen des anteromedialen Standardzuganges zur OSG-Arthroskopie. Stichinzision. Stumpfes Präparieren in das Gelenk mittels Klemmchens. Dies gelingt ohne größere Probleme. Einführen des Trokars und des Arthroskops. Unblutiger Erguss. Spülen, bis freie Sichtverhältnisse herrschen. Darstellung der Tibiavorderkante. Hier finden wir bereits ausgeprägte narbige Verwachsungen. Führen des Arthroskops nach lateral. Hier wird über das anterolaterale Portal eine Nadel eingebracht. Stichinzision und Einführen eines Tasthakens. Inspektion des Gelenkes. Deutliche narbige Verwachsungen im Bereich des ventralen Gelenkes sowie tibiofibular. Generalisierte Knorpelveränderungen Grad 3a bis 3b (nach ICRS) im Bereich der vorderen tibialen Gelenkfläche sowie an der Talusrolle. Mittels eines Shavers erfolgen zunächst ein Débridement und eine Synovektomie der ventralen Gelenkanteile. Anschließend Freishaven des Raumes zwischen Fibula und lateraler Talusschulter. Hier finden wir einige kleinere freie Gelenkkörper, welche entfernt werden können. Im Bereich der vorderen Syndesmose finden wir stabile und deutlich narbig veränderte Gewebezüge. Nun Einbringen eines Elevatoriums über das anterolaterale Portal. Hiermit wird kurzzeitig das Gelenk, welches sich unter deutlicher Plantarflexion befindet, aufgedrückt. Wir schauen in den Dombereich des Sprunggelenkes. Hier finden wir degenerative Veränderungen Grad 2 bis 3a (nach ICRS). Nun Entfernung der Instrumente und Einführen des Trokars und des Arthroskops über das anterolaterale Portal. Dann erfolgt noch über das anteromediale Portal mittels eines Shavers das notwendige Débridement im medialen Gelenkspalt. Hier bestehen aber weitgehend unauffällige Verhältnisse.
   Anschließend ausgiebiges Spülen des Gelenkes. Öffnen der Blutsperre, keine wesentlichen Blutungen. Einlage einer 10er Redon. Spannungsfreier Wundverschluss. Steriler Verband. Elastische Wickelung.

Procedere: Mobilisation unter schmerzadaptierter Vollbelastung nach Maßgabe der Beschwerden. Redonentfernung nach 24 h. Mit Entlassung Abschluss der BG-lichen Behandlung und kassenärztliche Weiterbehandlung.

Dr. med. L. Irlenbusch (FA f. Orthopädie u. Unfallchirurgie)

10.6.2 Osteochondrosis dissecans – arthroskopisch gestützte OATS

OP-Bericht, Klinik für Unfall- und Wiederherstellungschirurgie

Pat.-Nr.: 150554545
Aktuelle Klinik: Unfallchirurgie
Pat.-Name: Starkbier, Hans

Fall-Nr.: A33354545/2010
Station: B3-2
Geb.-Dat.: 29.09.83
Geschlecht/Alter: m, 27 J.

OP-Datum: 01.10.2010
OP-Dauer (Schnitt/Naht): 08.34 – 10.02 Uhr
Saal: B 3

Personal:
Operateur: Dr. L. Irlenbusch
1. Assistent: A. Eisenkrämer
2. Assistent: Ch. Nettlau

Anästhesist: Fr. C. Rippenstiel-Beyerlein
Anästhesieschw./-pfl.: B. Bach
OP-Schwester/-pfl.: D. Rameloh
OP-Springer: B. Seifert

Bericht

Vorgeschichte/Indikation: Herr Starkbier klagt seit einem Distorsionstrauma beim Sport vor 4 Monaten über zunehmende Beschwerden im rechten OSG. Röntgenologisch und MR-tomographisch wurde eine Osteochondrosis dissecans Grad 4 mit einem freien Dissekat nachgewiesen. Die Indikation zur operativen Intervention ist gegeben, der Pat. hat schriftlich in die Operation einschl. operativer Erweiterungen eingewilligt.

Diagnose: Osteochondrosis dissecans Grad 4 mediale Talusschulter OSG rechts

Operation: Arthroskopie, offene OATS mediale Talusschulter rechts über eine Innenknöchelosteotomie, Histologie, Zugschraubenosteosynthese des Mall. medialis. Entnahme anterolateraler Femurkondylus rechts

Vorgehen: Ungestörte ITN. Rückenlagerung. Cefuroxim 1,5 g i.v. Anlage einer Blutsperre. Wiederholte Hautdesinfektion und steriles Abdecken des rechten OSG und Kniegelenkes.

Blutsperre 300 mmHg. Zunächst Setzen des anteromedialen Standardzugangs. Typische Stichinzision, stumpf spreizende Präparation ins Gelenk, Einführen von Trokar und Arthroskop. Entleerung eines bernsteinfarbenen Ergusses. Schaffung adäquater Sichtverhältnisse. Über ein anterolaterales Portal wird ein Tasthaken eingeführt.

Nun zunächst Rundgang durch das Gelenk. An der medialen Talusschulter bestätigt sich die Osteochondrosis dissecans. Bei Tasthakenprüfung kann das Dissekat mobilisiert werden. Es findet sich danach eine Knorpelläsion von ca. 1 × 1 cm. Das übrige Gelenk stellt sich altersentsprechend völlig unauffällig dar. Unauffällige Knorpelverhältnisse, keine weiteren Knorpelläsionen, keine Verwachsungen. Entscheid zur offenen OATS aufgrund der Defektlokalisation. Beenden der Arthroskopie.

Hautschnitt von ca. 5 cm Länge zentral über dem Innenknöchel. Schrittweise Darstellung des Innenknöchels. Ligatur querender Venen. Von der Innenknöchelspitze her werden unter BV-Kontrolle 2 K-Drähte in typischer Weise nach proximal/dorsal eingebracht. Diese werden in der hinteren Gegenkortikalis verankert. Überbohren derselben für 3,5-mm-Schrauben und Entfernen der Drähte. Querosteotomie des Innenknöchels unter Schonung der dorsal verlaufenden Sehnen. Unproblematisches Umklappen des Innenknöchels. Darstellung der medialen Talusschulter und der Läsion. Diese wird nun zunächst mit einem scharfen Löffel und einer Kürette débridiert (ad Histo). Nun Bestimmung der Defektgröße mittels der vorkonfektionierten Meißel. Wir entscheiden uns für einen 8 mm im Durchmesser messenden Meißel. Zugangsabdeckung mit Feuchtkompresse.

Nun Entnahme eines Knochen-/Knorpelzylinders aus dem rechten Kniegelenk. Diese erfolgt arthroskopisch gestützt. Nochmals Hautdesinfektion. Setzen des anterolateralen und anteromedialen Standardzugangs zum Kniegelenk. Aufsuchen der Entnahmestelle an der anterolateralen Femurrolle weit außerhalb der Belastungszonen. Nun orthograde Positionierung des 8-mm-Donormeißels auf der Knorpeloberfläche. Hierbei wird auf eine exakte Positionierung geachtet. Vortreiben des Donormeißels mit leichten Hammerschlägen bis auf eine Tiefe von ca. 15 mm. Unkomplizierte Gewinnung des osteochondralen Zylinders unter Entfernung des Meißels. Danach Spülung des Kniegelenkes. Einlage einer 10er Redondrainage. Wundverschluss.

Erneute Zuwendung zum OSG. Bestimmung der Tiefe des Empfängertunnels anhand der Zylinderlänge. Anschließend wird der Empfängermeißel über dem Defekt positioniert. Der Defekt wird vom Meißel vollständig umschlossen. Vortreiben des Empfängermeißels bis in die gewünschte Tiefe von 15 mm. Entfernung des Meißels. Nochmalige Tiefenmessung der Empfängerstelle. Aufsetzen der durchsichtigen Transplantierhülse auf das Ende des Donormeißels. Einbringen des »Donor« durch leichte Hammerschläge.

Abschließende Feinjustierung des Transplantatsitzes mit dem Stößel. Wir finden nunmehr einen planen bzw. flächigen Knorpelknochenzylinder ohne wesentliche Stufen zum umgebenden Knorpel. Spülung des OP-Situs (500 ml).

Refixation des Innenknöchels nach stufenloser Reposition und temporäre Retention des Innenknöchels mittels eines Einzinkerhakens. Über die vorgebohrten Löcher werden wiederum 2 K-Drähte eingebracht. Anschließend Einbringen von zwei 3,5 mm x 50 mm langen kanülierten Halbgewindezugschrauben.

Abschlussbilder unter BV in beiden Ebenen. Regelrechte Stellung der Sprunggelenksgabel und regelhafte Lage der Implantate. Nochmals Spülung (300 ml). Kontrolle auf Bluttrockenheit. Einlage einer 10er Redon lokal. Spannungsfreier Wundschluss. Steriler Verband. Elastokompressive Wicklung.

Procedere: 20 kg Teilbelastung für 6 Wochen postoperativ, OSG-Mobilisation frei. Bewegungsfreigabe ab sofort. Röntgen nach Entfernung der Redon nach 24 h sowie nach 2 + 6 Wochen. Je nach Verlauf ggf. später Kontrollarthroskopie. Analgesie und Thromboseprophylaxe nach Maßgabe der Stationsärzte.

Dr. med. L. Irlenbusch (FA f. Orthopädie u. Unfallchirurgie)

Tumoren

J. Hardes, A. Streitbürger

H. Siekmann et al. (Hrsg.), *Operationsberichte Orthopädie und Unfallchirurgie,*
DOI 10.1007/978-3-662-48881-2_11, © Springer-Verlag Berlin Heidelberg 2016

11.1   Obere Extremität

J. Hardes, A. Streitbürger

11

11.1.1 Inzisionsbiopsie bei unklarer Raumforderung des proximalen Humerus

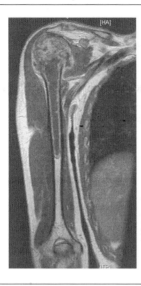

Klinik für Orthopädie

Pat.-Nr.: 986546643   **Fall-Nr.:** A8787856/2010
Aktuelle Klinik: Orthopädie   **Station:** 1
Pat.-Name: Fischer, Malte   **Geb.-Dat.:** 15.05.85
                                  Geschlecht/Alter: m, 26 J.

OP-Datum: 01.06.2011
OP-Dauer (Schnitt/Naht): 08.10 – 08.55 Uhr
Saal: 4

Personal:
Operateur: Dr. Heinrichs   **Anästhesist:** Fr. Dr. U. Mannesmann
1. Assistent: OA Dr. Streitbürger   **Anästhesieschw./-pfl.:** D. Deutschmann
2. Assistent: D. Allermann (PJ)   **OP-Schwester/-Pfl.:** P. Petereit
                                  OP-Springer: H. Thyssen

Bericht

Vorgeschichte/Indikation: Bei dem Patienten bestehen seit ca. 4 Monaten belastungsabhängige Schmerzen im Bereich der rechten Schulter. Eine Magnetresonanztomographie ergab einen die laterale Kortikalis destruierenden Tumor des proximalen Humerus, auch mit fraglicher Infiltration der Gelenkkapsel. Ein konventionell radiografisches Bild zeigt zudem lokale Verkalkungen, sodass der Verdacht auf eine Chondrosarkom besteht. Eine Enchondromatose konnte mittels Drei-Phasen-Szintigrafie zwischenzeitlich ausgeschlossen werden. Der Patient willigte in die offene Probebiopsie schriftlich ein.

Diagnose: Verdacht auf Chondrosarkom des rechten proximalen Humerus mit Infiltration des Glenohumeralgelenks

Operation: Inzisionsbiopsie

Vorgehen: Patient in Rückenlage, entspr. Polsterung. Ungestörte ITN. Single-shot Antibiose mit Clindamycin 600 mg bei Penizillinallergie. Dann sorgfältiges steriles Abwaschen und Abdecken des mobilen Armes. Sterilabdeckung der Hand.
   Zunächst Durchschwenken des Bildwandlers und Lokalisation des Tumors. Ca. 4 cm langer Schnitt zwischen dem Vorderrand des M. deltoideus und des M. pectoralis major. Tieferpräparieren bis auf die Faszie und Inzision derselben. Stumpf spreizende Präparation durch den vorderen Ausläufer des M. deltoideus lateral der langen Bizepssehne im Sulcus auf den Humerus zu. Mit einer Hochgeschwindigkeitsfräse wird nun ein Loch von ca. 7 mm Durchmesser in den ventralen Knochen gefräst, dann Eingehen zunächst mit einem gebogenen scharfen Löffel zur Mobilisation von Tumorgewebe und folgend mit dem Rongeur. Es wird ausgiebig Gewebe gewonnen, welches makroskopisch einen chondrogenen Charakter aufweist. In dem Gesamtpräparat sind aber äußert viele Einblutungen. Bildwandlerdokumentation der sicheren Probeentnahme aus dem Tumor. Keine wesentlichen Blutungen aus dem Knochen. Dann Einbringen von etwas Knochenzement zur Abdichtung des Kortikalisdefekts. Penible Blutstillung im Zugangsbereich und ausgiebige Spülung, Einlage einer 10er-Redondrainage, die am distalen Wundpol ausgeleitet wird. Fasziennaht, Subkutane Adaptationsnaht, spannungsfreie Hautnaht mit Monocryl, fortlaufend, selbstresorbierend.

Procedere: Frei funktionelle Nachbehandlung. Entscheid des weiteren Procedere nach Erhalt des histologischen Ergebnisses.

Dr. med. Henrichs (Arzt in Weiterbildung)

11.1.2 Extraartikuläre proximale Humerusresektion und Implantation eines proximalen Humerusersatzes

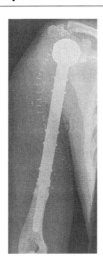

Klinik für Orthopädie

Pat.-Nr.: 986546643   **Fall-Nr.:** A8787889/2010
Aktuelle Klinik: Orthopädie   **Station:** 1
Pat.-Name: Steppen, Wolf   **Geb.-Dat.:** 15.05.85
                                            Geschlecht/Alter: m, 26 J.

OP-Datum: 018.06.2011
OP-Dauer (Schnitt/Naht): 10.15 – 13.17 Uhr
Saal: 4

Personal:
Operateur: Prof. Dr. Hardes   **Anästhesist:** Fr. Dr. U. Mannesmann
1. Assistent: OA Dr. Streitbürger   **Anästhesieschw./-pfl.:** D. Deutschmann
2. Assistent: Dr. Heinrichs   **OP-Schwester/-Pfl.:** H. Thyssen
                                            OP-Springer: P. Blohm-Voss

Bericht

Vorgeschichte: Bei dem Patienten besteht ein bioptisch gesichertes Chondrosarkom Grad II, Fernmetastasen konnten ausgeschlossen werden. Im Rahmen der MRT Nachweis der Infiltration des Glenohumeralgelenks, somit Indikation zur extraartikulären Gelenkresektion. Ein präoperativ angefertigtes Kompartment-MRT diente zur Bestimmung der Resektionslänge. Der Patient wurde präoperativ über den weitestgehenden Funktionsverlust des Schultergelenks aufgeklärt. Ziel sollte ein stabiles Schultergelenk bei Erhalt der Ellenbogenfunktion sein, sodass die Hand zum Mund geführt werden kann. Der Patient hat in den Eingriff schriftlich eingewilligt.

Diagnose: Chondrosarkom G II des rechten proximalen Humerus mit Infiltration des Glenohumeralgelenks

Operation: Weite, extraartikuläre proximale Humerusresektion, Rekonstruktion mittels Tumorprothese (Mutars, silberbeschichtet, Rekonstruktionslänge 180 mm, Fa. Implantcast), Refixation der Prothese mittels Anbindungsschlauch und Mitek-Ankern an der Scapula

Vorgehen: Beach-chair-Lagerung, entspr. Sicherung und Polsterung. Ungestörte ITN. Single-shot Antibiose mit Clindamycin 600 mg bei Penizillinallergie. Sorgfältiges steriles Abwaschen und Abdecken des Armes in mobiler Weise. Anlegen eines Finger-Tapes. Die Achselhöhle wird mit einer Jodoform-Folie abgeklebt.

Nun Hautschnitt parallel der Clavicula unter Umschneidung der anterolateral gelegenen Biopsie-Narbe bis ca. 15,0 cm oberhalb des Ellenbogengelenkspalts. Weiteres Präparieren bis auf die Faszie. Die ehemalige Biopsie-Narbe wird mittels 2.0er-Vicryl-Fäden an der Faszie fixiert. Ventral zunächst Ligatur der V. cephalica. Dann nach Inzision der Faszie Darstellen des M. pectoralis major. Dieser wird quer durchtrennt, sodass ein ca. 1,0 cm langes Stück dieses Muskels als Sicherheitsabstand am Resektat verbleibt. Auch der Ansatz des M. coracobrachialis am Proc. coracoideus wird gelöst, um eine bessere Sicht der axillären Gefäß-Nerven-Straße zu haben. Ablösen des M. latissimus dorsi. Es erfolgt dann die Gefäß-Nerven-Präparation, beginnend auf Höhe des Proc. coracoideus bis ca. 15,0 cm oberhalb des Ellenbogengelenkspalts. Ventralseitig Darstellung des M. biceps brachii. Die lange Bizepssehne wird am Übergang Muskel-Sehne durchtrennt. Der proximale Anteil verbleibt am Resektat. In Richtung Oberarmkopf kann der M. biceps erhalten werden. Der M. brachialis dient hier als Sicherheitsabstand. Der N. musculocutaneus kann ebenfalls erhalten bleiben. Axillär dann Darstellung der Circumflexa-Gefäße und des N. axillaris. Diese werden allesamt ligiert und durchtrennt. Der M. subscapularis verbleibt kopfnah am Resektat. Von ventral Darstellen des Glenoids, ohne die Gelenkkapsel zu eröffnen. Nach kranial wird folgend der M. deltoideus abpräpariert, insbesondere im Bereich der Weichteilkomponente. Allseits verbleiben große Anteile des M. deltoideus als Sicherheitsabstand am Präparat. Es kann aber noch eine ca. 1,0 cm dicke Schicht des Muskels lateral erhalten werden. Ventral können ebenfalls Anteile des Muskels erhalten werden. Der M. deltoideus wird dann scharf vom Acromion ventrolateral gelöst, sodass man in den subacromialen Raum gelangt. Das Glenohumeralgelenk wird weiterhin nicht eröffnet. Von dorsal werden die Mm. supra- und infraspinatus auf Höhe des Glenoids reseziert. Hierbei bleibt auch von dorsal das Gelenk geschlossen. Es erfolgt das Herausmeißeln des Glenoids ca. 1,5 cm medial des Gelenkspalts des Glenohumeralgelenks unter Schonung der Spina scapulae, sodass das Acromion weiter mit der Spina verbunden bleibt. Lösen des M. triceps brachii, wobei auch hier dorsal Anteile dieses Muskels am Präparat verbleiben. Der N. radialis wird in seinem Abgang von medial präpariert. Er wird dann im Verlauf hinter der Diaphyse des Humerus verfolgt. Dann 18 cm unterhalb des Humeruskopfes Osteotomie des Knochens unter Hohmann-Hebeln und Herausnahme des Präparates. Sorgfältige Blutstillung und ausgiebige Spülung. Setzen von Mitek-Ankern in die Scapula. An diesen wird der Anbindungsschlauch fixiert und am Ende blind verschlossen. Dann mit der Verbrügge-Zange Fassen des distalen Humerus und Aufbohren mit einer starren Welle bis auf 13 mm. Es wird mit der hexagonal geformten Humerusraspel ein entspr. Schaftbett geschaffen und ein 14 mm messender zementfreier Prothesenschaft implantiert. Bei einer kleinen längsverlaufenden Fissur erfolgt die Verwendung einer zusätzlichen Cerclage, die unkompliziert um den Knochen gelegt und angezogen werden kann. Bildwandlerdokumentation. Aufbau der silberbeschichteten Prothese auf 18,0 cm Rekonstruktionslänge. Die Prothese wird mit dem Anbindungsschlauch dahingehend verbunden, dass Ösen im proximalen Teil der Prothese dazu dienen, direkte Fixation an der Prothese zu erzielen. Desweiteren erfolgt nach Spannung des Schlauches mit 2 Kocherklemmen die Fixierung des Schlauches mit 2er-Ethibond-Fäden an den Ringen des Prothesenkorpus in üblicher Weise. Der Schlauch hat eine Länge von ca. 15,0 cm. Die Prothese wird in leichter Retroversion eingebracht. Nochmals ausgiebige Spülung. Die zuvor abgelöste Rotatorenmanschette wird mit Vicryl-Fäden am Schlauch fixiert. Desweiteren gelingt es, den M. deltoideus fest am Schlauch zu vernähen. Refixation der Mm. coracobrachialis und biceps brachii am Anbindungsschlauch bei guter Spannung, sowohl in Beugung als auch in Streckung. Die Mm. pectoralis major und latissimus dorsi werden ebenfalls refixiert. Es zeigt sich so eine sehr gute muskuläre Deckung der Prothese. Subkutannaht und spannungsfreie Hautklammerung. Steriler Pflasterverband und elastische Wickelung. Anlage eines Gilchrist-Verbands.

Procedere: Antibiose mit Sobelin i. v. für 3 Tage, dann Oralisieren bis zum Abschluss der Wundheilung. Der Gilchrist-Verband sollte für 4 Wochen getragen werden. Das Ellenbogengelenk darf jedoch schon gestreckt werden. Venenpumpe. Ab der 5. postoperativen Woche dann frei funktionelle Nachbehandlung erlaubt. Eine relevante Schulterfunktion ist jedoch nicht zu erwarten. Röntgen nach 48 h nach Redonzug sowie nach 6 Wochen. AHB veranlassen.

Prof. Dr. med. J. Hardes (Sektionleiter Tumor- und Revisionschirurgie)

11.2   Untere Extremität

J. Hardes, A. Streitbürger

11

11.2.1 Inzisionsbiopsie des distalen Femurs bei Verdacht auf ein Osteosarkom

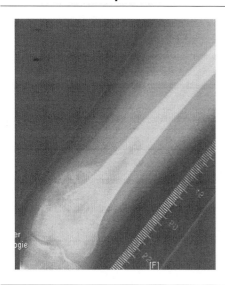

Klinik für Orthopädie

Pat.-Nr.: 10073332   **Fall-Nr.:** A2923321/2010
Aktuelle Klinik: Orthopädie   **Station:** 1
Pat.-Name: Reiners, Sören   **Geb.-Dat.:** 01.12.1994
                                        Geschlecht/Alter: m, 15 J.

OP-Datum: 04.10.2010
OP-Dauer (Schnitt/Naht): 08.06 – 08.49Uhr
Saal: 7

Personal:
Operateur: Dr. Henrichs   **Anästhesist:** Fr. Dr. U. Mannesmann
1. Assistent: Dr. Alt   **Anästhesieschw./-pfl.:** D. Deutschmann
2. Assistent: Dr. Nottrott   **OP-Schwester/-Pfl.:** P. Petereit
                                        OP-Springer: K. Klaus

Bericht

Vorgeschichte/Indikation: Bei dem Patienten besteht seit ca. 6 Wochen ein ausgeprägter Belastungsschmerz im Bereich des linken Oberschenkels, eine MRT-Untersuchung initial zeigte einen großen, den Markraum ausfüllenden metadiaphysär gelegenen Tumor im distalen Femur mit einer ventromedialen Weichteilkomponente. Ein von uns noch angefertigtes konventionell radiografisches Bild zeigt typische Periostreaktionen eines Osteosarkoms. Der Patient und seine Eltern wurden schriftlich über die notwendige Biopsie aufgeklärt.

Diagnose: Verdacht auf ein Osteosarkom des linken distalen Femurs

Operation: Offene Inzisionsbiopsie von medial

Vorgehen: Patient in Rückenlage, entsprechende Polsterung. Ungestörte ITN, Antibiose mit Rocephin 2 g i.v. Anlage einer unsterilen Blutsperre. Nun unter dem Bildwandler Dokumentation des größten Durchmessers der Osteolyse ca. 10 cm oberhalb des Kniegelenkspalts. Wiederholte Hautdesinfektion, übliches steriles Abdecken. Nun Blutsperre mit 350 mm Hg (für insgesamt 25 min).

Hautschnitt auf einer Länge von ca. 4 cm am medialen distalen Oberschenkel. Schichtweise Präparation, sukzessive Blutstillung. Längsinzision der Faszie. Zugehen durch den M. vastus medialis in den Tumor. Zunächst Entnahme aus der Weichgewebskomponente. Es zeigt sich hier osteoidartiges Material. Dann gelangt man mit dem scharfen Löffel durch die geschwächte Kortikalis in den Markraum des Femurs. Auch hier Gewebeentnahme sowohl mit dem scharfen Löffel als auch mit einem Rongeur unter weitestmöglicher Vermeidung von Quetschartefakten. Unter BV Dokumentation der Probeentnahmestelle. Einbringen eines Kollagenschwämmchens in die Tumorhöhle, Knochenzement kann hier nicht verwendet werden, da man keine direkte Sicht aufgrund der Weichteilkomponente in den Knochen hat. Öffnen der Blutsperre, es zeigt sich noch eine deutliche Blutung, sodass noch ein wenig mehr des Kollagenschwamms in die Tumorhöhle gesetzt wird. Nach nochmaliger 3-minütiger Kompression zeigt sich eine zufrieden stellende Beruhigung der Blutungssituation. Ausgiebige Spülung. Einlage einer 10er-Redondrainage nach kranial ausgestochen, um das Kniegelenk nicht zu eröffnen. Fasziennaht, Subkutannaht, fortlaufende resorbierbare Hautnaht.

Procedere: Weitere Festlegung des Procederes nach Eingang des Histologieergebnisses. Entlastung mit 20 kg Teilbelastung bis auf weiteres aufgrund der deutlichen Kortikalisarrosion. Thromboseprophylaxe nach Maßgabe der Stationsärzte.

Dr. med. M. Henrichs (Arzt in Weiterbildung)

11.2.2 Inzisionsbiopsie der proximalen Tibia bei Verdacht auf ein Osteosarkom

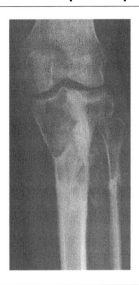

Klinik für Orthopädie

Pat.-Nr.: 10077752   **Fall-Nr.:** A2763489/2010
Aktuelle Klinik: Orthopädie   **Station:** 1
Pat.-Name: Fritzsch, Nele   **Geb.-Dat.:** 26.10.1980
                                             Geschlecht/Alter: w, 30 J.

OP-Datum: 20.11.2010
OP-Dauer (Schnitt/Naht): 10.11 – 10.51 Uhr
Saal: B 1

Personal:
Operateur: OA Dr. Streitbürger   **Anästhesist:** Dr. K.-F. Boerne
1. Assistent: Dr. Henrichs   **Anästhesieschw./-pfl.:** F. Thiel
2. Assistent: Dr. Alt   **OP-Schwester/-Pfl.:** I. Batic
                                             OP-Springer: L. Odenthal

Bericht

Vorgeschichte/Indikation: Bei der Patientin besteht seit ca. 3 Monaten zunächst ein belastungsabhängiger, jetzt auch Ruheschmerz kniegelenksnah am rechten Unterschenkel. Klinisch zeigt sich seit einigen Wochen eine palpable Weichteilschwellung. Die konventionell radiologische Diagnostik legt den V. a. ein Osteosarkom nahe. Eine MRT zeigt eine Weichteilkomponente laterodorsal. Bei o. g. Verdachtsdiagnose nun Indikation zur Inzisionsbiopsie. Aufgrund der lateralen Tumorkomponente Biopsie nicht von medial als ansonsten favorisiertem Zugang. Eine rechtswirksame Einwilligungserklärung in schriftlicher Form liegt vor.

Diagnose: V. a. Osteosarkom der rechten proximalen Tibia mit laterodorsaler Weichteilkomponente

Operation: Offene Inzisionsbiopsie

Vorgehen: Patientin in Rückenlage, entsprechende Polsterung. Ungestörte ITN. Antibiose mit Rocephin 2 g i.v. als single shot. Vorlage einer unsterilen Blutsperre. Desinfektion und Abdecken des Beines in hausüblicher Weise. Darstellung mit dem BV und Identifikation des konventionell radiografisch sichtbaren Tumors. Blutsperre mit 350 mm Hg.

Dann ca. 3 cm langer Hautschnitt im Bereich der laterodorsalen Tibiakante 3 cm unterhalb des Kniegelenkspaltes. Somit kann verhindert werden, dass bei der Tumorbiopsie der Gelenkbinnenraum eröffnet wird. Tiefe Inzision des Periosts, man gelangt nun mit dem scharfen Löffel schon in den Markraum, der durch den Tumor durchsetzt ist. Ausgiebige Gewebeentnahme mit dem scharfen Löffel und dem Rongeur. Das Gewebe wird dann auf eine mit NaCl befeuchtete Kompresse gelegt. Um auch Anteile der Weichteilkomponente zu biopsieren, wird direkt lateral der Tibia in den Tumor gegriffen, der die Tibialis anterior-Loge infiltriert hat. Dann Aufbringen eines kleinen Knochenzementdeckels intraossär und Einlage eines ganz kleinen Kollagenschwämmchens in die Tumorweichteilkomponente, Kompression und Eröffnen der Blutsperre. Es zeigt sich keine relevante Blutung aus dem Knochen heraus oder aus der Tumorkapsel bezüglich der Weichteilkomponente. Dennoch Einlage einer 10er-Redondrainage, diese wird nach distal im Wundverlauf knapp neben der Narbe ausgestochen. Nochmals ausgiebige Spülung, Fasziennaht, Subkutannaht und fortlaufende resorbierbare Hautnaht. Steriler Pflasterverband und elastische Wickelung.

Procedere: Weiteres Procedere in Abhängigkeit von der Histologie. Bei deutlicher Kortikalisarrosion Belastungsreduktion auf halbes Körpergewicht, Gelenkmobilisation frei. Analgesie und Thromboseprophylaxe nach Maßgabe der Stationsärzte.

OA Dr. med. A. Streitbürger (FA f. Orthopädie)

11.2.3 Weite proximale Femurresektion bei Chondrosarkom GI-II und Implantation eines proximalen Femurersatzes mit Duokopf

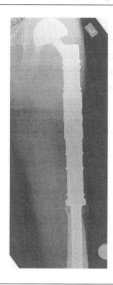

Klinik für Orthopädie

Pat.-Nr.: 10079212

Aktuelle Klinik: Orthopädie

Pat.-Name: Spannenlang, Hansel

Fall-Nr.: A2927676/2010

Station: 1

Geb.-Dat.: 20.02.41

Geschlecht/Alter: m, 60 J.

OP-Datum: 06.09.2011

OP-Dauer (Schnitt/Naht): 10.05 – 12.33 Uhr

Saal: 7

Personal:

Operateur: Prof. Dr. Hardes

1. Assistent: Dr. Alt

2. Assistent: Dr. Henrichs

Anästhesist: Dr. K.-F. Boerne

Anästhesieschw./-pfl.: F. Thiel

OP-Schwester/-Pfl.: L. Odenthal

OP-Springer: I. Batic

Bericht

Vorgeschichte/Indikation: Der Patient wurde uns mit einem auswärtig gesicherten Chondrosarkom Grad II zugewiesen. Seit mehreren Monaten bestanden belastungsabhängige Schmerzen im Bereich des proximalen Femurs. Das präoperative Staging zeigt ein lokalisiertes Tumorgeschehen. Mit dem Patienten wurde präoperativ über die Komplikation der Tumor-Endoprothetik, insbesondere in Form der periprothetischen Infektion gesprochen. Er wurde darüber informiert, dass das Gehen postoperativ für längere Strecken sicherlich nur unter Zuhilfenahme eines Unterarm-Gehstocks auf der Gegenseite möglich sein wird, um das Trendelenburg-Hinken zu reduzieren. Der Patient willigte schriftlich in die OP ein.

Diagnose: Chondrosarkom Grad II des rechten proximalen Femurs

Operation: Weite proximale Femurresektion, Implantation einer Tumorprothese (Rekonstruktionslänge 150 mm, 15 mm zementierter silberbeschichteter Schaft, 52er-Duokopf, Mutars, Fa. Implantcast)

Vorgehen: Rückenlage, entspr. Polsterung. Ungestörte ITN und PDA. Bei Penizillin-Allergie Antibiose mit Clindamycin 600 mg i.v. Sorgfältiges steriles Abwaschen und Abdecken der Hüfte in hausüblicher Weise.

Lateraler axialer 20 cm langer Hautschnitt unter Umschneidung der auswärts durchgeführten Biopsie-Narbe auf einer Länge von ca. 5cm. Schichtweise Präparation auf die Faszie und zunächst Inzision derselben dorsal. Teile des Tractus iliotibialis müssen hier in situ verbleiben. Die Hautspindel wird mit den tiefen Gewebeschichten eng vernäht. Nach Präparation des Tractus wird die Sehne des M. glutaeus maximus vom Femur gelöst, wobei eine ca. 1 cm weite Gewebeschicht als Sicherheitsabstand am Präparat verbleibt. Nach Ablösen des Muskels ist der N. ischiadicus identifiziert und wird nach proximal bis oberhalb des T. major präpariert. Ablösen des M. glutaeus medius, wobei auch hier eine Schicht gesunden Gewebes als Sicherheitsabstand am Präparat verbleibt. Ablösen der kleinen Rotatoren des Hüftgelenks und Anschlingen derselben. Dann dorsale Inzision der Hüftgelenkskapsel. Von ventral müssen große Anteile des M. tensor fasciae latae am Präparat verbleiben, ebenfalls müssen Anteile des M. vastus lateralis geopfert werden. Ansonsten kann aber aufgrund einer Weichteilkomponente nach medial hier relativ eng am Knochen entlang präpariert werden. Die kurzen Adduktoren werden vom Knochen getrennt, wobei auch hier eine Schicht gesunden Gewebes als Sicherheitsabstand verbleibt. Der M. iliopsoas wird ebenfalls ca. 2 cm fern vom T. minor abgesetzt. Die femorale Gefäß-Nerven-Straße muss nicht präpariert werden, da hier kein Tumorgewebe vorliegt. Nun werden die Circumflexa-Gefäße präpariert und ligiert. Ventrale Kapsulektomie. Es wird darauf geachtet, dass noch Kapsel am Acetabulum verbleibt, um später den Anbindungsschlauch fixieren zu können. Osteotomie 15 cm unter der Trochanterspitze unter Einsatz von Hohmann-Hebeln mit der oszillierenden Säge unter entspr. Kühlung. Das Präparat wird mit einer Verbrügge-Zange hochgehalten und die Kapsel-Resektion dorsal unter maximaler Flexion des Resektats fortgesetzt. Luxation des Präparates und Durchtrennung des Lig. capitis femoris. Herausnahme des Präparats. Entfernen des Ligaments aus dem Acetabulum. Es zeigen sich keine höhergradigen Arthrosezeichen, sodass hier die Implantation einer Duokopf-Prothese geplant wird. Es erfolgt eine penible Blutstillung. Ausgiebige Spülung mit NaCl. Es folgt das schrittweise unkomplizierte Aufbohren des Schaftes auf 13 mm. Einbringen eines Zement-Stoppers, Spülung des Markraumes. Einzementierung eines 15 mm Femurschafts mit 60 mg Gentamycin-Zement.. Nach Aushärten des Zements zunächst Probe-Aufbau der Prothese mit einer 70 mm proximalen Femur-Komponente und einer 40er-Verlängerungshülse. Dann Aufsatz des Probekopfes der Größe 52. Es zeigt sich die regelrechte Rekonstruktion der Beinlänge, sodass die silberbeschichtete Original-Prothese zusammengesetzt wird. Es wird die Neutralrotation angestrebt. Annaht des Anbindungsschlauches, welcher auf 15 cm gekürzt wird. Fixation mit 6er-Ethibond-Fäden dorsal, medial und lateral an der verbliebenen Hüftgelenkskapsel. Durchziehen der Prothese. Aufbringen eines Medium-Hüftkopfes und Aufstecken des Duokopfes. Unkomplizierte Reposition. Dann Vervollständigung der Naht ventral, ebenfalls mit Ethibond-Fäden. Ziehen des Schlauchs nach distal mittels zweier Kocherklemmen. Gutes Anspannen des Schlauchs, der mittels 6er-Ethibond-Fäden an den Ring des Prothesen-Korpus fixiert wird. Nochmals ausgiebige Spülung. Einlage einer tiefen 14er- und 12er-Redon-Drainage. Refixation der Sehne des M. iliopsoas und der kleinen Adduktoren. Von ventrolateral Refixation des M. vastus lateralis am Anbindungsschlauch. Auch die kleinen Rotatoren können am Schlauch fixiert werden, ebenso wie der M. glutaeus maximus und die Sehne des M. glutaeus medius. So gelingt die komplette muskuläre Deckung der Prothese. Nochmalige Bewegung des Hüftgelenks in forcierter Flexion sowie der Rotation und Adduktion ohne auffällige Luxationstendenz. BV-Kontrolle, regelhafte Beinlänge, gute Lage von Prothese und Zement, keine Luxationstendenz bei funktioneller Kontrolle unter BV. Anlage einer subkutanen Redon. Subkutan-Naht und spannungsfreier Hautklammerverschluss. Steriler Pflasterverband. Elastische Hüftwickel und Hüfthose.

Procedere: Freie funktionelle Nachbehandlung unter Vollbelastung. Forcierte Flexion und Innenrotation meiden, AHB veranlassen. Antibiose mit Clindamycin für 3 Tage i.v., dann oral bis zum Abschluss der Wundheilung. Engmaschige Wund- und Laborkontrollen. Analgesie und Thromboseprophylaxe nach Maßgabe der Stationsärzte. Röntgen nach Redonzug nach 48 h sowie nach 6 Wochen.

Prof. Dr. med. J. Hardes (Sektionleiter Tumor- und Revisionschirurgie)

11.2.4 Weite distale Femurresektion bei malignem fibrösem Histiozytom des Knochens und Implantation eines distalen Femurersatzes

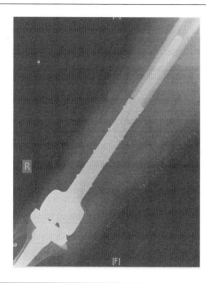

Klinik für Orthopädie

Pat.-Nr.: 10080652   **Fall-Nr.:** A2619389/2010
Aktuelle Klinik: Orthopädie   **Station:** 1
Pat.-Name: Ewerbeck, Ursula   **Geb.-Dat.:** 22.06.1936
                                                              Geschlecht/Alter: w, 75 J.

OP-Datum: 10.07.2011
OP-Dauer (Schnitt/Naht): 09.05 – 11.17 Uhr
Saal: 8

Personal:
Operateur: OA Dr. Streitbürger   **Anästhesist:** Fr. Dr. U. Mannesmann
1. Assistent: Dr. Alt   **Anästhesieschw./-pfl.:** F. Thiel
2. Assistent: Dr. Nottrott   **OP-Schwester/-Pfl.:** K. Klaus
                                                              OP-Springer: P. Petereit

Bericht

Vorgeschichte: Bei bioptisch gesichertem malignem fibrösem Histiozytom des Knochens ohne Nachweis von Metastasen im Staging wird bei der Pat. trotz des höheren Lebensalters die Indikation zu nachstehendem ausgedehnten onkologischen Eingriff gestellt. Die Pat. wurde präoperativ darüber informiert, dass ggf. postoperativ noch eine adjuvante Chemotherapie durchgeführt werden sollte. Die Komplikationen der Tumor-Endoprothetik wurden aufgezeigt. Es wurde mitgeteilt, dass die postoperative Funktion u. a. auch aufgrund des Alters sicherlich eingeschränkt sein wird. Sie willigte in diesen Eingriff schriftlich ein.

Diagnose: Malignes fibröses Histiozytom GIII des distalen Femurs links

Operation: Weite intraartikuläre distale Femurresektion (20 cm) und Rekonstruktion mittels einer Tumorprothese (Mutars, Fa. Implantcast)

Vorgehen: Rückenlage, entspr. Polsterung. Ungestörte ITN und PDA. Antibiose mit Rocephin 2 g i.v. Sorgfältiges steriles Abwaschen und Abdecken des Beines in hausüblicher Form. Anlage einer sterilen Blutsperre, welche auf 350 mm Hg für insgesamt 2 h belassen wird.

Ca. 25 cm langer axialer Hautschnitt, beginnend knapp unterhalb des lateralen Kniegelenkspalts unter spindelförmiger Umschneidung der Biopsie-Narbe am distalen Oberschenkel. Subkutane Präparation bis auf die Faszie. Annaht der Hautspindel. Zunächst dorsal Darstellung des M. biceps femoris. Kaudal des Muskels wird dann der N. peroneus communis identifiziert und angeschlungen. Lösen des Bizepsmuskels vom Fibulaköpfchen. Das Caput laterale des Gastrocnemius-Muskels wird alsdann identifiziert und vom distalen Femur gelöst. Man schaut nun in die Kniekehle und es folgt die Präparation der A. poplitea bzw. der Femoralgefäße, zunächst ca. 10 cm nach proximal bis in den Eingang in den Adduktorenkanal. Der M. biceps femoris wird ebenfalls nach kranial gelöst, sodass auch der N. ischiadicus präpariert werden kann. Die Gefäß-Präparation wird zunächst fortgesetzt bis ca. 15 cm oberhalb des Kniegelenkspalts von lateral. Nach ventral hin verbleibt ein Teil des M. vastus lateralis für die Biopsie-Narbe und im Bereich der größten Tumorausdehnung nach ventral am Präparat. Der M. vastus intermedius verbleibt komplett am Präparat. Eröffnen des Kniegelenks von lateral, kein Gelenkserguss. Somit kann, wie präoperativ anhand der MRT geplant, eine intraartikuläre Resektion vorgenommen werden. Die Patella wird nach medial evertiert. Der M. rectus femoris kann ebenfalls erhalten werden. Dann subperiostales Darstellen des Femurs 20 cm oberhalb des Kniegelenkspalts unter Einsatz von Hohmann-Hebeln, Osteotomie. Das distale Femurfragment wird mit der Verbrügge-Zange gehalten und dahingehend herausgedreht, dass nun trotz des lateralen Zugangs auch von medial her die Adduktoren-Muskulatur gelöst werden kann. Die Gefäß-Präparation, die von lateral begonnen wurde, wird nun von medial fortgesetzt. Das Präparat kann dann nach Ablösen der Adduktoren komplett entfernt werden. Ausgiebige Blutstillung und Spülung.

Zuwenden zur Tibia. Diese wird mit der starren Welle nach Eröffnen des Markraums mit einem Pfriem auf 15 mm aufgebohrt. Der 15 mm Bohrer verbleibt dann als intramedulläre Führung in der Tibia. Aufsetzen des Schnittblocks der proximalen Tibia und Resektion von ca. 8 mm des Gelenkknorpels bzw. des subchondralen Knochens. Aufsetzen eines weiteren Schnittblocks, über welchen die zentrale Markraumvertiefung der Tibia durchgeführt wird. Mit der entspr. Zielvorrichtung folgt noch das Einbringen einer dorsal verlaufenden Nut im Bereich der proximalen Tibia zur besseren Verankerung des modularen Tibiaplateaus. Es wird die Größe »small« für das proximale Tibiaplateau verwendet, sodass hier in Hybrid-Technik das modulare proximale Tibiaplateau zementiert, der Schaft aber zementfrei eingebracht wird. Verwendung eines 16 mm durchmessenden Schafts in 120 mm Länge. Nach Aushärten des Zements unkompliziertes Aufbohren des Femurs bis auf 15 mm. Einbringen eines Rex-Zement-Stoppers und nach Lavage des Markraums Einbringen einer H_2O_2-Kompresse . Nach Entfernung der Kompresse Einzementierung des 13 mm durchmessenden Schafts mit 60 mg Refobacin-Zement. Nach Aushärten des Zements Öffnen der Blutsperre. Es zeigen sich kleinere Blutungen im Bereich der Poplitealgefäße. Diese werden noch mittels Clip versorgt. Dann nochmalige Spülung und Aufbau der Prothese, bestehend aus einem 110 mm langen distalen Femur mit einem modularen Metall-Gelenkmechanismus und einer 60er-Verlängerungshülse. Die Komponenten der Prothese werden zusammengeschraubt und es folgt eine Probe-Reposition zur Rotationsbestimmung. Diese ist passgerecht, sodass die endgültige Verschraubung erfolgt. Einbringen des Metall-Metall Gelenkmechanismus in den Femurschild mit dem »Vater-Mutter-Teil«. Einbringen eines PE-Inlays auf das modulare Tibiaplateau der Größe »small«. In Kniebeugung wird dann der metallische Gelenkzapfen in die Vertiefung des modularen Tibiaplateaus gesetzt und mittels einer ventrodorsal verlaufenden Schraube fixiert. Einbringen der Sicherungsmade im Bereich des modularen Tibiaplateaus. Es kann eine gute Muskeldeckung wiederhergestellt werden, indem der mobilisierte M. biceps femoris mit der verbliebenen Muskulatur des M. vastus lateralis verbunden werden kann. Auf die Durchführung eines Gastrocnemius-Schwenklappens kann verzichtet werden. Nochmalige ausgiebige Blutstillung. Einlage zweier 12er-Redons in die Tiefe, Muskelnaht und Naht der Subkutis über einer weiteren 10er-Redon. Spannungsfreie Hautklammerung. Steriler Pflasterverband und elastische Wickelung.

Procedere: Schmerzadaptierte Vollbelastung möglich. Antibiose für 3 Tage intravenös (s. o.), dann oralisieren bis zur Nahtmaterialentfernung. Entscheid über eine mögliche adjuvante Chemotherapie in der interdisziplinären Tumorkonferenz nach Erhalt des aktuellen pathologischen Befundes. Keine Restriktion bzgl. der Knie-Mobilisation erforderlich. Analgesie und Thromboseprophylaxe nach Maßgabe der Stationsärzte. Röntgen nach Redonzug nach 48 h sowie nach 6 Wochen. AHB veranlassen.

OA Dr. med. A. Streitbürger (Facharzt für Orthopädie)

11

11.2.5 Weite proximale Tibiaresektion bei Osteosarkom und Implantation eines proximalen Tibiaersatzes

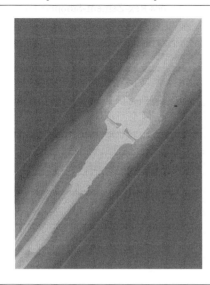

Klinik für Orthopädie

Pat.-Nr.: 10073332   **Fall-Nr.:** A2923361/2010
Aktuelle Klinik: Orthopädie   **Station:** 1
Pat.-Name: Reiners, Sören   **Geb.-Dat.:** 01.12.1994
  Geschlecht/Alter: m, 15 J.

OP-Datum: 21.10.2010
OP-Dauer (Schnitt/Naht): 08.36 – 11.29 Uhr
Saal: 7

Personal:
1. Operateur: OA Dr. Streitbürger   **Anästhesist:** Fr. Dr. U. Mannesmann
2. Operateur: Prof. Dr. Hardes   **Anästhesieschw./-pfl.:** U. Umstieg
1. Assistent: Dr. Nottrott   **OP-Schwester/-Pfl.:** S. Mahlmann
2. Assistenz: D. Allermann (PJ)   **OP-Springer:** K. Kaltbier

Bericht

Vorgeschichte/Indikation: Bei bioptisch gesichertem Osteosarkom und Abschluss der neoadjuvanten Chemotherapie besteht die Indikation zum nachfolgenden Eingriff. Der Patient wurde präoperativ insbesondere über die Komplikationen, wie einer periprothetischen Infektion oder einer aseptischen Schaftlockerung, informiert. Des Weiteren wurden ihm funktionelle Einschränkungen durch die Tumorprothesenimplantation erläutert. Eine rechtswirksame Einwilligungserklärung in schriftlicher Form liegt vor.

Diagnose: Osteosarkom proximale Tibia rechts

Operation: Intraartikuläre proximale weite Tumorresektion, proximale Fibularesektion, Implantation einer zementfreien Tumorprothese (Mutars, Fa. Implantcast), medialer Gastrocnemius-Schwenklappen, Refixation des Gastrocnemius-Schwenklappens und der Patellasehne am Anbindungsschlauch, Anlage einer Mecron-Schiene

Vorgehen: Rückenlage, entspr. Polsterung. Ungestörte ITN sowie Anlage von N. ischiadicus- und N. femoralis-Kathetern. Steriles Abwaschen, Abdecken in hausüblicher Weise. Anlage einer sterilen Oberschenkelblutsperre, welche auf 350 mm Hg für insgesamt 2 h belassen wird. Antibiose mit Rocephin 2 g i.v.

Hautschnitt unter Umschneidung der im Bereich der medialen proximalen Tibia gelegenen Biopsienarbe, der Hautschnitt wird nach proximal über das Kniegelenk bis zum distalen Oberschenkel- und nach distal bis zum distalen Unterschenkeldrittel verlängert. Zunächst medialseitige Präparation mit Inzision der Faszie. Die V. saphena magna wird ligiert. Der mediale M. gastrocnemius wird zunächst stumpf mobilisiert und vom M. soleus gelöst. Die Sehnen des Pes anserinus werden dargestellt und durchtrennt, Durchtrennung des medialen Seitenbands und Eröffnen des Kniegelenks, kein Hinweis auf einen Kniegelenkserguss. Die präoperative MRT zeigte ebenfalls keine Hinweise auf Tumorinfiltration des Gelenks und auch keinen Erguss als indirektes Zeichen einer Gelenkinfiltration durch das Osteosarkom. Lösen des Caput mediale des M. gastrocnemius im Bereich des Femurs. Die poplitealen Gefäße und der N. tibialis können nun eingesehen werden und werden von proximal beginnend nach distal präpariert. Der M. soleus wird gesplittet und die Gefäßnervenstraße auf ca. 18 cm nach distal präpariert. Es wird darauf geachtet, dass nicht infiltrierte Muskulatur immer am knöchernen Resektat verbleibt. Nach der Präparation der dorsalen Gefäß-Nerven-Straße nun von medial Darstellung des Abgangs der A. und V. tibialis anterior. Ablösen und Durchtrennen der Patellasehne, dieses geschieht dahingehend, dass ein Overhold unter der Sehne hergefädelt wird und dann mit einem frischen Skalpell die Sehne leicht schräg durchtrennt wird. Aufstellen des Kniegelenks. Die Haut wird nun von medial nach lateral präpariert, Darstellen des Fibulaköpfchens, hier zeigt sich eine Weichteilkomponente, in die Tibialis anterior-Loge reichend. Somit wird die Fibula bis ca. 10 cm unterhalb des Fibulaköpfchens freipräpariert und die Osteotomie auf dieser Höhe unter Hohmann-Schutz vorbereitet. Der N. peronaeus wird identifiziert, muss aber aufgrund der Tumorkomponente in der Tibia anterior-Loge auf Höhe des Ansatzes der Bizepssehne ligiert werden. Die Tibialis anterior-Gefäße ziehen ebenso durch den Tumor und müssen von medial ligiert und geklippt werden. Nach unkomplizierter Osteotomie der Fibula und Trennung der lateralen Seitenbandstrukturen komplettes Aufstellen des Kniegelenks, Durchtrennung der Kreuzbandstrukturen, die Menisci verbleiben als Sicherheitsabstand am Präparat, ebenso der Hoffa'sche Fettkörper. Unter Einsatz von Hohmann-Hebeln unkomplizierte Osteotomie 16,5 cm unterhalb des Tibiaplateaus. Mit der Verbrügge Zange wird das Präparat herausgedreht und noch die restliche tiefe Flexoren- bzw. Peronealmuskulatur abgelöst. Nach Entnahme des Präparats ausgiebige Blutstillung und Spülung mit dem Stryker-System mit NaCl. Nun Darstellen des Femurs. Ein Assistent muss den Unterschenkel ständig in leicht gebeugter Haltung fassen, damit es zu keiner Spannung der Gefäße kommt. Mit der starren Welle Aufbohrung des Femurs bis zur endgültigen Größe, dann Aufsetzen des distalen Sägeblockes und zunächst Durchführung des anterioren Hilfsschnitts. Hierbei erfolgt die Orientierung an der hinteren Kondylenlinie. Danach kann über denselben Sägeblock der distale Schnittblock in 6° Valgusstellung aufgesetzt werden. Hierzu Fixierung des distalen Schnittblocks mit 4 Pins und Entfernen des Bohrers. Nach Durchführung des distalen Schnitts Größenbestimmung, eine Femurkomponente der Größe III ist passgerecht. Aufsetzen der Sägelehre und Durchführung sämtlicher Schrägschnitte. Sägen des zentralen Kastens in üblicher Weise. Entscheid für eine Hybridtechnik zur Fixierung. Dies bedeutet, dass ein 160 mm langer zementfreier, mit Hydroxyapatit beschichteter und 16 mm durchmessender Femurschaft mit einem zementierten Femurschild gekoppelt wird. Dies wird alsdann eingebracht. Nach Aushärten des Zements Öffnen der Blutsperre, da nun eine Blutsperrenzeit von 2 h vorliegt. Kompression für 3 min und nochmals penible Blutstillung. Aufbringen von Knochenwachs auf die Osteotomie der Fibula. Zuwenden zur Tibia, Fassen der Osteotomiestelle mit der Verbrügge-Zange und Aufbohren mit der starren Welle bis auf 12,5 mm. Es folgt die hexagonale Schaftpräparation mit einer 14 mm durchmessenden Raspel in üblicher Weise, diese wird mit einem Gleithammer vorbereitet. Es zeigt sich ein gutes Pressfit, Verwenden eines Markraumvertiefers im Bereich des Absetzungsrands. Dann Einbringen eines 14 mm durchmessenden, mit Hydroxyapatit beschichteten zementfreien Tibiaschafts. Einbringen des Gelenkmechanismus mit dem sogenannten »Vater-Mutter-Teil« in das Femurschild, die silberbeschichtete proximale Tibiakomponente wird an ihren Ösen, jeweils medial und lateral, mit zwei nicht resorbierbaren Ethibondfäden versehen. Dann Einbringen des Polyethyleninlays der Größe »small«. Die proximale Tibiakomponente wird nun noch mit der Femurkomponente verschraubt. Die von ventral nach dorsal gehende Sicherungsschraube wird ebenfalls festgezogen. Aufbringen des 125 mm langen Verbindungsstückes und Zusammensetzen mit der 40er Verlängerungshülse zur korrekten Längenrekonstruktion. Bevor die Komponenten zusammengeschraubt werden, erfolgt das Überziehen der Prothese mit dem Anbindungsschlauch aus Trevira. Dieser Schlauch wird dann proximal an den Ethibondfäden, welche durch die Ösen direkt an der Prothese gezogen wurden, fixiert. Nach distal Fassen des Schlauches mit zwei Kocherklemmen. An den Ringen des Prothesenkorpus wird dann der Schlauch ebenfalls mit 6er-Ethibondfäden straff fixiert. Nochmalige ausgiebige Stryker-Spülung, dann Aufstellen des Kniegelenks, der im Bereich des Caput mediale schon gelöste M. gastrocnemius wird nun nach distal verfolgt, er wird auf Höhe der Aponeurose abgetrennt und im Verlauf der M. plantaris-Sehne halbiert. Hierzu wird der distale Teil des Muskels mit einer Kocherklemme hochgezogen, die Präparation erfolgt unter penibler Blutstillung. Es wird peinlichst genau darauf geachtet, dass der Pedikel des M. gastrocnemius proximal nicht beschädigt wird. Der Muskel wird dann über die Prothese gestülpt. Zuvor noch Annaht der Patellasehne mit Einzelknopfnähten mit einem Fiber wire. Der M. gastrocnemius wird mit 2er-Vicryl Fäden am Anbindungsschlauch fixiert und auch mit der Patellasehne verwoben. Röntgenkontrolle intraoperativ, gute Lage der Prothese femoral und tibial, gute Beinachse. Proximal liegt eine sehr gute muskuläre Prothesendeckung vor, distal werden Teile des M. tibialis anterior mit dem M. soleus verbunden. Einlage von zwei tiefen 12er-Redons. Die Subkutannaht wird von proximal und distal begonnen, es zeigt sich ein Hautdefekt von ca. 4 × 3 cm. Unkomplizierte Durchführung einer Meshgraft-Plastik. Entfernen der Faszie des M. gastrocnemius, im Defektbereich, um eine bessere Durchblutungssituation zu erzielen. Die Meshgraft erfolgt vom lateralen Oberaschenkel rechts auf einer Länge von 4 cm mit dem Dermatom, dann Vorbereiten der Haut mit einer 1:1,5 Vergrößerungsplatte in üblicher Weise. Die Meshgraft wird aufgebracht, zuvor jedoch noch Annaht der Haut an den Gastrocnemiusmuskel mit 2.0er-Vicryl Fäden. Die Meshgraft wird an den Rändern mit Hautklammern fixiert. Die restliche Haut wird subkutan vernäht und mit einer Hautklammerung versehen. Steriler Pflasterverband, Vakuumverband über der Mesh, steriler Pflasterverband und Wickelung.

Procedere: 3 Tage eingeschränkte Bettruhe, dann 10 kg Abrollen für 6 Wochen, dann 10 kg Belastungssteigerung pro Woche. Anpassen eines Oberschenkel-Unterschenkelgipses für 4 Wochen. Nach 4 Wochen Teilmobilisierung des Kniegelenks möglich. Versorgung mit einer Peronaeusfeder heimatnah. Antibiose für 3 Tage i.v., dann Oralisieren bis zum Abschluss der Wundheilung. Abnahme VAC-Verband am 5. postop. Tag. Onkologisches Procedere je nach erreichtem Resektionsrand und Responsegrad auf die neoadjuvante Chemotherapie. Röntgen nach Entfernung der Drainagen nach 48 h sowie nach 6 Wochen. Analgesie und Thromboseprophylaxe nach Maßgabe der Stationsärzte. AHB veranlassen.

OA Dr. med. A. Streitbürger (FA f. Orthopädie)
Prof. Dr. med. J. Hardes (Sektionsleiter Tumor- und Revisionschirurgie)

11.2.6 Kürettage und Knochenzementauffüllung bei Riesenzelltumor der proximalen Tibia

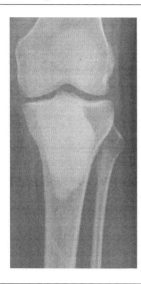

Klinik für Orthopädie

Pat.-Nr.: 10074102
Aktuelle Klinik: Orthopädie
Pat.-Name: Kutsche, Marlene

Fall-Nr.: A2911554/2010
Station: 1
Geb.-Dat.: 20.03.80
Geschlecht/Alter: w, 31 J.

OP-Datum: 07.09.2011
OP-Dauer (Schnitt/Naht): 10.18 – 11.51 Uhr
Saal: 6

Personal:
Operateur: Prof. Dr. Hardes
1. Assistent: Dr. Alt
2. Assistent: Dr. Henrichs

Anästhesist: Dr. K.-F. Boerne
Anästhesieschw./-pfl.: D. Deutschmann
OP-Schwester/-Pfl.: I. Batic
OP-Springer: S. Mahlmann

Bericht

Vorgeschichte: Bei histologisch gesichertem Riesenzelltumor der prox. Tibia links besteht eine zusätzl. Weichteilkomponente medial der Tub. tibiae. Die Patientin wurde darüber aufgeklärt, dass bei dem gewählten operativen Vorgehen eine Rezidivgefahr von 10–15 % besteht. Sie wurde darüber informiert, dass noch eine CT des Thorax durchzuführen ist, um eine mögliche Lungenabsiedlung auszuschließen. Über die Problematik der Refixierung der Patellasehne wurde ebenfalls gesprochen. Die Pat. hat schriftlich in die OP eingewilligt.

Diagnose: Riesenzelltumor der prox. Tibia links mit ausgeprägter ventraler Kortikalisarrosion und Weichteilkomponente (Durchmesser ca. 7×4 cm)

Operation: Intraläsionale Kürettage, High-Speed-Fräsung, H_2O_2-Spülung, Einbringen von 80 mg Refobacin-Palacos, partielle Refixation des distalen Pols der Patellasehne mittels PDS-Fäden im Knochenzement

Vorgehen: Rückenlagerung, entspr. Polsterung. Ungestörte ITN. Rocephin 2 g i.v als single shot. Steriles Abwaschen und Abdecken in hausüblicher Weise. Vorlage einer unsterilen Blutsperre. Axialer Hautschnitt unter Umschneidung der medial gelegenen Narbe über der prox. Tibia. Subkutane Präparation bis zur Weichteilkomponente medial der Tub. tibiae. Die ventrale Weichteilkomponente des Tumors mediodistal der Tub. tibiae wird im Folgenden bis zum Erreichen des ossären Defekts en-bloc reseziert, um die Verschleppung von Riesenzelltumorzellen im Bereich der Weichteile weitestmöglich zu reduzieren. Der Rest der Läsion muss dann aber intraläsional mit scharfen Löffeln auskürettiert werden. Es besteht eine knöcherne Defektsituation von ca. 6x3 cm ventral. Die Patellasehne ist nur noch mit dem Periost an der Tibia verbunden, zeigt aber beim intraoperativen Durchbewegen eine stabile Situation. Nach kranioventral reicht der Defekt bis knapp unter die Gelenkfläche. Nach der Kürettage wird eine High-Speed-Fräsung durchgeführt. Anschl. mehrfache H_2O_2-Spülungen sowohl intraossär als auch in den Weichteilen. Es wird im ständigen Wechsel zw. Fräse und scharfem Löffel vorgegangen. Die gesamte Läsion kann aufgrund der großen knöchernen Defektsituation eingesehen werden. Defektauffüllung mit 80 mg Refobacin-Palacos in üblicher Weise. Dies erfolgt unter BV-Kontrolle, sodass eine gute Auffüllung des Defekts in beiden Ebenen dokumentiert werden kann. Die Unterfütterung des subchondralen Knochens erfolgt mit Knochenersatzmaterial. Die Patellasehne wird mit drei 2er-PDS-Fäden gefasst, diese werden dann zwecks besserer Fixierung des Sehnenansatzes in den Zement eingelassen und härten somit im Zement aus. BV-Dokumentation in 2 Ebenen. Eine nochmalige intraoperative Flexion im Kniegelenk zeigt weiter die stabile Fixation der Patellasehne. Öffnen der Blutsperre (nach 45 min.), penible Blutstillung. Kleine Blutungen aus dem Periost werden koaguliert. 10er-Redon lokal, die Naht der Faszie ist nicht möglich. Enge Subkutannaht, spannungsfreie Hautrückstichnähte. Steriles Pflaster, elastische Wicklung.

Procedere: 20 kg Teilbelastung für 6 Wochen, dann schmerzadaptierte Vollbelastung erlaubt. Starre Knieorthese für 3 Wochen. Die passive Flexion des Kniegelenks ist bis 45° schon jetzt möglich, ab der 4. postoperativen Woche freie Beweglichkeit des Kniegelenks. Röntgen nach Drainagenzug in 2 Tagen sowie in 6 Wochen.

Prof. Dr. med. J. Hardes (Sektionsleiter Tumor- und Revisionschirurgie)

Kinderorthopädie

M. Wojan

H. Siekmann et al. (Hrsg.), *Operationsberichte Orthopädie und Unfallchirurgie*,
DOI 10.1007/978-3-662-48881-2_12, © Springer-Verlag Berlin Heidelberg 2016

12.1   Weichteileingriffe

M. Wojan

12

12.1.1 Offene Adduktorentenotomie

OP-Bericht, Klinik für Orthopädie

Pat.-Nr.: 12345673233
Aktuelle Klinik: Orthopädie
Pat.-Name: Lässig, Sandro

Fall-Nr.: A981237551911/2011
Station: 2.1
Geb.-Dat.: 04.03.2002
Geschlecht/Alter: m, 15 J.

OP-Datum: 23.03.2011
OP-Dauer (Schnitt/Naht): 14.01 – 14.24 Uhr
Saal: 10

Personal:
Operateur(e): L. Köhler
1. Assistent: OÄ Dr. M. Wojan

Anästhesist: Dr. M. Gnopf
Anästhesieschw./-pfl.: D. Will
OP-Schwester/-Pfl.: K. Rast
OP-Springer: R. Fuchs

Bericht

Vorgeschichte/Indikation: Die Indikation zur Operation besteht aufgrund einer deutlichen Adduktorenkontraktur mit einer Einschränkung der Abduktionsfähigkeit der Hüftgelenke von ca. 10° im Rahmen einer infantilen Zerebralparese. Es bestehen eine erhebliche Gangbildstörung und eine zunehmende Pflegeproblematik des Patienten. Die Eltern haben nach eingehender Aufklärung über die Risiken der Operation sowie mögliche Therapiealternativen in das operative Vorgehen eingewilligt.

Diagnose: Infantile Zerebralparese, Adduktorenkontraktur beidseits

Operation: Offene Adduktorentenotomie beidseits

Vorgehen: Rückenlage, entsprechende Polsterung. Ungestörte ITN. Wiederholte Hautdesinfektion und übliches steriles Abdecken der Leisten und der proximalen Oberschenkel beidseits.

Zunächst Operation der rechten Seite: Querer Hautschnitt etwas distal lateral der Symphyse über den in der Abduktion gut tastbaren Adduktoren. Durchtrennung des subkutanen Fettgewebes, subtile Blutstillung. Kurze Faszienlängsspaltung. Tasten der prominenten Sehne des M. adductor longus und Einsetzen von 2 Roux-Haken. Ursprungsnahes Umfahren der Sehne des M. adductor longus mit einer Rinne an der Symphyse und Durchtrennung des sehnigen Muskelanteiles mit dem Elektromesser. Nacheinander Aufsuchen und Isolation des Ursprunges des M. gracilis und des M. pectineus und ebenso knochennahe Ablösung mit dem Elektromesser. Unter Schonung des N. obturatorius folgt anschließend auch die Ablösung des M. adductor brevis. Es ergibt sich eine deutliche Besserung der Abduktion um etwa 40°, sodass auf eine zusätzliche Ablösung der Sehne des M. psoas verzichtet werden kann. Spülung der Wunde mit 0,9%igem NaCl, subtile Blutstillung und Einlage einer 8er-Redondrainage. Naht der Oberschenkelfaszie mit Vicryl 3×0, Subkutannaht. Fortlaufende resorbierbare Intrakutannaht.

Es folgt das identische und ebenso unkomplizierte Vorgehen auf der linken Seite. Auch hier kann auf eine Ablösung des M. psoas bei einer deutlichen Besserung der Abduktion von nahezu 40° verzichtet werden. Jeweils steriler Verband unter Kompression in beiden Leisten.

Abschließend folgt die Anlage eines Becken-Bein-Gipses mit Fußeinschluss in maximal möglicher Abduktion der Hüftgelenke.

Procedere: Behandlung mittels des Becken-Bein-Gipses für 3 Wochen postoperativ. Wundkontrolle am 1. Tag. p. o. sowie engmaschige Wundkontrollen im Verlauf (Perineal- und Analregion). Am 2. p. o. Tag Schalung des Becken-Bein-Gipses und Beübung der Gelenke aus der Schale heraus. Im weiteren Verlauf Anlage einer Hüft-Abduktionsorthese für die Nacht für ca. 6-8 Monate.

L. Köhler (Assistenzarzt)

12.1.2 Hüftbeugerelease

OP-Bericht, Klinik für Orthopädie

Pat.-Nr.: 36545678913
Aktuelle Klinik: Orthopädie
Pat.-Name: Fisch, Christian

Fall-Nr.: A076654321913/2010
Station: 2.1
Geb.-Dat.: 03.10.2000
Geschlecht/Alter: m, 9 J.

OP-Datum: 15.04.2010
OP-Dauer (Schnitt/Naht): 9.09 – 10.19 Uhr
Saal: 10

Personal:
Operateur(e): OÄ Dr. M. Wojan
1. Assistent: C. Schmidt
2. Assistent: L. Köhler

Anästhesist: Dr. M. Gnopf
Anästhesieschw./-pfl.: D. Will
OP-Schwester/-Pfl.: R. Fuchs
OP-Springer: K. Rast

Bericht

Vorgeschichte/Indikation: Die OP- Indikation ergibt sich aus der progredienten Hüftbeugekontraktur links von jetzt 35° im Rahmen der infantilen Cerebralparese mit Coxa valga et antetorta. Die Eltern des Pat. haben nach der Aufklärung konservativer und operativer Möglichkeiten sowie ihrer Erfolgsaussichten und Risiken in u. g. operatives Vorgehen eingewilligt.

Diagnose: Infantile Zerebralparese, progrediente Hüftbeugekontraktur links, Coxa valga et antetorta

Operation: Hüftbeugerelease links, modifizierter Smith-Petersen-Zugang

Vorgehen: Ungestörte ITN, Rückenlage, entsprechende Polsterung. Wiederholte Hautdesinfektion und übliches steriles Abdecken des Operationsgebietes. Hautinzision ca. 2 cm proximal über dem ventralen Beckenkamm, beginnend über die Spina iliaca anterior superior, dann in einem Bogen nach lateral auf den proximalen Oberschenkel verlaufend. Teils stumpfe, teils scharfe Durchtrennung des Subkutangewebes unter Schonung des N. cutaneus femoris lateralis. Sukzessive Blutstillung. Eingehen zwischen dem M. sartorius und dem M. tensor fasciae latae. Lateral des M. sartorius folgt die Darstellung des M. rectus femoris, der distal seines Ansatzes an der Spina iliaca anterior inferior Z-förmig tenotomiert und mit Fäden temporär armiert wird. Auffinden des N. femoralis lateral der A. und der V. femoralis an der ventromedialen Fläche des M. iliacus und Anschlingen mit einem Loop. Eingehen zwischen M. iliacus und M. rectus femoris in die Tiefe zur Darstellung der Psoassehne, die nach unkomplizierter Darstellung tenotomiert wird. Es lässt sich nun eine Hüftstreckung von 5° erreichen. Spannungsfreie Naht der Sehne des M. rectus femoris mit PDS 2×0 unter Verlängerung der Sehne um ca. 4 cm bei gestrecktem Kniegelenk.

Intensive Spülung der Wunde. Es finden sich keine nennenswerten Blutungen. Einlage einer 10er-Redondrainage in die Loge zwischen M. rectus femoris und M. iliacus. Übliche Naht der oberflächlichen Faszie und des Subkutangewebes. Hautnaht intrakutan fortlaufend mit resorbierbarem Nahtmaterial. Steriler Verband.

Procedere: Lagerung des linken Hüftgelenks in Neutralstellung zur Beibehaltung der maximalen Streckfähigkeit. Möglichst in den nächsten 2 Wochen überwiegende Bauchlage, soweit sie vom Patienten toleriert wird. Am 2. Tag Wundkontrolle und Entfernung der Drainagen, Fadenentfernung ab 12. Tag postoperativ.

OÄ Dr. M. Wojan (FÄ f. Orthopädie und Unfallchirurgie)

12.1.3 Kniebeugerelease

OP-Bericht, Klinik für Orthopädie

Pat.-Nr.: 12345678914
Aktuelle Klinik: Orthopädie
Pat.-Name: Teichert, Dominik

Fall-Nr.: A987654321914/2011
Station: E 2.1
Geb.-Dat.: 26.07.1997
Geschlecht/Alter: m, 12 J.

OP-Datum: 17.02.2011
OP-Dauer (Schnitt/Naht): 13.30 – 15.39 Uhr
Saal: FKZ A1

Personal:
Operateur(e): OÄ Dr. M. Wojan
1. Assistent: M. Farag
2. Assistent: C. Schmidt

Anästhesist: Dr. D. Dauerbrenner
Anästhesieschw./-pfl.: C. Wall
OP-Schwester/-Pfl.: N. Gunther
OP-Springer: R. Fuchs

Bericht

Vorgeschichte/Indikation: Die Indikation zur OP ergibt sich aus der erheblichen Beugekontraktur im linken Kniegelenk von ca. 50°. Der Patient ist im Rahmen einer infantilen Zerebralparese (ICP) statomotorisch und mental schwerst beeinträchtigt und nicht geh- oder stehfähig. Krankengymnastik und redressierende Verfahren haben zu keiner ausreichenden Verbesserung der Beweglichkeit geführt. Es besteht eine sehr problematische Pflege- und Lagerungsfähigkeit des Kindes. Die Hüftextension ist bis zur Neutralstellung frei nach erfolgter intertrochanterer derotierender und varisierender Osteotomie und nach Hüftbeuge-Release vor ca. 6 Monaten. Die Betreuerin des Kindes hat schriftlich in das operative Vorgehen eingewilligt.

Diagnose: Infantile Zerebralparese, progrediente Kniebeugekontraktur links

Operation: Kniebeugerelease links

Vorgehen: Ungestörte Intubationsnarkose, Bauchlagerung. Wiederholte Hautdesinfektion und hausübliche sterile Abdeckung.

Typischer S-förmiger Hautschnitt in der Kniekehle und vorsichtige Präparation der Cutis und des kaum vorhandenen subkutanen Fettgewebes sowie der Faszie. Aufsuchen des N. popliteus und des N. fibularis communis und Isolation derselben über Loups. Die lateral verlaufende Sehne des M. biceps femoris sowie die medial liegenden Mm. semimembranosus, semitendinosus und gracilis werden dargestellt und langstreckig Z-förmig tenotiomiert sowie unterschiedlich mit Fäden markiert. Es lässt sich nun eine Besserung der Streckfähigkeit von ca. 40° erreichen. Nach Kerbung der Ansätze der Mm. gastrocnemius lateralis und medialis bessert sich die Beweglichkeit um weitere knapp 10°. Die Hautverhältnisse sind bei nun vollständiger Streckung im Wundbereich sehr angespannt, sodass sich eine weitere Mobilisation verbietet. Sukzessive Blutstillung und ausgiebige Spülung der Wunde. Naht der zueinander gehörenden Sehnenenden unter Verlängerung von je 4–6 cm bei nahezu gestreckt gehaltenem Kniegelenk. Einlage einer 10er-Drainage, Subkutannaht, Hautnaht in Rückstichnahttechnik, wobei nun eine Flexion des Kniegelenkes von 40° eingestellt werden muss, um spannungsfreie Hautverhältnisse zu erhalten. Steriler Verband, Polsterung des Beines mit Wattebinden. Anlage eines Gipstutors in 40° Kniebeugung.

Weiteres Procedere: Fensterung des Gipses über der Wunde am 2. Tag postoperativ. Engmaschige Wundkontrolle. Nach Abschluss der Wundheilung Anbringung von Quengelgelenken am Gips im Kniegelenkbereich, Beginn mit schrittweisem Quengeln unter genauer Wundkontrolle bis zum Erreichen der weitestmöglichen Streckung. Anschließend Fertigung einer Ganzbeinorthese zur Erhaltung der Streckposition, welche für 6 Wochen Tag und Nacht zu tragen ist. Im weiteren Verlauf Einbewegen des Kniegelenkes und Anlegen der Orthese für mindestens 12 h/Tag. Fortführung der Krankengymnastik zur Erhaltung der Beweglichkeit und Streckfähigkeit.

OÄ Dr. M. Wojan (FÄ f. Orthopädie und Unfallchirurgie)

12.1.4 Medialisierung des Kniestreckapparates nach Goldthwait

OP-Bericht, Klinik für Orthopädie

Pat.-Nr.: 12345678915
Aktuelle Klinik: Orthopädie
Pat.-Name: Günter, Tim

Fall-Nr.: A987654321915/2011
Station: E.2.1
Geb.-Dat.: 04.02.2000
Geschlecht/Alter: m, 11 J.

OP-Datum: 25.03.2011
OP-Dauer (Schnitt/Naht): 11.20-12.40 Uhr
Saal: FKZ A1

Personal:
Operateur(e): OÄ Dr. M. Wojan
1. Assistent: C. Schmidt

Anästhesist: Fr. D. Dauerbrenner
Anästhesieschw./-pfl.: D. Bau
OP-Schwester/-Pfl.: I. Ralf
OP-Springer: R. Fuchs

Bericht

Vorgeschichte/Indikation: Die Indikation zur Operation besteht aufgrund einer rezidivierenden Patellaluxation links nach einem Erstereignis beim Aufstand aus dem Sitzen vor 2 Jahren. Inzwischen fand die 4. Luxation vor 8 Wochen statt. Angabe eines Instabilitätsgefühls. Ausgeprägte Patellalateralisationstendenz, Patella alta, röntgenologisch Jägerhut-Patella (Wiberg III). Die Eltern des Pat. haben nach eingehender Risikoaufklärung zur Operation in selbige schriftlich eingewilligt.

Diagnose: Rezidivierende habituelle Patellaluxation links

Operation: Medialisierung des Kniestreckapparates links modifiziert nach Goldthwait

Vorgehen: Rückenlagerung, ungestörte Intubationsnarkose. Blutsperre mit 3 mm Hg. Wiederholte Hautdesinfektion und hausübliches steriles Abdecken. Hautschnitt medial über dem Streckapparat von der Mitte der Patella bis zur Tuberositas tibiae, scharfe Präparation bis zur Faszie über der Patellasehne, stumpfe Präparation zur Darstellung des medialen und des lateralen Patellarandes sowie Darstellen der Sehneninsertion an der Tuberositas, Durchführung des lateralen Release in üblicher Weise mit der Kapselschere unter Schonung der Synovia. Spaltung der Kapsel von paraligamentär nach kranial bis zur Einkerbung des distalen Rands des M. vastus lateralis und nach kaudal bis zur Tuberositas. Nun Darstellung des lateralen Rands der Patellasehne. Partielles Unterfahren der Patellasehne mit dem Elevatorium. Hälftige Längsspaltung der Patellasehne von der Patella bis zur Tuberositas tibiae mit einem spitzen Skalpell. Scharfes Absetzen des lateralen Zügels an der Tuberositas. Auf der Medialseite der Tuberositas ca. 1 cm distal des Patellarsehnenansatzes folgt das triangelförmige Einschneiden des Periosts einschließlich lateraler und kaudaler Basis. Unterfahren des Periostlappens mit dem Raspatorium. Platzierung des lateralen Sehnenzügels vor (in Modifikation zu Goldthwait) dem belassenen medialen Sehnenanteil. Vorlegen der in üblicher Weise gelegten Matratzennähte zur Befestigung des Sehnenzügels flächig unter dem Periostlappen. Nach Anspannung und Verknotung der Fixationsnähte ergibt sich eine sehr gute Korrekturposition mit Distalisierung und Medialisierung der Patella. Zusätzliche Seit-zu-Seit-Adaptationsnähte der gekreuzten Sehnenbündel. Anschließend Beweglichkeitsprüfung, die sich bis 90°-Beugung als stabil erweist. Mediale Kapselraffung, abschließend zeigt sich eine gut zentrierte und distalisierte Patella ohne Lateralisationstendenz.

Öffnung der Blutsperre, subtile Blutstillung. Ausgiebige Spülung, Einlage einer 10er-Drainage, Subkutannaht und fortlaufend intrakutane Hautnaht. Steriler Verband, elastokompressive Wickelung. Anlage einer starren Knieorthese in Streckstellung.

Procedere: Drainagezug am 2. Tag postoperativ. Aufstand mit axialer Vollbelastung an 2 Unterarmgehstützen. Nach Drainagezug bei unauffälliger Wundheilung Anlage einer Donjoy-Orthese mit Limitierung von Ex./Flex. 0-0-30° für 2 Wochen, ab der 3. Woche postoperativ Erweiterung des Bewegungslimits auf Ex./Flex. 0-0-60°, ab der 4. Woche postoperativ freie Bewegung möglich. In den ersten 4 Wochen kein aktives Anheben des gestreckten Beines, da sich die Streckkraft ausschließlich über den nach medial verlagerten und distalisierten Sehnenzügel überträgt. Kräftigung des Kniestreckapparats, v. a. des M. vastus medialis.

OÄ Dr. M. Wojan (FÄ f. Orthopädie und Unfallchirurgie)

12.1.5 Achillessehnenverlängerung aponeurotisch nach Baumann

OP-Bericht, Klinik für Orthopädie

Pat.-Nr.: 12345678916
Aktuelle Klinik: Orthopädie
Pat.-Name: Claus, Sandra

Fall-Nr.: A987654321916/2011
Station: E.2.1
Geb.-Dat.: 23.08.2001
Geschlecht/Alter: w, 10 J.

OP-Datum: 09.03.2011
OP-Dauer (Schnitt/Naht): 8.45 – 9.29 Uhr
Saal: FKZ A1

Personal:
Operateur(e): C. Schmidt
1. Assistent: OÄ Dr. M. Wojan
2. Assistent: PJ L. Grothe

Anästhesist: Dr. D. Dauerbrenner
Anästhesieschw./-pfl.: D. Bau
OP-Schwester/-Pfl.: I. Ralf
OP-Springer: R. Fuchs

Bericht

Vorgeschichte/Indikation: Die Indikation zur Operation besteht aufgrund eines symptomatischen Pes planovalgus rechts, mit vollständiger Aufhebung des Längsgewölbes des Fußes sowie einer Valgusstellung des Rückfußes bei Achillessehnenverkürzung. Die Eltern des Kindes wurden eingehend über mögliche Therapiealternativen und ihre Erfolgsaussichten aufgeklärt und haben schriftlich bei bekannten Risiken in die Operation eingewilligt.

Diagnose: Pes planovalgus rechts, Achillessehnenverkürzung rechts

Operation: Aponeurotische Achillessehnenverlängerung nach Baumann in Vorbereitung der Calcaneusverlängerung nach Evans rechts in selber Sitzung

Vorgehen: Ungestörte Intubationsnarkose, altersadaptiert i.v.-Gabe von Cefuroxim. Rückenlagerung mit leichter Erhöhung der rechten Gesäßhälfte. Wiederholte Hautdesinfektion und übliches steriles Abdecken des rechten Beines.
Zunächst gerader Hautschnitt am medialen Unterschenkel am Übergang vom proximalen zum mittleren Drittel über dem Muskelbauch des medialen Gastrocnemiuskopfes. Scharfe Durchtrennung des Subkutangewebes. Sukzessive Blutstillung. Stumpfes digitales Aufsuchen des Zwischenraumes von M. gastrocnemius und M. soleus. Einsetzen von Langenbeck-Haken zur möglichst vollständigen Darstellung der Muskelfaszien in querer Ausdehnung. 3-malige horizontale und vollständige Durchtrennung des M. gastrocnemius und des M. soleus im Abstand von ca. 2–3 cm ausschließlich der Muskelfaszien. Redression des Fußes bei korrigiertem Rückfuß in Extension bei gestrecktem Kniegelenk, wobei sich das obere Sprunggelenk unter Muskelverlängerung nun in ca. 20° Extension bewegen lässt. Spülung der Wunde mit 0,9%iger NaCl-Lösung. Kontrolle auf Bluttrockenheit. Einlage einer 10er-Drainage, Subkutannaht mit Vicryl und fortlaufende resorbierbare Intrakutannaht.
Anschließend erfolgt in dieser Sitzung die Calcaneusverlängerung nach Evans (siehe den gesonderter OP-Bericht OÄ Wojan, Bericht 10.2.10).
Zum Abschluss der Operation folgt Anlage eines Oberschenkelgipses in 60° Beugung des Kniegelenks, auch wegen der zudem erfolgten Verlängerung der Achillessehnen nach Baumann.

Procedere: Hochlagerung, milde Kryotherapie, Bettruhe für mind. 2 Tage. Verbandswechsel am 2 Tag p. o. über das Gipsfenster und Drainageentfernung. Nach 2 Wochen Kürzung des Gipses auf Unterschenkel-Niveau, Belassen des Gipses für weitere 4 Wochen.
Bezüglich der Evans-OP sollte die Entfernung des Drahts nach der 6. Woche postoperativ erfolgen. Abdruckentnahme für einen Feststell-Innenschuh und die Neuanlage eines US-Gipses für weitere 2 Wochen. Anschließend Tragen des Innenschuhes für 6 Monate mit zunehmender Steigerung der Belastung nach Schuhversorgung.

C. Schmidt (Assistenzärztin)

12.1.6 Achillessehnentenotomie nach Ponseti

OP-Bericht, Klinik für Orthopädie

Pat.-Nr.: 12345678918
Aktuelle Klinik: Orthopädie
Pat.-Name: Schneider Imo

Fall-Nr.: A987654321918/2011
Station: E.2.1
Geb.-Dat.: 20.01.2011
Geschlecht/Alter: m, 6 Wo.

OP-Datum: 11.03.2011
OP-Dauer (Schnitt/Naht): 8.35 – 9.25
Saal: FKZ A1

Personal:
Operateur(e): OÄ Dr. M. Wojan
1. Assistent: PJ A. Meier

Anästhesist: Dr. J. Renfft
Anästhesieschw./-pfl.: T. Beierlein
OP-Schwester/-Pfl.: K. Bärwald
OP-Springer: R. Fuchs

Bericht

Vorgeschichte/Indikation: Die Indikation zur Operation besteht aufgrund eines angeborenen Klumpfußes rechts, der nach der Methode von Ponseti vorbehandelt wurde. Unter der Redression konnte eine vollständige Korrektur der Vorfußadduktion und der Supinationsfehlstellung erreicht werden, es persistiert jedoch ein Spitzfuß von 20°, der unter konservativen Maßnahmen keine Besserungstendenz zeigt. In der Röntgenaufnahme nach Simmons stellt sich entsprechend ein Fersenbeinhochstand dar. Eine perkutane Achillessehnentenotomie in Lokalanästhesie wird von den Eltern nicht gewünscht, eine umfassende Risikoaufklärung ist erfolgt.

Diagnose: Angeborener Klumpfuß rechts

Operation: Achillessehnentenotomie nach Ponseti rechts

Vorgehen: Intubationsnarkose, Bauchlagerung. Wiederholte Hautdesinfektion, kliniktypische sterile Abdeckung. Auch in Narkose lässt sich keine Dorsalextension erreichen.

Ca. 0,75 cm langer Hautschnitt etwa 1 cm proximal der queren dorsalen Fersenfalte, stumpfe Präparation bis zur Achillessehne, Darstellung der Achillessehne mit dem Elevatorium und quere vollständige Durchtrennung der Sehne. Anschließend zeigt sich eine wesentliche Verbesserung der Dorsalextension bis 20°. Intrakutane Hautnaht, steriler Verband, anschließend Anlage eines neuen Oberschenkelgipses in ca. 10° Dorsalextension, 70° Vorfußabduktion und 90° Kniebeugung.

Procedere: Gipsfensterung zur Wundkontrolle in 2 Tagen, dann Gipswechsel im Abstand von 2 Wochen bis zur 4. oder 6. Woche postoperativ. Im weiteren Verlauf Anpassung einer Vorfußabduktions-Orthese (z. B. Alfa-Flex) in 70° Vorfußabduktion des operierten und 40° des gesunden Fußes sowie 10°-15° Extension im oberen Sprunggelenk. Die Orthese ist konsequent 24 h/Tag bis zum Abschluss des 8. Lebensmonats und weiter nachts bis zum Ende des 4. Lebensjahres zu tragen. Nach Gipsabnahme intensive Krankengymnastik nach B. Zukunft-Huber zur Erhaltung und Verbesserung der Fußform.

OÄ Dr. M. Wojan (FÄ f. Orthopädie und Unfallchirurgie)

12.1.7 Peritalares Release bei angeborenem Klumpfuß, Cincinnati-Zugang

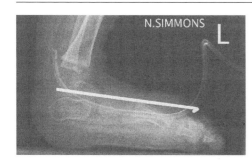

OP-Bericht, Klinik für Orthopädie

Pat.-Nr.: 12345678914
Aktuelle Klinik: Orthopädie
Pat.-Name: Popper, Marianne

Fall-Nr.: A9876543214/2010
Station: E.2.1
Geb.-Dat.: 04.03.2010
Geschlecht/Alter: w, 19 Mo.

OP-Datum: 13.10.2011
OP-Dauer (Schnitt/Naht): 8.40 – 11.49
Saal: FKZ A1

Personal:
Operateur(e): OÄ Dr. M.Wojan
1. Assistent: C. Schmidt
2. Assistent: E. Schumann

Anästhesist: B. Bauerfeld
Anästhesieschw./-pfl.: C. Bein
OP-Schwester/-Pfl.: N.Bär
OP-Springer: I. v. Rehfeld

Bericht

Vorgeschichte/Indikation: Ausgeprägte Fehlform des linken Fußes bei angeborenem Pes equinovarus mit ausgeprägter Spitzfuß-stellung nach mehrmonatiger Behandlungspause wegen Compliance-Problemen der Eltern. Trotz mehrwöchiger Redressionsthera-pie nach Ponseti zeigt sich im Röntgen (Seitaufnahme) eine Parallelität des Calcaneus und Talus mit Luxation des Talonavicular-gelenks und persistierender Vorfußadduktion.

Diagnose: Rezidiv-Klumpfuß links mit erheblicher Vorfußadduktion und ausgeprägtem Spitzfuß

Operation: Peritalares Release, Zugang nach Cincinnati

Vorgehen: Ungestörte ITN. Altersadaptierte i.v.-Gabe von Cefuroxim. Bauchlage. Wiederholte Hautdesinfektion, übliches steri-les Abdecken. Hautschnitt am distalen dorsalen Unterschenkel nach Cincinnati vom medialen zum lateralen Fußrand, ca. 1 cm kranial der dorsalen Hautfalte. Durchtrennung der Subkutis, Präparation der medialen und lateralen Gefäß-Nervenbahnen, Separation mit Loups. Scharfe Durchtrennung des Peritendineums und Z-förmige Durchtrennung der Achillessehne unter Be-lassen des lateral-distalen Anteils am Calcaneus. Durchtrennung der Plantarissehne. Präparieren in Richtung der Sprungge-lenke, Schonung des M. flexor hallucis longus. Von dorsal Auffinden von OSG- und USG-Spalt. Vorsichtige Kapsulotomie beider Gelenke nach lateral und medial. Erreichen einer gebesserten Stellung des Calcaneus. Eröffnung der Subkutis am medialen Fußrand bis in Höhe des Os naviculare, das medial des Taluskopfes situiert ist. Subkutan vorsichtige Präparation unter Schonung der medial hinter dem Malleolus liegenden Leitungsbahnen, die nicht tangiert werden. Abpräparieren des M. flexor hallucis brevis nach plantar. Horizontale Inzision der Kapsel über dem Talo-Navicular (TN)- und dem Naviculare-Cuneiforme medialis-Gelenk. Aufsuchen des M. flexor digitorum longum und des M. tibialis posterior. Letzterer ist deutlich verkürzt und wird Z-förmig teno-tomiert, Darstellen des Os naviculare am distalen Sehnenende des M. tibialis posterior. Das Os naviculare ist cornutumartig mit seinem medialen Anteil um den Talus herum anguliert mit einem Nearthros am Malleolus medialis. Talus und Os naviculare werden in ihren umgebenden Kapseln und im Bereich des Pfannenbands liberiert. Dies führt zu einer gebesserten Positionierbar-keit des Os naviculare vor den Talus, ohne dass eine vollständige Korrektur erreicht werden kann. Die Reposition wird unter BV kontrolliert, hier ist die ausgeprägte Konkavität des Fußgewölbes nun deutlich gebessert, der seitliche Winkel zwischen Calcaneus und Talus von 0 auf etwa 30° verändert. Eine weitere Minderung der Vorfußadduktion ist ohne laterales Release nicht zu erreichen. Der Schnitt am lateralen Fußrand wird bis zum Calcaneo-Cuboidal-Gelenk (CC) erweitert, die Peronealsehnenscheiden werden nach Sicherung des N. suralis und der lateralen Gefäße eröffnet und die Sehnen nach kaudal gehalten. Eröffnung des CC-Gelenks und des lateralen TC-Gelenks. Die Reposition des TN-Gelenks erfolgt nun leicht in maximal möglicher Korrektur. Es folgt von proximal die temporäre K-Draht-Fixation (1,6 mm) unter Sicht, vom dorsalen Talus ausgehend durch das in der Position korri-gierte Os naviculare bis zum Os metatarsale 1/2-Zwischenraum mit Ausleitung nach perkutan. BV-Kontrolle, gewünschte Stellung, gewünschte Lage des K-Drahts. Abkneifen und Umbiegen des K-Drahts an der Hautoberfläche am Vorfuß. Öffnen der Blutsperre. Subtile Blutstillung, Spülung mit 0,9%iger NaCl-Lösung. Durch die Reposition und Fußverlängerung zeigen sich nun der M. flexor hallucis longus und der M. flexor digitorum longum verkürzt bei starker Flexion der Groß- und Kleinzehen. Es werden somit die

Sehnen der genannten Muskeln Z-förmig verlängert. Naht der Sehnen des M. flexor hallucis longus und des M. flexor digitorum longum, des M. tibialis posterior und der Achillessehne in Verlängerung und bei Neutralstellung der Zehen und der Sprunggelenke. Einlage von 8er-Redons in jede Wundseite. Subkutannaht. Hautnaht fortlaufend intrakutan. K-Draht-Unterlagerung mit Metalline, steriler Verband. Anlage eines Oberschenkelgipses in Neutralstellung der Sprunggelenke und ca. 90° Kniebeugung. Spaltung des Gipses.

Weiteres Procedere: Bettruhe mit Hochlagerung des linken Beines. Milde Kryotherapie. Am 2. Tag Wundkontrolle und Entfernung der Drainagen, Fadenendenentfernung ab 10. Tag postoperativ. Nach der 6. Woche stationäre Wiederaufnahme zur Metallentfernung und Neuanlage eines US-Gipses für weitere 2 Wochen. Anschließend Innenschuhversorgung, der für mindestens 6 Monate zu tragen ist.

OÄ Dr. M. Wojan (FÄ f. Orthopädie und Unfallchirurgie)

12

12.1.8 Peritalares Release bei angeborenem Plattfuß

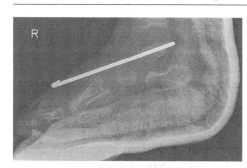

OP-Bericht, Klinik für Orthopädie

Pat.-Nr.: 123456789110   **Fall-Nr.:** A9876543219110/2010
Aktuelle Klinik: Orthopädie   **Station:** E 2.1
Pat.-Name: Jüst, Jason-Marcel   **Geb.-Dat.:** 02.02.2010
                                    Geschlecht/Alter: m, 9 Mo

OP-Datum: 13.11.2010
OP-Dauer (Schnitt/Naht): 8.40 – 11.09 Uhr
Saal: FKZ A1

Personal:
Operateur(e): OÄ Dr. M. Wojan   **Anästhesist:** Dr. J. Rab
1. Assistent: E. Schumann   **Anästhesieschw./-pfl.:** C. Wall
2. Assistent: P. Jäger   **OP-Schwester/-Pfl.:** N. Schneutzer
                                       OP-Springer: D. Waldner

Bericht

Vorgeschichte/Indikation: Die Indikation zur OP ergibt sich aus der fixierten Fehlform des Fußes i. S. eines angeb. Plattfußes mit Luxation des Talo-Naviculargelenks sowie einem Talus verticalis und einem Calcaneushochstand sowie der VF-Abduktion ohne Reponierbarkeit. Die Eltern haben nach eingehender Risikoaufklärung schriftlich in das operative Vorgehen eingewilligt.

Diagnose: Pes planovalgus congenitus rechts

Operation: Peritalares Release, Zugang nach Cincinnati, Reposition des Talonaviculargelenks und Kirschnerdrahtfixation, Anlage eines Unterschenkelgipses

Vorgehen: Ungestörte ITN. Altersadaptierte i.v.-Gabe von Cefuroxim. Bauchlage. Wiederholte Hautdesinfektion, klinikübliches steriles Abdecken. Anlegen der Blutleere rechts mit 200 mm Hg. Typischer Cincinnati-Zugang mit v. a. medialer Eröffnung. Scharfe Trennung der Subkutis, lateral Darstellen des N. suralis und eines Begleitgefäßes, die geschont werden. Zuwendung dorsal und medial. Darstellung und Dekompression des medialen Gefäß-Nervenbündels, Anschlingen sowie Schonung desselben. Darstellen der Achillessehne. Z-förmige Tenotomie in der Sagittalebene mit Belassen des medialen Anteils am Calcaneus. Eröffnen des OSG und des USG von dorsal. Darstellung der Sehnen des M. flexor hallucis longus sowie des M. flexor digitorum longum. Dekompression der N. plantaris-Äste. Lateral Eröffnen der Sehnenscheiden der Peronealsehnen,. Ablösen der Sehne des M. peroneus tertius sowie Z-förmige Durchtrennung der Sehnen des M. peroneus longus und brevis, Abschieben des M. extensor digitorum brevis. Eröffnung des lateralen Anteils des Talo-Calcanear-Gelenks und des Calcaneo-Cuboidal-Gelenks unter Schonung der Gefäß-Nerven-Bündel. Medial Darstellen der Sehne des M. flexor digitorum longum und der Sehne des M. tibialis posterior. Z-förmige Durchtrennung der Sehne des M. tibialis-posterior, Eröffnung des Talo-Navikular (TN)-Gelenkes medial, plantar und dorsal. Es zeigt sich, dass eine erhebliche pathologische Angulation des Taluskopfes nach kaudal besteht und das Os naviculare am Talushals ventral bindegewebig fixiert ist. Lösung der Verwachsungen, Reposition des TN-Gelenks, wobei sich ein Fußgewölbe ausbildet und sich der dorsale Calcaneus distalisiert. Fixation des reponierten TN-Gelenks mit einem 1.6er-Kirschnerdraht, der von dorsal durch den Talus und das Os naviculare und das Os cuneiforme mediale nach ventral zwischen dem 1. und 2. Intermetatarsalraum ausgeleitet und über der Hautfläche gebogen wird. Naht der Kapsel des TN-Gelenkes unter Raffung und Distalverlagerung der Sehne des M. tibialis posterior. Naht der Peronealsehnen in Verlängerung unter optimaler Spannung, Verschluss der Sehnenscheiden. Ein starkes Extendieren der Zehen durch die Fußgewölbeaufrichtung wird nicht beobachtet, daher ist eine Verlängerung der Zehenextensoren nicht erforderlich. Naht der Achillessehne in Verlängerung unter physiologischer Spannung bei Neutralstellung des Fußes. Öffnen der Blutsperre. Die Zehen sind spontan gut durchblutet.

Bei BV-Kontrolle des Fußes in 2 Ebenen zeigen sich eine regelrechte Kirschnerdrahtlage und ein gutes Korrekturergebnis mit Tiefstand der Ferse und Reposition des TN-Gelenks. Anlage eines gespaltenen Unterschenkelgipses in Neutralstellung des Fußes und 90° Kniebeugung.

Weiteres Procedere: Hochlagerung und milde Kryotherapie. Erster Verbandswechsel am 2. Tag postoperativ. Nach der 6. Woche Gipswechsel mit Drahtentfernung sowie Abdrucknahme für Innenschuh mit guter Stabilisierung des Längsgewölbes. Erneute Gipsanlage für 2 Wochen, Gipsentfernung nach insgesamt 8 Wochen und nahtlose Versorgung mit dem Feststellinnenschuh, der für mindestens 6 Monate zu tragen ist.

OÄ Dr. M. Wojan (FÄ f. Orthopädie und Unfallchirurgie)

12.2   Osteotomien

M. Wojan

12

12.2.1 Perikapsuläre Beckenosteotomie nach Pemberton

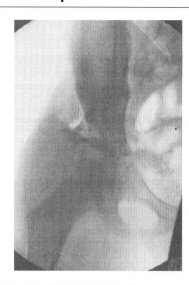

OP-Bericht, Klinik für Orthopädie

Pat.-Nr.: 1234567891   **Fall-Nr.:** A987654321/2009
Aktuelle Klinik: Orthopädie   **Station:** E.2.1
Pat.-Name: Lieb, Larah   **Geb.-Dat.:** 10.10.2010
          Geschlecht/Alter: w, 4 J.

OP-Datum: 25.08.2006
OP-Dauer (Schnitt/Naht): 9.00 – 11.15
Saal: FKZ A1

Personal:
Operateur(e): OÄ Dr. M. Wojan   **Anästhesist:** Dr. B. Habib
1. Assistent: Prof. Dr. G. v. Salis-Soglio   **Anästhesieschw./-pfl.:** O. Dall
2. Assistent: C. Schmidt   **OP-Schwester/-Pfl.:** K. Züll
     OP-Springer: R. Fuchs

Bericht

Vorgeschichte/Indikation: Aufgrund einer angeborenen Hüftdysplasie bds. mit hoher Luxation und nach erfolgloser konservativer Therapie erfolgte im 1. LJ die offene Hüftreposition mit Derotationsosteotomie der Femora bds. mit folgend guter Zentrierung der Hüftköpfe. Im weiteren Verlauf erwies sich die Nachreifung der Pfannendächer als mangelhaft mit insbesondere rechts zunehmender Dezentrierungstendenz bei einem AC-Winkel von 38°, sodass die Indikation zur Acetabuloplastik gestellt wird. Die Eltern haben nach eingehender Risikoaufklärung in das operative Vorgehen schriftl. eingewilligt.

Diagnose: Pfannendysplasie bei angeborener und bereits operativ behandelter Luxationshüfte rechts

Operation: Acetabuloplastik nach Pemberton, Einbringen eines trikortikalen Spans aus der Knochenbank

Vorgehen: Intubationsnarkose, altersadaptierte i.v.-Gabe von Cefuroxim. Rückenlagerung mit angehobener rechter Körperhälfte, wiederholte Hautdesinfektion, übliches steriles Abdecken. Leicht geschwungener Hautschnitt im Bereich des vorderen Darmbeinkammes rechts, nach distal lateral fortgeführt. Ablösen der Glutealmuskulatur im vorderen Bereich des Darmbeinkamms und des M. tensor fasciae latae im Bereich der Spina. Nun wird subperiostal der gesamte Bereich des Pfannendachs dargestellt. Unter Bildwandler Festlegung der Osteotomieebene. Schrittweise folgt das Einmeißeln des Pfannendachs bis knapp vor die Y-Fuge mit flachen Hohlmeißeln. Das Pfannendach lässt sich in gewünschter Weise um deutlich mehr als 20° herunterklappen. In den entstandenen Spaltraum wird dann ein zugeschnittener trikortikaler Knochenspan (Knochenbank) fest eingebolzt, sodass die intraoperativ erreichte Korrektur hierdurch gehalten wird. Der Befund wird unter Bildwandler dokumentiert. Ventral des Spans lässt sich noch etwas zerkleinertes Knochenmaterial einfügen. Auflage blutstillender Gaze (Gelaspon). Vielfaches Spülen des Wundgebietes mit 0,9%igem NaCl. Refixation der Glutealmuskulatur. Einlage einer 8er-Redondrainage. Schichtweiser Wundverschluss. Infiltration der Wundränder mit 5 ml Naropin 0,2 %, fortlaufende resorbierbare Intrakutannaht. Steriler Verband, Anlegen eines zirkulären Becken-Bein-Gipses in 15° Beugung und 30° Abduktion sowie neutraler Rotation des linken Hüftgelenks. Einschluss des rechten Beines bis zum Fuß, des linken Beines bis zum Oberschenkel.

Procedere: Wundkontrolle und Entfernung der Drainage am 2. postoperativen Tag über ein Gipsfenster. Belassen des Gipsverbandes für 6 Wochen, dann Gipsschalung und Röntgenkontrolle. Bei Hinweisen auf die knöcherne Einstrukturierung des Knochenspans Beginn mit vorsichtiger Mobilisationsbehandlung zunächst aus der Gipsschale heraus. Fertigung einer Atlanta-Orthese und weitere Mobilisation des Kindes in der Orthese ab der 8. Woche postoperativ.

OÄ Dr. M. Wojan (FÄ f. Orthopädie und Unfallchirurgie)

12.2.2 Beckenosteotomie nach Salter

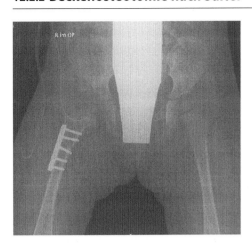

OP-Bericht, Klinik für Orthopädie

Pat.-Nr.: 1239007892
Aktuelle Klinik: Orthopädie
Pat.-Name: Seeliger, Georg

Fall-Nr.: A987000322/2011
Station: 2.1
Geb.-Dat.: 04.02.2010
Geschlecht/Alter: m, 19 Mo.

OP-Datum: 29.09.2011
OP-Dauer (Schnitt/Naht): 9.15 – 12.49
Saal: FKZ A1

Personal:
Operateur(e): OÄ Dr. M. Wojan
1. Assistent: Prof. Dr. G. v. Salis-Soglio
2. Assistent: C. Schmidt

Anästhesist: Dr. B. Habib
Anästhesieschw./-pfl.: T. Schmidtbauer
OP-Schwester/-Pfl.: K. Züll
OP-Springer: R. Fuchs

Bericht

Vorgeschichte/Indikation: Erstvorstellung vor knapp 4 Wochen in unserer Klinik wegen rechts hinkendem Gangbild. Im konventionellen Röntgen zeigt sich eine hohe Luxation des rechten Hüftgelenkes bei erheblicher Pfannendysplasie. Die Eltern wurden über das geplante operative Vorgehen einschl. der möglichen Risiken sowie Therapiealternativen eingehend aufgeklärt. Eine schriftl. Einwilligung zur Operation liegt vor.

Diagnose: Angeborene Dysplasie des Hüftgelenks mit hoher Luxation rechts

Operation: Derotations- und Verkürzungsosteotomie proximaler Femur rechts, Acetabuloplastik (nach Salter)

Vorgehen: Intubationsnarkose, altersadaptierte i.v.-Gabe von Cefuroxim. Rückenlage mit rechts erhöhter Körperhälfte. Wiederholte Hautdesinfektion, übliches steriles Abdecken. Hautschnitt bei modifiziertem Smith-Petterson-Zugang ventral, ca. 1 cm lateral der Crista iliaca nach distal verlaufend. Darstellung der Mm. glutaeus medius und glutaeus minimus und der Faszie des M. tensor fasciae latae. Halten der Strukturen nach lateral. Aufsuchen des N. cutaneus femoris lateralis und Anschlingen. Nachdem der N. cutaneus femoris lateralis und die Glutealmuskulatur nach lateral gehalten werden, Ablösen des M. rectus femoris an seinem Ursprung und Augmentation mit 2 Haltefäden. Der M. sartorius wird zuvor nach medial gehalten. Darstellen der extrem weiten nach kranial ausgesackten Gelenkkapsel. Tiefe T-förmige Inzision der Gelenkkapsel, Schonung des Labrum acetabulare. Nach Eröffnung des Gelenks entleert sich seröser Erguss. Der Femurkopf wird nach lateral, kranial und dorsal gehalten, wobei sich eine sanduhrförmige Strangulation der Kapsel durch den M. psoas zeigt. Durchtrennen des M. psoas. Weitere Inzision der Kapsel nach medial. Einsehen in das Gelenk, es zeigen sich als weiteres Repositionshindernis das Pulvinar, ein extrem verdicktes Ligamentum capitis femoris sowie ein sehr starkes Ligamentum transversum. Sämtliche Repositionshindernisse werden entfernt. Nun gelingt eine tiefe Einstellung des Kopfes, wobei aufgrund der steilen Pfanne eine sichere Reposition des Kopfes nicht durchgeführt werden kann. Die Antetorsion des Schenkelhalses beträgt 80°. Zuwendung zum proximalen Femur. Standardzugang von lateral. L-förmiges Ablösen des M. vastus lateralis. Osteotomie nach vorheriger BV- und Rotationsmarkierung. Entfernung eines 1 cm breiten Knochensegments. Nach Derotation Osteosynthese mittels einer 5-Loch-Miniplatte, Setzen der Schrauben in üblicher Weise. Die Schrauben ziehen fest. Kontrolle des korrekten Sitzes der Platte und der Stellung des Hüftkopfes in der Pfanne mit regelrechtem Adam'schen Bogen unter BV. Zuwendung zum Acetabulum. Markieren der Osteotomieebene mit einem K-Draht. Osteotomie sphärisch über dem K-Draht mit einem Hohlmeißel, dann nach ventrolateral öffnende Erweiterung und Abflachung des Acetabulums. In den entstehenden Osteotomiespalt wird der vom Femur gewonnene Knochenspan eingebracht, der sich stabil verkeilt, sodass hier auf eine Osteosynthese verzichtet werden kann. Ausgiebige Spülung, Einbringen einer 8er-Redondrainage an das proximale Femur subfaszial und an das Becken. Schichtweiser spannungsfreier Verschluss beider Wunden, Fortlaufende resorbierbare Intrakutannaht, steriler Wundverband. Anlage eines Becken-Bein-Gipses in Lange-Stellung mit Fußeinschluss rechts.

Procedere: Entfernung der Drainage am 2. Tag p. o., Wundkontrolle und Verbandswechsel über das Gipsfenster, Becken-Bein-Gips für 2×4 Wochen, dann Anpassen einer Atlanta-Orthese zur weiteren Mobilisierung. Röntgen p. o. sowie nach 2 + 6 Wochen.

OÄ Dr. M. Wojan (FÄ f. Orthopädie und Unfallchirurgie)

12.2.3 Dreifach-Beckenosteotomie nach Tönnis

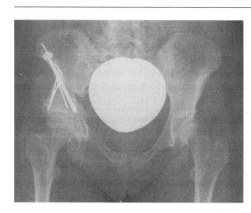

Bericht, Klinik für Orthopädie

Pat.-Nr.: 1234567893
Aktuelle Klinik: Orthopädie
Pat.-Name: Kühne, Nicole

Fall-Nr.: A987654323/2009
Station: E.2.1
Geb.-Dat.: 08.10.1992
Geschlecht/Alter: w, 17 J.

OP-Datum: 05.11.2009
OP-Dauer (Schnitt/Naht): 8.35 – 13.06 Uhr
Saal: 1

Personal:
Operateur(e): Prof. G. v. Salis-Soglio
1. Assistent: OÄ Dr. M. Wojan
2. Assistent: L. Köhler

Anästhesist: Dr. B. Habib
Anästhesieschw./-pfl.: T. Schmidtbauer
OP-Schwester/-Pfl.: K. Züll
OP-Springer: K. Fiernberg

Bericht

Vorgeschichte/Indikation: Die Indikation zur OP ergibt sich aus der radiologisch nachgewiesenen ausgeprägten Hüftpfannendysplasie beidseits rechts > links mit Angabe von belastungsabhängigen Beschwerden. Die Pat. sowie die Eltern haben nach eingehender Risikoaufklärung sowie der Erklärung alternativer Therapiemethoden in das nachfolgende operative Vorgehen schriftlich eingewilligt.

Diagnose: Pfannendysplasie Hüftgelenk rechts

Operation: 3-fach-Osteotomie des Beckens rechts (nach Tönnis), homologe Knochenspananlage

Vorgehen: Ungestörte ITN, i.v.-Gabe von Cefuroxim. Zunächst Operation in Bauchlage, entsprechend umfangreiche Polsterung. Wiederholte Hautdesinfektion, übliches steriles Abdecken. Leicht geschwungener Hautschnitt über dem palpablen Ligamentum sacrotuberale rechts. Stumpfes Längsspalten des M. glutaeus maximus. Darstellung des Tuber ischiadicum und des oberen Sitzbeinastes mit Durchtrennung der hier quer verlaufenden Rotatorensehnen. Neben dem Lig. sacrotuberale wird ein Hohmann-Hebel in das Foramen obturatorium eingesetzt, ein weiterer Hohmann-Hebel von lateral unter Schonung des nicht dargestellten N. ischiadicus. Setzen eines dritten Hohmann-Hebels in die Incisura ischiadica, wobei hier verlaufende Venen koaguliert werden. Unter BV Festlegen der Osteotomieebene im Bereich des Sitzbeines und komplette Durchtrennung des oberen Sitzbeinasts. Geringe Blutungen aus den Osteotomieflächen, sonst keine Besonderheiten. Einlage einer tiefen und einer subkutanen Redondrainage. Auflage blutstillender Gaze. Schichtweiser spannungsfreier Wundverschluss. Steriler Pflasterverband. Rückenlagerung der Patientin.

Erneute wiederholte Hautdesinfektion, übliches steriles Abdecken. Querer Hautschnitt über dem palpablen oberen Schambeinast. Unter BV-Kontrolle Festlegen der Osteotomieebene. Subperiostales Umfahren des Schambeinasts pfannennah. Nach kompletter Osteotomie besteht hier gute Mobilität. Zunächst Kompression mit feuchten Kompressen. Nun geschwungener Hautschnitt im Verlauf des linken vorderen Darmbeinkamms, nach distal auslaufend. Ablösen der Spinamuskulatur. Überwiegend scharfes Ablösen der Glutealmuskulatur und des M. tensor fasciae latae vom Darmbein im vorderen Bereich, sodass der vordere Pfannenrand und das Foramen ischiadicum eingestellt werden können. Beckeninnenseitig wird der M. iliacus soweit subperiostal abgeschoben, dass ein weiterer Hohmann-Hebel von beckeninnenseitig in das Foramen ischiadicum eingestellt werden kann. Unter BV-Kontrolle Einbringen eines Steinmann-Nagels knapp oberhalb des oberen Pfannenrands. Nun Durchführen der Darmbeinosteotomie. Anschließend lässt sich die gewünschte Pfannenschwenkung durchführen, wobei die optimale Position unter dem BV eingestellt wird. Der durch die Pfannenschwenkung entstandene Osteotomiespalt wird zunächst durch einen zurechtgeschnittenen Bankknochen ausgefüllt, anschließend stabile Fixation der Fragmente mit einer Spongiosa-Hohlschraube, die von proximal her in das Pfannenfragment eingebracht wird und gute Stabilität ergibt. Einbringung von 3 weiteren Kirschnerdrähten. Es ergibt sich insgesamt eine gute Stabilität im Osteotomiebereich. Vielfaches Spülen des Wundgebietes. Die BV-Kontrolle zeigt die gewünschte Korrektur und die regelrechte Implantatposition. Einlage einer tiefen und einer subkutanen Redon im Bereich der Darmbeinwunde. Refixation der abgelösten Muskulatur. Schichtweiser spannungsfreier Wundverschluss. Erneute Hautrückstichnähte. Steriler Verband.

Procedere: 14 Tage Bettruhe ohne Mobilisation des rechten Beines. Bei klinisch und radiologisch regelrechtem Befund Beginn mit der Mobilisation unter Tippbelastung des rechten Beines zunächst für 3 Monate, in dieser Zeit keinerlei Physiotherapie, um den knöchernen Durchbau nicht zu gefährden. Belastungssteigerung mit Übergang auf Teilbelastung erst bei eindeutigen Zeichen der beginnenden knöchernen Durchbauung.

Prof. Dr. G. v. Salis-Soglio (Direktor der Klinik)

12.2.4 Offene Reposition des Hüftgelenks mit Derotationsosteotomie des proximalen Femurs

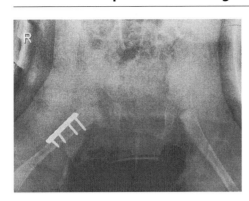

OP-Bericht, Klinik für Orthopädie

Pat.-Nr.: 1234011214
Aktuelle Klinik: Orthopädie
Pat.-Name: Steinke, Maximilian

Fall-Nr.: A111154324/2010
Station: E.2.1
Geb.-Dat.: 04.08.2009
Geschlecht/Alter: m, 6 Mo.

OP-Datum: 17.02.2010
OP-Dauer (Schnitt/Naht): 8.40 – 10.39 Uhr
Saal: 1

Personal:
Operateur: OÄ Dr. M. Wojan
1. Assistent: Prof. G. v. Salis-Soglio
2. Assistent: L. Köhler

Anästhesist: Dr. B. Habib
Anästhesieschw./-pfl.: T. Schmidtbauer
OP-Schwester/-Pfl.: K. Züll
OP-Springer: K. Fiernberg

Bericht

Vorgeschichte/Indikation: Nach mehrmonatiger Behandlung in einer auswärtigen Klinik mit wiederholten Repositionsversuchen in Narkose und mehrwöchigen Anlagen von Becken-Bein-Gipsen bei angeborener hoher Luxation des Hüftgelenks rechts zeigt sich klinisch, sonografisch, röntgenologisch und im gestrigen MRT eine persistierende Luxation des Hüftgelenks rechts ohne klinische Reponibilität. Eine Hüftkopfnekrose liegt nicht vor. Die Eltern haben nach entspr. Risikoaufklärung in das operative Vorgehen eingewilligt.

Diagnose: Angeborene Hüftdysplasie im Stadium der hohen Luxation rechts

Operation: Offene Reposition des Hüftgelenks rechts, Derotationsosteotomie des proximalen Femurs mit Plattenosteosynthese, Kapselplastik rechts, Anlage eines Becken-Bein-Gipses

Vorgehen: Auch in Narkose lässt sich bei klinischer Prüfung das rechte Hüftgelenk nicht in die Pfanne reponieren. Somit besteht bei bekannter Vorgeschichte die OP-Indikation.

Ungestörte ITN. Altersadäquate i.v.-Gabe von Cefuroxim. Rückenlage mit angehobener rechter Körperhälfte, anterolateraler Hautschnitt rechts. Längsspalten der Fascia lata. Eingehen auf das rechte Hüftgelenk zwischen M. tensor fasciae latae und kleinen Glutealmuskeln, die an ihrem Ansatz etwas gekerbt werden. Darstellen der weit elongierten Hüftgelenkskapsel, T-förmige Eröffnung derselben. Es zeigt sich der luxierte Hüftkopf. Durchtrennen und Resektion des Lig. capitis femoris. Schrittweise Exposition der Pfanne, die von adhärentem Kapselgewebe und Fettgewebe ausgefüllt ist, sodass ein unüberwindliches Repositionshindernis für den Hüftkopf besteht. Der Pfannenlimbus ist insbesondere im dorsalen Anteil verbreitert und in das Gelenkinnere eingeschlagen. Hier erfolgt eine mehrfache quere Inzision, sodass letztlich der Kopf in die Pfanne eingestellt werden kann. Das Lig. transversum acetabuli muss reseziert werden. Nach weiterem Ausschneiden von kaudalen Kapselanteilen zeigt sich, dass der hochgradig verkürzte M. iliopsoas eine dauerhafte Reposition verhindert, Tenotomie der entspr. Sehne. Nun lässt sich der Hüftkopf tief in die Pfanne einstellen. Die Antetorsion des Hüftkopfes beträgt etwa 80-85°, somit ist die Derotationsosteotomie des prox. Femurs notwendig. Hierzu subtrochantere Osteotomie in üblicher Weise, Derotation um 40° und Anlage einer 4-Loch-DC-Platte. Diese wird mit bikortikalen Schrauben, im Knochen sicher anziehend, in üblicher Weise belegt. Der Befund wird unter BV dokumentiert. Die Abspreizung ist ohne Probleme bis 30 °, die Adduktion bis ebenfalls 30° ohne Luxationstendenz möglich, die Beugung ist problemlos bis 90° möglich. Mehrfaches Spülen des OP-Gebietes, Einlegen einer tiefen und einer subkutanen 8er-Redon, Verschluss der Gelenkkapsel unter Dopplung derselben, Refixation der partiell abgelösten kleinen Glutealmuskeln und des M. vastus lateralis. Schichtweiser Wundverschluss. Intrakutane resorbierbare Hautnaht. Steriler Verband. Anlegen eines Becken-Bein-Gipses rechts in ca. 15° Beugung, 30° Abduktion und ca. 10° Innenrotation mit Einschluss des Fußes auf der rechten Seite und des proximalen Oberschenkels in 30° Abduktion links.

Procedere: Belassen des Becken-Bein-Gipses für 6 Wochen, Kontrolle der Wundheilung über ein Gipsfenster, Entfernung der Drainagen in Abhängigkeit der Förderung am 2. postoperativen Tag. Nach Abschluss der Gipsbehandlung Anpassung einer Atlanta-Orthese und Mobilisation des Kindes. Röntgen nach 2 Tagen sowie 2 Wochen.

OÄ Dr. M. Wojan (FÄ f. Orthopädie und Unfallchirurgie)

12.2.5 Intertrochantere derotierende varisierende Osteotomie des proximalen Femurs

OP-Bericht, Klinik für Orthopädie

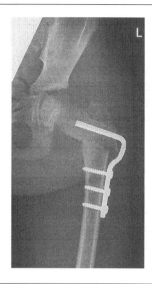

Pat.-Nr.: 1234077652
Aktuelle Klinik: Orthopädie
Pat.-Name: Tobak, Anna

Fall-Nr.: A987888889/2010
Station: 2.1
Geb.-Dat.: 17.03.2004
Geschlecht/Alter: w, 6 J.

OP-Datum: 19.07.2010
OP-Dauer (Schnitt/Naht): 8.35 – 11.09 Uhr
Saal: 12

Personal:
Operateur: OÄ Dr. M. Wojan
1. Assistent: Prof. G. v. Salis-Soglio
2. Assistent: L. Köhler

Anästhesist: Dr. B. Habib
Anästhesieschw./-pfl.: T. Schmidtbauer
OP-Schwester/-Pfl.: K. Züll
OP-Springer: K. Fiernberg

Bericht

Vorgeschichte/Indikation: Die OP-Indikation ergibt sich aus einer infantilen Zerebralparese mit statomotorischer Retardierung und Coxa valga et antetorta subluxans beidseits li.>re. Der Migrationsindex des Hüftkopfes beträgt 50 %. Die Patientin krabbelt, zeigt Aufrichtungstendenzen, steht im Stehständer. Nach entspr. OP-Risikoaufklärung haben die Eltern des Kindes in die Operation schriftlich eingewilligt.

Diagnose: Coxa valga et antetorta subluxans links bei infantiler Zerebralparese

Operation: Intertrochantere derotierende varisierende Femurosteotomie links, Osteosynthese mittels Winkelplatte

Vorgehen: Ungestörte ITN, altersadaptierte i.v.-Gabe von Cefuroxim. Operation in Rückenlage mit leicht erhöhtem Gesäß links. Längsschnitt an der Lateralseite des Oberschenkels, Längsspalten der Faszia lata. L-förmiges Ablösen des M. vastus lateralis vom Femur entsprechend der notwendigen Plattenlänge. Festlegen der Osteotomieebene unter BV. Nach entsprechendem Einsatz von kleinen Homann-Hebeln folgt das schrittweise Eintreiben des Klingenmeißels in den Schenkelhals unter wiederholter BV-Kontrolle in beiden Ebenen. Einbringen der Klinge bis zu den präoperativ ausgemessenen 35 mm Tiefe. Der Knochen erweist sich als deutlich kalkgemindert. Zurückschlagen des Klingenmeißels um einige mm, ohne dass er seinen stabilen Halt verliert. Ca. 1 cm distal der eingebrachten Klinge Durchführen der intertrochanteren Osteotomie am proximalen Femur unter medialer Keilentnahme von etwa 30°. Fixation des Hüftkopfes mit dem Dorn, vorsichtiges Zurückschlagen des Klingenmeißels aus dem Schenkelhals und Ersetzen durch die 100° Winkelplatte mit 35 mm Klingenlänge und 8 mm Unterstellung. Fixation der 3-Loch-100°-Adoleszenten-Winkelplatte unter Derotation des Femurs von ca. 30° mit der Verbrügge-Zange, Bohren und Einbringen der selbstschneidenden Schrauben am Femur. Die Schrauben sitzen fest, die Osteotomie ist bewegungsstabil. In der BV-Kontrolle zeigt sich ein korrekter Plattensitz. Es ergibt sich eine stabile Kompression im Osteotomiebereich mit Varisierungseffekt von 30°, der Hüftkopf ist wieder nahezu vollständig pfannenbedeckt. Der Befund wird unter BV dokumentiert.

Die Bewegungsprobe im Hüftgelenk ergibt eine freie Beugefähigkeit von 130°, eine Abduzierbarkeit von 35°, eine Außenrotation von 50° und eine Innenrotation von 30° bei 90° gebeugtem Hüftgelenk.

Vielfaches Spülen des Wundgebietes mit 0.9%iger NaCl-Lösung. Rücknaht des abgelösten M. vastus lateralis. Spülen des Wundgebietes. Einlage einer subfaszialen 10er- und einer subkutanen 8er-Redondrainage. Schichtweiser Wundschluss mit adaptierenden Nähten des M. vastus lateralis, Tractusnaht und Subkutannaht. Hautnaht mit Monocryl intrakutan nach lokaler Wundrandinfiltration mit 0,2% Naropin. Steriler Verband. Wegen bestehender Grunderkrankung mit spastischer Parese Anlage eines gepolsterten Becken-Bein-Fuß- Gipses rechts in ca. 30° Abduktion und 5° Beugung und neutraler Rotation unter Einschluss des gegenseitigen proximalen Oberschenkels.

Procedere: Wundkontrolle und Drainagenentfernung am 2. p. o. Tag über ein Gipsfenster. Bei regelrechter Wundheilung Entlassung im Gips nach Hause und nach 4 Wochen bei klinisch und radiologisch regelrechtem Befund stationäre Wiederaufnahme, Schalung des Gipses und Beginn mit der Mobilisation, Fertigung einer Abduktionsorthese Typ Atlanta.

OÄ Dr. M. Wojan (FÄ f. Orthopädie und Unfallchirurgie)

12.2.6 Epiphyseodese bei Epiphyseolysis capitis femoris

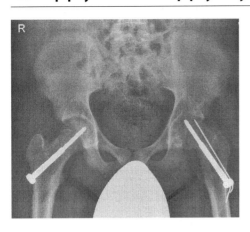

OP-Bericht, Klinik für Orthopädie

Pat.-Nr.: 1234567897   **Fall-Nr.:** A987654327/2010
Aktuelle Klinik: Orthopädie   **Station:** 2.1
Pat.-Name: Schiebold, Darius   **Geb.-Dat.:** 15.12.1997
                                            Geschlecht/Alter: m, 14 J.

OP-Datum: 17.06.2010
OP-Dauer (Schnitt/Naht): 12.15 – 13.49 Uhr
Saal: 11

Personal:
Operateur: OÄ Dr. M. Wojan   **Anästhesist:** Dr. B. Habib
1. Assistent: C. Schmidt   **Anästhesieschw./-pfl.:** T. Schmidtbauer
2. Assistent: L. Köhler   **OP-Schwester/-Pfl.:** K. Züll
                                           OP-Springer: K. Fiernberg

Bericht

Vorgeschichte/Indikation: Die Indikation zur OP ergibt sich aufgrund der linksseitigen Epiphyseolysis capitis femoris, die seit mindestens 4 Wochen eine typische Beschwerdesymptomatik mit Bewegungseinschränkung v. a. der Innenrotation verursacht und das Gangbild beeinträchtigt. Der Abrutschwinkel beträgt 30°, sodass noch eine Epiphyseodese in situ erfolgt. Die rechte Seite wird prophylaktisch ebenfalls versorgt. Die Eltern haben nach entsprechender Risikoaufklärung in das genannte operative Vorgehen eingewilligt.

Diagnose: Epiphyseolysis capitis femoris links

Operation: Epiphyseodese des linken Hüftkopfes mit DET-Schraube (FA Königsee) und K-Drähten, prophylaktische Epiphyseodese der rechten Hüftkopfepiphyse

Vorgehen: Ungestörte ITN, altersadaptierte i.v.-Gabe von Cefuroxim. Rückenlagerung, Markierung des Schenkelhalsverlaufs bds. unter BV, Wiederholte Hautdesinfektion, übliches steriles Abdecken.
Hautinzision links am lateralen proximalen Oberschenkel. Mit dem gewindetragenden K-Draht aus dem Teleskopschraubenset des DET-Instrumentariums Eingehen unter entspr. Protektion der Weichteile des lateralen Oberschenkels auf das laterale infratrochantere Femur. Unter BV-Kontrolle beider Achsen sukzessives Einbringen des Drahtes in den Schenkelhals mit Verlauf über die E-Fuge hinaus bis zur subchondralen Region des Hüftkopfes. Nach etwas Spreizung der Weichteile Einbringen der Bohrhülse bis zum proximalen Femur und Vorbohren des proximalen engerlumigen Kanals, der die Fuge überschreitet, anschließend Vorbohren des distalen größerlumigen Kanals bis unterhalb der Epiphysenfuge. Entfernung der Bohrhülsen, Einbringen des proximalen Anteils der Teleskopschraube Länge 7,0 cm mit Verankerung des Gewindes in der proximalen Femurepiphyse, dann des distalen Anteils der Teleskopschraube Länge 6,0 cm mit Verankerung des Gewindes in der lateralen Femurkortikalis. BV-Kontrolle und Dokumentation in beiden Achsen, wegen der Verbreiterung der Epiphysenfuge und fraglicher Instabilität erfolgt die Einbringung von 2 Antirotations-Kirschnerdrähten, die femurnah gekürzt und umgebogen werden. Wundspülung mit 0,9%igem NaCl, eine Subkutan-Naht, Hautnaht intrakutan. Desinfektion und steriler Verband.
Auf der Gegenseite erfolgt im identischen Vorgehen prophylaktisch die Implantation einer DET-Schraube.

Procedere: Wundkontrolle ab 2. Tag p. o. Vollbelastung der rechten Seite ist sofort möglich, die linke Seite soll 12 Wochen an 2 UAG entlastet werden. Die Metallentfernung ist erst nach Epiphysenfugenverschluss durchzuführen. Krankengymnastik zur Kräftigung der pelvitrochanteren Muskulatur und Verbesserung der Beweglichkeit des linken Hüftgelenks. Bei Persistenz von Hüftgelenksbeschwerden ggf. Abklärung eines Impingementes und arthroskopische Sanierung, bei Persistenz der Außenrotationsfehlstellung ist nach Epiphysenschluss über eine Imhäuser-Osteotomie zu entscheiden.

OÄ Dr. M. Wojan (FÄ f. Orthopädie und Unfallchirurgie)

12.2.7 Tuberositas tibiae-Transposition bei rezidivierender Patellaluxation

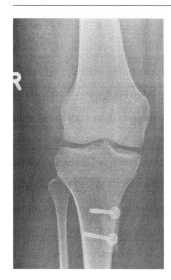

OP-Bericht, Klinik für Orthopädie

Pat.-Nr.: 12388873910   **Fall-Nr.:** A9080843210/2010
Aktuelle Klinik: Orthopädie   **Station:** 2.1
Pat.-Name: Kroppolek, Sylva   **Geb.-Dat.:** 08.03.1993
                                     Geschlecht/Alter: w, 17 J.

OP-Datum: 15.01.2010
OP-Dauer (Schnitt/Naht): 08.35 – 10.49 Uhr
Saal: 7

Personal:
Operateur(e): OÄ Dr. M. Wojan   **Anästhesist:** Dr. D. Dauerbrenner
1. Assistent: L. Köhler   **Anästhesieschw./-pfl.:** D. Bau
2. Assistent: D. Tunichgut (PJ)   **OP-Schwester/-Pfl.:** R. Fuchs
                                       OP-Springer: K. Züll

Bericht

Vorgeschichte/Indikation: Die Indikation zur Operation besteht aufgrund einer wiederholt aufgetretenen Luxation der Patella rechts nach zuvor auswärtig erfolgter weichteiliger Medialisierung des Kniestreckapparats rechts 2008 (Raffung des medialen Retinakulums). Seitdem ereigneten sich mindestens 8 weitere Luxationen. Pat. und Eltern haben nach entsprechender Risikoaufklärung in das operative Vorgehen schriftlich eingewilligt.

Diagnose: Rezidivierende Patellaluxation rechts nach vorausgegangener weichteiliger Patellamedialisierung

Operation: Knöcherne Medialisierung des Kniestreckapparates mit Tuberositas tibiae-Transfer

Vorgehen: Ungestörte ITN, i.v.-Gabe von Sobelin 600 mg bei Allergie auf Cephalosporine. Rückenlage. Blutsperre 300 mm Hg. Nach OP-Feldvorbereitung in üblicher Weise (3-malige Hautdesinfektion und steriles Abdecken) längsgestellter Hautschnitt distal der Patella auf etwa 8 cm Länge. Trennung der Subkutis, Spalten der Faszie und Abpräparieren der Faszie nach medial und lateral. Unter Belassung der Serosa laterale Kapselspaltung von paraligamentär nach proximal auslaufend bis zum Rand des M. vastus lateralis. Um die Tuberositas tibiae wird das Periost rahmenförmig durchtrennt und der bandtragende Anteil der Tuberositas tibiae mit der oszillierenden Säge keilförmig entnommen. Dieser wird mit dem anhängenden Patellarsehnenapparat nach medial der Entnahmestelle geführt, zudem wegen deutlicher Patella alta und weichem Bindegewebe ca.1,5 cm distalisiert und am deperiostierten und mit der Kugelfräse angefrischten Tibiakopf zunächst mit 2 K-Drähten fixiert. Kontrolle unter BV, gewünschte Lage. Versetztes Einbringen von 2 Spongiosaschrauben (3,5er) mit Unterlegscheibe mit Fixation des Tuberositasfragments an der medialen Tibia. Die Schrauben ziehen exzellent im Knochen bei gutem Knochenkontakt. Die Entnahmestelle wird mit Knochenwachs ausgekleidet. Ausgiebige Spülung des Wundgebietes mit 0,9%iger NaCl-Lösung. BV-Abschluss, sichere Implantatlage, Versatz der Tuberositas in gewünschter Weise.

Doppelungsnaht der medialen Kniegelenkskapsel. Bei der vorsichtigen Funktionsprüfung lässt sich das Kniegelenk unproblematisch bis 90° beugen, wobei sich eine verbessert laufende Patella im femoralen Gleitlager mit guter Zentrierung zeigt. Öffnen der Blutsperre, Wundspülung, Blutstillung, Einlage einer Redondrainage (10 Ch.). Subkutannaht. Spannungsfreier Hautverschluss mit Hautrückstichnähten und sichernden Steristrips. Steriler Verband. Anlage eines Gipstutors in üblicher Weise.

Procedere: Entfernung der Drainage in Abhängigkeit von der Fördermenge am 1. oder 2. postoperativen Tag. Mobilisation im Gips. Belassen des Gipstutors bis zur 4. Woche postoperativ. Bis zur 4. p. o. Woche keine Spannungsübungen und Verzicht auf aktives Anheben des rechten Beines. Nach Röntgenkontrolle und bei beginnenden Konsolidierungszeichen Beginn mit der Bewegung, zunächst für 3 Wochen mit Beugelimit 45°, in den folgenden 3 Wochen Steigerung auf 90° Beugung. Teilbelastung mit 2 UAG für 3 Wochen, dann axiale Vollbelastung erlaubt. Metallentfernung nicht vor Ablauf eines Jahres.

OÄ Dr. M. Wojan (FÄ f. Orthopädie und Unfallchirurgie)

12.2.8 Calcaneusverlängerung nach Evans bei Pes planovalgus

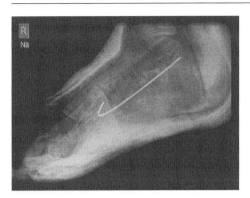

OP-Bericht, Klinik für Orthopädie

Pat.-Nr.: 00387378911   **Fall-Nr.:** A9876500051/2011
Aktuelle Klinik: Orthopädie   **Station:** E.2.1
Pat.-Name: Clausthaler, Sabrina   **Geb.-Dat.:** 23.08.2001
    Geschlecht/Alter: w, 10 J.

OP-Datum: 09.11.2011
OP-Dauer (Schnitt/Naht): 8.45 – 10.49 Uhr
Saal: FKZ A1

Personal:
Operateur(e): OÄ Dr. M. Wojan   **Anästhesist:** Dr. D. Dauerbrenner
1. Assistent: C. Schmidt   **Anästhesieschw./-pfl.:** C. Wall
2. Assistent: D. Tunichgut (PJ)   **OP-Schwester/-Pfl.:** N. Günther
    OP-Springer: R. Fuchs

Bericht

Vorgeschichte/Indikation: Die Indikation zur Operation besteht aufgrund eines symptomatischen Pes planovalgus rechts mit vollständiger Aufhebung des Längsgewölbes des Fußes sowie einer Valgusstellung des Rückfußes bei einer Achillessehnenverkürzung. Dieser Operation ist in selber Sitzung die aponeurotische Achillessehnenverlängerung nach Baumann vorausgegangen (siehe separaten Bericht von Dr. Köhler). Die Eltern haben schriftlich in das operative Vorgehen eingewilligt.

Diagnose: Pes planovalgus rechts, Achillessehnenverkürzung

Operation: Calcaneusverlängerung nach Evans rechts mit Einbringung eines trikortikalen Knochenbank-Spans

Vorgehen: Ungestörte ITN. Altersadaptierte i.v.-Gabe von Cefuroxim. Blutsperre mit 300 mmHg, Rückenlage mit leichter Erhöhung der rechten Gesäßhälfte. Wiederholte Hautdesinfektion und übliches steriles Abdecken des Operationsgebietes. Nach erfolgter aponeurotischer Achillessehnenverlängerung erfolgt der zweite Hautschnitt am lateralen Fußrand, leicht geschwungen vom kaudalen dorsalen Anteil des Malleolus lateralis bis zur Mitte des Os cuboideum. Teils stumpfes, teils scharfes Trennen der Subkutis unter Erhalt des N. suralis. Präparation des M. extensor digitorum brevis nach distal und der Sehnen des M. peronaeus brevis und longus nach kaudal. Auffinden des Calcaneo-Cuboidal-Gelenks (CC). Am distalen Calcaneus scharfe Präparation des Periosts in der geplanten Osteotomieebene etwa 13 mm proximal des CC-Gelenks. Blutstillung, Umfassen des Calcaneus an dieser Stelle mit Hohmann-Hebeln. Senkrechte Osteotomie des Calcaneus parallel zum CC-Gelenk. Einbringen von 2 K-Drähten (1,5 mm) jeweils ca. 6 mm proximal und distal der Osteotomie. Aufspreizen mit dem K-Draht-geführten Knochenspreizer, wobei ein Spalt mit lateral dorsal ca. 9 mm und plantar ca. 6 mm entsteht und spontan eine Aufrichtung im Längsgewölbe eintritt. Spülung mit 0,9 %iger NaCl-Lösung. Vorbereitung des Fremdknochenspans (trikorticaler Beckenkammspan) von selbiger Größe. Offenhalten des Osteotomie-Spalts mit dem Knochenspreizer. Einbringen des Spans mit dem Stößel. Röntgenkontrolle, es zeigt sich eine korrekte Spanposition, wobei das CC-Gelenk passgerecht bleibt. Einbringen eines K-Drahts von perkutan distal dorsal zwischen dem 4. und 5. Strahl, das Cuboid, das distale Calcaneusfragment, den Span und das proximale Calcaneusfragment fassend. Röntgenkontrolle unter BV, gute Aufrichtung des Fußgewölbes, gute Spanlage, gute Implantatlage. Nochmals Spülung der Wunde, subtile Blutstillung nach Öffnen der Blutsperre. Einbringung blutstillender Gaze in die Winkel dorsal und plantar der Osteotomie. Vernähung des M. extensor digitorum brevis. Verschluss der Sehnenscheiden der Peronealsehnen, Einlage einer 8er-Redondrainage. Subkutannähte. Hautrückstichnähte mit resorbierbarem Nahtmaterial. Anlage eines Oberschenkelspaltgipses bei 60° Beugung des Kniegelenks, auch wegen zudem erfolgter Achillessehnenverlängerung nach Baumann.

Procedere: Hochlagerung, Kryotherapie, Bettruhe für mind. 2 Tage, Verbandswechsel am 2. postoperativen Tag und Drainageentfernung. Nach 2 Wochen Kürzung des Gipses auf Niveau des Unterschenkels. Belassen des Gipses für weitere 4 Wochen, dann Entfernung des Drahts. Abdruckentnahme für einen Feststell-Innenschuh und Neuanlage eines US-Gipses für weitere 2 Wochen. Dann Tragen des Innenschuhs für 6 Monate mit zunehmender Steigerung der Belastung nach Schuhversorgung.

OÄ Dr. M. Wojan (FÄ f. Orthopädie und Unfallchirurgie)

12.2.9 Gelenkerhaltende Korrekturosteotomie des Klumpfußes (Cuboid- Keilosteotomie und Cuneiforme-Aufrichtung)

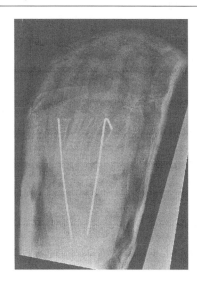

OP-Bericht, Klinik für Orthopädie

Pat.-Nr.: 12345666566
Aktuelle Klinik: Orthopädie
Pat.-Name: Juhne, Jochen

Fall-Nr.: A9876509054/2011
Station: 2.1
Geb.-Dat.: 10.08.2004
Geschlecht/Alter: m, 6 J.

OP-Datum: 12.01.2011
OP-Dauer (Schnitt/Naht): 10.35 – 12.39 Uhr
Saal: 7

Personal:
Operateur(e): OÄ Dr. M. Wojan
1. Assistent: M. Farag
2. Assistent: L. Grothe (PJ)

Anästhesist: Fr. Dr. Lohmann
Anästhesieschw./-pfl.: B. Bachmann
OP-Schwester/-Pfl.: R. Gallmeister
OP-Springer: R. Fuchs

Bericht

Vorgeschichte/Indikation: Die Indikation zur Operation besteht aufgrund einer kontrakten Adduktion des Vorfußes bei angeborenem Klumpfuß, die röntgenologisch v. a. knöchern bedingt ist. In vorbereitenden Redressionsmaßnahmen in der Technik von Ponseti besserte sich die Fußform nur partiell. Nach entspr. Risikoaufklärung haben die Eltern des Jungen in das operative Vorgehen schriftl. eingewilligt.

Diagnose: Rezidiv eines angeborenen Klumpfußes mit kontrakter Vorfußadduktion links

Operation: Subtraktive Cuboid- und additive Cuneiforme mediale-Osteotomie links

Vorgehen: Ungestörte ITN. Altersadaptierte i.v.-Gabe von Cefuroxim. Rückenlage mit leichter Erhöhung der linken Gesäßhälfte. Wiederholte Hautdesinfektion und übliches steriles Abdecken des OP-Feldes.

Hautschnitt am lateralen Fußrand direkt über dem Os cuboideum von 4 cm Länge. Teils stumpfe, teils scharfe Durchtrennung der Subkutis unter Erhalt des N. suralis, Darstellung des gesamten Os cuboideum extraperiostal. Markierung der geplanten Osteotomie-Ebene genau in der Mitte des Cuboids mit einem 1er-K-Draht unter BV-Kontrolle. Mit der zarten oszillierenden Säge und Meißeln vorsichtige Entnahme eines Keils mit 1 cm lateraler Basis aus dem Cuboid. Zweite Inzision am medialen Fußrand nach vorheriger klinischer und röntgenologischer Markierung des Os cuneiforme mediale. Der M. flexor hallucis erweist sich als kontrakt und wird nach einer Hautschnitterweiterung um 2 cm nach proximal an seinem Ansatz abgelöst. Die Kontraktur der Vorfußadduktion gibt bereits nach. Freilegung des Os cuneiforme mediale. Beiseitehalten der Sehne des M. tibialis anterior an der Insertionsstelle am Os cuneiforme mediale und der Basis des Os metatarsale I. Parallel zum MTK I-Cuneiforme-Gelenk wird das Os cuneiforme mediale mittig mit einem Meißel osteotomiert. Die Kuboid-Keil-Osteotomie kann nun lateral durch die Abduktion des Vorfußes verschlossen werden. Es erfolgt hier die Einbringung eines 1.6er-K-Drahtes mit Gewinde, der vom ventralen Fußrücken im Bereich zwischen dem 4. und 5. Metatarsale eingebracht wird und das verschlossene Cuboid und den Calcaneus fasst. Kontrolle mit dem BV, gute Stellung, gute Drahtlage. Am Os cuneiforme wird die Osteotomie durch Einbringen von 2 K-Drähten (1.2er) und mithilfe eines K-Draht-Distraktors gespreizt, sodass der lateral entnommene Span eingesetzt und mit dem Stößel vorsichtig passgerecht eingebolzt werden kann. Der Vorfuß hat nun eine gute Korrekturstellung. Es erfolgt die Einbringung eines weiteren perkutanen 1.6er-Kirschnerdrahts in den medialen Fußrand, ausgehend vom 1. Intermetatarsalraum, der das Os cuneiforme mediale mit Keil, das Os naviculare und den Talus erfasst.

Einlage je einer 8er-Redondrainage in die Wunden am lateralen und medialen Fußrand. Subkutannähte, resorbierbare Hautnaht intrakutan. Anlage eines Unterschenkelspaltgipses.

Procedere: Hochlagerung, Kühlung, Bettruhe für 2 Tage, Verbandswechsel und Drainageentfernung am 2. Tag p. o. über ein Gipsfenster. Belassen des Gipses für zunächst 6 Wochen, dann Entfernung der K-Drähte. Abdrucknahme für einen Feststell-Innenschuh und Neuanlage eines US-Gipses für weitere 2 Wochen. Tragen des Innenschuhs für 6 Monate mit zunehmender Steigerung der Belastung nach der Schuhversorgung.

OÄ Dr. M. Wojan (FÄ f. Orthopädie und Unfallchirurgie)

12.2.10   Korrekturarthrodese des vorderen und unteren Sprunggelenkes beim kontrakten Klumpfuß

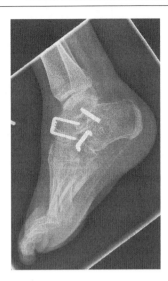

OP-Bericht, Klinik für Orthopädie

Pat.-Nr.: 10007978913   **Fall-Nr.:** A9874261213/2010
Aktuelle Klinik: Orthopädie   **Station:** 2.1
Pat.-Name: Salzmann, Mandy   **Geb.-Dat.:** 08.11.1994
                                   Geschlecht/Alter: w, 16 J.

OP-Datum: 27.11.2010
OP-Dauer (Schnitt/Naht): 9.15 – 11.19 Uhr
Saal: 7

Personal:
Operateur(e): OÄ Dr. M. Wojan   **Anästhesist:** Fr. Dr. Lohmann
1. Assistent: Prof. Dr. G. v. Salis-Soglio   **Anästhesieschw./-pfl.:** B. Bachmann
2. Assistent: M. Farag   **OP-Schwester/-Pfl.:** R. Fuchs
                                         OP-Springer: R. Gallmeister

Bericht

Vorgeschichte/Indikation: Die Indikation zur Operation ergibt sich aus dem Vorliegen einer therapieresistenten und die Patientin in ihrer Mobilität erheblich beeinträchtigenden Klumpfußfehlstellung rechts, die durch die familiär vorliegende hereditäre senso-motorische Neuropathie (HSMN) begründet ist. Physiotherapie, Schienen und Schuhversorgung haben in den letzten Monaten nicht mehr den gewünschten Erfolg gebracht. Patientin und Eltern haben in das nachfolgende operative Vorgehen nach Aufklärung der Risiken schriftl. eingewilligt.

Diagnose: Kontrakter Lähmungsklumpfuß rechts (bei HSMN)

Operation: Korrekturarthrodese des vorderen und unteren Sprunggelenkes rechts (Triple-Arthrodese), autologe Spongiosaplastik

Vorgehen: Ungestörte ITN, i.v.-Gabe von 1,5 g Cefuroxim. Blutsperre am rechten Oberschenkel mit 300 mm Hg. Rückenlagerung mit leichter Erhöhung der rechten Gesäßhälfte. Wiederholte Hautdesinfektion und übliches steriles Abdecken.

Geschwungener Hautschnitt über dem dorsolateralen Fußrücken rechts. Spalten der Retinacula und Ablösen des M. extensor digitorum brevis im Bereich des Fußrückens, schrittweises Darstellen des Calcaneo-Cuboidal-Gelenks (CC), des Talo-Calcanear-Gelenks (TC) sowie des Talo-Navicular-Gelenks (TN). Sukzessive Blutstillung. Unter Schonung der Extensorensehnen und der Gefäß- und Nervenbahnen mit Langenbeck-Haken Durchführen einer keilförmigen Osteotomie mit laterodorsaler Basis im Bereich der Chopartschen Gelenkreihe. Anschließend lässt sich der Fuß aus der Vorfußadduktion heraus korrigieren und der Hohlfuß deutlich mindern, wobei guter Knochenkontakt besteht. Einbringen von 2 Richards-Klammern, die den Calcaneus und das Cuboid sowie den Talus und das Os naviculare verbinden und die erreichte Position stabil halten. Befundkontrolle unter dem Bildwandler, gute Stellung der Fußwurzelknochen und regelhafte Lage der Klammern. Nun keilförmige Osteotomie mit lateraler Basis im TC-Gelenk, wodurch auch eine Korrektur der Varusstellung des Rückfußes erreicht wird. Anfrischen des Sinus tarsi und Einbringen von Knochenspänen in diesen Bereich, die aus den entnommenen Knochenkeilen gewonnen werden. Erneut unkompliziertes Einbringen der letzten Richards-Klammer in üblicher Weise zwischen Talus und Calcaneus.

Lösen der Blutsperre und Blutstillung durch Kompression und schrittweise Elektrokoagulation. Auflage blutstillender Gaze (Gelaspon). Naht des M. extensor digitorum brevis. Naht der Retinacula. Einlage einer 10er-Redondrainage. Fortlaufende resorbierbare Intrakutannaht. Steriler Verband. Anlage eines Unterschenkelspaltgipses.

Procerede: Bettruhe und Hochlagerung des operierten Beines für 2 Tage p. o., dann Mobilisation ohne Belastung. Gipsbehandlung für insgesamt 12 Wochen, ggf. Wechsel nach der 6. Woche. Im Anschluss Versorgung mit einem Feststell-Innenschuh, der für weitere 6 Monate zu tragen ist. Röntgenkontrolle direkt postoperativ, dann nach der 2., 6. und 12. Woche.

OÄ Dr. M. Wojan (FÄ f. Orthopädie und Unfallchirurgie)

Rheumachirurgie

S. Rehart, M. Henniger, R. Scholz

H. Siekmann et al. (Hrsg.), Operationsberichte Orthopädie und Unfallchirurgie,
DOI 10.1007/978-3-662-48881-2_13, © Springer-Verlag Berlin Heidelberg 2016

13.1   Hand

S. Rehart, M. Henniger, R. Scholz

13

13.1.1 Tenosynovialektomie der Strecksehnen

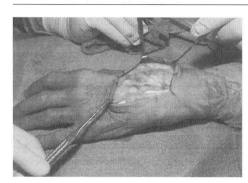

OP-Bericht, Klinik für Orthopädie

Pat.-Nr.: 1234011216   **Fall-Nr.:** A121154355/2011
Aktuelle Klinik: Orthopädie   **Station:** E.2.1
Pat.-Name: Jaksch, Robert   **Geb.-Dat.:** 25.07.1957
                                 Geschlecht/Alter: m, 54 J.

OP-Datum: 18.08.2011
OP-Dauer (Schnitt/Naht): 08.39 – 09.30 Uhr
Saal: 1

Personal:
Operateur: OA Dr. Scholz   **Anästhesist:** Dr. B. Habib
1. Assistent: L. Köhler   **Anästhesieschw./-pfl.:** T. Schmidtbauer
2. Assistent: C. Schmidt   **OP-Schwester/-Pfl.:** K. Züll
                               OP-Springer: K. Fiernberg

Bericht

Vorgeschichte: Die Indikation zur Operation ergibt sich aus der trotz adäquater medikamentöser Therapie persistierenden Tenosynovialitis der Strecksehnen über dem Handgelenk rechts bei derzeit noch regelrechter Funktion. Klinisch und radiologisch liegt keine relevante intraartikuläre Synovialitis vor. Die Substitution von Methotrexat wird fortgesetzt, der Pat. wurde schriftlich eingehend über die OP-Risiken aufgeklärt.

Diagnose: Rheumatische Tenosynovialitis der Strecksehnen der rechten Hand

Operation: Tenosynovialektomie der Strecksehnen, Histologie

Vorgehen: Ungestörte ITN. Rückenlagerung, entspr. Polsterung. Verwendung eines Armtisches, Vorlage einer OA-Blutsperre. Wiederholte Hautdesinfektion und übliches steriles Abdecken (Handset).
Blutsperre mit 250 mm Hg. Schrägverlaufende dorsale Hautinzision über dem Handgelenk, Durchtrennung der spärlichen Subkutis und Darstellung des Retinaculum extensorum. Es findet sich eine deutliche Schwellung zu beiden Seiten des etwas ausgedünnten Retinaculums. Sukzessive Eröffnung der einzelnen Strecksehnenfächer (II-VI) durch Zurückpräparation des Retinaculums. Es folgt die subtile schrittweise Entfernung der Tenosynovialmembran von den in unterschiedlicher Ausprägung betroffenen Strecksehnen. Die entfernte Synovialmembran wird zur histopathologischen Begutachtung eingesandt. Die Kontinuität aller Sehnen ist noch erhalten. Vereinzelt werden intratendinöse synoviale Infiltrationen entfernt, die so entstandenen längsovalen Defekte können mit Protektionsnähten PDS 4×0 übernäht werden. Abschließend folgt die Rekonstruktion des Retinaculum extensorum derart, dass besonders das 3. Strecksehnenfach die korrekte Führung der Daumenstrecksehne erlaubt. Das 4. und 5. Fach wird vereint (Langfingerextensoren), die Sehne des M. extensor carpi ulnaris schließlich rezentriert und das 6. Strecksehnenfach rekonstruiert. Abschließend Öffnen der Blutsperre, zunächst Kompression, anschließend definitive Blutstillung durch bipolare Koagulation. Ausgiebige Spülung des Wundgebietes. Einlage einer Redondrainage (8 Ch.), Subkutannähte, spannungsfreie Einzelknopfnähte der Haut mit Prolene, steriler weicher Verband.

Weiteres Procedere: Hochlagerung (Keil), lokale Kryotherapie. Unmittelbarer postoperativer Beginn der KG als aktiv-assistive Übungsbehandlung der Finger zur Vermeidung von Verklebungen. Regelmäßige Wundkontrollen. Drainagenzug am 1. postoperativen Tag, Fadenzug ab 12. postoperativem Tag. Weitere ambulante krankengymnastische und ergotherapeutische Nachbehandlung. Ambulante Nachbetreuung in unserer Rheumasprechstunde.

OA Dr. Roger Scholz (FA f. Orthopädie und Unfallchirurgie, Orhopädische Rheumatologie)

13.1.2 Tenosynovialektomie der Beugesehnen mit Medianusdekompression

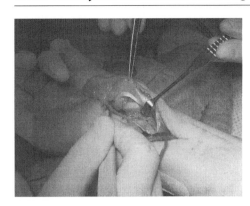

OP-Bericht, Klinik für Orthopädie und Unfallchirurgie

Pat.-Nr.: 864242   **Fall-Nr.:** B06627/2011
Aktuelle Klinik: **Station:** 1
Orthopädie u. Unfallchirurgie
Pat.-Name: Löwe, Leo   **Geb.-Dat.:** 23.07.1948
                                        Geschlecht/Alter: m, 63 J.

OP-Datum: 14.08.2011
OP-Dauer (Schnitt/Naht): 14.00 – 15.21 Uhr
Saal: 3b

Personal:
Operateur: Prof. Dr. St. Rehart   **Anästhesist:** Dr. S. Trubel
1. Assistent: OÄ Dr. M. Henniger   **Anästhesieschw./-pfl.:** O. Gschwendner
2. Assistent: U. Reulsinger (PJ)   **OP-Schwester/-Pfl.:** B. Haupt
                                         OP-Springer: W. Kammer

Bericht

Vorgeschichte: Bekannte rheumatoide Arthritis des Patienten seit ca. 30 Jahren. Persistierende, sonografisch gesicherte, Tenosynovialitis der Flexorensehnen im Beugekanal rechts. Neurologische Messung der NLG und EMG mit Nachweis der massiven Affektion des N. medianus. Perioperatives Absetzen der TNF-a-Blocker, kontinuierliche weitere Einnahme von Methotrexat. Präoperativ schriftliche Aufklärung des Patienten über OP-Risiken und Komplikationsmöglichkeiten.

Diagnose: Tenosynovialitis im Beugesehnenkanal am Handgelenk rechts mit neurologisch gesicherter Kompression des N. medianus im Karpaltunnel

Operation: Offene Tenosynovialektomie aller Beugesehnen im Karpaltunnel rechts und Dekompression des N. medianus unter Spaltung des Retinaculum flexorum

Vorgehen: Präoperative Gabe von Cefuroxim 1,5 g intravenös. Ungestörte ITN. Rückenlage mit entspr. Polsterung. Orthopädisches bewegliches Abwaschen und Abdecken des rechten Armes in typischer Weise. Auswickeln der Extremität und Schließen der Blutleeremanschette am Oberarm mit 250 mm Hg. Anzeichnen des Hautschnitts längs gestellt in der Palma manus bis zur Raszetta. Dann nach ulnar geschwungener Hautschnitt unter Schonung des Ramus palmaris des N. medianus und geschwungenes Weiterführen bis in den Unterarmbereich hinein (ca. 8 cm). Schichtweise Präparation in die Tiefe, distal beginnend auf die Palmaraponeurose zu. Diese wird distal beginnend stichartig inzidiert und der N. medianus identifiziert. Anschließend folgt unter sicherer Schonung des Nervs die schichtweise weitere Präparation bis in die Faszie des Unterarmes hinein unter Spaltung des Retinaculum flexorum. Jetzt Anschlingen des N. medianus im Unterarmbereich. Darstellen aller Flexorensehnen im Karpaltunnel und subtile Synovialektomie bis in die Hohlhand hinein von allen aktiv und chronisch imponierenden synovialitischen Veränderungen und um alle Beugesehnen herum. Der Ramus thenaris des N. medianus wird identifiziert, dieser zieht im Beugekanal mit dem N. medianus und tritt distal des Retinaculums in die Thenarmuskulatur ein. Am Hiatus ist keine Verengung festzustellen. Ausgiebige und wiederholte Spülung. Schichtweiser spannungsfreier Wundverschluss. Hautverschluss in Einzelknopfnahttechnik. Steriler Verband nach Grassolind-Auflage.

Nachbehandlung: Aktive Öffnung der Finger und kompletter Faustschluss erlaubt. Zweimalig in der Woche Verbandwechsel. Nach 14 Tagen Entfernung des Hautnahtmaterials. Ggf. neurologische Kontrolle nach 3 bis 6 Monaten. Sollte eine Biologikum-Therapie präoperativ ausgesetzt worden sein, kann diese nach gesicherter Wundheilung wieder aufgenommen werden.

Prof. Dr. med. St. Rehart (Chefarzt)

13.1.3 Synovialektomie des Handgelenks

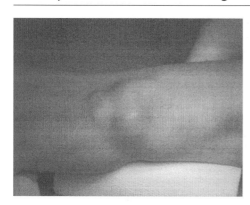

OP-Bericht, Klinik für Orthopädie und Unfallchirurgie

Pat.-Nr.: 864253   **Fall-Nr.:** B06638/2011
Aktuelle Klinik: **Station:** 2
Orthopädie u. Unfallchirurgie
Pat.-Name: Zuckermann, Leah   **Geb.-Dat.:** 22.01.1958
                                       Geschlecht/Alter: w, 53 J.

OP-Datum: 20.08.2011
OP-Dauer (Schnitt/Naht): 09.11 – 10.21 Uhr
Saal: 2b

Personal:
Operateur: Prof. Dr. St. Rehart   **Anästhesist:** Fr. Dr. S. Zipfel
1. Assistent: OÄ Dr. M. Henniger   **Anästhesieschw./-pfl.:** U. Schweins
2. Assistent: T. Benndorf (PJ)   **OP-Schwester/-Pfl.:** B. Haupt
                                       OP-Springer: W. Kammer

---

Bericht

Vorgeschichte: Bekannte rheumatoide Arthritis seit ca. 25 Jahren. Schwere Synovialitis der Strecksehnen am Handgelenk rechts streckseitig und sonografisch gesicherte Artikulosynovialitis des Handgelenks. Schon makroskopisch eindrucksvoller Befund. Keine fortgeschrittene artikuläre Destruktion oder Fehlstellung im Handgelenk und im distalen Radioulnargelenk. Perioperatives Absetzen der TNF-α-Blocker bei kontinuierlicher Substitution von Methotrexat. Die schriftl. Aufklärung der Patientin über die OP-Risiken und Komplikationsmöglichkeiten ist erfolgt.

Diagnose: Dorsale Tenosynovialitis und Artikulosynovialits im Handgelenk rechts

Operation: Offene dorsale Tenosynovialektomie und Artikulosynovialektomie Handgelenk rechts

Vorgehen: 600 mg Sobelin i.v. präoperativ bei bekannter Penizillinallergie. Ungestörter Armplexus. Rückenlagerung. Vorlage einer OA-Blutdruckmanschette. Übliches steriles Abwaschen und Abdecken bei frei bewegl. Arm. Auswickeln des Armes. Schließen der Blutdruckmanschette mit 250 mm Hg. Anzeichnen des längs gestellten Hautschnittes über dem Handgelenk dorsal von 5 cm Länge.

Schichtweise Präparation in die Tiefe auf das Retinaculum extensorum. Dieses wird proximal und distal definiert, dann ulnarseitig eröffnet. Darstellen des 3.–6. Strecksehnenfachs. Hier findet sich eine mäßig bis deutliche Synovialitis peritendineal. Jeweils subtile Tenosynovialektomie vom Muskel-Sehnenursprung bis nach distal, soweit erforderlich. Zuletzt finden sich hier einwandfreie Verhältnisse, die Sehnen zeigen noch kein Durchwachsen der synovialitischen Massen und sind insgesamt völlig intakt. Palpatorisch unauffälliges distales Radioulnargelenk (sonografisch präoperativ verifiziert: hier keine Artikulosynovialitis). Jetzt Darstellen des PIN-Nerven, der über eine Strecke von 1 cm reseziert, proximal und distal kauterisiert und proximal in die Unterarmmuskulatur versenkt wird. Dann Eingehen auf die Gelenkkapsel des Handgelenks dorsal, diese wird längs eröffnet und das Handgelenk unter Schonung der interkarpalen Bänder nach radial und ulnar dargestellt. Es findet sich eine hoch floride Synovialitis radiokarpal und mediokarpal. Entfernen aller synovialitischen Massen in allen Gelenkbereichen nach entsprechender Darstellung radial, ulnar, radiokarpal, mediokarpal, dorsal und palmar. Zuletzt finden sich dbzgl.einwandfreie Verhältnisse. Die Knorpeloberflächen entsprechen einem Larsen-Stadium I–II. Die interkarpalen Bänder sind alle suffizient vorhanden. Eine Translokation des Karpus nach ulnar oder supinatorisch gegenüber dem Unterarm besteht nicht, dieses ist auch radiologisch präoperativ bestätigt. Ausgiebige und mehrfache Spülung. Einlage einer 8er-Redondrainage. Rekonstruktion der Handgelenkkapsel. Schichtweise weiterer Wundverschluss unter Rekonstruktion des Retinaculum extensorum. Spannungsfreier Hautverschluss in Intrakutantechnik. Steriler Verband nach Grassolind-Auflage. Milde elastokompressive Wickelung.

Nachbehandlung: 2×/Woche Verbandwechsel. Nach 14 Tagen Entfernung des Hautnahtmaterials, aktive eigenständige Bewegung des Handgelenks und der Finger in allen Ebenen. Entfernung des Redons am 1. postoperativen Tag. Wiederaufnahme einer ggf. ausgesetzten Biologikum-Therapie nach 14 Tagen und nach gesicherter Wundheilung.

Prof. Dr. med. St. Rehart (Chefarzt)

13.1.4 Extensor-indicis-Plastik bei Spontanruptur der Daumenstrecksehne

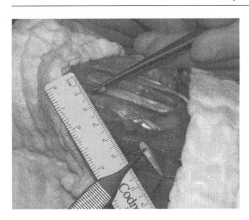

OP-Bericht, Klinik für Orthopädie

Pat.-Nr.: 1234011215   **Fall-Nr.:** A121154324/2011
Aktuelle Klinik: Orthopädie   **Station:** E.2.1
Pat.-Name: Jänsch, Max   **Geb.-Dat.:** 05.08.1956
                                             Geschlecht/Alter: m, 55 J.

OP-Datum: 18.10.2011
OP-Dauer (Schnitt/Naht): 8.40 – 09.59 Uhr
Saal: 1

Operateur: OA Dr. Scholz   **Anästhesist:** Dr. B. Habib
1. Assistent: C. Schmidt   **Anästhesieschw./-pfl.:** T. Schmidtbauer
2. Assistent: L. Köhler   **OP-Schwester/-Pfl.:** K. Züll
                                             OP-Springer: K. Fiernberg

Bericht

Vorgeschichte: Die Indikation zur Operation ergibt sich aus der fehlenden Extensionsmöglichkeit des Daumens nach eingetretener Spontanruptur der langen Daumenstrecksehne. Dies führt zu erheblichen Behinderungen im Alltag. Die Ruptur ist ohne adäquates Trauma vor ca. 3 Wochen eingetreten. Der Pat. hat schriftl. in das operative Vorgehen eingewilligt.

Diagnose: Rheumatisch bedingte Spontanruptur der langen Daumenstrecksehne links

Operation: Transpositionsplastik zur Rekonstruktion der langen Daumenstrecksehne (Extensor-indicis-Plastik), Histologie

Vorgehen: Ungestörter Armplexus. Cefuroxim 1,5 g i.v. Operation in Rückenlage, Verwendung des Armtisches. Vorlage einer OA-Blutdruckmanschette. Wiederholte Hautdesinfektion und übliches steriles Abdecken (Handset). Anzeichnen der Hautinzisionen.
Blutsperre mit 250 mm Hg. S-förmig geschwungener Hautschnitt über der Handgelenksstreckseite radial über das Os metacarpale I auslaufend. Durchtrennung der spärlichen Subkutis und Darstellung des Retinaculum extensorum. Zunächst Präparation und Anschlingen des oberflächlichen Astes des N. radialis im radialen Wundanteil und Beiseitehalten desselben. Es findet sich eine noch mäßige Tenosynovialitis der Strecksehnen sowie eine Ruptur der Sehne des M. extensor pollicis longus im 3. Strecksehnenfach mit Retraktion der Rupturenden und unregelmäßiger Begrenzung derselben. Daher Eröffnung der einzelnen Strecksehnenfächer (II-VI) durch Zurückpräparation des Retinaculums. Dann subtile schrittweise Entfernung der Tenosynovialmembran von den in unterschiedlicher Ausprägung betroffenen Strecksehnen. Das gewonnene Gewebe wird zur histopathologischen Begutachtung eingesandt. Die Kontinuität der Handgelenksstrecksehnen und aller Langfingerstrecksehnen ist erhalten. Die Distanz der Rupturenden der langen Daumenstrecksehne beträgt ca. 2,5 cm. Nun Resektion der entzündlich destruktiv veränderten Rupturenden zu beiden Seiten und ebenfalls Übersendung dieses Materials zur histopathologischen Begutachtung. Die Distanz der Sehnenenden beträgt nun ca. 4 cm. Die Rekonstruktion der Sehne erfolgt nun durch Transpositionsplastik unter Nutzung der Sehne des M. extensor indicis. Dazu bogenförmige kurze Hautinzision ulnar des MCP-II-Gelenks, Darstellung der Streckerhaube und Absetzen der Extensor-indicis-Sehne sowie Armierung des proximalen Sehnenendes mit einem Haltefaden (4×0 Mersilene). Das distale Ende wird mit 2 Nähten (PDS 4×0) an der Sehne des M. extensor digitorum II fixiert. Nun Umleitung der Spendersehne nach radial, Einstellung der entsprechenden Vorspannung und Einflechten der Extensor-indicis-Sehne in die Extensor-pollicis-longus-Sehne in der Technik nach Pulvertaft unter Nutzung der Strehli-Zange. Bei entsprechender Vorspannung erfolgt nun die stabile Naht mit PDS an den Durchflechtungsstellen. Es entsteht somit eine stabile Sehnenrefixation mit guter Funktion bei passiver Prüfung. Das proximale Rupturende wird zur Kraftverstärkung der Zeigefingerextension auf die Sehne des M. extensor digitorum II transponiert und dort stabil vernäht (PDS). Es folgt die Rekonstruktion des Retinaculum extensorum derart, dass besonders das 3. Strecksehnenfach die korrekte Führung der neuen Daumenstrecksehne erlaubt. Das 4. und 5. Fach wird vereint (Langfingerextensoren). Öffnen der Blutsperre, zunächst Kompression, anschl. definitive Blutstillung durch bipolare Elektrokoagulation. Ausgiebige Spülung. Einlage einer Redondrainage (8 Ch.). Subkutannähte, Einzelknopfnähte der Haut. Steriler weicher Verband, palmare Castlonguette.

Procedere: Hochlagerung (Keil), lokale Kryotherapie, unmittelbarer Beginn der KG als aktiv-assistive Übungsbehandlung der Langfinger zur Vermeidung von Verklebungen. Engmaschige Wundkontrollen. Drainagezug am 1. postoperativen Tag. Fadenzug ab 12. Tag. Weitere ambulante krankengymnastische und ergotherapeutische Nachbehandlung. Ambulante Nachbetreuung in unserer Rheumasprechstunde.

OA Dr. Roger Scholz (FA f. Orthopädie und Unfallchirurgie, Orthopädische Rheumatologie)

13.1.5 Korrektur der Schwanenhalsdeformität

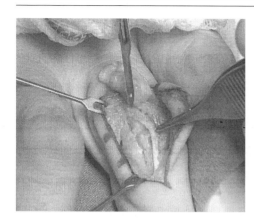

OP-Bericht, Klinik für Orthopädie und Unfallchirurgie

Pat.-Nr.: 8642602   **Fall-Nr.:** B0663862/2011
Aktuelle Klinik: **Station:** 3
Orthopädie u. Unfallchirurgie
Pat.-Name: Little, Lisbeth   **Geb.-Dat.:** 18.01.1948
     Geschlecht/Alter: w, 63 J.

OP-Datum: 10.02.2011
OP-Dauer (Schnitt/Naht): 08.08 – 09.28 Uhr
Saal: 1b

Personal:
Operateur: Prof. Dr. St. Rehart   **Anästhesist:** Dr. D. Mut
1. Assistent: OÄ Dr. M. Henniger   **Anästhesieschw./-pfl.:** S. Bahn
2. Assistent: T. Benndorf (PJ)   **OP-Schwester/-Pfl.:** L. Ritze
     OP-Springer: T. Beutel

Bericht

Vorgeschichte: Schwanenhalsdeformität D II-V links im Stadium I bei bekannter langjähriger rheumatoider Arthritis. Die Schwanenhalsdeformität wird durch eine Palmarsubluxation der Basis der Grundphalanx an den Langfingern induziert, mit einer reaktiven Hyperextension im PIP-Gelenk mit zuletzt resultierender Flexionsfehlstellung im DIP-Gelenk. Im hier vorliegenden Stadium I ist die Fehlstellung noch aktiv korrigierbar. Perioperatives Aussetzen der TNF-α-Blocker-Therapie nicht notwendig, kontinuierliche Substitution von Methotrexat. Übliche präoperative Aufklärung der Patientin über die OP-Risiken und die Komplikationsmöglichkeiten.

Diagnose: Rheumatoide Arthritis. Schwanenhalsdeformität D II-V Hand links im Stadium I

Operation: Offene Synovialektomie der MCP-Gelenke II-V mit Intrinsic release der Hand links

Vorgehen: Ungestörter Armplexus links. Cefuroxim 1,5 g i.v. Rückenlagerung, entspr. Polsterung. Vorlage einer Blutsperre. Der linke Arm wird auf einem separaten Armtisch gelagert. Handchirurgische Hautdesinfektion bei beweglichem Arm links und steriles Abdecken in typischer Weise. Blutsperre am Oberarm mit 250 mm Hg.

Querer Zugang über den MCP-Gelenken II-V analog der Synovialektomie und Strecksehnenrezentrierung. Schichtweise Präparation in die Tiefe unter sicherer Schonung der Gefäß-Nervenstrukturen und der Strecksehnen. Darstellen der Streckhauben, die radial und ulnar inzidiert werden. Vollständige Synovektomie der MCP-Gelenke dorsal und palmar. Anschließend stumpfes Eingehen mit der Schere in den Bereich zwischen Haut und Streckapparat bis zum PIP-Gelenk unter Schutz durch Langenbeck-Haken. Unter Sicht Inzision der Strukturen zwischen Tractus lateralis und Tractus zentralis auf der radialen und der ulnaren Seite vom PIP-Gelenk bis zum MCP-Gelenk (Lamina intertendinea superficialis). Hierdurch gelingt es ausgezeichnet, die Basis der Grundphalanx wieder nach dorsal zu bewegen. Ausgiebige Spülung mehrfach. Radial raffende Naht der Streckhaube. Das Vorgehen ist an allen Langfingern identisch.

Schichtweiser Wundverschluss, spannungsfreier Hautverschluss in Rückstichtechnik. Steriler Verband nach Grassolind-Auflage. Zügelnde Kompressen, Anlage in Richtung dorsal und radial. Einlage in die präoperativ gefertigte Gipsschale (von der Mitte des Unterarms bis zur Mitte der Grundphalangen).

Nachbehandlung: 2×-wöchentlicher Verbandwechsel, Entfernung des Hautnahtmateriales nach frühestens 14 Tagen. Ab dem 10. Tag Anfertigen einer dynamischen Fingerextensionsschiene mit Schlaufenzug nach dorsal und radial. Die Schlaufen werden weit proximal an der Basis der Grundphalanx angebracht. Die Schiene wird für 3 Monate 22 h am Tag getragen.

Prof. Dr. med. St. Rehart (Chefarzt)

13.1.6 Korrektur der Knopflochdeformität

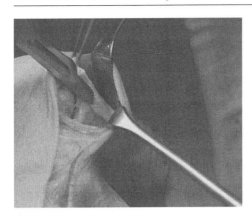

OP-Bericht, Klinik für Orthopädie und Unfallchirurgie

Pat.-Nr.: 864270   **Fall-Nr.:** B0663071/2012
Aktuelle Klinik: **Station:** 1
Orthopädie u. Unfallchirurgie
Pat.-Name: Muster, Caro   **Geb.-Dat.:** 24.08.1961
                                                 Geschlecht/Alter: w, 50 J.

OP-Datum: 15.04.2012
OP-Dauer (Schnitt/Naht): 09.59 – 10.24 Uhr
Saal: 3b

Personal:
Operateur: OÄ Dr. M. Henniger   **Anästhesist:** Fr. Dr. S. Zipfel
1. Assistent: Prof. Dr. St Rehart   **Anästhesieschw./-pfl.:** U. Schweins
2. Assistent: U. Reulsinger (PJ)   **OP-Schwester/-Pfl.:** B. Haupt
                                               OP-Springer: W. Kammer

Bericht

Vorgeschichte: Bei der Betroffenen besteht seit ca. 25 Jahren eine rheumatoide Arthritis. Deutliche Synovialitis mit zunehmender Flexionsfehlstellung des PIP-Gelenks am Zeigefinger rechts (Larsen-Stadium II). Ein perioperatives Aussetzen der TNF-α-Blocker ist nicht notwendig. Die Substitution von Methotrexat erfolgt kontinuierlich weiter. Eine schriftl. Aufklärung der Patientin über die Risiken und Komplikationsmöglichkeiten der Operation ist präoperativ erfolgt.

Diagnose: Rheumatoide Arthritis. Knopflochdeformität am Zeigefinger rechts im Stadium II nach Larsen

Operation: Korrektur Knopflochdeformität im Stadium II

Vorgehen: Ungestörter Armplexus. Cefuroxim 1,5 g i.v. Rückenlagerung, Auslagerung des Armes rechts auf einem separaten Arm-tisch, entspr. Polsterung. Vorlage einer Oberarmblutsperre. Übliches handchirurgisches Abwaschen und steriles Abdecken bei frei beweglichem Arm. Auswickeln der Extremität, Blutsperre mit 250 mm Hg.
   Von dorsal nach radial geschwungener Hautschnitt über dem PIP-Gelenk von 4 cm Länge. Schichtweise Präparation in die Tiefe auf die Streckhaube zu. Hier zeigen sich die synovialitisch bedingte Elongation des Tractus centralis und das konsekutive Abrutschen der Tractus lateralis unter die Rotationsebene. Mäßige Synovialitis im PIP-Gelenk. Eröffnen des PIP-Gelenks zwischen Tractus centralis und Tractus lateralis. Absetzen des Tractus zentralis an der Basis der Mittelphalanx dorsal. Vollständige Synovektomie in den dorsalen und palmaren Anteilen des PIP-Gelenks. Die knöchernern Oberflächen entsprechen einem Larsen-Stadium I-II. Keine Kontrakturen der Ligg. obliqua, in völligem Ausgleich der Knopflochdeformität kann das Endgelenk passiv frei gebeugt werden. Nunmehr längs gestellte hälftige Inzision der Tractus lateralis bds. über eine Strecke von 4 cm. Anfrischen der Ansatzstelle des Tractus centralis. Vorlegen von Bohrlöchern und Hindurchführen eines 3.0er-Fadens. Jetzt in völliger Extension des PIP-Gelenks transossäre Naht des Tractus centralis unter entspr. Vorspannung. Dieses gelingt ausgezeichnet. Anschließend Vereinigung der bei-den gehälfteten Flächen des Tractus centralis oberhalb des PIP-Gelenks und Naht derselben. Hiermit ist das Knopfloch vollständig verschlossen, passiv ist die Beweglichkeit frei bei solider Fixation der Sehnen in der Korrekturstellung. Ausgiebige Spülung, schicht-weiser Wundverschluss. Spannungsfreier Hautverschluss in Einzelknopftechnik. Steriler Verband nach Grassolind-Auflage, elasto-kompressive Wickelung. Einlage des Fingers in eine Alu-Schiene in Intrinsic plus-Stellung an MCP- und PIP-Gelenk.

Nachbehandlung: 2×-wöchentlicher Verbandwechsel und nach 14 Tagen Entfernung der Hautfäden. Anlage der Intrinsic plus-Fingerschiene für 6 Wochen postoperativ. In dieser Zeit Flexion des PIP-Gelenks bis 30° passiv, anschließend zunehmende freie Beweglichkeit des PIP-Gelenks.

OÄ Dr. med. M. Henniger

13.1.7 Panarthrodese des Handgelenks

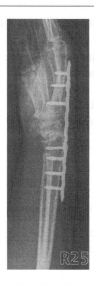

OP-Bericht, Klinik für Orthopädie

Pat.-Nr.: 1234011218   **Fall-Nr.:** A121154365/2011
Aktuelle Klinik: Orthopädie   **Station:** E.2.1
Pat.-Name: Glück, Hans   **Geb.-Dat.:** 15.06.1956
                                     Geschlecht/Alter: m, 55 J.

OP-Datum: 13.09.2011
OP-Dauer (Schnitt/Naht): 08.39 – 09.30 Uhr
Saal: 1

Personal:
Operateur: OA Dr. Scholz   **Anästhesist:** Dr. B. Habib
1. Assistent: L. Köhler   **Anästhesieschw./-pfl.:** T. Schmidtbauer
2. Assistent: C. Schmidt   **OP-Schwester/-Pfl.:** K. Fiernberg
                                       OP-Springer: K. Züll

Bericht

Vorgeschichte/Indikation: Die Indikation zur OP ergibt sich aus der stark schmerzhaften sekundären Handgelenksarthrose bei rheumatischer Destruktion mit Subluxation und erheblicher Minderung des karpalen Höhenindex (Stadium IV nach Larsen-Dale-Eek). Eine gelenkerhaltende Alternativmethode oder eine bewegliche Lösung (Endoprothese) ist aufgrund der fortgeschrittenen Destruktion und der erheblichen Höhenminderung des Karpus nicht mehr sinnvoll möglich.

Diagnose: Rheumatische Handgelenksdestruktion mit Sekundärarthrose (LDE-Stadium IV) rechts

Operation: Panarthrodese des Handgelenks in Neutralstellung (Fixation mittels winkelstabiler KFI- LC-DC-Platte) rechts

Vorgehen: OP in Rückenlage, Verwendung des Armtisches, vorgelegte Oberarm-Blutsperre. Cefuroxim 1,5 g i.v. 3× Desinfektion des Wundgebietes mit Cutasept und steriles Abdecken (Handset).
 Blutsperre mit 250 mm Hg. Schrägverlaufende dorsale Hautinzision, Durchtrennung der spärlichen Subkutis und Darstellung des schon deutlich destruierten Retinaculum extensorum. Es liegt eine geringe Tenosynovialitis der Strecksehnen vor, sodass nach Eröffnung der Strecksehnenfächer durch Präparation des Retinaculums die Tenosynovialektomie erfolgt (ad Histo). Die Strecksehnen sind alle in ihrer Kontinuität erhalten. Über dem dorsalen distalen Radius nun Aufsuchen des N. interosseus dorsalis und elektrochirurgische Denervierung sowie Exhärese desselben zur Schmerzreduktion. In der Folge Kapselinzision und Spätsynovialektomie des Handgelenks incl. der Interkarpal- und der Karpo-Metakarpal-Gelenke (ad Histo). Nun subperiostale Darstellung des Ulnakopfes, der deutliche erosive Veränderungen aufweist. Resektion des Ulnakopfes unter Schutz zweier umfahrender Hohmannhebel. Bergung zur späteren Spongiosaplastik. Es folgt die Randglättung des Resektionsrands mit Luer und Feile. Nun subtiles Anfrischen der Arthrodeseflächen (distaler Radius, einzelne Handwurzelknochen, Metakarpalebasen II und III) sowie Aufeinanderstellen der Arthrodesenpartner in Neutralstellung des Gelenks unter Interposition des resezierten Ulnakopfes, um eine Distraktion zu erreichen. Anlegen der geraden KFI-Platte (9-Loch) und zunächst Fixation am Os metacarpale III mit einer Kopfverriegelungsschraube sowie in entsprechend gehaltener Korrekturstellung auch am distalen Radius unter Nutzung der dynamischen Kompression mit einer Kortikalisschraube. BV-Kontrolle der Gelenkstellung, die korrekt eingestellt ist. Auf eine Dorsalextensionsstellung wird wegen der rheumatischen Genese und des doppelseitigen Handgelenksbefalls bewusst verzichtet und eine Fixation in Nullstellung angestrebt. Die vorbestehende palmare Subluxation ist beseitigt, es wurde zudem eine leichte Distraktion mit günstigerer Vorspannung der Sehnen erreicht. Schließlich Einbringen der homologen Spongiosaplastik aus der Knochenbank und Vervollständigung der Osteosynthese mit entspr., teils winkelstabilen Schrauben. BV-Kontrolle mit regelrechtem Ergebnis. Bei korrekter Stellung und stabiler Fixation folgt die Rekonstruktion des Retinaculum extensorum unter hälftiger querer Teilung, wobei die eine Hälfte im Zusammenhang mit der Handgelenkskapsel zur Deckung des Osteosyntheseimplantats Verwendung findet. Ein schmaler Streifen des Retinaculums wird noch zur Rekonstruktion der Strecksehnenfächer (Vereinigung der Fächer IV und V) verwendet. Öffnen der Blutsperre, zunächst Kompression, dann definitive Blutstillung durch bipolare Elektrokoagulation, Einlage einer 8er-Redondrainage, Subkutannaht mit Vicryl 4×0, Einzelknopfnaht der Haut mit Prolene, steriler weicher Verband und Anlage einer palmaren Castlonguette (one-step-splint).

Procedere: Hochlagerung (Keil), lokale Kryotherapie, unmittelbarer Beginn der KG als aktiv-assistive Übungsbehandlung der Finger zur Vermeidung von Verklebungen, regelmäßige Wundkontrollen. Entfernung der Drainage im Rahmen des ersten VW am 1. p. o. Tag, Fadenzug ab 12. Ta. Nach abgeschlossener Wundheilung Anlage eines Unteram-Cast-Verbandes für 8 Wochen, regelmäßige Röntgenkontrolle (2., 6. und 12. Woche), weitere Bandagenbehandlung. Ambulante krankengymnastische und ergotherapeutische Nachbehandlung zur Beweglichkeitsverbesserung der Langfinger und des Daumens mit dem Ziel der Kräftigung der Greiffunktion und zum Training von Kompensationsmechanismen. Histologie erfragen.

OA Dr. med. R. Scholz (FA f. Orthopädie und Unfallchirurgie, Orthopädische Rheumatologie)

13.1.8 Arthrodese des Daumengrundgelenks

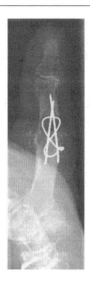

OP-Bericht, Klinik für Orthopädie und Unfallchirurgie

Pat.-Nr.: 8642456   **Fall-Nr.:** B06678/2011
Aktuelle Klinik: **Station:** 2
Orthopädie u. Unfallchirurgie
Pat.-Name: Bandner, Griseldis   **Geb.-Dat.:** 30.07.1950
                                               Geschlecht/Alter: w, 61 J.

OP-Datum: 14.08.2011
OP-Dauer (Schnitt/Naht): 14.02 – 14.58 Uhr
Saal: 1b

Personal:
Operateur: Prof. Dr. St. Rehart   **Anästhesist:** Fr. Dr. S. Zipfel
1. Assistent: U. Reulsinger (PJ)   **Anästhesieschw./-pfl.:** U. Schweins
                                               OP-Schwester/-Pfl.: B. Haupt
                                               OP-Springer: W. Kammer

Bericht

Vorgeschichte: Seit ca. 25 Jahren bekannte rheumatoide Arthritis der Patientin. Die Indikation zur Operation wird aufgrund der kompletten schmerzhaften Destruktion des MCP-Gelenks des Daumens links gestellt. Perioperativ werden die TNF-α-Blocker bei Fortsetzung der Substitution von Methotrexat ausgesetzt. Die übliche präoperative Diagnostik ist erfolgt. Eine präoperative Aufklärung der Patientin über die OP-Risiken und Komplikationsmöglichkeiten ist erfolgt.

Diagnose: Komplette Destruktion des Metakarpophalangealgelenks D I links bei rheumatoider Arthritis (Larsen-Stadium V)

Operation: Offene Synovektomie MCP-Gelenk D I und Cerclagenarthrodese des MCP-Gelenks D I in 10° Flexion

Vorgehen: Ungestörter Armplexus. Cefuroxim 1,5 g i.v. Rückenlage, linker Arm auf separatem Armtisch ausgelagert, übliche Polsterung. Vorlage der Blutdruckmanschette am Oberarm links. Typische handchirurgische Hautdesinfektion und steriles Abdecken bei frei beweglichem Arm links. Auswickeln der Extremität, Blutsperre am Oberarm mit 250 mm Hg.
 Dorsal radial geschwungener Zugang über dem MCP-Gelenk D I. Schichtweise Präparation in die Tiefe auf die Streckhaube zu. Diese wird radial- wie auch ulnarseitig inzidiert und die massiven synovialitischen Schwellungen im Gelenk dargestellt. Schrittweise Entfernung derselben in allen Gelenkanteilen. Die Knorpeloberflächen zeigen ein Larsen-Stadium V, das Gelenk ist völlig destruiert. Sehr sparsames Absetzen des Köpfchens des Metacarpale I in 10°-Flexionsstellung mit einer leichten Radialdeviationseinstellung. Anschließend Absetzen der Basis der Grundphalanx, ebenfalls sehr sparsam, senkrecht auf die Längsachse in allen Ebenen. Ausgiebige Spülung. Die Positionierung und das feste Aufeinanderpressen der Arthrodesenpartner zeigt eine Flexion von 10° bei leichter radialer Öffnung des Daumens gegenüber dem M I. Zunächst Vorbohren der beiden Cerclagenverschlussdraht-Öffnungen am Übergang der Meta- zur Diaphyse dorsal, radial und ulnar, mit dem 2,7er-Bohrer. Hindurchführen eines 0,8er-Cerclagendrahts in ca. 15 cm Länge. Dann Verpressen der Arthrodesenpartner in Korrekturposition und Vorlegen von zwei 1,5er-Kirschner-Drähten am Os metacarpale proximal-dorsal durch die Arthrodesenposition in die Grundphalanx (bis zum Übergang der distalen Dia- bzw. Metaphyse). Schon jetzt ist die Arthrodesenposition relativ solide gefasst. Nun 8er-Tour des Cerclagendrahts um die K.-Drähte herum. Festes Verdrillen des Cerclagenschlosses, wobei die dorsale knöcherne Brücke von der Arthrodesenposition sicher erhalten bleibt. Ausgiebige Spülung. Rekonstruktion der Streckhaube radial und ulnar. Schichtweiser Wundverschluss, Hautverschluss in Einzel- oder Rückstichtechnik. Röntgenkontrolle mit der ausgezeichneten Positionierung der eingebrachten Osteosynthesematerialien bei einwandfreier Stellung der Arthrodesenpartner. Einlage in eine palmare Alu-Schiene in Funktionsstellung des Daumens.

Nachbehandlung: 2×/Woche Verbandwechsel, Fädenzug nach 14 Tagen. 6 Wochen kein Heben und Tragen von Lasten über 100 g. Röntgen am 2. Tag postoperativ sowie nach 2 + 6 Wochen.

Prof. Dr. med. St. Rehart (Chefarzt)

13.1.9 Fingergrundgelenksendoprothese

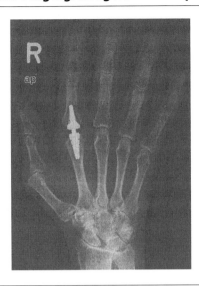

OP-Bericht, Klinik für Orthopädie

Pat.-Nr.: 1234011230
Aktuelle Klinik: Orthopädie
Pat.-Name: Numis, Roberta

Fall-Nr.: A121154331/2011
Station: E.2.1
Geb.-Dat.: 15.06.1958
Geschlecht/Alter: w, 53 J.

OP-Datum: 20.08.2011
OP-Dauer (Schnitt/Naht): 08.39 – 09.29 Uhr
Saal: 1

Personal:
Operateur: OA Dr. Scholz
1. Assistent: L. Köhler
2. Assistent: C. Schmidt

Anästhesist: Dr. B. Habib
Anästhesieschw./-pfl.: T. Schmidtbauer
OP-Schwester/-Pfl.: K. Züll
OP-Springer: K. Fiernberg

Bericht

Vorgeschichte/Indikation: Die Indikation zur OP ergibt sich aus der persistierenden Schmerzsymptomatik und der schmerzhaften mittelgradigen Bewegungseinschränkung am Zeigefingergrundgelenk rechts bei radiologisch gesicherter entzündlich-destruktiv bedingter Arthrose im Larsen-Stadium IV und vorliegender rheumatoider Arthritis. Eine präoperative Aufklärung der Patientin über die OP-Risiken und Komplikationsmöglichkeiten ist erfolgt.

Diagnose: Rheumatische Sekundärarthrose des Metakarpophalangealgelenks D II rechts (LDE-Stadium IV)

Operation: Implantation einer zementfreien, ungekoppelten Endoprothese für das MCP-Gelenk (Typ Elogenics, Fa. Zimmer)

Vorgehen: Ungestörter Armplexus. OP in Rückenlage, Cefuroxim 1,5 g i.v. Verwendung des Armtisches. Vorlage einer Oberarm-Blutsperre. 3× Hautdesinfektion mit Cutasept und übliches Abdecken (Handset).

Blutsperre mit 250 mm Hg. Längsgestellte, radial konvex geschwungene dorsale Hautinzision über dem Grundgelenk D II, Durchtrennung der spärlichen Subkutis und Darstellung der Streckerkappe. Nun Längsinzision der Streckerkappe radial neben dem zentralen Strecksehnenzügel und Präparation der Gelenkkapsel. Dann dorsale Längsinzision derselben, Ergussentleerung und Darstellung einer mittelgradig ausgebildeten rheumatischen Synovialitis. Daher in der Folge zunächst subtile Synovialektomie (histopathologisches Präparat), wobei besonders sowohl der seitlichen Rezessus als auch die palmare Region gründlich synovialektomiert werden. Autoptisch bestätigt sich die rheumatische Sekundärarthrose mit Knorpeldestruktion an beiden Gelenkflächen sowie deutlichen erosiven Veränderungen am Metakarpalkopf. Die Achsdeviation ist hingegen nur relativ gering und betrifft bevorzugt den ulnaren Drift. Eine palmare Subluxation ist bisher nicht eingetreten, ebenso liegt keine Beugekontraktur vor. Es erfolgen daher zunächst ein ulnares Kapsel-Band-Release und schließlich die Einstellung des Metakarpalkopfes und die Größenbestimmung desselben (M), der danach zum Schutz des Ansatzes der Kollateralligamente durch kleine Hohmann-Hebel umfahren wird. Es folgen die Resektion des Metakarpalkopfes mit der kleinen oszillierenden Säge rechtwinklig zur Schaftachse und die Vervollständigung der palmaren Synovialektomie. Nun Nachbearbeitung der Resektionsfläche mit der Planfräse. Anschließend Einstellen der Grundgliedbasis und Eröffnung derselben mittels des Pfriems. Markierung der Schaftachse mit einem kleinen K-Draht und zunächst vorsichtiges Aufbohren. Dann Bearbeiten der Basisgelenkfläche mit dem Senkfräsinstrument. Nun vorsichtiges Einschlagen der Lamellenschneider mit »S« beginnend bis zur Größe »M«. Zur korrekten Achsausrichtung wird der Lamellenschneider mit dem Richtstab eingebracht. Mit der Größe »M« ist die korrekte Größe erreicht, sodass nun wieder die Resektionsfläche des Os metacarpale eingestellt werden kann. Hier zentrales Einbringen des Pfriems in die Markhöhle. Nun identisches Aufbougieren der Markhöhle mit den speziellen Lamellenfräsern ebenso bis zur Größe »M«. Abschließend Einsetzen des Probeimplantats und Funktionsprobe bzgl. der Achsausrichtung und des Gelenkspiels sowie der Seitenbandführung. Im weiteren Explantation der Probeprothese, wobei sich weitgehend korrekte Verhältnisse zeigen und lediglich noch ein geringfügiges Release der palmaren Platte erforderlich ist. Anschließend Entfernen des Probeimplantats und Spülung sowie zementfreie Implantation zunächst der phalangealen Komponente mit dem Impaktor, dann der metakarpalen Komponente ebenfalls mittels des Impactors bis zum kompletten Aufsitz. Die Implantate finden, auch unter BV kontrolliert, in regelrechter Position einen sicheren Halt. Abschließend Funktionsprobe mit regelrechtem Ergebnis. Daher Kapselverschluss mit Vicryl 4×0, radial raffende Naht des Streckapparats zur Strecksehnenzentrierung. Öffnen der Blutsperre, definitive Blutstillung zunächst durch Kompression, schließlich durch bipolare Elektrokoagulation,

Einlage einer Redondrainage (6 Ch.), Nahtverschluss des Zugangs durch Subkutannaht mit Vicryl 5×0, Hautnaht mit Prolene 4×0, steriler Verband, volare Hand-Cast-Longuette (handgelenkübergreifend) für die Finger II und III in ca. 20° Flexion nur für die unmittelbar postoperative Phase.

Procedere: Hochlagerung (Keil), lokale Kryotherapie, Verbandwechsel mit Drainagezug und Röntgen am 1. p. o. Tag, unmittelbarer Beginn der KG ab 3. p. o. Tag als aktiv-assistive Übungsbehandlung der Finger mit aktiver Flexion und passiver Extension (bis zur 2. Woche mit Limit auf E/F 0/0/60°). Regelmäßige Wundkontrollen, Fadenzug ab 12. p. o. Tag. Anfertigung einer Mannerfeldt-Orthese zur frühfunktionellen Nachbehandlung ab dem 3. Tag bis zur 6. Woche, zusätzlich Nachtlagerungsschiene bis zur 6. Woche mit Retention der MCP-Gelenke in 10° Flexion. Ab der 3. Woche Steigerung des Bewegungsumfanges bis 90° erreicht sind, dann unlimitierte krankengymnastische Übungsbehandlung und Funktionsverbessserung sowie Alltagsschulung durch Ergotherapie. Röntgen nach 2 + 6 Wochen im Verlauf.

OA Dr. R. Scholz (FA f. Orthopädie und Unfallchirurgie, Orthopädische Rheumatologie)

13.1.10   Resektions-Suspensions-Arthroplastik des Daumensattelgelenks

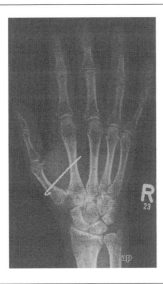

Klinik für Orthopädie

Pat.-Nr.: 10079655   **Fall-Nr.:** A2920399/2011
Aktuelle Klinik: Orthopädie   **Station:** 1
Pat.-Name: Geldermeier, Fritzi   **Geb.-Dat.:** 12.05.1956
                                                                       Geschlecht/Alter: w, 55 J.

OP-Datum: 08.06.2011
OP-Dauer (Schnitt/Naht): 13.21 – 14. 19 Uhr
Saal: 6

Personal:
Operateur: OA Dr. Scholz   **Anästhesist:** Fr. Dr. Bleifuß
1. Assistent: C. Schmidt   **Anästhesieschw./-pfl.:** F.. Mann
2. Assistent: L. Köhler   **OP-Schwester/-Pfl.:** F. Thom
                                                                       OP-Springer: C. Achilles

Bericht

Vorgeschichte/Indikation: Die Indikation zur OP ergibt sich aus den trotz adäquater konservativer Therapie persistierenden Schmerzen sowie schmerzhaften Bewegungseinschränkungen am Daumensattelgelenk. Radiologisch besteht eine fortgeschrittene Rhizarthrose. Die Alternativmethoden und hier insbesondere die endoprothetische Versorgung mit ihren Vor- und Nachteilen wurden präoperativ ausführlich besprochen. Auch die prinzipielle Möglichkeit zur Gelenkversteifung wurde mit der Patientin besprochen.

Diagnose: Fortgeschrittene Rhizarthrose rechts

Operation: Resektions-Suspensions-Arthroplastik des rechten Daumensattelgelenks (modifizierte Epping-Plastik mit Exstirpation des Os trapezium, Suspensionsplastik mittels hälftiger M. extensor carpi radialis longus-Sehne [ECRL], tempoäräre K-Draht-Transfixation, Daumen-Hand-Cast-Longuette)

Vorgehen: OP in Rückenlage, ungestörte Plexusanästhesie. Verwendung des Armtisches, Vorlage der Oberarm-Blutsperre. 3× Desinfektion des Wundgebiets mit Cutasept und übliches steriles Abdecken (Handset).
    Blutsperre mit 250 mm Hg. Längsgestellte Hautinzision über der Dorsalseite des Daumensattelgelenks, vorsichtige subkutane Präparation unter Schonung und Anschlingen des oberflächlichen R. superficialis N. radialis. Präparation auf die Kapsel des Daumensattelgelenks und T-förmige Inzision sowie Präparation der Kapsellefzen, die angeschlungen werden. Autoptisch bestätigt sich die schwere Rhizarthrose mit komplettem Knorpelverschleiß. Daher Präparation des Os trapezium und K-Draht-Markierung sowie BV-Kontrolle mit Darstellung einer korrekten Markierung. Nun Trapezektomie durch Zerteilen und schrittweises Entfernen des gesamten Knochens. Die erneute BV-Kontrolle zeigt die vollständige Exstirpation des Os trapezium. Nun Verfolgen der ECRL-Sehne nach proximal und Präparation eines ca. 6 cm langen, distal gestielten hälftigen Sehnenanteils sowie stabile Armierung des Sehnenendes mit Mersilene 4×0. Schließlich Anlegen eines schrägen Bohrloches in die Basis des Os metacarpale I (3,2 mm-Bohrer und Erweiterung auf 4,5 mm) sowie Hindurchziehen des armierten Sehnenanteiles, sodass damit das Os metacarpale I in korrekter Position gehalten (unter Annäherung an die Basis des MHK II »aufgehangen«) werden kann. Anschließend stabiles Vernähen der Sehne unter entsprechender Vorspannung mit sich selbst und der rekonstruierten Kapsel, sodass die gewünschte Aufhängeplastik realisiert ist. Zur Verbesserung der Sehneneinheilung im Borhloch erfolgt nun das Einstößeln autologer Spongiosa (aus dem Resektat des Trapeziums). Unter manuellem Fixationsschutz der Stellung schräges Einbringen eines 1,6 mm-K-Drahtes zur Transfixation der Ossa metacarpalia I und II in korrekter Stellung sowie Prüfung mittels des BV, Umbiegen des Drahts und Vorstößeln desselben. Abschließend nach Öffnen der Blutsperre Spülung, definitive Blutstillung durch bipolare Elektrokoagulation und schichtweiser Verschluss der Wunde. Steriler Verband. Anlage einer Daumen-Unterarm-Cast-Longuette unter Einschluss des Daumengrundglieds in der gewünschten Stellung sowie abschließende BV-Kontrolle mit regelrechtem Ergebnis.

Weiteres Procedere: Hochlagerung (Keil), lokale Kryotherapie, regelmäßige Wundkontrollen. Drainageentfernung im Rahmen des ersten VW am 1. p. o. Tag, Fadenzug ab 12. p. o. Tag. Anlage eines zirkulären Daumen-Unterm-Casts nach abgeschlossener Wundheilung für die Dauer von 6 Wochen postoperativ, danach Entfernung des Transfixations-K-Drahts via Stichinzision, funktionelle Nachbehandlung mit KG und Ergotherapie.

OA Dr. R. Scholz (FA f. Orthopädie und Unfallchirurgie, Orthopädische Rheumatologie)

13.2 Fuß

R. Scholz

13.2.1 Arthrodese des unteren Sprunggelenks (T-Arthrodese)

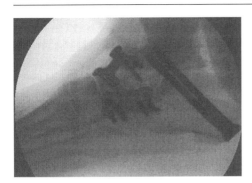

Klinik für Orthopädie

Pat.-Nr.: 10079461   **Fall-Nr.:** A2920892/2011
Aktuelle Klinik: Orthopädie   **Station:** 2
Pat.-Name: Schwalm, Gunther   **Geb.-Dat.:** 23.07.1965
                                               Geschlecht/Alter: m, 46 J.

OP-Datum: 08.06.2011
OP-Dauer (Schnitt/Naht): 10.20 – 12. 09 Uhr
Saal: 6

Personal:
Operateur: OA Dr. Scholz   **Anästhesist:** Fr. Dr. Bleifuß
1. Assistent: C. Schmidt   **Anästhesieschw./-pfl.:** F.. Mann
2. Assistent: L. Köhler   **OP-Schwester/-Pfl.:** F. Thom
                                               OP-Springer: C. Achilles

Bericht

Vorgeschichte: Die Indikation zur komplexen T-Arthrodese (Subtalargelenk, Talonavikular- und Calcaneo-Cuboid-Gelenk) am Rückfuß re. ergibt sich aus der hochgradigen rheumatischen Sekundärarthrose am USG und der eingetretenen Knick-Plattfuß-Fehlstellung mit schmerzhafter Funktionseinschränkung und konsekutiver Gehbehinderung. Eine präoperative Aufklärung des Patienten über die OP-Risiken und die Komplikationsmöglichkeiten ist in üblicher Form erfolgt.

Diagnose: Fortgeschrittene rheumatisch bedingte Sekundärarthrose am unteren Sprunggelenk rechts mit Pes planovalgus

Operation: Korrekturarthrodese des unteren Sprunggelenks (3 Kammern [Subtalargelenk, Talonavikulargelenk, Calcaneo-Cuboid-Gelenk]), Fragmentfixation durch kanülierte Spongiosaschrauben 7,0 mm für das Subtalargelenk, winkelstabile Osteosyntheseplatten für das TNG- und das CC-Gelenk, autologe Beckenkammspan- und Spongiosa-Plastik aus dem Beckenkamm rechts

Vorgehen: Ungestörte ITN, Cefuroxim 1,5 g i.v. Rückenlage mit angehobenem Becken rechts (halbe Rolle), Blutsperre am Oberschenkel rechts. 3× Hautdesinfektion mit Cutasept und übliches steriles Abdecken einschl. des Beckenkamms.
   Blutsperre mit 300 mm Hg. Hautinzision dorsolateral bogenförmig retromalleolär beginnend und auf den latero-dorsalen Rückfuß auslaufend, Durchtrennung der Subkutis und Darstellung des N. suralis sowie Spaltung des Peronealsehnenretinaculums, Retraktion der Peronealsehnen, partielle Ablösung der kurzen Fußmuskulatur. Nun direkter Zugang zum Subtalargelenk durch Kapselinzision, Entfernen des Weichteilgewebes aus dem Sinus tarsi und Anfrischen der einzelnen Gelenkkompartimente des Subtalargelenks unter Resektion der knorpeltragenden Flächen. Dabei subtile Einstellung der einzelnen Bereiche unter Nutzung des Knochenspreizers, um eine zuverlässige Anfrischung der Arthrodeseflächen zu erreichen. Nachdem dies gelungen ist, probatorisches Aufeinanderstellen der Resektionsflächen für die Arthrodese und Kontrolle der erreichbaren Achseinstellung. Es ist eine Spanplastik zur Achskorrektur erforderlich. Daher zunächst temporäre Wundabdeckung und Entnahme eines trikorticalen Beckenkammspans und autologer Spongiosa zur späteren Knochenplastik aus dem rechten Beckenkamm. Hierzu Palpation des Beckenkamms, Hautschnitt lateral über der Spina iliaca, Durchtrennung der Subkutis und Spaltung der Faszie sowie partielle Ablösung der Muskulatur, Subperiostale Darstellung des zur Entnahme vorgesehenen Areales und Einbringen von Hohmann-Hebeln sowie Entnahme eines trikortikalen Beckenkammspans mit ausreichendem Sicherheitsabstand zur Spina iliaca anterior superior sowie schließlich noch Entnahme von Spongiosa aus den Resektionsflächen mittels des scharfen Löffels. Es kann so eine ausreichende Menge für die Knochenplastik in den Kompartimenten des unteren Sprunggelenks gewonnen werden, sodass nach definitiver Blutstillung und Abdeckung der offenen Spongiosaflächen mit Kollagenflies die Einlage einer tiefen Redondrainage 12 Ch. und die Reinsertion der Muskulatur mit der Faszie sowie die Einlage einer subkutanen Redondraiange 10 Ch., die Subkutannaht und die intrakutane Hautnaht erfolgen können. Auch hier dann temporäre Wundabdeckung und erneutes Einstellen der Wunde am lateralen Fuß. Hier jetzt Eröffnung des Calcaneo-Cuboid-Gelenks und Resektion der knorpeltragenden Gelenkflächen, sodass auch hier gut durchblutete spongiöse Flächen entstehen. Erneutes Abdecken der lateralen Wunde und Anlage einer dorsomedialen Hautinzision am Rückfuß, Durchtrennung der Subkutis und Spaltung der Faszie sowie Beiseitehalten der Sehnen, Zugang zum Talonaviculargelenk durch Kapselinzision und in der Folge subtile Entknorpelung der Gelenkflächen. Am Ende dieses Operationsschritts sind alle 3 Kompartimente des unteren Sprunggelenks entknorpelt und für die Arthrodese zugerichtet. Er wird der gewonnene Beckenkammspan geteilt und zum Teil in das Subtalargelenk eingebolzt, sodass hier eine gute Stellungskorrektur erfolgt ist. Der andere Teil wird zur Verwen-

dung für das TNG und CC-Gelenk aufbewahrt. Nun zunächst unter Halten der erreichten Korrektur Einbringen von K-Drähten in das Subtalargelenk und entsprechende Korrektur deren Lage nach BV-Kontrolle. Bei guter Achsstellung und regelrechter Lage folgt die Tiefenmessung für die erforderlichen Schraubenlängen, das Überbohren zunächst des eines K-Drahts und das Einbringen der kanülierten Spongiosaschraube (7 mm Durchmesser) mit kurzem Gewinde von der Ferse her, identisches Einbringen der 2. Schraube für das Subtalargelenk und Auffüllung der restlichen Spalten mit autologer Spongisoa sowie definitives Anziehen der Schrauben mit gutem Kompressionseffekt. Anschließend Einstellen des TNG, Reposition der Arthrodesepartner, Einbringen eines Spananteils und stabile Fragmentfixation mit einer winkelstabilen Platte (im Os naviculare mit 2,7 mm-Schrauben, im Talus mit 3,5 mm-Schrauben). Schließlich identisches Vorgehen am CC-Gelenk, wobei hier eine andere Plattenkonfiguration mit durchgängig 3,5 mm-Schrauben Verwendung findet. Mit diesem Vorgehen ist eine stabile und achsgerechte Rückfußsituation erreicht, die BV-Kontrolle zeigt die korrekte Arthrodeseeinstellung und die reizfreie Lage des Osteosynthesematerials. Nach Öffnen der Blutsperre temporäre Kompression und schließlich definitive Blutstillung durch bipolare Elektrokoagulation, Einlage von Redondrainagen sowie schichtweiser Wundverschluss, Desinfektion, steriler Verband, Anlage einer Cast-Longuette.

Weiteres Procedere: Hochlagerung, Kryotherapie, Verbandwechsel und Drainageentfernung am 2. Tag postoperativ, Röntgenkontrolle am 1. p. o. Tag. Stehmobilisation ab dem 1. p. o. Tag, Gehmobilisation zunächst unter Entlastung der operierten Extremität möglich, Entfernung des Nahtmaterials ab dem 12. Tag, bei reizlosen Wundverhältnissen Unterschenkel-Castverband für 8 Wochen und Gehmobilisation unter Teilbelastung mit 20 kg KG, danach sind eine Röntgenkontrolle und die castfreie Nachbehandlung vorgesehen.

OA Dr. R. Scholz (FA f. Orthopädie und Unfallchirurgie, Orthopädische Rheumatologie)

13.2.2 Komplexe Rückfußarthrodese

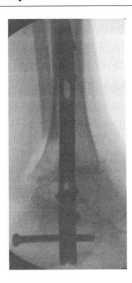

OP-Bericht, Klinik für Orthopädie

Pat.-Nr.: 87491334   **Fall-Nr.:** B9567213/2010
Aktuelle Klinik: Orthopädie   **Station:** 2
Pat.-Name: Pectoris, Angina   **Geb.-Dat.:** 18.08.1950
                                                 Geschlecht/Alter: w, 60 J.

OP-Datum: 14.10.2010
OP-Dauer (Schnitt/Naht): 09.38 – 11.35 Uhr
Saal: B 6

Personal:
Operateur: OA Dr. R. Scholz   **Anästhesist:** Dr. B. Habib
1. Assistent: L. Köhler   **Anästhesieschw./-pfl.:** C. Geier
2. Assistent: C. Schmidt   **OP-Schwester/-Pfl.:** R. Rot
                                                 OP-Springer: R. Fuchs

Bericht

Vorgeschichte: Die Indikation zur komplexen Korrekturarthrodese am Rückfuß rechts ergibt sich aus der hochgradigen rheumatischen Sekundärarthrose am OSG und USG mit erheblich schmerzhafter Bewegungseinschränkung, deutlicher varischer Rückfußdeformität und der konsekutiven schmerz- und fehlstellungsbedingten Gehbehinderung. Eine präoperative Aufklärung der Patientin über die OP-Risiken und die Komplikationsmöglichkeiten ist in üblicher Form erfolgt.

Diagnose: Fortgeschrittene rheumatisch bedingte Sekundärarthrose am rechten oberen Sprunggelenk und am Subtalargelenk mit varischer Rückfußdeformität im Larsen-Stadium V

Operation: Komplexe Korrekturarthrodese des oberen Sprunggelenks und des Subtalargelenks rechts (Fragmentfixation durch retrograden Kompressions-Verriegelungs-Nagel Typ Phönix, Fa. Biomet, 10/150 mm mit 5 Verriegelungsbolzen, 1 Endkappe), autologe Spongiosaplastik

Vorgehen: Ungestörte ITN. Cefuroxim 1,5 g i.v. Linksseitlage unter entspr. Sicherung und Polsterung. Das rechte Bein ist mittels eines U-Kissens unterstützt und stabil horizontal gelagert. Vorlage der Blutsperre. 3× Hautdesinfektion, übliches steriles Abdecken einschl. des Beckenkamms.

Blutsperre mit 300 mm Hg. Hautinzision lateral L-förmig geschwungen über der distalen Fibula, am Außenknöchel nach ventral umbiegend, auf dem lateralen Rückfuß auslaufend. Trennung der Subkutis und Faszienspaltung sowie Spaltung des Peronealsehnenretinaculums. Zugang auf den Malleolus lateralis und die distale Fibula. Dieser Abschnitt wird subperiostal präpariert. Es erfolgt die leicht schräg verlaufende Osteotomie der distalen Fibula unter Schutz mit Hohmann-Hebeln mit Entfernung des Außenknöchels sowie dessen Asservierung zur späteren autologen Knochenplastik. Weitere Präparation in die Tiefe und Eröffnung des OSG, wobei sich autoptisch eine hochgradige Sekundärarthrose an beiden Artikulationspartnern darstellt. Nun Resektion der noch knorpeltragenden Gelenkflächen so, dass später eine orthograde Einstellung möglich wird. Dabei wird auch der dem Gelenk zugewandte Bereich des Innenknöchels mit der Fräse angefrischt, sodass gut durchblutete spongiöse Flächen im gesamten Bereich des OSG erzielt werden können. Darstellen des USG im Subtalargelenksbereich unter Beiseitehalten der Peronealsehnen. Entfernen des Weichteilgewebes aus dem Sinus tarsi und Anfrischen der einzelnen Gelenkkompartimente des Subtalargelenks unter Resektion der knorpeltragenden Flächen. Nun Wundspülung, probatorisches Aufeinanderstellen der Resektionsflächen für die Arthrodese und Kontrolle der erreichbaren Achseinstellung unter BV. Bei zufriedenstellendem Ergebnis nun plantare Hautinzision an der geplanten Insertionsstelle des Nagels, stumpfe Präparation in die Tiefe und Einbringen des Zieldrahts, der platziert und nach BV-Kontrolle etwas korrigiert werden muss. Überbohren des Drahts mit dem starren 7,0 mm-Bohrer, Entfernung des K-Drahtes und Einbringen der Bohrsonde sowie Lagekontrolle derselben unter BV-Kontrolle. Schrittweises Aufbohren des Markraumes in 0,5 mm Schritten bis auf ein Endmaß von 11 mm und Einbringen des o. g. Arthrodesenagels in der entsprechend korrigierten Rückfußstellung. An dieser Stelle wird vor dem vollständigen Einbringen zunächst die Führungssonde entfernt, anschließend kann autologer Knochen, der aus dem Resektat der distalen Fibula gewonnen wurde, zur Auffüllung der Inkongruenzen und Defekte in das Subtalargelenk eingebracht werden. Jetzt definitives Vorschieben des Nagels bis zur gewünschten Endposition und BV-Kontrolle in beiden Ebenen. Es wird darauf geachtet, dass die Markierungen am distalen Nagelende so platziert werden, dass auch nach der noch durchzuführenden Kompression kein plantarer Nagelüberstand resultieren kann. Dann proximale Verriegelung mit dem Zielgerät, zuerst dynamisch, dann Besetzung des proximalen statischen Verriegelungslochs und Kontrolle der regelrechten Lage der Verriegelungsbolzen. Im weiteren Verlauf Aufbringen der externen Kompression unter visueller und BV-Kontrolle, wobei bei regelrechten Achsverhältnissen eine sehr stabile Situation verzeichnet werden kann. Daher quere statische Verriegelung im Talus und Aufbringen der internen Kompression für das Subtalargelenk mit dem Spezialschraubendreher sowie anschließend Einbringen zweier 90° versetzter Verriegelungsbolzen in den Calcaneus, ebenfalls unter Verwendung des Zielgeräts. Somit ist eine stabile und achsgerechte Situation hergestellt, das Nagelinsertionsinstrument kann entfernt werden, es wird die Endkappe eingeschraubt. Die abschließende BV-Kontrolle zeigt die achsgerechte Rückfußeinstellung bei guter Kompression auf die Arthrodeseflächen und den reizfrei und korrekt liegenden Verriegelungsnagel.

Nach Öffnen der Blutsperre temporäre Kompression und folgend definitive Blutstillung durch bipolare Elektrokoagulation. Einlage von zwei 10er-Redondrainagen sowie schichtweiser Wundverschluss, Desinfektion, steriler Verband, Anlage einer Cast-Longuette.

Procedere: Hochlagerung, Kryotherapie, Verbandwechsel und Drainagenzug sowie Röntgen am 2. Tag postoperativ. Stehmobilisation ab dem 1. p. o. Tag, Gehmobilisation zunächst unter Entlastung der operierten Extremität möglich. Entfernung des Nahtmaterials ab dem 14. Tag. Bei reizlosen Wundverhältnissen US-Cast für 6 Wochen und Gehmobilisation unter Teilbelastung mit 1/2 KG, danach sind eine Röntgenkontrolle und die castfreie Nachbehandlung vorgesehen.

OA Dr. R. Scholz (FA f. Orthopädie und Unfallchirurgie, Orthopädische Rheumatologie)

13.2.3 Arthrodese des Großzehengrundgelenks

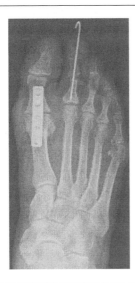

OP-Bericht, Klinik für Orthopädie

Pat.-Nr.: 169878454
Aktuelle Klinik: Orthopädie
Pat.-Name: Schwallmann, Ulla

Fall-Nr.: A3337454/2012
Station: B2-1
Geb.-Dat.: 09.09.51
Geschlecht/Alter: w, 50 J.

OP-Datum: 01.04.2012
OP-Dauer (Schnitt/Naht): 10.43 – 11.26 Uhr
Saal: B 2

Personal:
Operateur: OA Dr. R. Scholz
1. Assistent: L. Köhler
2. Assistent: D. Tunichgut (PJ)

Anästhesist: Fr. C. Rippenstiel-Beyerlein
Anästhesieschw./-pfl.: B. Bach
OP-Schwester/-Pfl.: D. Rameloh
OP-Springer: F. Fahrig

Bericht

Vorgeschichte: Die Indikation zur Vorfußkorrektur mit Großzehengrundgelenksarthrodese und Resektionsarthroplastik des proximalen Interphalangealgelenks D II ergibt sich aus der stark schmerzhaften Bewegungseinschränkung bei gleichzeitiger Valgusdeviation und der radiologisch nachgewiesenen ausgeprägten Arthrose des Großzehengrundgelenks sowie der kontrakten Flexionsfehlstellung im proximalen Interphalangealgelenk D II (Hammerzehdeformität) mit Clavusbildung bei bekanntem CREST-Syndrom. Eine präoperative Aufklärung der Patientin über die OP-Risiken und die Komplikationsmöglichkeiten ist in üblicher Form erfolgt.

Diagnose: Hallux valgus et rigidus und kontrakte Hammerzehdeformität rechts

Operation: Arthrodese des Großzehengrundgelenks rechts (Fragmentfixation mittels einer 5-Loch-DC-Platte aus dem AO-Mini-Instrumentarium), Resektionsarthroplastik nach Hohmann D II mit temporärer K-Draht-Transfixation

Vorgehen: Ungestörte ITN. Rückenlage, entspr. Polsterung. Sobelin 600 mg i.v. bei bekannter Penizillinallergie. Vorlage der Blutsperre am rechten Oberschenkel, 3× Hautdesinfektion des Wundgebiets mit Cutasept und übliches steriles Abdecken.

Blutsperre mit 300 mm Hg. Längsgestellter dorsomedianer Hautschnitt über dem rechten Großzehengrundgelenk. Präparation der Strecksehne mit entsprechendem Release. Längsgestellte Inzision der Gelenkkapsel und Freilegung der Gelenkpartner. Darstellung des distalen Os metatarsale I und des proximalen Anteils der Grundphalanx. Zunächst Resektion der Pseudoexostose am Metatarsale-I-Kopf mit der Pendelsäge und Glättung der Ränder mittels des Luers und der Feile. Darstellung der Gelenkflächen (makroskopisch fortgeschrittene Arthrose) und Umfahren zunächst des Metatarsalkopfes I mit Hohmann-Hebeln, unter deren Schutz nun die Gelenkflächenresektion so erfolgt, dass später eine Einstellung in leichter Dorsalextension und in geringer Valgusstellung möglich wird. Nun Einstellung der Grundgliedgelenkfläche und ebenfalls Resektion derselben. Anschließend problemlose Einstellung der gewünschten Korrekturposition und Fixation der Arthrodese mit einer 5-Loch-DC-Mini-Titanplatte unter interfragmentärer Kompression. Klinisch zeigt sich eine adäquate Einstellung der Arthrodesepartner bei stabiler Fixation. Die BV-Kontrolle bestätigt in beiden Ebenen ebenfalls ein korrektes Ergebnis mit guter Fragmentstellung und reizloser Implantatlage.

Anschließend Durchführung der Resektionsarthroplastik des proximalen Interphalangealgelenks D II. Dazu medianer dorsaler Hautschnitt über dem PIP-Gelenk D II ohne Clavusexzision. Längsinzision der Strecksehne und Kapselinzision am PIP-Gelenk sowie subperiostale Präparation am Grundgliedköpfchen, sodass sich das Gelenk problemlos darstellen lässt. Umfahren des subkapitalen Bereichs mit Phalangen-Hebeln und Resektion des Grundgliedköpfchens mit der oszillierenden Säge, Glätten der Resektionsränder und Überprüfung des Effektes, wobei sich der Zeh jetzt achsgerecht und spannungsfrei einstellen lässt. Daher nun Einbringen eines 1,4 mm-K-Drahts zur temporären Transfixation des ehemaligen PIP-Gelenks. Umbiegen des Drahts, spannungsfreie adaptierende Naht der Strecksehnenlängsinzision und BV-Kontrolle, die eine regelrechte Resektionsarthroplastik mit korrekt liegendem K-Draht sowie die Großzehengrundgelenksarthrodese dokumentiert.

Öffnung der Blutsperre und subtile Blutstillung an beiden Wunden, Einlage einer Redondrainage mit 8 Ch. am Großzeh, Kapselnaht mit Vicryl 2×0, anschließend Subkutannaht mit Vicryl 3×0 am Großzeh und Hautnaht mit Mariderm 3×0 an beiden Wunden, steriler Verband.

Procedere: Hochlagerung, Kryotherapie. Verbandwechsel, Drainagenzug und Röntgen am 1. Tag postoperativ. Die Mobilisation ist im Vorfußentlastungsschuh, ansonsten unter Vollbelastung möglich. Die Entfernung des Nahtmaterials ist ab dem 12. Tag vorgesehen, nach 4 Wochen Entfernung des Transfixationsdrahts und ggf. noch weitere Tape-Zügelung, nach 6 Wochen postoperativ ist eine Röntgenkontrolle vorgesehen. Bei regelrechtem Befund dann Anfertigung einer Spezialeinlage mit vorgezogenem 1. Strahl unter Karbonverstärkung.

OA Dr. R. Scholz (FA f. Orthopädie und Unfallchirurgie, Orthopädische Rheumatologie)

Periprothetische Frakturen, Korrekturen, Amputationen und Defektdeckungen

H. Siekmann, C. Josten, H. Völpel

H. Siekmann et al. (Hrsg.), *Operationsberichte Orthopädie und Unfallchirurgie*,
DOI 10.1007/978-3-662-48881-2_14, © Springer-Verlag Berlin Heidelberg 2016

14.1   Obere Extremität

H. Siekmann

14

14.1.1 Reosteosynthese des Humerus nach pseudarthrotisch verheilter Schaftfraktur

OP-Bericht, Unfall- und Wiederherstellungchirurgie

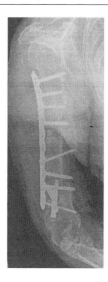

Pat.-Nr.: 10024145

Aktuelle Klinik: Unfallchirurgie

Pat.-Name: Suppen, Kaspar

Fall-Nr.: A2209452/2011

Station: 1

Geb.-Dat.: 11.05.1933

Geschlecht/Alter: m, 78 J.

OP-Datum: 20.08.2011

OP-Dauer (Schnitt/Naht): 09.32 – 11.15 Uhr

Saal: B 1

Personal:

Operateur: Dr. H. Siekmann

1. Assistent: J. Mathusalem

2. Assistent: C. Nettlau

Anästhesist: Dr. F. Schenk

Anästhesieschw./-pfl.: M. Ballauf

OP-Schwester/-Pfl.: M. Kopper

OP-Springer: C. Lindholm

Bericht

Vorgeschichte: Bei dem Pat. erfolgte die operative Versorgung einer Humerusschaftspiralmehrfragmentfraktur (soweit intraoperativ beurteilbar 5 Fragmente) in einem auswärtigen Krankenhaus. Partiell sind die Fragmente verheilt, im Hauptfrakturspalt verblieb eine instabile Pseudarthrose. Zwischenzeitlich ist der eingebrachte Nagel distal gebrochen, es besteht eine drohende Durchspießung auf der ventralen Oberarmseite mit subkutan gut tastbarem Knochenspitz sowie tastbarer Instabilität. Neurologische Probleme bestehen nicht. Es besteht bei der genannten Situation die Indikation zur Reosteosynthese. Eine schriftl. Einwilligungen zur Operation (Betreuer) liegt nach ausführlichem Aufklärungsgespräch (***einschließlich möglicher N. radialis-Schädigungen***) vor.

Diagnose: Geschlossene, instabile Pseudarthrose des Humerusschafts rechts (bei liegendem gebrochenem Marknagel) und bei drohender Durchspießung.

Therapie: 1. Subtotale Materialentfernung (Nagelspitze und Bolzen verblieben), 2. Offene Revision, Neurolyse des N. radialis, Debridement der Weichteile, Abstrich, Anfrischen der Knochenenden und Osteosynthese mittels winkelstabiler Platte (schmale 10-Loch-Großfragment-Titan-Platte).

Bericht: Komplikationslose ITN, übliche Single Shot-Antibiose intravenös. Beach-Chair-Lagerung unter entsprechender Sicherung und Polsterung. Wiederholte Hautdesinfektion. Übliches steriles Abdecken.

Eröffnen der alten Narbe über der rechten Schulter, schichtweise Präparation durch kaum blutendes Narbengewebe. Darstellen der Rotatorenmanschette, scharfe Inzision der nur noch dürftig vorhandenen Restfasern der Rotatorenmanschette im Faserverlauf und Freilegen des proximalen Nagelanteils. Dies gelingt problemlos. Lokale Metallose ohne Infektanhalt. Abstrich. Laterale Stichinzision und stumpfes Spreizen mit Aufsuchen des prox. Verriegelungsbolzens unter BV. Erweiterung der Hautinzision, da sich der Bolzen nach Einsatz des Schraubendrehers nicht bergen lässt. Leichte Zugangserweiterung bis zur guten Darstellung des Bolzenkopfes und vollständige Entfernung desselben. Nun unkompliziertes Entfernen der proximalen 5/6 des Marknagels. Die distalen Anteile lassen sich durch den Humerusschaft nicht bergen. Makroskopisch kein Infekt, zusätzlich Markraumabstrich. Ausgiebige Spülung. Schichtweiser spannungsfreier Verschluss der letzten Fasern der Rotatorenmanschette und weiterer schichtweiser spannungsfreier Wundverschluss. Steriler Verbandes.

Nun Bauchlagerung unter entsprechender umfangreicher Sicherung und Polsterung. Rechter Arm frei beweglich. Unter BV gute Darstellung des Humerus auf ganzer Länge. Verbandsentfernung. Wiederholte Hautdesinfektion und übliches steriles Abdecken.

Axialer dorsaler Hautschnitt, beginnend am Olecranon nach kranial auf 3/4 Länge des Oberarms. Schichtweise Präparation unter sukzessiver Blutstillung. Subkutane Inzision, Längsspaltung der Trizepsfaszie und, soweit möglich, im Faserverlauf zentrale Längsspaltung des M. triceps brachii. Vorsichtige Präparation bis zur sicheren Detektion des N. radialis einschl. seiner Begleitgefäße. Der Nerv ist im Bereich der Pseudarthrose massiv auf dem Humerus, sowohl am proximalen als auch am distalen Fragment, adhärent und lässt sich nur schwierig vom Knochen lösen. Dies gelingt unter subtiler Präparation mit dem Skalpell scharf am Knochen. Sichtbare Nervenläsionen treten nicht auf. Züglung des Nervens mit seinen Gefäßen und, je nach OP-Stadium, Medialisierung oder Lateralisierung. Nun ausgiebiges Debridement mit Darstellung der Pseudarthrosensituation. Makroskopisch kein Infektanhalt, Entnahme eines ausgiebigen Abstrichs. Soweit eruierbar, wird eine Spiralfraktur aus 5 separaten Fragmenten bestanden haben, von denen eines mit dem proximalen Hauptfragment konsolidiert ist. Dieses Fragment droht mit seiner Spitze ventral zu durchspießen.

Je ein weiteres zentrales Spiralfragment ist auf dem proximalen bzw. distalen Hauptfragment unter Dopplung der Kortikalis konsolidiert. Da die beiden letztgenannten Schalen nicht mehr vom Knochen gelöst werden können, bleibt unter Würdigung der Situation des Pat. (bettlägerig, pflegebedürftig u. a.) nur die Indikation zur Osteosynthese des Humerus in Verkürzung. Die Knochenenden werden somit frei präpariert und mittels Luers angefrischt. Es zeigen sich gute Blutungen aus dem Knochen. Nun werden proximales und distales Fragment aufeinander geführt, erlangen guten Kontakt. Zubiegen einer 10-Loch-Titan-LCP (Großfragment) und Auflage. Eine Retention mittels unterschiedlicher Repositionszangen bzw. mittels einer umlegten 1,25er-Cerclage gelingt in dieser Situation nicht, die Reposition und Retention wird somit manuell gehalten. Exzentrischer Plattenbesatz mit je einer proximalen und distalen Schraube, die aufgrund der genannten adhärenten Spiralfragmente jeweils trikortikal fixiert werden können und die beiden Fragmente unter guten Kontakt setzen. Unter BV- und makroskopischer Kontrolle kommen proximal nur unzureichend Schrauben zu liegen. Daher nochmals Lösen der Platte, weiteres Anbiegen und nach Auflage Neufixation proximal und distal mit je einer Schraube in den vorherigen Löchern. Unter BV und makroskopisch zeigt sich nun proximal und distal ein ausreichend möglicher Schraubenbesatz. Nach Einbringen einer interfragmentären Zugschraube in üblicher Weise erfolgt der weitere Besatz der Platte proximal und distal nun überwiegend in winkelstabiler Form. Alle Schrauben ziehen trotz des hohen Patientenalters gut, teils weiterhin trikortikal im Knochen. Die genannte trikortikale Situation erlaubt zudem ungewöhnliche Schraubenlängen. Auf Einlage von Spongiosa kann bei gutem Fragmentkontakt und akzeptablen ossären Blutungen verzichtet werden. Der N. radialis liegt spannungsfrei über den zentralen freien Löchern. BV-Abschlussbilder. Guter Kontakt der Knochenenden, gute Implantatlage.

Ausgiebige Spülung (1000 ml). Kontrolle auf Bluttrockenheit. Einlage einer 10er-Redondrainage. Schichtweiser Wundverschluss unter spannungsfreier Adaptation der Trizepsfasern. Faszien- und Subkutanadaptation. Spannungsfreier Hautverschluss. Steriler Verband.

Procedere: Patient auf ITS. *Nach Extubation neurologischer Status erbeten (N. radialis).* Analgesie und Thromboseprophylaxe nach Maßgabe der Stationsärzte. Röntgen in üblichen Ebenen nach Redonzug nach 48 h sowie nach 2 + 6 Wochen. Weiterbehandlung in unserer rekonstruktiven Ambulanz. Mobilisation schmerzorientiert frei erlaubt.

Dr. med. H. Siekmann (spez. Unfallchirurg)

14

14.1.2 Valgisierende Umstellungsosteotomie nach varisch verheilter subkapitaler Fraktur

OP-Bericht, Unfall- und Wiederherstellungschirurgie

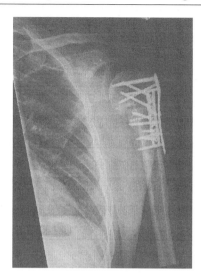

Pat.-Nr.: 10079772
Aktuelle Klinik: Unfallchirurgie
Pat.-Name: Stehling, Gunther

Fall-Nr.: A2920034/2011
Station: 1
Geb.-Dat.: 02.08.1963
Geschlecht/Alter: m, 47 J.

OP-Datum: 17.07.2011
OP-Dauer (Schnitt/Naht): 10.11 – 11.23 Uhr
Saal: B 1

Personal:
Operateur: Dr. H. Siekmann
1. Assistent: J. Mathusalem
2. Assistent: C. Nettlau

Anästhesist: Dr. F. Schenk
Anästhesieschw./-pfl.: M. Ballauf
OP-Schwester/-Pfl.: M. Kopper
OP-Springer: C. Lindholm

Bericht

Vorgeschichte: Der oben genannte Pat. zog sich im Rahmen eines Polytraumas bei einem BG-lich versicherten Verkehrsunfall eine kapitale/subkapitale Humerusfraktur links zu, die nach operativer Versorgung in deutlicher Varusstellung knöchern durchbaut ist. Bei deutlichem Bewegungsdefizit und lokalen Beschwerden ist eine operative Revision gewünscht. Nach entsprechend umfangreicher Risikoaufklärung liegt die Einwilligung zur Operation schriftlich vor. Eine Operationsplanung ist erfolgt, die Varusstellung beträgt 70°. Nebenbefundlich ist eine dialysepflichtige Niereninsuffizienz bekannt.

Diagnose: In deutlicher Varusstellung knöchern konsolidierte ehemalige subkapitale Humerusfraktur links

Operation: Narbenkorrektur, Materialentfernung, Abstrich, subtraktiv valgisierende subkapitale Umstellungsosteotomie des Humerus, Osteosynthese mittels LPH-Platte und winkelstabiler 5-Loch-Titan-LC-Platte, Bizepssehnentenodese mittels Mitek-Anker, lokale Drainage.

Bericht: Ungestörte ITN. Cefuroxim 1,5 g i.v. Beach-Chair-Lagerung unter entsprechend umfangreicher Sicherung und Polsterung. Wiederholt Hautdesinfektion, übliches steriles Abdecken.

Exzision der alten, etwas hypertrophen Narbe. Schichtweise Präparation bei deltoideopektoralem Zugang, wobei die lokale Anatomie bei deutlichen Vernarbungen nur schwer zu identifizieren ist. Knochennahe Lösung der Subscapularissehne, Durchtrennung, Armierung mit PDS. Darstellung der Platte auf ganzer Länge und schrittweises Entfernen der Schrauben, dann der Platte. Nach Materialentfernung zeigt sich das schon vorbekannte Bild einer in deutlicher Varusfehlstellung verheilten subkapitalen Humerusfraktur. Reinigung des Plattenlagers von Osteophyten und Narbengewebe. Makroskopisch kein Infektanhalt, Abstrich. Nun folgt mittels K-Draht die Markierung der Osteotomiehöhe unter BV-Kontrolle. Mittels oszillierender Säge und Osteotom wird die geplante doppelte (subtraktive) Osteotomie subtuberkulär im alten Frakturbereich durchgeführt. Es zeigt sich gut durchbluteter spongiöser Knochen nach Entfernung des Keils. Nun wird die Reponierbarkeit des Kopfes auf den Schaft kontrolliert. Hierbei zeigen sich deutliche Zugkräfte der Rotatoren auf den Kopf, die eine alleinige laterale Plattenanlage bedenklich erscheinen lassen. Nun unter BV Platzierung der Platte am lateralen Kopf in gewünschter (präoperativ gewählter) Position und Fixierung mit 4 winkelstabilen Schrauben. Anschl. wird der Kopf über die Platte auf den Schaft reponiert und mit einer Repositionszange fixiert. Hierbei erreichen die beiden Osteotomieflächen breiten Kontakt. Über ein zusätzliches Bohrloch distal der Platte wird das Plattenspanngerät am distalen Loch der Platte und am Schaft fixiert, hierüber eine kräftige Kompression aufgebaut. Eine Spongiosaanlagerung ist entspr. dieser makroskopischen Situation nicht notwendig. In dieser Position werden nun 2 winkelstabile, nach anschl. Abnahme des Plattenspanngerätes eine weitere winkelstabile sowie eine Spongiosa-KFI-Schaube platziert. Sämtliche Schrauben haben kräftigen Zug im Knochen.

Bei oben genannter Situation ist zur Stabilitätserhöhung die Fixierung einer weiteren ventralen Platte notwendig. Aufgrund der lokalen Anatomie nach stattgehabter Fraktur ist hierzu jedoch eine zusätzliche Bizepssehnentenodese notwendig, um eine sichere Plattenplatzierung zu ermöglichen. Proximale Durchtrennung der Bizepssehne. Anschließend leichtes Anbiegen einer winkelstabilen 5-Loch-Titan-LC-Platte, die im Anschluss sicher mit 5 Schrauben unter jeweils exzentrischem Besatz fixiert wird. Über einen Mitek-Anker wird noch die Tenodese der Bizepssehne am proximalen ventralen Humerus im Sulcus bicipitalis durchgeführt. Abschlusskontrolle unter BV, regelhafte Lage der Implantate, gewünschte Stellung des Humeruskopfes zum Schaft. In einem letzten

Schritt werden subakromiale, ventrale, kraniale und dorsale gut palpierbare und gespannte Narbenstränge vorwiegend digital, zu einem geringen Anteil auch mittels Schere, durchtrennt, sodass mit Ende der Operation bei angelegtem Arm keine Vernarbungen mehr spannen.

Ausgiebige Spülung des Wundgebietes, Kontrolle auf Bluttrockenheit. Einlage einer 10er-Redondrainage. Mittels PDS Naht der Subscapularis-Sehne. Schichtweiser anatomischer Wundverschluss. Spannungsfreie Hautrückstichnähte. Steriler Verband. Öffnen der Drainage bei regelhaftem Sog.

Procedere: Abduktionskissen für 2–3 Wochen, Abduktion schrittweise reduzieren. Geführte Krankengymnastik in den ersten 3 Wochen schmerzorientiert, anschließend zügig aktiv gesteigert. Aktive Adduktion und Innenrotation in den ersten 3 Wochen meiden. Analgesie nach Maßgabe der Stationsärzte. Röntgen im Verlauf nach Drainagenzug am 2. Tag sowie nach 2 + 6 Wochen.

Dr. med. H. Siekmann (spez. Unfallchirurg)

14

14.1.3 Offene Reposition und Plattenosteosynthese einer Humerusschaftfraktur bei liegender Humeruskopfprothese

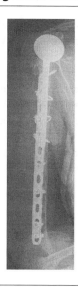

OP-Bericht, Unfall- und Wiederherstellungschirurgie

Pat.-Nr.: 10024151
Aktuelle Klinik: Unfallchirurgie
Pat.-Name: Tolien, Anna

Fall-Nr.: A2209458/2011
Station: 2
Geb.-Dat.: 22.06.1935
Geschlecht/Alter: w, 76 J.

OP-Datum: 12.09.2011
OP-Dauer (Schnitt/Naht): 012.42 – 14.08 Uhr
Saal: B 1

Personal:
Operateur: Dr. H. Siekmann
1. Assistent: Dr. K. Schendel
2. Assistent: C. Nettlau

Anästhesist: Dr. F. Schenk
Anästhesieschw./-pfl.: M. Ballauf
OP-Schwester/-Pfl.: C. Lindholm
OP-Springer: M. Kopper

Bericht

Vorgeschichte: Bei der Pat. wurde 2007 bei proximaler Humerustrümmerfraktur rechts eine Frakturprothese auswärts implantiert. Bei periprothetischer Fraktur nach Bagatelltrauma Verlegung der Pat. in unsere Klinik. Nach entspr. eingehender Risikoaufklärung und unter Abwägung konservativer vs. operativer Therapieoptionen erfolgte der Entscheid zur unten genannten Operation. Die Pat. hat schriftlich eingewilligt.

Diagnose: Geschlossene, dislozierte periprothetische Humerusschaftfraktur rechts (Johanssen III).

Therapie: Revision, Neurolyse des N. radialis, Abstrich. Offene Reposition und Osteosynthese mit schmaler 12-Loch-Titan-Großfragmentplatte und Cerclagen, lokale Drainage.

Vorgehen: Ungestörte ITN. Cefuroxim 1,5 g i.v. Bauchlage unter entspr. umfangreicher Polsterung und Sicherung (Beckengurt). Arm rechts ausgelagert. BV-Kontrolle, gute Darstellbarkeit des Humerus a.-p. und seitlich bis zum Humeruskopf. Wiederholte Hautdesinfektion und übliches steriles Abdecken.

Dorsaler Hautlängsschnitt am rechten Oberarm vom Unterrand des dorsalen Deltoideusbauchs bis über die Fossa olecrani. Subkutane Längsspaltung bis auf die Trizepsfaszie, die ebenfalls von der Fossa nach kranial längs gespalten wird. Bei nun auf ganzer Länge liegendem M. triceps brachii wird dieser teils stumpf, teils scharf von distal beginnend längs gespalten. Sukzessive Blutstillung. Zuerst Darstellung des distalen Humerusschafts und auf diesem weiteres vorsichtiges Präparieren nach kranial, bis der N. radialis sicher identifiziert werden kann. Dieser liegt direkt über die dislozierte Fraktur gespannt. Präparation nach kranial und kaudal auf knapp 8 cm Länge, Zügelung. Nun weitere Präparation nach kranial bis zum Erreichen des dorsalen Deltoideusbauchs. Dieser wird über Haken angehoben, muss nicht gekerbt werden. Digital kann nun schon das T. majus, somit der sich um die prox. Prothese verbreiternde Anteil des prox. Humerus erreicht werden. Hier wird unter BV-Kontrolle unter Führung an der Prothese entlang etwas schräg ein 1. bikortikales Bohrloch gesetzt. Markierung des Bohrlochs mit K-Draht (als oberes Plattenloch). Nun Wahl der o. g. Platte, die unter dem Nerven am Humerus entlang eingeschoben wird. Ihr kraniales Loch liegt gewünscht neben dem K-Draht. Die Platte endet kaudal vor der Fossa olecrani. Rückzug der Platte und leichtes Zuwringen des kranialen Plattenendes auf den K-Draht zu, in Orientierung am K-Draht am Verlauf (Lochstellung senkrecht zum K-Draht). Erneutes Einschieben der Platte in gleicher Weise. Entfernung des Drahts und nach Längenmessung lockerer Besatz des kranialen Lochs mit einer exzentrischen Schraube. Bei exakter Reposition der Fraktur erfolgt nun der exzentrische Besatz des distalen Plattenlochs oberhalb der Fossa mit einer weiteren, nicht winkelstabilen Schraube. Im Anschluss werden die beiden Schrauben sukzessive angezogen. Hierbei ist eine deutliche Frakturkompression sichtbar. Ein weiteres distales Loch wird ebenfalls exzentrisch besetzt. Vor endgültigem Anzug dieser neuerlichen Schraube wird die erste distale Schraube leicht gelöst. Es gelingt nochmals eine weitere Frakturkompression. Nachziehen aller Schrauben. Zwei weitere distale Schrauben werden nun winkelstabil in üblicher Weise eingebracht. Alle Schrauben werden mit Drehmoment nachgezogen. Abschl. werden insgesamt drei 1,5er-Cerclagen in üblicher Weise hart am Periost um Platte und prox. Fragment gezogen, über die entsprechenden Plattenadapter mit der Platte verbunden, über das entsprechende Modul mit 50 kp angezogen. Mit Abschluss der Osteosynthese imponiert das Konstrukt stabil bei engem Fragmentkontakt. BV-Abschluss. Gute Reposition, gewünschte Implantatlage. *Der N. radialis quert direkt unterhalb der Fraktur (des Prothesenendes, Platte und Humerus).*

Ausgiebige Spülung (1000 ml). Kontrolle auf Bluttrockenheit. 10er-Redon im Plattenverlauf. Schichtweiser, spannungsfreier Wundschluss. Hautrückstichnähte. Steriler Verband. Öffnen der Drainage bei regelhaftem Sog.

Procedere: Die Pat. ist bei der Operation etwas ausgekühlt, geht intubiert auf die Intensivstation. ***Nach Extubation klinisch neurologische Kontrolle (N. radialis).*** Die Osteosynthese ist übungsstabil, darf 2× tgl. aus dem Gilchrist heraus in den folgenden 3 Wochen an Schultern und Ellenbogen geführt beübt werden. Anschl. freie Mobilisation. Röntgen nach Drainagezug nach 48 h sowie nach 2 + 6 Wochen. Thromboseprophylaxe und Analgesie nach Maßgabe der Stationsärzte. Weiterbehandlung in unserer rekonstruktiven Sprechstunde.

Dr. med. H. Siekmann (spez. Unfallchirurg)

14

14.2   Untere Extremitäten

H. Siekmann, C. Josten

14.2.1 Valgisierende subtrochantäre Umstellungsosteotomie bei posttraumatischer Schenkelhalspseudarthrose

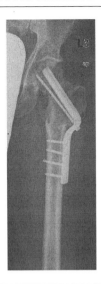

OP-Bericht, Unfall- und Wiederherstellungschirurgie

Pat.-Nr.: 100073461
Aktuelle Klinik: Unfallchirurgie
Pat.-Name: Ostendorfler, Joachim

Fall-Nr.: A2920345/2011
Station: 2
Geb.-Dat.: 27.10.71
Geschlecht/Alter: m, 39 J.

OP-Datum: 07.04.2011
OP-Dauer (Schnitt/Naht): 10.08 – 11.42 Uhr
Saal: B 2

Personal:
Operateur: Dr. H. Siekmann
1. Assistent: C. Bauer
2. Assistent: Dr. M. Schulz

Anästhesist: Dr. F. Schenk
Anästhesieschw./-pfl.: M. Ballauf
OP-Schwester/-P fl.: C. Lindholm
OP-Springer: M. Kopper

Bericht

Vorgeschichte: Der Pat. zog sich vor 8 Monaten im Rahmen eines Sturzes aus 1,5 m Höhe von einer Bühne bei einem Freilichtkonzert als Besucher eine dislozierte mediale Schenkelhalsfraktur links zu. Diese wurde primär geschlossen reponiert und mittels dynamischer Schrauben operativ stabilisiert. Der Pat. wurde im Verlauf nicht beschwerdefrei, sodass nach 7 Monaten eine MRT-Kontrolle durchgeführt wurde. Diese erbrachte den Nachweis einer Schenkelhalspseudarthrose links bei vitalem Femurkopf. Hierauf erfolgte der Entscheid zu u. g. Vorgehen. Eine umfangreiche schriftliche Aufklärung mit Erklärung konservativer und operativer Therapiemaßnahmen liegt vor.

Diagnose: Pseudarthrose des Collum femoris nach operativ versorgter medialer Schenkelhalsfraktur links

Therapie: Materialentfernung, Abstrich, subtraktiv valgisierende subtrochantäre Umstellungsosteotomie links, Osteosynthese mit 140°-4-Loch-Klingenplatte, lokale Drainage

Vorgehen: Ungestörte ITN. Rückenlagerung, entsprechende Polsterung, frei bewegliches linkes Bein, rechtes Bein gepolstert ausgelagert. Cefuroxim 1,5 g i.v. Wiederholte Hautdesinfektion. Übliches steriles Abdecken.

Leicht spindelförmige Hautinzision am lateral proximalen Oberschenkel links unter Einschluss der beiden Narben nach perkutaner Schenkelhalsverschraubung. Subkutanpräparation bis auf die Fascia lata, die ebenfalls längs getrennt wird. Der darunter liegende M. vastus lateralis wird dorsal umfahren und über Hohmann-Hebel angehoben, hier noch vom Femur mit dem Raspatorium gelöst. Darunter kommen 3 Schraubenköpfe zur Darstellung. Das um die Schrauben herum mit dem Luer gewonnene Gewebe wird in ein Abstrichröhrchen gegeben, von den Schrauben speziell noch der Abstrich genommen. Dann Entfernung aller Schrauben, die noch relativ fest im Knochen ziehen. Kürettage der Bohrlöcher mit einem scharfen Löffel. Entsprechend der präoperativen Planung wird nun über 2 K-Drähte subtrochantär die Osteotomiehöhe keilförmig (8°) markiert. Anschl. erfolgt teils mit der oszillierenden Säge und soweit möglich mit dem Osteotom das Setzen der beiden Osteotomieschnitte unter Gewinnung des Keils (subtraktiv). In Orientierung an der präoperativen Planung wird nun ein K-Draht knapp unterhalb des T. major auf den Schenkelhals zu und parallel zu diesem bis subchondral in den Femurkopf vorgebohrt. Die exakte Platzierung gelingt im dritten Versuch. Parallel zum K-Draht Eintreiben der Platzierungsklinge für die folgende Winkelplatte unter gleichzeitiger Ausrichtung am Femurschaft. Nach Herausziehen der Klinge wird nun die Klinge der gewählten 4-Loch-Platte bis subchondral in den proximalen Femur vorgetrieben. Hierbei spürbar fester Halt im Knochen. Über die Platte wird nun das proximale Fragment auf den Schaft gehebelt, am Schaft mit einer Repositionszange fixiert. BV-Kontrolle. Enger und breiter Kontakt der Fragmente. Der Einsatz eines Plattenspanngeräts ist nicht notwendig. Die distale Schraube der Platte wird nun nach leichtem Lösen der fixierenden Repositionszange in üblicher Weise exzentrisch bikortikal besetzt und angezogen. Hierunter sichtbare Kompression im Bereich der Osteotomie. Zweites exzentrisches bikortikales Setzen einer Großfragmentschraube in die Platte. Vor letztem Anziehen dieser Schraube wird die distale Schraube nochmals gelöst, hierunter eine weitere, nun exzellente Kompression, in der Osteotomie erreicht. Die beiden letzten Schrauben werden neutral gesetzt. Unterhalb der Klinge kann eine zusätzlich sichernde Großfragmentschraube von 100 mm Länge sicher gesetzt werden. Klinge und alle Schrauben haben fest im Knochen angezogen. BV-Kontrolle in den üblichen Ebenen, sichere Implantatlage, sehr guter Kontakt der Osteotomie. Der Schenkelhals/Femurkopf wurde in gewünschter Weise valgisch aufgerichtet.

Ausgiebige Spülung des Wundgebietes. Kontrolle auf Bluttrockenheit. Einlage einer tiefen 10er-Redondrainage, über der kulissenförmig der M. vastus lateralis fällt. Fortlaufende enge Fasziennaht. Subkutannaht. Spannungsfreier Verschluss der Haut über Rückstichnähte. Steriler Verband.

Procedere: 6 Wochen Teilbelastung mit 20 kg, dann Vollbelastung. Röntgen nach Drainagezug nach 2 Tagen sowie nach 2 + 6 Wochen postoperativ. Materialentfernung frühestens in 2 Jahren. Hüftmobilisation frei. Kontrolle der Beinlänge, ggf. Schuhsohlenausgleich. Abstrich erfragen.

Dr. med. H. Siekmann (spez. Unfallchirurg)

14.2.2 Reosteosynthese nach Pseudarthrose einer subtrochantären Femurfraktur

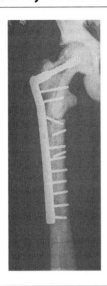

OP-Bericht, Unfall- und Wiederherstellungschirurgie

Pat.-Nr.: 10079655

Aktuelle Klinik: Unfallchirurgie

Pat.-Name: am Feld, Wilhelm

Fall-Nr.: A2920391/2011

Station: 1

Geb.-Dat.: 18.10.60

Geschlecht/Alter: m, 51 J.

OP-Datum: 11.11.2011

OP-Dauer (Schnitt/Naht): 12.12 – 13.54 Uhr

Saal: 10

Personal:

Operateur: Dr. H. Siekmann

1. Assistent: J. Mathusalem

2. Assistent: C. Nettlau

Anästhesist: Dr. H. Schimanski

Anästhesieschw./-pfl.: C. Thanner

OP-Schwester/-Pfl.: C. Lindholm

OP-Springer: E. Saalfeld

Bericht

Vorgeschichte: Der Patient zog sich vor 7 Monaten eine subtrochantäre Femurfraktur rechts zu, die in einem auswärtigen Haus mit einer DHS stabilisiert wurde. Erschwert war die Situation bei einer Osteopetrose des Patienten mit schwieriger Implantatplatzierung. Im weiteren Verlauf trat eine Pseudarthrose auf, aufgrund derer der Pat. nun in unsere Klinik verlegt worden ist. Bei bekannt erhöhten Risiken der Operation hat der Pat. nach entsprechender Risikoaufklärung in das nachfolgende operative Vorgehen schriftlich eingewilligt. Keine Chrom-Nickel-Allergie bekannt.

Diagnose: Subtrochantäre Femurpseudarthrose rechts nach DHS-Osteosynthese bei bekannter Osteopetrose

Operation: Materialentfernung (DHS), Abstrich, Pseudarthrosenanfrischung, offene Reposition, Osteosynthese mittels dynamischer Kondylenschraube (Chrom-Nickel-Implantat), BMP VII-Applikation

Bericht: Ungestörte ITN. Intravenöse Gabe von 1,5 g Cefuroxim. Rückenlagerung unter Auslagerung des linken Beines. Entspr. Sicherung und Polsterung. Wiederholte Hautdesinfektion, übliches steriles Abdecken.

Axialer Hautschnitt unter Exzision der alten Narbe am lateralen Oberschenkel auf 20 cm Länge. Schrittweise Präparation überwiegend durch Narbengewebe, sukzessiver Blutstillung. Hierbei lässt sich die Fascia lata noch gut darstellen. Unter üblichem Anheben des M. vastus lateralis auf Hohmann-Hebeln folgt mit dem Raspatorium die komplette Darstellung des Osteosynthesematerials. Dieses wird in üblicher Weise Schritt für Schritt entfernt, wobei die bekannt abgebrochenen Schraubenschäfte im Femurschaft verbleiben. Die Pseudarthrose ist teils mit Granulationsgewebe gefüllt, der Knochen wirkt ebonisiert. Es erfolgt nach umfangreichem Abstrich die Anfrischung der Pseudarthrose unter Resektion des Granulationsgewebes, bis glatte Knochenflächen bestehen. Die Kortikalis wird ober- und unterhalb der Pseudarthose mehrfach mit dem 2,5er-Bohrer angebohrt, ohne dass wesentliche Blutungen aus dem Knochen auftreten. Sodann erfolgt unter BV-Kontrolle in üblicher Weise die Festlegung der DCS-Lage. Trotz wiederholter Versuche gelingt jedoch die Platzierung eines Kirschnerführungsdrahts aufgrund der massiven Knochenverhärtung nicht. Somit erfolgt der Entscheid, die adäquate Implantathöhe in Freihandtechnik zu detektieren, wobei der Knochen aufgrund seiner Qualität eine gewisse Führung des einlaufenden Bohrers übernimmt. Hierbei hakt der Bohrer mehrfach spürbar am Knochen an. Das Bohrmehl wird gesammelt. Sodann wird das Gewinde für die DCS-Schraube gezogen, wobei sich hier eine Fissur im Schaftverlauf zeigt (am ehesten im Rahmen des Bohrvorgangs). Auch jetzt wird das Knochenmehl gesammelt. Einschrauben der Schraube. Über diese folgt das exakte Anführen der Platte an den Femurschaft, Retention mittels Verbrügge-Zange. Die Pseudarthrose hat nach Sichtung noch keinen ausreichenden Kontakt, sodass die Platte erneut entfernt wird. Mit der oszillierenden Säge erfolgt nun die Anpassung der Pseudarthrosenränder zueinander, wobei erneut keine wesentlichen Blutungen aus dem Knochen auftreten. Aneinanderlagerung der Knochenränder und nochmaliges Anlegen der Platte an den Femurschaft über die schon einliegende Schraube. Retention mittels Verbrügge-Zange. Das proximale Fragment wird mit einer zusätzlichen Großfragmentschraube fixiert, wobei der Bohrer kaum den Knochen durchdringt. Distal wird nun in üblicher Weise das Plattenspanngerät am distalen Loch der Platte sowie über eine isolierte Schraube kaudal der Platte fixiert. Über den entsprechenden Mechanismus des Plattenspanngerätes wird nun die Pseudarthrose BV- und klinisch kontrolliert sichtbar unter Kompression gebracht, wobei die Pseudarthrosenenden breit aufeinander aufsetzen. Anschl. werden undulierend distal 2 Schrauben nach vorheriger Bohrung und Gewindeschneidung exzentrisch komprimierend gesetzt. Anschl. werden in üblicher Weise weitere neutrale Großfragmentschrauben an der Platte fixiert. Mit einer letzten Schraube wird der Pseudarthrosenspalt diagonal überbrückt. Alle Schrauben ziehen exzellent im Knochen an. BV-Abschluss, guter Kontakt der Pseudarthrosenränder zueinander bei gewünschter Lage des Implantats.

Ausgiebige Spülung des Wundgebietes. Zubereiten von BMP VII unter Mischung mit dem gewonnenen Bohrmehl. Platzierung des Gemischs breit um die Pseudarthrose herum nach vorheriger Abschlusskontrolle auf Bluttrockenheit. Es erfolgt der schichtweise Wundverschluss. Zur Sicherung des BMP wird nur eine subkutane Redondrainage eingelegt. Subkutannaht. Spannungsfreie Hautrückstichnähte. Steriler Verband.

Procedere: Soweit möglich Teilbelastung mit 20 kg für 6 Wochen postoperativ, dann Vollbelastung erlaubt. Die freie Mobilisation der Gelenke ist erlaubt. Thromboseprophylaxe und Analgesie nach Maßgabe der Stationsärzte. Röntgen am 2. postoperativen Tag nach Entfernung der Drainage sowie nach 2 + 6 Wochen. Weiterbehandlung in unserer rekonstruktiven Sprechstunde.

Dr. med. H. Siekmann (spez. Unfallchirurg)

14.2.3 Femurschaftverlängerung über eine Treppenosteotomie

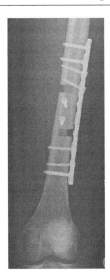

OP-Bericht, Unfall- und Wiederherstellungschirurgie

Pat.-Nr.: 10079652   **Fall-Nr.:** A2920389/2010
Aktuelle Klinik: Unfallchirurgie   **Station:** 1
Pat.-Name: Ross, Ulf   **Geb.-Dat.:** 20.10.88
                                                    Geschlecht/Alter: m, 22 J.

OP-Datum: 07.09.2010
OP-Dauer (Schnitt/Naht): 10.11 – 11.23 Uhr
Saal: B 1

Personal:
Operateur: Dr. H. Siekmann   **Anästhesist:** Dr. F. Schenk
1. Assistent: Dr. K. Schendel   **Anästhesieschw./-pfl.:** M. Ballauf
2. Assistent: Dr. M. Schulz   **OP-Schwester/-Pfl.:** M. Kopper
                                          OP-Springer: C. Lindholm

Bericht

Vorgeschichte/Indikation: Seit Kindheit bestehen bei dem Pat. eine Missbildung des Armes rechts sowie eine Beinverkürzung links. Aus kosmetischen Gründen hat der Pat. nie eine Absatzerhöhung getragen, lehnt diese auch weiterhin vehement ab. Bei rez. Rückenschmerzen ist jedoch eine Beckengradstellung anzustreben. Diese Situation wurde mit dem Pat. in Anwesenheit der Lebensgefährtin eingehend unter nochmaligem Hinweis auf konservative Therapieoptionen besprochen. Letztendlich Entscheid zu u. g. operativem Vorgehen unter umfangreicher Aufklärung möglicher Risiken sowie *nach entsprechender präoperativer OP-Planung*. Beinlängendifferenz von 4 cm, jeweils hälftig zu Lasten von OS u. US. In ca. 3 Wochen erfolgt dann die definitive Verriegelung des Tibiamarknagels nach abgeschlossenem Transport.

Diagnose: Anlagebedingte Beinverkürzung links (4,2 cm), jeweils hälftig an Ober- sowie Unterschenkel

Operation: Treppenosteotomie (5,5 cm) am distalen Femurdrittelübergang und Femurverlängerung (2 cm), Stabilisierung mittels Zugschrauben und breiter 10-Loch-Titan-Großfragmentplatte, Spongiosaanlagerung (Entnahme Tibiakopf bei Voroperation *(siehe separaten OP-Bericht)*, lokale Drainage

Vorgehen: Nach steriler Verbandanlage am Unterschenkel Zuwendung zum Femur. Weiterhin ungestörte ITN. Wiederholte Hautdesinfektion und übliches steriles Abdecken.

Hautlängsinzision über dem lateralen Femur (distaler Drittelübergang). Typischer lateraler Zugang mit schichtweiser Präparation bis auf die Fascia lata, die anschl. längs gespalten wird. Die Faszie des M. vastus lateralis wird dorsal knochennah ebenfalls längs gespalten, der Muskel mittels des Raspatoriums vom Knochen gelöst und über Hohmannhaken ventralisiert. Eine blutende Brückenvene wird sicher ligiert. Mittels Raspatorium weitere Darstellung des lateralen Femurs auf der notwendigen Länge unter Präparation des Plattenlagers. Markierung der gewünschten Treppenosteotomie (5 cm), dann vorsichtige (gut gekühlte) Treppenosteotomie mittels der oszillierenden Säge. Die Osteotomie gelingt in gewünschter Weise unkompliziert, sichtbarer Blutaustritt aus den Knochenflächen. Nun mittels Arthrodesenspreizer und Repositionszange »Verlängerung« des Femurs. Bei guter Relaxation kann letztendlich die geplante Länge von 2,1 cm komplett erreicht werden. Das Halten der Reposition gestaltet sich aber erst schwierig, gelingt dann im 3. Versuch mit der stumpfen Repositionszange. Stellen der Osteotomie mittels in üblicher Weise eingebrachter Zug- bzw. Neutralisationsschrauben (2). Nach Entfernung des Arthrodesenspreizers und der Repositionszange kann im Anschluss die o. g. Platte unkompliziert eingeschoben, platziert und mittels bikortikaler Schrauben, teils auch winkelstabil, fixiert werden. Alle Schrauben ziehen exzellent im Knochen an. Das Konstrukt imponiert komplett stabil. BV-Abschluss, gute Stellung, gute Materiallage. Ausgiebige Spülung. Platzierung der zuvor am Tibiakopf gewonnenen Spongiosa in den bd. entstandenen Defektzonen *(siehe OP-Bericht 12.3.4)*. Kontrolle auf Bluttrockenheit. 10er-Redon. Schichtweiser Wundschluss in üblicher Weise. Hautklammernaht. Steriler Verband aller Lokalisationen. Öffnen der Drainage bei regelhaftem Sog.

Procedere: Mobilisation frei mit 20 kg Teilbelastung für 6 Wochen, dann zügig Vollbelastung. Röntgen nach Drainagenzug nach 48 h und nach 2 + 6 Wochen p. o. Übliche Analgesie und Thromboseprophylaxe. Weiterbehandlung nach Entlassung in unserer Rekonstruktionssprechstunde.

Dr. med. H. Siekmann (spez. Unfallchirurg)

14.2.4 Femurschaftreosteosynthese bei chronischer Infektpseudarthrose

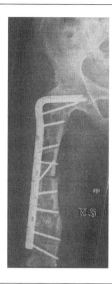

OP-Bericht, Unfall- und Wiederherstellungschirurgie

Pat.-Nr.: 100071111

Aktuelle Klinik: Unfallchirurgie

Pat.-Name: Wackel, Peter

Fall-Nr.: A2922257/2011

Station: 1

Geb.-Dat.: 28.09.41

Geschlecht/Alter: m, 69 J.

OP-Datum: 17.02.2011

OP-Dauer (Schnitt/Naht): 08.09 – 10.02 Uhr

Saal: B 1

Personal:

Operateur: Dr. H. Siekmann

1. Assistent: C. Bauer

2. Assistent: Dr. M. Schulz

Anästhesist: Dr. F. Schenk

Anästhesieschw./-pfl.: M. Ballauf

OP-Schwester/-Pfl.: C. Lindholm

OP-Springer: M. Kopper

Bericht

Vorgeschichte: Bei o. g. Pat. besteht schon seit ca. 2 Jahren eine Pseudarthrose des Femurschafts rechts. Primär war hier bei vormaliger Hüftarthrodese vor 10 Jahren eine Stressfraktur aufgetreten, die primär verplattet wurde. Bei folgender Pseudarthrose, nachfolgenden Revisionseingriffen mit zusätzlicher Infektion und letztendlich fehlender Ausheilung wurde der Pat. in unserer rekonstruktiven Sprechstunde vorgestellt. Es erfolgte ein eingehendes Aufklärungsgespräch einschl. der erhöhten Risiken, wobei sich der Patient nach Aufklärung über alternative Therapieoptionen für das u. g. operative Vorgehen entschieden hat.

Diagnose: Chronische Infektpseudarthrose des Femurschafts rechts

Operation: Revision, Abstrich, Debridement, Jet-Lavage, Pseudarthrosenresektion, Histologie, offene Reposition und Plattenosteosynthese (12-Loch-95 °-Winkelplatte), lokale Drainage

Bericht: Ungestörte ITN. Rückenlage unter entsprechender Polsterung. Das linke Bein kann nicht ausgelagert werden, da teilkontrakt. Gabe von 600 mg Sobelin i.v. (bekannte Cephalosporin-Allergie). Wiederholte Hautdesinfektion, übliches steriles Abdecken unter Einschluss des vorderen Beckenkammes rechts.

Axialer Hautlängsschnitt im alten Narbenbereich, wobei selbige spindelförmig unter zentralem Einschluss eines Fistelausgangs exzidiert wird. Durch das Narbengewebe wird weiterhin schichtweise vorgegangen, wobei mit tiefem Schnitt die Fistel bis auf das liegende Osteosynthesematerial spindelförmig exzidiert wird. Die Fascia lata kann im Narbengewebe gut identifiziert werden. Soweit vorhanden, wird der überwiegend narbig veränderte M. vastus lateralis über Hohmann-Hebel ventralisiert. Sukzessive Blutstillung. Sodann mit Raspatorium Darstellung der zuletzt eingebrachten, zwischenzeitlich gelockerten Platte auf ganzer Länge. Hierbei zeigt sich das Osteosynthesematerial kaudal von Pus umgeben sowie in polypösem Granulationsgewebe liegend. Eine zusätzliche Spongiosaplastik verbietet sich somit. Es erfolgt das schrittweise Entfernen der nahezu komplett ausgelockerten Schrauben sowie der Platte. Sämtliche aktuellen sowie sichtbar älteren Bohrlöcher werden dezidiert kürettiert. Das gewonnene Kürettage-Gewebe wird in einen Abstrich gegeben einschließlich einer Probe Granulationsgewebe. Nun folgt das ausgiebige Debridement des gesamten Plattenlagers. Folgend ausgiebige Jet-Lavage (5 l). Resektion der Pseudarthrose unter BV-Orientierung, überwiegend unter Nutzung eines Osteotoms sowie durch Abschlussglättung mittels Luers. Histologie. Es lassen sich glatte Resektionsgrenzen präparieren. Wahl der oben genannten Platte mit Orientierung der Lage. Anschließend wird mit dem Setzinstrumentarium über einen zuvor eingebrachten Kirschnerdraht das Klingenlager im proximalen Femur hüftarthrodesennah präpariert. Nun Einschlagen der Platte, die exakt mit dem Plattenschaft dem Femur anliegt. Fixation proximal mittels Verbrügge-Zange. Setzen einer ersten Schraube im proximalen Fragment in üblicher Weise, hierbei wird darauf geachtet, dass diese sowie die folgenden Schrauben eher fern ehemaliger Bohrlöcher liegen. Feinreposition der Pseudarthrose und Fixieren des Plattenspanngerätes im distalen Schraubenloch sowie über eine weitere kaudale separate Schraube. Nun übliche Kompression der Knochenenden über das Plattenspanngerät, die gut sichtbar gelingt. BV-Kontrolle, gute Stellung der Pseudarthrosenenden unter Kompression, gute Implantatlage. Einbringen einer interfragmentären Zugschraube über ein zentrales Plattenloch mit gutem Zug im Knochen. Die Schraube kreuzt regelhaft den Pseuarthrosenspalt. Im Anschluss werden weitere Plattenlöcher mit Großfragmentschrauben jeweils bikortikal in üblicher Weise besetzt, wobei alle Schrauben unerwartet gut im Knochen anziehen. BV-Abschluss, gute Implantatlage, gute Stellung der Pseudarthrose bei regelhafter Kompression.

Erneute Jet-Lavage (3 l), 12er-Redon plattenlagernah. Schichtweiser Wundverschluss. Spannungsfreie Hautrückstichnähte. Steriler Verband. Milde elastokompressive Wickelung vom Fuß bis zur Leiste.

Procedere: Drainagenzug nach 48 h. Röntgenkontrolle nach 48 h sowie nach 2 + 6 Wochen. Antibiose für 3 Wochen fortsetzen (s. o.). Analgesie und Thromboseprophylaxe nach Maßgabe der Stationsärzte. Mobilisation mit 20 kg Teilbelastung (soweit dem Patienten möglich) an Unterarmgehstützen, im Anschluss Vollbelastung erlaubt. Antibiose zunächst mit Sobelin oral, dann in Anpassung an das Abstrichergebnis für 3 Wochen fortsetzen. Weiterbehandlung in unserer rekonstruktiven Sprechstunde.

Dr. med. H. Siekmann (spez. Unfallchirurg)

14.2.5 Valgisierende (open wedge) Tibiakopfosteotomie

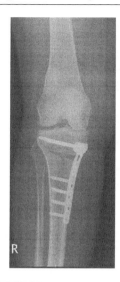

OP-Bericht, Unfall- und Wiederherstellungschirurgie

Pat.-Nr.: 100071111   **Fall-Nr.:** A2932257/2011
Aktuelle Klinik: Unfallchirurgie   **Station:** 1
Pat.-Name: Rose, Heinz   **Geb.-Dat.:** 20.10.61
                                   Geschlecht/Alter: m, 49 J.

OP-Datum: 17.02.2011
OP-Dauer (Schnitt/Naht): 07.44 – 09.02 Uhr
Saal: B 1

Personal:
Operateur: Dr. H. Siekmann   **Anästhesist:** Dr. F. Schenk
1. Assistent: Dr. K. Schendel **Anästhesieschw./-pfl.:** M. Ballauf
2. Assistent: Dr. M. Schulz   **OP-Schwester/-Pfl.:** C. Lindholm
                                   OP-Springer: F. Leitmayr

Bericht

Vorgeschichte/Indikation: Bei Hrn. Rose besteht eine unikompartimentäre mediale Gonarthrose mit Varusdeformität rechts nach Tibiakopffraktur 2005, Osteosynthese und späterer Materialentfernung. Bestätigung dieser Situation im MRT. Vor 8 Wochen ist im Rahmen einer Arthroskopie zudem eine partielle Innenmeniskusresektion erfolgt. Nach erneuter Aufklärung erfolgt nun u. g. operatives Vorgehen nach entsprechender Planung der Operation.

Diagnose: Posttraumatische Varusgonarthrose rechts

Operation: Additiv valgisierende Tibiakopfumstellungsosteotomie rechts (open wedge), Osteosynthese mit Tomofix (Fa. Synthes)

Vorgehen: Ungestörte ITN, Rückenlage, entsprechende Polsterung. Unter BV Markierung der lokalen Anatomie. Cefuroxim 1,5 g i.v. Wiederholte Hautdesinfektion, übliches steriles Abdecken.

7 cm langer Hautschnitt in Höhe des Ansatzes des Pes anserinus. Teils stumpfes, teils scharfes Durchtrennen der Subkutis und der Faszie. Darstellung des Pes anserinus und der Hamstringsehnen. Anschließend Darstellen der Patellarsehne mit Insertion an der Tuberositas tibiae. Nun nochmals unter BV Einstellen des gestreckten Kniegelenkes im a.-p.-Strahlengang. Anschl. werden zwei 2 mm starke K-Drähte von medial mit Zielpunkt auf das unteren Drittels des Tibiofibulargelenks eingebracht. Es wird nun die Tiefe des Sägeschnitts ermittelt. Hierzu wird ein dritter gleichlanger Draht an die Kortikalis gehalten und jeweils der Überstand an den eingebohrten Drähten gemessen. Nun erster Osteotomieschnitt mittels oszillierender Säge horizontal, direkt distal der beiden eingebrachten Kirschnerdrähte. Die dorsomedialen Strukturen werden mittels eines Hohmannhakens geschützt. Beenden des Sägevorgangs nach Erreichen der geplanten Schnitttiefe und -breite. Wechsel auf ein schmaleres Sägeblatt und Sägeschnitt ca. 135° aufsteigend vom Horizontalschnitt unter Schonung der Tuberositas. Es wird die gewünschte winkelförmige Osteotomie erreicht. Nun Einbringen eines breiten Flachmeißels in die Querosteotomie und Vortreiben bis zur lateralen Knochenbrücke. Sodann wird ein weiterer Flachmeißel eingebracht. Unter leichten Hammerschlägen öffnet sich der Osteotomiespalt. Die Osteotomie wird nun langsam über das Einbringen eines weiteren Flachmeißels geöffnet. In Extensionsstellung wird nun die Beinachse mittels eines Kauterkabels unter BV-Kontrolle kontrolliert. Mittels des Spreizmeißels folgt die Feineinstellung der Beinachse. Der Öffnungsabstand entspricht zum Schluss annähernd der präoperativ geplanten Strecke. Nun Einbringen eines Plattenfixateurs (Tomofix). Ausrichtung unter Bildwandlerkontrolle. Nun Fixierung des Plattenfixateur proximal mittels dreier winkelstabiler 4,3 mm Schrauben. Im Folgenden wird das 1. Plattenloch distal der Osteotomie mittels einer temporären Zugschraube besetzt. Hierbei kommt es zum Heranziehen der Platte an den Knochen. Auf eine unveränderte Stellung des Osteotomiespalts wird hierbei geachtet. Dann Besetzen der restlichen Plattenlöcher mittels winkelstabiler Kopfverriegelungsschrauben. BV-Abschluss, Stellung entsprechend der präoperativen Planung. Regelhafte Implantatlage.

Ausgiebige Spülung (500 ml). Kontrolle auf Bluttrockenheit. Einlage einer 10er-Redon. Schichtweiser Wundschluss. Hautrückstichnähte. Steriler Verband. Elastische Wickelung des Beines.

Procedere: Mobilisation, Physiotherapie und Belastung entsprechend dem hauseigenen Nachbehandlungsschema »Tibiakopfumstellung«. Röntgen nach Drainagenzug nach 48 h und nach 2 + 6 Wochen. Übliche Analgesie und Thromboseprophylaxe. Weiterbehandlung nach Entlassung in unserer Kniesprechstunde.

Dr. med. H. Siekmann (spez. Unfallchirurg)

14.2.6 Offene Reposition und Plattenosteosynthese einer Femurschaftfraktur (Johansen III) bei liegender Hüftprothese

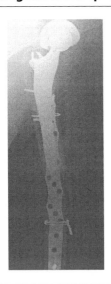

OP-Bericht, Unfall- und Wiederherstellungschirurgie

Pat.-Nr.: 100042499   **Fall-Nr.:** A1078977/2010
Aktuelle Klinik: Unfallchirurgie   **Station:** 2
Pat.-Name: Medicus, Werner   **Geb.-Dat.:** 18.05.1936
                                       Geschlecht/Alter: m, 73 J.

OP-Datum: 20.02.2010
OP-Dauer (Schnitt/Naht): 12.12 – 13.51 Uhr
Saal: B 1

Personal:
Operateur: Dr. H. Siekmann   **Anästhesist:** Dr. H. Schimanski
1. Assistent: Dr. K. Schendel   **Anästhesieschw./-pfl.:** M. Ballauf
2. Assistent: Dr. M. Schulz   **OP-Schwester/-Pfl.:** C. Lindholm
                                       OP-Springer: E. Saalfeld

Bericht

Vorgeschichte/Indikation: Implantation einer zementierten HTEP links vor 11 Jahren, bis zum Sturz hier kaum Beschwerden. Nach privatem Sturz mit dem Rad besteht u. g. Fraktur. Radiologisch Zeichen des Inlay-Aufbrauchs. Bei internistischen Nebenbefunden und radiologisch festem Sitz der Prothese erfolgt der Entscheid gegen eine Revisionsprothese, um den ossären Schaden zu minimieren. Die Situation wurde so mit dem Pat. besprochen, er hat schriftlich in die u. g. Operation eingewilligt. Keine Allergieanamnese (Chrom-Nickel).

Diagnose: Geschlossene, dislozierte periprothetische Femurschaftmehrfragmentfraktur links bei fest liegender zementierter Hüfttotalendoprothese (Johansen III) und Inlayabnutzung

Operation: Offene Reposition, Osteosynthese mittels Cerclage und polyaxial winkelstabiler Platte (Fa. Zimmer, NCB – Periprothetic Femur Plate System), lokale 10er-Drainagen

Vorgehen: Ungestörte ITN. Cefuroxim 1,5 g i.v. Rückenlagerung, rechtes Bein auf Beinschale ausgelagert, entsprechende umfangreiche Polsterung. BV-Kontrolle mit guter Darstellbarkeit des Femurs links. Wiederholte Hautdesinfektion, übliches steriles Abdecken.

BV-kontrolliert Aufsuchen der Frakturhöhe. 8 cm langer Hautlängsschnitt am lateralen Oberschenkel. Subkutane Spaltung, Längsspaltung der Fascia lata. Briefschlitzförmiges Anheben des M. vastus lateralis, dorsale Längsspaltung seiner Faszie. Anheben des Muskels über 2 Hohmann-Hebel. Reinigung des Frakturspalts. Trotz guter Relaxation des Pat. gelingt die Reposition trotz verschiedener Manöver nicht ausreichend. Entscheid zum breit offenen Vorgehen. Schnitterweiterung nach kranial und kaudal. Schichtweise Präparation unter Schonung des M. vastus lateralis, der weiter über Hohmann-Hebel ventralisiert wird. Sukzessive Blutstillung. Der proximale Zugang über die alte Narbe zeigt deutliche Verwachsungen der einzelnen Gewebeschichten. Mit dem Raspatorium wird das Plattenlager am lateralen Femur präpariert. Mit dem gebogenen Raspatorium wird das Femur in Frakturhöhe umfahren, hierbei spürbar die breitere Frakturstrecke zentral. Zwei 1,25er-Drahtcerclagen werden um das Femur gelegt und angezogen. Unter gleichzeitigem Zug am Bein kann die Fraktur akzeptabel gestellt werden. Nun Anlage der o. g. NCB, diese legt sich dem Knochen gut an. BV-Orientierung in bd. Eb., gute Lage der NCB. Die Cerclagen stören die Lage nicht. Die NCB wird nun sowohl proximal als auch distal in üblicher Weise systemgerecht, teils mit Spongiosa- und Kortikalisschrauben besetzt. Die Schrauben können aufgrund der Polyaxialität der Platte proximal teils vor, teils hinter der Prothese vorbeigeschraubt werden. Alle Schrauben ziehen akzeptabel im Knochen, teils auch im Zement. Zur Sicherung wird kranial noch eine weitere Cerclage um Knochen und Platte gelegt. BV-Abschluss, gute Reposition, gewünschte Implantatlage.

Ausgiebige Spülung. Kontrolle auf Bluttrockenheit, 2×10er-Drainagen. Lockere Refixation des M. vastus lateralis. Faszien- und Subkutannähte, Hautklammerverschluss. Steriler Verband. Elastische Wickelung.

Procedere: Falls mögl. 20 kg Teil-, sonst Vollbelastung. Röntgen nach Entfernung der Drainagen nach 48 h sowie nach 2 + 6 Wochen. ME ggf. nach 18–24 Monaten. Analgesie und Thromboseprophylaxe nach Plan. Weiterbehandlung in unserer rekonstruktiven Sprechstunde.

Dr. med. H. Siekmann (spez. Unfallchirurg)

14.2.7 Offene Reposition und Plattenosteosynthese einer suprakondylären Femurfraktur bei liegender Knieprothese

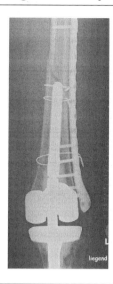

OP-Bericht, Unfall- und Wiederherstellungschirurgie

Pat.-Nr.: 10079653
Aktuelle Klinik: Unfallchirurgie
Pat.-Name: Hacke, Peter

Fall-Nr.: A2920390/2011
Station: 1
Geb.-Dat.: 19.10.50
Geschlecht/Alter: m, 61 J.

OP-Datum: 08.11.2011
OP-Dauer (Schnitt/Naht): 10.10 – 11.53 Uhr
Saal: 2

Personal:
Operateur: Dr. H. Siekmann
1. Assistent: Dr. K. Schendel
2. Assistent: A. Eisenkrämer

Anästhesist: Dr. H. Schimanski
Anästhesieschw./-pfl.: C. Thanner
OP-Schwester/-Pfl.: E. Saalfeld
OP-Springer: C. Lindholm

Bericht

Vorgeschichte: Multiple Voroperationen an beiden Kniegelenken mit Prothesenimplantationen, Infekten, Spacerimplantationen und letztendlich der Kniegelenksmotorik über eine gestielte Knieprothese. Klinisch und laborchemisch derzeit kein Infektanhalt, vorgeschichtlich MRSA. In der Nacht erfolgte die Verlegung aus einem nahegelegenen Klinikum bei periprothetischer distaler, bis in das Kondylenmassiv reichender Spiralfraktur links.

Die Situation wurde mit dem Pat. besprochen, er hat schriftlich in die u. g. Operation eingewilligt.

Diagnose: Geschlossene periprothetische Femurschaftspiralfraktur links mit langstreckigen fisuralen Ausläufern nach kranial und kaudal bei liegender gestielter Kniegelenkstotalendoprothese (Vancouver B 3). Adipositas

Operation: Offene Reposition, Osteosynthese mittels lokaler Cerclagen sowie polyaxial winkelstabilen Plattensystem (NCB-PP lang, Fa. Zimmer), lokale Drainage.

Bericht: Ungestörte ITN. Rückenlagerung, entsprechend umfangreiche Polsterung. BV-Kontrolle, gute Darstellung des Femurs auf ganzer Länge. Stiftmarkierung der Frakturhöhe. Wiederholte Hautdesinfektion und übliches steriles Abdecken.

Hautlängsschnitt von ca. 8 cm Länge über dem lateralen Oberschenkel. Schichtweise Präparation mit subkutaner Längsspaltung sowie Spaltung der Fascia lata unter successiver Blutstillung. Typisches Anheben und Lösen des M. vastus lateralis vom Femur direkt über der Frakturzone. Ventralisation des Muskels über Hohmann-Hebel. Lokale Lösung letzter Fasern des Muskels vom Femur mittels Raspatorium. Abstrich aus dem Frakturbereich. Die Reposition gestaltet sich insgesamt schwierig, teils durch Muskelinterponate, die aus dem Frakturspalt gelöst werden müssen, teils bei relativ kurzer Hauptfrakturzone, die die folgende Fixation einer Repositionszange schwierig macht. Daher wird letztendlich nach Grobreposition mittels des Elevatoriums eine erste lockere Cerclage in typischer Weise um die Fraktur gelegt, die die beiden Hauptfragmente einbezieht. Diese wird schrittweise angezogen, wobei unter weiteren Repositionsmanövern nun eine gut akzeptable Reposition gelingt. Im Anschluss in Identischer Weise Legen einer weiteren Cerclage etwas proximaler der ersten, die diese Reposition noch etwas optimiert und weiter stabilisiert. Kürzen und Biegen der Cerclagedrähte. Zuwenden zum distalen Femur. Laterale Längsinzision der Haut über dem Kondylenmassiv. Schichtweise Präparation. Faszienlängsspaltung, Gewinnung eines deutlichen Hämatoms. Weitere Präparation bis auf den Knochen, hierbei Arthrotomie unter Entlastung eines deutlichen klaren Ergusses. Makroskopisch kein Infektanhalt. Erneuter Abstrich unter Beilage von gewonnener Synovialis. Noch leichte Schnitterweiterung nach proximal. Tunnelung der beiden Zugänge entlang des Knochens mittels Raspatorium bei der oben genannten langen Platte, die nun über die zweite Inzision am Knochen nach proximal geschoben wird. Dies gelingt unkompliziert, der Lauf der Platte kann digital über den frakturbezogenen Zugang unkompliziert auch weiter nach proximal geführt werden. BV-orientiert in beiden Ebenen Feinplatzierung der Platte, Fixation distal mittels eines 1. K-Drahtes, der zwischen Prothesenschild und Prothesenstiel eingebracht wird, sodass hier über das entsprechende Loch späterhin genau an dieser Stelle eine Schraube platziert werden kann. BV-orientiert folgt in beiden Ebenen die Feinplatzierung der Platte am Schaft. Zuwenden proximal, hier Fixation der Platte über 2 Stichinzisionen mit insgesamt 4 bikortikalen Schrauben, die anschließend mit den üblichen Verriegelungskappen arretiert werden. Primär ideale Wahl der längs möglichen NCB bestätigt sich mit Setzen der beiden distaleren Schrauben, da jetzt, zuvor nicht bekannt, ein noch unterhalb der distalen Schraube liegender Fissurausläufer sichtbar wird.

Zuwenden nach distal, BV-Kontrolle. Hier zeigt sich, dass das distale Fragment zwischenzeitlich wieder etwas nach medial disloziert ist. Die BV-Kontrolle über der Fraktur zeigt hier zwar ein Abweichen der Fragmente von ca. 15°, die beiden Fragmente werden jedoch weiterhin durch die Cerclagen nach achsgerecht unter Kontakt gehalten. Die NCB wird nun auch distal schritt- und in üblicher Weise mit überwiegend bikortikalen Schrauben belegt, die undulierend angezogen werden und das distale Fragment sicher an die Platte ziehen. Somit erfolgt wieder die komplett achsgerechte Einstellung des distalen zum proximalen Fragment bei weiterhin gutem Kontakt.

Alle Schrauben haben proximal und distal exzellent im Knochen gezogen. Abschließend wird noch um das distale Fragment, in dem schon primär ein fissuraler Frakturausläufer bekannt war, in üblicher Weise eine letzte Cerclage gelegt und schrittweise angezogen. Da die erste Cerclage beim Anziehen reißt, wird dieser Vorgang nochmals wiederholt. BV-Abschluss. Nahezu achsgerechte Position der Fraktur in allen Ebenen, gute und in dieser Form nahezu gewünschte stabil imponierende Implantatlage. Kontrolle auf Bluttrockenheit nach Koagulation. Ausgiebige Spülung (1000 ml), schichtweiser Wundverschluss aller Zugänge. Spannungsfreie Hautklammernähte. Steriler Verband. Elastokompressive Wickel.

Procedere: Mobilisation des Kniegelenkes frei im Rahmen der Möglichkeiten des Patienten. Teilbelastung mit 20 kg für 6 Wochen. Intermittierend Hochlagerung und Kühlung. Vancomycin i.v. für 5 Tage bei üblichen Kontrollen (bei vormaligem Infekt, MRSA). Abstriche erfragen. Analgesie und Thromboseprophylaxe nach Maßgabe der Stationsärzte. Röntgenkontrolle nach Entfernung der Drainagen nach 48 h sowie nach 2 + 6 Wochen. Weiterbehandlung in unserer rekonstruktiven Sprechstunde.

Dr. med. H. Siekmann (spez. Unfallchirurg)

14.2.8 Aufgebohrte Kompressionsmarknagelung einer hypertrophen Tibiaschaftpseudarthrose

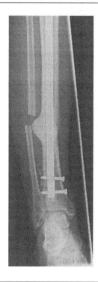

OP-Bericht, Unfall- und Wiederherstellungschirurgie

Pat.-Nr.: 54399872
Aktuelle Klinik: Unfallchirurgie
Pat.-Name: Motor, Otto

Fall-Nr.: B0170904/2011
Station: 1
Geb.-Dat.: 24.05.1960
Geschlecht/Alter: m, 41 J.

OP-Datum: 18.07.2011
OP-Dauer (Schnitt/Naht): 09.48 – 11.26 Uhr
Saal: B 6

Personal:
Operateur: Dr. H. Siekmann
1. Assistent: Dr. L. Irlenbusch
2. Assistent: U. Stephanek (PJ)

Anästhesist: Fr. Siekel-Wenzmann
Anästhesieschw./-pfl.: C. Geier
OP-Schwester/-Pfl.: R. Fuchs
OP-Springer: I. Bär

Bericht

Vorgeschichte: Nach Marknagelung einer Unterschenkelschaftfraktur (10/2009) ist im Verlauf eine überwiegend hypertrophe Pseudarthrose aufgetreten. Entsprechend wurde das weitere operative Vorgehen mit dem Pat. eingehend besprochen. Nach Aufklärung über alternative Therapieoptionen sowie sämtliche Risiken hat der Pat. schriftlich in die Operation eingewilligt.

Diagnose: Geschlossene, überwiegend hyper-, teils atrophe Tibiaschaftpseudarthrose rechts

Operation: Materialentfernung (Sirus-Nagel, Fa. Zimmer, 10/360 mm), Markraumaufbohrung (13 mm) plus Abstrich, Reosteosynthese mittels statisch verriegelter Kompresssionsmarknagelung (Fa. Stryker, T 2-Nagel, 12/375 mm), lokale Drainage

Bericht: Ungestörte ITN. Rückenlage, entspr. Polsterung, rechtes Bein am Oberschenkel im Beinhalter. Cefuroxim 1,5 g i.v.. Wiederholte Hautdesinfektion und übliches steriles Abdecken.

Axialer Hautschnitt über der Patellasehne, schichtweise Präparation durch altes Narbengewebe unter sukzessiver Blutstillung auf den ehemaligen Nageleintritt zu. Mittels Raspatorium wird das proximale Nagelende unkompliziert dargestellt. Nach Stichinzisionen an den alten Zugängen werden nun die proximalen sowie distalen Bolzen aufgesucht und unkompliziert entfernt, wobei ein letzter distaler Bolzen zwar dargestellt, jedoch noch belassen wird. Dann wird der Universalausschläger in das prox. Nagelende eingeschraubt, sodann der letzte Bolzen distal entfernt und der Nagel unkompliziert ausgeschlagen. Abstrich aus dem Markraum und ausgiebige Spülung. Einführung eines Olivendrahts, der unkompliziert die Pseudarthrosenregion passiert und in der distalen Tibiaepiphyse fixiert werden kann. Über diesen Draht folgt das schrittweise Aufbohren des Markraumes bis Kaliber 13 mm, wobei jeweils guter Zug des Bohrers im Markraum spürbar ist. Abstrichentnahme aus dem gewonnenen Bohrmehl. Nun wird der oben genannte Nagel in üblicher Weise eingeschoben und mit leichten Hammerschlägen vorgetrieben. Er passiert unkompliziert die Pseudarthrosenregion, wird weiter vorgetrieben und sicher unter BV-Kontrolle im distalen Fragment platziert. Teils über die alten, teils über neue Längsstichinzisionen erfolgt in Freihandtechnik die dreifach bikortikale distale Verriegelung des Nagels mit entsprechenden Bolzen. Alle Bolzen haben guten Zug im Knochen. Zuwenden kranial und Platzierung des dynamischen Bolzens über das Zielgerät unkompliziert in üblicher Weise. Bikortikal guter Zug. Nun Einbringen der Kompressionsschraube vom kranialen Nagelende aus. Mit langsamem Vorschrauben und Auftreffen auf den Querbolzen zieht diese Kompressionsschraube exzellent, wobei unter weiterem Vorschrauben eine sehr gute Kompression im Pseudarthrosenspalt erreicht wird. Diese wird BV dokumentiert. Der quere Bolzen biegt sich unter dem Vorgehen in typischer Weise. Vor Bruch des Bolzens wird ein weiteres Vortreiben der Kompresssionsschraube vermieden. Nun noch Einbringen eines weiteren queren statischen Verriegelungsbolzens bikortikal in üblicher Weise, ebenfalls unter gutem Zug im Knochen. BV-Abschluss, regelhafte Implantatlage. gute Kompression im Pseudarthrosenspalt. Unter Würdigung des breiten Aufbohrens des Markraums sowie des BV-Ergebnisses kann auf zusätzliche Spongiosa verzichtet werden. Ausgiebige Spülung aller Zugänge. Kraniale 10er-Redondrainageneinlage. Schichtweiser Wundverschluss an allen Lokalisationen. Spannungsfreie der Patellasehne. Jeweils Hautrückstichnähte. Steriler Verband. Elastokompressive Wickelung.

Procedere: Freie Gelenkmobilisation unter Vollbelastung erlaubt. Röntgen nach Entfernung der Drainage nach 48 h sowie nach 2 + 6 Wochen p. o. Engmaschige Wund- und Laborkontrollen, zeitgerechte Nahtmaterialentfernung. Abstrichergebnis erfragen. Bei unkompliziertem Verlauf Nagelentfernung frühestens nach 24 Monaten. Weiterbehandlung in unserer rekonstruktiven Sprechstunde.

Dr. med. H. Siekmann (spez. Unfallchirurg)

14.2.9 Amputation Oberschenkel

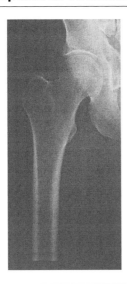

OP-Bericht, Unfall- und Wiederherstellungschirurgie

Pat.-Nr.: 18739653
Aktuelle Klinik: Unfallchirurgie
Pat.-Name: Bleibtreu, Ursula

Fall-Nr.: A0880390/2011
Station: 3
Geb.-Dat.: 02.06.1936
Geschlecht/Alter: w, 74 J.

OP-Datum: 07.04.2011
OP-Dauer (Schnitt/Naht): 11.12 – 11. 49 Uhr
Saal: 5

Personal:
Operateur: C. Bauer
1. Assistent: Dr. H. Siekmann
2. Assistent: Meierlein, Svante (PJ)

Anästhesist: Fr. Dr. L. Leerlauf
Anästhesieschw./-pfl.: B. Blau
OP-Schwester/-Pfl.: S. Mahlmann
OP-Springer: R. Rot

Bericht

Vorgeschichte: Bei der Pat. besteht ein zunehmend septisches Krankheitsbild bei foudroyant zunehmenden feuchten Nekrosen im Bereich des rechten Unterschenkels mit bis an das Kniegelenk reichender Rötung. Zudem besteht eine Lymphangitis bis zur Oberschenkelmitte rechts. Bei vitaler Bedrohung der intubierten Patientin besteht die Indikation zur Oberschenkelamputation rechts. Es besteht eine Notfallindikation, ein Betreuer bzw. Angehörige sind nicht bekannt. Ein Ergebnis des Abstrichs liegt noch nicht vor, dieser wurde schon auf der Intensivstation entnommen.

Diagnose: Feuchte, bis an das Kniegelenk rechts reichende Unterschenkelgangrän mit Lymphangitis des Oberschenkels, Sepsis

Operation: Offene Oberschenkelamputation rechts, Histologie, Abstrich

Vorgehen: Ungestörte ITN. Rückenlagerung der Pat. unter entsprechender Polsterung. Cefuroxim 1,5 g i.v. Wiederholte Hautdesinfektion und übliches steriles Abdecken. Hierbei Abdecken des gesamten Unterschenkels über das Knie mit steriler Stockinette. Typische, fischmaulförmige Hautmarkierung am distalen Drittelübergang des Oberschenkels rechts über makroskopisch (mit Ausnahme der Lymphangitis) gesundem Gewebe.

Fischmaulförmig verlaufender Hautschnitt im Bereich des distalen Drittelüberganges, der vorherigen Markierung folgend. Nach dem Hautschnitt folgt die Trennung von Haut und Subkutis bis auf das Fasziengewebe unter Koagulation punktueller Blutungen. Bei Identifikation der V. saphena magna erfolgt deren Unterbindung und Durchtrennung. Nun von ventral aus Präparation des Gefäß-Nervenstrangs im Adduktorenkanal und nach Identifikation Anklemmen und Ligatur. Im Folgenden wird mit dem Elektrokauter die Quadrizepsmuskulatur bis auf den Femur durchtrennt. Punktuelle Muskelblutungen werden koaguliert. Nun folgt das stumpfe Umfahren des Femurs. Sodann wird das Amputationsmesser dorsal des Femurs quer angebracht. Es folgt die zügige und komplette Durchtrennung der rückseitigen Oberschenkelmuskulatur. Hierbei werden die Stümpfe von A. und V. femoralis angeklemmt und getrennt voneinander nach proximal präpariert. Sodann sichere Durchstechungsligatur beider Gefäße. Jeweils sichernde zweite Ligatur. Auch der N. femoralis wird nach proximal verfolgt, nach ausreichender Präparation ligiert und abgetrennt. Weitere punktuelle Blutungen werden elektrochirurgisch verschorft. Sodann wird das Periost weit nach ventral über den Femur geschoben und nach Kontrolle einer genügenden Weichteil-/Stumpfdeckung das Femur mit der Gigli-Säge durchtrennt. Glättung der Femurschnittkanten mit der Raspel. Kontrolle auf Bluttrockenheit. Sodann ausgiebige Spülung der Wundfläche. Das vormobilisierte Periost wird über den Absetzungsrand des Femurs gezogen und verschlossen. Auf eine schichtgenaue Rekonstruktion des Amputationsstumpfes muss aufgrund des septischen Krankheitsbildes sowie der ausgedehnten Infektion vorerst verzichtet werden. Es erfolgt über einer 20Ch Robinsondrainage die lockere Adaptation der Kutis bei gesichertem Sekretabfluss. Steriler Verband.

Procedere: Engmaschige Wund- und Laborkontrollen, Second-Look-OP in 2 Tagen, dann ggf. Stumpfverschluss (in Anlehnung an Klinik und Labor). Übliche Thromboseprophylaxe. Intubierter Rücktransport der Pat. auf die Intensivstation. Antibiose fortsetzen, ggf. in Anpassung an das noch ausstehende Abstrichergebnis. Histologie erfragen.

C. Bauer (Facharzt)

14.2.10 Amputation Unterschenkel

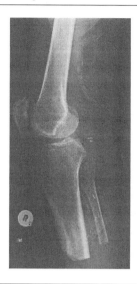

OP-Bericht, Unfall- und Wiederherstellungschirurgie

Pat.-Nr.: 18739773
Aktuelle Klinik: Unfallchirurgie
Pat.-Name: Gamsbarth, Rudolf

Fall-Nr.: A0880770/2011
Station: 3
Geb.-Dat.: 12.07.1938
Geschlecht/Alter: m, 73 J.

OP-Datum: 07.09.2011
OP-Dauer (Schnitt/Naht): 09.12 – 09. 53 Uhr
Saal: 5

Personal:
Operateur: C. Bauer
1. Assistent: Dr. H. Siekmann
2. Assistent: Meierlein, Svante (PJ)

Anästhesist: Fr. Siekel-Wenzmann
Anästhesieschw./-pfl.: B. Blau
OP-Schwester/-Pfl.: S. Mahlmann
OP-Springer: R. Rot

Bericht

Vorgeschichte: Bei dem Pat. besteht eine periphere AVK im Stadium IV mit fortgeschrittener, überwiegend trockener Gangrän des Vorfußes sowie livider Färbung der Haut bis zum Außenknöchel. Keine fortgeleiteten Entzündungszeichen, keine Hinweise auf Sepsis. Der Patient wurde über die Situation aufgeklärt, unter Würdigung des Krankheitsbildes bestehen keine Alternativen zur Unterschenkelamputation. Nach typischer Risikoaufklärung hat der Pat. schriftlich eingewilligt.

Diagnose: Periphere AVK Stadium IV mit überwiegend trockener Fußgangrän rechts

Operation: Unterschenkelamputation rechts, Histologie

Vorgehen: Ungestörte ITN. Rückenlage, entspr. Polsterung. Cefuroxim 1,5 g i.v. Wiederholte Hautdesinfektion, übliches steriles Abdecken. Mit Stift wird die Hautinzision unter Bildung eines möglichst langen dorsalen Weichgewebelappens markiert.
Schnitt entlang der Markierung, anschl. subkutane Trennung und Koagulation lokaler Blutungen. Hierbei auch Identifikation der V. saphena magna, die ligiert und durchtrennt wird. Nun ventral Trennung von Faszie und Muskulatur bis auf Tibia und Fibula. Nun Präparation des dorsalen Haut-/Subkutan-/Muskellappens unter Belassen eines ausreichenden Weichteillappens dorsal nach distal. Trennung der fibulaseitigen Muskulatur. Darstellung des entsprechenden Nervens sowie der Gefäße. Anklemmen, Ligieren und Trennen der Gefäße. Der N. fibularis wird nach proximal bis nah an das Wadenbeinköpfchen verfolgt, hier ligiert und abgetrennt. Das mit Absetzung der Muskulatur ebenfalls identifizierte posteriore neurovaskuläre Bündel zwischen M. soleus und M. popliteus wird ebenfalls identifiziert, angeklemmt und mittels Durchstechungsligaturen ligiert. Planung der tibialen Absetzung ca. 2-3 cm oberhalb des ventralen Hautschnitts. Planung der Absetzungsgrenze der Fibula ca. 1,5 cm proximal der tibialen Absetzung und Umfahren der Fibula mittels Gigli-Säge. Unkomplizierte Trennung des Knochens. Über der Tibia wird Periost und Muskulatur nach proximal geschoben, sodann die Tibia über Sicherung mit Hohmann-Haken leicht schräg nach ventral mit der Knochensäge durchtrennt. Präparat zur Histologie. Weiteres ventrales Anschrägen der Tibia, anschl. Glättung der fibularen und tibialen Knochenkanten mit der Raspel. Ausgiebige Spülung, Kontrolle auf Bluttrockenheit nach Koagulationen. Distal wird der M. soleus bei hohem Volumen noch etwas ausgedünnt. Der N. suralis kann identifiziert werden, wird verfolgt, proximal elektrokoaguliert und durchtrennt. Kontrolle der Durchblutung der Weichteillappen und Kontrolle der spannungsfreien Annäherung. Die Knochenenden sind ausreichend und spannungsfrei mit Weichgewebe gedeckt. Einlage einer 10er-Redon. Nun werden die Köpfe des medialen und lateralen M. gastrocnemius mit dem ventralen Tibiaperiost vernäht. Hierzu wird eine ergänzende Bohrung im Knochen gesetzt. Kontrolle auf Bluttrockenheit. Ausgiebige Spülung. Soweit möglich, erfolgt noch eine lockere Adaptation der Faszie. Subkutannaht. Lockere und spannungsfreie Hautrückstichnähte. Steriler Verband. Übliche Stumpfwickelung.

Procedere: Röntgenkontrolle und Entfernung der Drainage nach 48 h. Intermittierende Hochlagerung und Kühlung. Regelmäßige Stumpfwickelung und Prothesenplanung. Fäden frühestens nach 16 Tagen postoperativ entfernen. Analgesie und Thromboseprophylaxe nach Maßgabe der Stationsärzte. Antibiose für 6 Tage fortsetzen.

C. Bauer (Facharzt)

14.3 Lappenplastiken

J. H. Völpel

14

14.3.1 Weichteilnekrose über liegender Knie-TEP – Defektdeckung mit medialem Kopf des M. gastrocnemius und Inlaywechsel

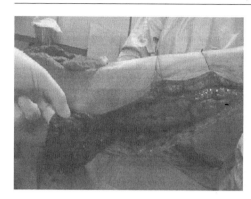

OP-Bericht

Pat.-Nr.: 149237689
Aktuelle Klinik: Plastische Chirurgie
Pat.-Name: Malisch, Anni

Fall-Nr.: 2419886
Station: PC 1
Geb.-Dat.: 31.10.40
Geschlecht/Alter: w, 63 J.

OP-Datum: 10.16.2004
OP-Dauer (Schnitt/Naht): 08.02 – 10.07 Uhr
Saal: B 1

Personal:
Operateur: Dr. J. H. Völpel
1. Assistent: Dr. F. Sonntag

Anästhesist: Fr. Dr. Hauser
Anästhesieschw./-pfl.: A. Trobert
OP-Schwester/-pfl.: N. Albers
OP-Springer: OTA

Bericht

Vorgeschichte/Indikation: Im Zuge eines Gelenkersatzes im linken Knie vor einem halben Jahr ist es im Verlauf zu einer spontanen Ruptur der Patellarsehne gekommen. Es erfolgte vor 3 Wochen die operative Versorgung der rupturierten Sehne. Im weiteren Verlauf bildete sich im Narbenbereich eine allschichtige Nekrose aus, die durch die orthopädischen Kollegen bereits exzidiert wurde. Eine OP-Indikation besteht aktuell bei Haut-/Weichteildefekt links prätibial und am Knie. Die mit einer globalen Cerclage gesicherte Sehne liegt im Defekt frei und ist zentral avital. Geplant sind das nochmalige Debridement, die Entfernung der Cerclage, ggf. der Wechsel des Inlays und die Defektdeckung mit einem proximal gestielten medialen Gastrocnemius-Lappen.

Diagnose: 1. Haut-/Weichteildefekt linkes Knie und prätibial bei Zustand nach Gelenkersatz durch Totalendoprothese und nachfolgender Ruptur der Patellarsehne. 2. Stattgehabte Naht der Patellarsehne und Sicherung mit einer globalen Drahtcerclage

Operation: Schichtübergreifendes Weichteildebridement inklusive partieller Resektion der avitalen Patellarsehnenanteile, Materialentfernung, Inlaywechsel (NexGen LCCK – Fa. Zimmer, PE 14 mm, Gr. D/4), Defektdeckung mit medialem Gastrocnemiuskopf und Spalthaut vom linken lateralen Oberschenkel

Vorgehen: Ungestörte ITN. Cefuroxim 1,5 g i.v. Lagerung der Patientin in Rückenlage, die Arme auf Stützen ausgelagert. Entfernen des alten Vakuumverbandes. Darunter zeigt sich ein nahezu sauber granulierter Defekt mit vereinzelten Fettgewebsnekrosen, der bis auf die Kniegelenkskapsel reicht. Die Patellarsehne liegt im mittleren und distalen Anteil frei.

Steriles Abwaschen und Abdecken in üblicher Weise unter Einbeziehung des linken Oberschenkels.

Begonnen wird mit dem sparsamen Umschneiden des Wundrandes und dem tangentialen Debridement des Wundgrundes unter Verwendung eines Skalpells. Der zentrale Anteil der Sehne zeigt sich wie erwartet nekrotisch und wird reseziert. Somit verbleiben lediglich seitlich je ein etwa 1 cm breiter Sehnenstreifen. Das Gelenk ist damit eröffnet, und der Blick auf die Prothese ist frei.

Der Kollege Sonntag übernimmt nun die Revision des Gelenkes. Entfernen des alten Inlays. Mit einem scharfen Löffel Debridement intraartikulär und Spülung des Gelenkes mit Kochsalzlösung. Einsetzen eines neuen Inlays (NexGen LCCK – Fa. Zimmer, PE 14 mm, Gr. D/4) Abdecken mit einer feuchten Kompresse.

Dann wieder Übernahme durch den Diktierenden. Leichte Außenrotation des linken Beines. Längsverlaufender Hautschnitt am medialen Unterschenkel bis auf die Unterschenkelfaszie unter Schonung der Vena saphena. Einige seitliche Abgänge werden jedoch koaguliert bzw. ligiert. Stichinzision zur Eröffnung der Faszie mit Skalpell und Erweiterung nach proximal und distal mit der Schere. Aufsuchen des medialen Kopfes des Gastrocnemius. Unter bipolarer Koagulation bzw. Ligaturen venöser Gefäße wird der Muskel sowohl subfaszial als auch vom Soleus separiert. Eindeutige Identifizierung der Trennung des medialen Kopfes vom lateralen Kopf durch Darstellung der Raphe und des N. suralis. Scharfes Absetzen des medialen Gastrocnemius unter Mitnahme eines schmalen Achillessehnenstreifens von distal nach proximal. Die Hautbrücke zum Defekt wird getunnelt. Anschlingen des Muskels mit einer Mersilenenaht. Einziehen des Muskels in den Defekt. Entfernen der Faszie von der Rückseite des Muskels. Der nun spannungsfrei einliegende Muskel wird mit Vicryleinzelknopfnähten im Defekt fixiert.

Dann schichtweiser Wundverschluss der Hebestelle des Muskels über einer 12-er Redondrainage mit Faszien- und Koriumnähten sowie Hautklammerung.

Mit dem Dermatom Entnahme einer 0,2 mm dicken Spalthaut am linken lateralen Oberschenkel. Diese wird im Verhältnis 1:1,5 Mesh aufbereitet. Ausbreiten der Spalthaut und Befestigen mit Klammernähten.

Säuberung des OP-Gebietes. Abschließender Verband mit Fettgaze, sterilem Mull und Polsterwatte. Anlegen des Knietutors.

Procedere: Keine Beugung im Knie bis zur gesicherten Einheilung des Lappens. Redon ex nach 1–2 Tagen. Spalthautentnahmestelle: Fettgaze erst entfernen, wenn sich diese selber löst. Aufstehen für 4–5 Tage nur zu notwendigen Verrichtungen (Toilette, Waschen etc.) Analgesie und Thromboseprophylaxe lt. Stationsstandard. Erster kompletter Verbandwechsel durch den Operateur.

Dr. med. J. H. Völpel

14.3.2 Infizierter Katzenbiss mit Defekt über palmarer Grundgelenksbeugefalte linker Mittelfinger – A.-intermetakarpalis-dorsalis-II-Lappenplastik

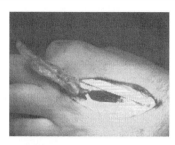

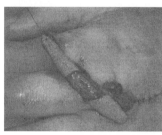

OP-Bericht

Pat.-Nr.: 154454811
Aktuelle Klinik: Plastische Chirurgie
Pat.-Name: Liebes, Roman

Fall-Nr.: A4952324/2015
Station: PC1
Geb.-Dat.: 13.10.51
Geschlecht/Alter: m, 63 J.

OP-Datum: 11.02.2015
OP-Dauer (Schnitt/Naht): 13.34 – 14.56 Uhr
Saal: B 1

Personal:
Operateur: Dr. J.H. Völpel
1. Assistent: Dr. Knothe

Anästhesist: Dr. Bischoff
Anästhesieschw./-pfl.: B. Bach
OP-Schwester/-pfl.: D. Rameloh
OP-Springer: OTA

Bericht

Vorgeschichte/Indikation: Der Pat. wurde vor fast 2 Wochen von seiner eigenen Katze in die linke Hand gebissen. Diese Verletzung wurde anfangs von ihm selbst bagatellisiert. Die Vorstellung in der Notfallambulanz erfolgte 3 Tage nach dem Ereignis mit einer Schwellung, Überwärmung und Schmerzhaftigkeit des linken Mittelfingers mit Auslaufen in die Hohlhand. Bei Bestehen einer phlegmonösen Entzündung wurde noch am Vorstellungstag ein chirurgisches Debridement durchgeführt. Unter begleitender Antibiotikatherapie verbesserte sich die Weichteilsituation. Ein spannungsfreier Verschluss der Haut palmar über dem Grundgelenk des Mittelfingers war jedoch nicht möglich. Es resultiert aktuell ein Defekt in der Größe von etwa 2 × 1 cm mit freiliegendem Ringband.

Nach Komplexverletzung der linken Hand vor fast 20 Jahren fehlt der Zeigefinger, und es finden sich derbe Narben in der distalen Hohlhand und den beugeseitigen Grundgliedern von Ring- und Mittelfinger.

Diagnose: Haut-/Weichteildefekt über dem palmaren Grundgelenk des linken Mittelfingers nach infiziertem Katzenbiss

Operation: Weichteildebridement, Defektdeckung mit einem A.-metakarpalis-dorsalis II-Lappen

Vorgehen: Ungestörte ITN. Cefuroxim 1,5 g i.v. Lagerung des Patienten in Rückenlage mit Auslagerung des linken Armes auf dem Handtisch. Entfernen des alten Verbandes inklusive des Syspurderms. Die Wunde zeigt einen sauberen Defekt in der Größe von 2 × 1 cm. Anlegen einer Oberarmmanschette. Steriles Abwaschen und Abdecken in üblicher Weise. Auswickeln des linken Unterarmes mit einer Esmarch-Gummibinde und Anlage einer Blutleere mit 250 mmHg.

Sparsames Umschneiden der Wundränder mit dem Skalpell sowie Anfrischen des Wundgrundes. Bedecken mit einer feuchten Kompresse. Umdrehen der Hand. Mit einem Streifen Ausmessen der erforderlichen Lappenlänge. Diese wird nach proximal im 2. Intermetakarpalraum mit einem Hautmarker eingezeichnet. Die distale Spitze liegt in der Höhe der Zwischenfingerfalte.

Umschneiden des geplanten Lappens von kranial nach kaudal beginnend unter Mitnahme des Subkutangewebes und der Interosseusfaszie. Die im Lappen verlaufende Vene wird kranial mit einer Ligatur unterbunden. Nach vollständiger Hebung des Lappens Öffnen der Blutleere. Der Lappen zeigt sich nach kurzer Zeit gut durchblutet rosig. Vorsichtiges Tunneln auf Höhe der Zwischenfingerfalte in den Defekt nach palmar. Deepithelisieren des distalen Lappenanteils, der im Zwischenfingerraum zu liegen kommen wird. Fassen der Lappenspitze mit einem geraden Klemmchen und Durchziehen nach palmar. Der Lappen lässt sich spannungsfrei im Defekt ausbreiten. Dieser wird dann mit 4/0 Prolene in Einzelknopftechnik eingenäht. Der Hebedefekt lässt sich schichtweise mit 4/0 Vicryl-Koriumnähten und 4/0 Prolene-Hautnähten vollständig verschließen. Eine Redondrainage wird nicht eingelegt. Abschließender Verband mit Fettgaze, sterilem Mull und Polsterwatte. Für die Ruhigstellung wird eine dorsale Unterarmcastlonguette in Intrinsic Plus-Stellung angelegt.

Procedere: Hochlagern des linken Armes, keine physiotherapeutische Beübung, Lappenkontrolle (Vitalität, Stauung) zweimal pro Schicht. Erster kompletter Verbandswechsel durch den Operateur.

Dr. med. J. H. Völpel

14.3.3 Wunddehiszenz laterale Ferse links bei operativ versorgter Calcaneusfraktur – Defektdeckung mit distal gestieltem Peroneus-brevis-Lappen

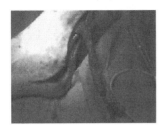

OP-Bericht

Pat.-Nr.: 168793235   **Fall-Nr.:** 2507146
Aktuelle Klinik: Plastische Chirurgie   **Station:** PC 1
Pat.-Name: Bier, Ernst   **Geb.-Dat.:** 18.07.64
          Geschlecht/Alter: m, 48 J.

OP-Datum: 10.07.2013
OP-Dauer (Schnitt/Naht): 08.02 – 09.34 Uhr
Saal: B 2

Personal:
Operateur: Dr. J. H. Völpel   **Anästhesist:** Fr. Dr. Hauser
1. Assistent: Dr. F. Sonntag   **Anästhesieschw./-pfl.:** A. Trobert
          OP-Schwester/-pfl.: N. Albers
          OP-Springer: OTA

Bericht

Vorgeschichte/Indikation: Der Patient hatte sich bei einem Leitersturz vor ca. 3 Wochen eine intraartikuläre Calcaneusfraktur links zugezogen. Nach Konditionierung der Weichteile mit Hochlagerung und Kühlung, erfolgte 1 Woche nach dem Unfallereignis die operative Versorgung mit offener Reposition, Spanunterfütterung und Plattenosteosynthese über einen typischen lateralen, bogenförmigen Zugang. Postoperativ entwickelte sich im horizontalen Anteil der Wunde eine Dehiszenz über der Platte. Eine OP-Indikation besteht aktuell bei Weichteildefekt an der linken lateralen Ferse über dem liegenden Osteosynthesematerial. Geplant sind das Debridement, der Wechsel des als kontaminiert anzusehenden Osteosynthesematerials und die Defektdeckung mit einem distal gestielten Peroneus-brevis-Lappen.

Diagnose: Haut-/Weichteildehiszenz linke laterale Ferse mit freiliegendem Osteosynthesematerial bei operativ versorgter intraartikulärer Calacaneusfraktur

Operation: Weichteildebridement, Materialentfernung, Säuberung des Plattenlagers und Wechsel der Calcaneusplatte inklusive Schrauben. Defektdeckung mit distal gestieltem Peroneus-brevis-Lappen und Spalthaut vom linken medialen Unterschenkel

Vorgehen: Ungestörte ITN. Cefuroxim 1,5 g i.v. Lagerung des Patienten in Rückenlage, die Arme auf Stützen ausgelagert. Unter die linke Hüfte wird ein Sandsack platziert, um eine Innenrotation des linken Beines zu erzielen. Entfernen des alten Verbandes. Darunter zeigt sich ein etwa 2 × 1 cm großer Defekt im Narbenbereich des horizontalen Schenkels. Die Platte ist in der Tiefe des Defekts sichtbar. Die Wundränder sind diskret entzündlich verändert.

Steriles Abwaschen und Abdecken in üblicher Weise unter Einbeziehung des linken Oberschenkels.

Begonnen wird mit dem sparsamen Umschneiden des Wundrandes und dem Eröffnen der Narbe nach kranial und kaudal. Bei Kontamination des Osteosynthesematerials erfolgt der Entschluss, dieses zu wechseln. Mit 3 K-Drähten wird vor Materialentfernung perkutan das vormalige Repositionsergebnis fixiert. Entfernen der Schrauben und vorsichtiges Herausheben der Platte. Das Plattenlager und die Bohrlöcher werden mit einem scharfen Löffel angefrischt. Danach ausgiebige Spülung der Wunde mit Kochsalzlösung. Wechsel auf eine AO-Calcaneusplatte gleichen Typs und Fixierung derselben unter Verwendung neuer Schrauben in den alten Bohrlöchern. Entfernung der K-Drähte. Abdecken des OP-Gebietes mit einer feuchten Kompresse.

Leichte Innenrotation des linken Beines. Längsverlaufender Hautschnitt am lateralen Unterschenkel, beginnend am Übergang vom proximalen zum mittleren Drittel bis in die Retromalleolarregion. Scharfe Präparation bis auf die Unterschenkelfaszie. Diese wird nach Stichinzision mit der Schere nach proximal und distal eröffnet. Identifizieren der Peroneusmuskeln, wobei der M. peroneus brevis mit seinen Fasern weiter nach distal reicht als der M. peroneus longus. Lösen der Longussehne und Weghalten derselben durch einen eingesetzten Wundspreizer. Vorsichtiges Auslösen des M. peroneus brevis aus seiner Loge und der Anheftung an der Fibula. Die Präparation erfolgt von proximal nach distal. Seitlich einsprossende Perforatoren aus der A. fibularis werden mit Gefäßclips unterbunden und durchtrennt. Etwa 3 Querfinger proximal des Malleolus lateralis findet sich ein kräftiger Perforator, der in den Muskel zieht. Dieser wird belassen und als Drehpunkt des Muskels verwendet. Spannungsfreies Einschlagen des Muskels in den Defekt. Die Platte wird ausreichend bedeckt. Der Muskel wird mit Vicryleinzelknopfnähten der Stärke 4/0 im Defekt spannungsfrei fixiert.

Dann schichtweiser Wundverschluss der Hebestelle des Muskels über einer 12er Redondrainage mit Faszien- und Koriumnähten sowie Hautklammerung.

Mit dem Dermatom Entnahme einer 0,2 mm dicken Spalthaut am linken medialen Unterschenkel. Diese wird im Verhältnis 1:1,5 Mesh aufbereitet. Ausbreiten der Spalthaut und Befestigen mit Klammernähten.

Säuberung des OP-Gebietes. Abschließender Verband mit Fettgaze, sterilem Mull und Polsterwatte. Anlegen eines Unterschenkelcasts.

Procedere: Keine Bewegung im Sprunggelenk bis zur gesicherten Einheilung des Lappens. Physiotherapeutische Beübung des linken Knies möglich. Redonentfernung nach 1–2 Tagen. An der Spalthautentnahmestelle erst Fettgaze entfernen, wenn sich diese selber löst. Aufstehen für 4–5 Tage nur zu notwendigen Verrichtungen (Toilette, Waschen etc.). Analgesie und Thromboseprophylaxe lt. Stationsstandard. Erster kompletter Verbandswechsel durch den Operateur.

Dr. med. J. H. Völpel

14.3.4 Defekt distaler Unterschenkel –distal gestielter A.-suralis-Lappen

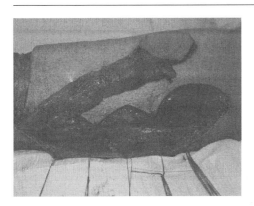

OP-Bericht

Pat.-Nr.: 154456731   **Fall-Nr.:** A4958243/2015
Aktuelle Klinik: Plastische Chirurgie   **Station:** PC1
Pat.-Name: Trophobie, Klaus   **Geb.-Dat.:** 04.09.63
                      Geschlecht/Alter: m, 51 J.

OP-Datum: 18.04.2015
OP-Dauer (Schnitt/Naht): 08.49 – 10.18 Uhr
Saal: B 1

Personal:
Operateur: Dr. J. H. Völpel   **Anästhesist:** Dr. Bischoff
1. Assistent: Dr. Knothe   **Anästhesieschw./-pfl.:** B. Bach
                      OP-Schwester/-pfl.: D. Rameloh
                      OP-Springer: OTA

Bericht

Vorgeschichte/Indikation: Der Pat. hatte sich vor fast 10 Wochen eine bimalleoläre Sprunggelenksfraktur links zugezogen, die noch am Unfalltag sowohl tibial als auch fibular plattenosteosynthetisch versorgt wurde. Im Verlauf entwickelte sich ein Infekt über der tibialen Platte. Dies führte zu mehrfachen Revisionen und letztendlich zur vorzeitigen Materialentfernung bei Kontamination des Plattenlagers. Aktuell besteht über dem anteromedialen distalen Unterschenkel eine dehiszente Wunde im ehemaligen Narbenbereich mit freiliegender Tibia.

Diagnose: Wunddehiszenz im Narbenbereich des linken anteromedialen Unterschenkels nach Spätinfekt und vorzeitiger Plattenentfernung tibial nach bimalleolärer Sprunggelenksfraktur

Operation: Schichtübergreifendes Weichteildebridement, Defektdeckung mit einem distal gestielten A.-suralis-Lappen, Spalthauttransplantation

Vorgehen: Ungestörte ITN. Cefuroxim 1,5 g i.v. Lagerung des Patienten in Bauchlage mit entsprechend umfangreicher Polsterung. Steriles Abwaschen und Abdecken in hausüblicher Weise. Auf die Anlage einer Blutsperre für das linke Bein wird verzichtet.
Die dehiszente Wunde am distalen Unterschenkel wird vollständig eröffnet und sparsam mit dem Skalpell umschnitten. Hierfür wird der Unterschenkel im Kniegelenk 90 Grad angebeugt. Tangentiales Debridement des Wundgrundes und Anfrischen mit einem scharfen Löffel. Die Tibia liegt im Defekt frei, noch mit etwas mit Periost bedeckt, zeigt sich aber vital. Spülung des Op-Gebietes.
Abnehmen eines Abdruckes vom Defekt mittels Papierschablone. Die Defektgröße und die erforderliche Stiellänge werden auf die Wade übertragen. Umschneiden des geplanten Lappens von kranial nach kaudal beginnend unter Mitnahme der Unterschenkelfaszie. Darstellen des N. suralis und der V. saphena parva. Diese werden auf Lappenhöhe durchtrennt und in die Präparation mit eingeschlossen. Erweiterung des Schnittes nach distal und Präparation des Lappenstiels bis zu einer ausreichenden Länge unter subtiler Blutstillung mit der bipolaren Pinzette und teilweisem Ligieren einzelner Perforatoren. Der Lappen lässt sich jetzt spannungsfrei in den Defekt einbringen. Die Hautbrücke zwischen Defekt und Hebestelle wird quer mit dem Skalpell durchtrennt, so dass der Lappen ohne Kompression in den Defekt platziert werden kann. Dieser wird dann mit 3/0 Prolene in Einzelknopftechnik eingenäht. Der Hebedefekt lässt sich mit 2/0 Vicryl-Koriumnähten vollständig verschließen. Eine Redondrainage wird nicht eingelegt. Die Haut wird mit Klammern verschlossen. Am medialen Unterschenkel wird ein schmaler Streifen Spalthaut in 0,2 mm Schichtdicke mit dem Akkudermatom entnommen. Dieser wird im Verhältnis 1:1,5 Mesh aufbereitet. Die Spalthaut wird auf den Lappenstiel aufgebracht und mit 5/0 Prolene-Einzelknopfnähten fixiert.
Abschließender Verband mit Grassolind, sterilem Mull und Polsterwatte. Für die Lagerung wird eine Unterschenkelcastlonguette angelegt mit Aussparung der Stielzone.

Procedere: Hochlagern des linken Beines auf Braun'scher Schiene. Aufstehen für 4–5 Tage nur zu notwendigen Verrichtungen (Toilette, Waschen etc.). Lappenkontrolle (Vitalität, Stauung) zweimal pro Schicht. An der Spalthautentnahmestelle erst Fettgaze entfernen, wenn sich diese von selber löst. Erster kompletter Verbandswechsel durch den Operateur.

Dr. med. J. H. Völpel

Nachbehandlungs- schemata

Nachbehandlungsschemata der oberen Extremität

L. Irlenbusch, K. Schendel

H. Siekmann et al. (Hrsg.), *Operationsberichte Orthopädie und Unfallchirurgie*,
DOI 10.1007/978-3-662-48881-2_15, © Springer-Verlag Berlin Heidelberg 2016

Die im Folgenden dargestellten Nachbehandlungsschemata dienen als Beispiele zur Ergänzung des Operationsberichts bzw. zur Aushändigung an den Patient oder den weiterbehandelnden Arzt. Sie erheben keinen Anspruch auf Vollständigkeit.

15.1 Klavikulaschaftfrakturen (Plattenosteosynthese, ESIN)

Zur Nachbehandlung ◘ Tab. 15.1.

15.2 Laterale Klavikulafrakturen, AC-Luxationen

Zur Nachbehandlung ◘ Tab. 15.2.

15.3 Proximale Humerusfraktur (winkelstabile Platte, proximaler Humerusnagel)

Zur Nachbehandlung ◘ Tab. 15.3.

15.4 Proximale Humerusfraktur (Humeruskopfprothese, Schulter-TEP)

Zur Nachbehandlung ◘ Tab. 15.4.

15.5 Humerusschaftfrakturen (Marknagelung und Platte)

Zur Nachbehandlung ◘ Tab. 15.5.

◘ Tab. 15.1 Nachbehandlungsschema nach Klavikulaschaftfrakturen

Postoperativer Tag	Behandlung	Physiotherapie	Besonderheiten
1./2.	Schmerztherapie (initial hochdosiert, schrittweise Reduktion), Kryotherapie, Drainagenzug, Röntgenkontrolle	Schmerzadaptiert aktiv-assistive Abduktion u. Anteversion bis 90°, schmerzadaptiert Motorschiene bis 90°, Isometrie, keine Gewichte > 2 kg, Beübung freier Gelenke	
3.–11.		Aktive Abduktion u. Anteversion bis 90°	
12.–14.	Fadenzug Röntgenkontrolle		
15.–41.			
42.	Röntgenkontrolle	Komplette, aktive Bewegungs- und Belastungsfreigabe	
Materialentfernung nach frühestens 18 Monaten wg. erhöhter Refrakturgefahr			

◘ Tab. 15.2 Nachbehandlungsschema nach lateralen Klavikulafrakturen, AC-Luxationen

Postoperativer Tag	Behandlung	Physiotherapie	Besonderheiten
1./2.	Schmerztherapie (initial hochdosiert, schrittweise Reduktion), Kryotherapie, Drainagenzug, Röntgenkontrolle	Schmerzadaptiert aktiv-assistive Abduktion u. Anteversion bis 90°, schmerzadaptiert Motorschiene bis 90°, Isometrie, keine Gewichte > 2 kg, Beübung freier Gelenke	In Ausnahmefällen Gilchristverband zur Nacht
3.–11.		Aktive Abduktion u. Anteversion bis 90°	
12.–14.	Fadenzug, Röntgenkontrolle		
15.–41.			
42.	Röntgenkontrolle		
42.–56.	Materialentfernung Hakenplatte, danach komplette, aktive Bewegungs- und Belastungsfreigabe		

Tab. 15.3 Nachbehandlungsschema nach proximaler Humerusfraktur, versorgt mit winkelstabiler Platte, proximalem Humerusnagel

Postoperativer Tag	Behandlung	Physiotherapie	Besonderheiten
1./2.	Schmerztherapie (initial hoch-dosiert, schrittweise Reduktion), Kryotherapie, Drainagenzug, Röntgenkontrolle	Schmerzadaptiert aktiv-assistive Abduktion/Anteversion bis 90°, schmerzadaptiert Motorschiene bis 90°, Isometrie, keine Gewichte > 2 kg, Beübung freier Gelenke, aktiv-assistive Rotation AR/IR 0/0/90°, keine forcierte Rotation	In Ausnahmefällen Gilchrist-verband zur Nacht, bei simultaner Rotatoren-manschettenrekonstruktion Nachbehandlung entspre-chend anpassen
3.–11.		Aktive Abduktion/Anteversion bis 90°, aktiv-assistive schmerzadaptiert freie AR/IR, keine Rotation gegen Widerstand	
12.–14.	Fadenzug Röntgenkontrolle		
15.–41.			
42.	Röntgenkontrolle	Aktive Bewegungs- und Belastungsfreigabe auch gegen Widerstand, kopfzentrierende Übungen	

Materialentfernung nach 18 Monaten, bei Impingementbeschwerden ggf. früher bzw. in Kombination mit subakromialer Dekompression

Tab. 15.4 Nachbehandlungsschema nach proximaler Humerusfraktur, versorgt mit Humeruskopfprothese, Schulter-TEP

Postoperativer Tag	Behandlung	Physiotherapie	Besonderheiten
1./2.	Schmerztherapie (initial hoch-dosiert, schrittweise Reduktion), Kryotherapie, Drainagenzug, Röntgenkontrolle	Isometrie, Beübung freier Gelenke	Abduktionskissen
3.–11.			
12.–14.	Fadenzug Röntgenkontrolle		
15.–28.		Passive Bewegungsübungen: - Anteversion bis 60° - Abduktion bis 60° - keine Außenrotation - Innenrotation frei Motorschiene, Isometrie, Beübung freier Gelenke	
29.–42.		Aktiv-assistive Bewegungsübungen: - Anteversion bis 90° - Abduktion bis 90° - keine Außenrotation - Innenrotation frei Motorschiene, Isometrie, Beübung freier Gelenke	Abduktionskissen (schritt-weise abtrainieren)
42.	Röntgenkontrolle	Aktive Bewegungs- und Belastungsfreigabe auch gegen Widerstand, kopfzentrierende Übungen	

Ambulante o. stationäre Rehabilitationsmaßnahme veranlassen

15.6 Distale Humerusfrakturen (Platten-/Doppelplattenosteosynthese)

Zur Nachbehandlung ◘ Tab. 15.6.

15.7 Distale Radiusfraktur – interne Versorgung (Plattenosteosynthese, micro-nail, kanülierte Schraubenosteosynthese)

Zur Nachbehandlung ◘ Tab. 15.7.

◘ Tab. 15.5 Nachbehandlungsschema nach Humerusschaftfraktur

Postoperativer Tag	Behandlung	Physiotherapie	Besonderheiten
1./2.	Schmerztherapie (initial hochdosiert, schrittweise Reduktion), Kryotherapie, Drainagenzug, Röntgenkontrolle	Aktive, schmerzadaptiert freie Bewegungsübungen, Isometrie, keine Rotation gegen Widerstand	Bei antegrader Marknagelung ggf. prolongierte NSAR-Gabe zur Prophylaxe heterotoper Ossifikationen
3.–11.			
12.–14.	Fadenzug Röntgenkontrolle		
15.–42.			
42.	Röntgenkontrolle	Komplette Bewegungs- und Belastungsfreigabe	
Materialentfernung nach 18 Monaten			

◘ Tab. 15.6 Nachbehandlungsschemata nach distaler Humerusfraktur

Postoperativer Tag	Behandlung	Physiotherapie	Besonderheiten
1./2.	Kryotherapie, Schmerztherapie (initial hochdosiert, schrittweise Reduktion), Drainagenzug, Röntgenkontrolle	Schmerzadaptierte aktive, freie Bewegungsübungen, Isometrie, keine Extension / Flexion gegen Widerstand, Motorschiene	Gilchristverband
3.–11.			Prolongierte NSAR-Gabe zur Prophylaxe heterotoper Ossifikationen
12.–14.	Fadenzug Röntgenkontrolle		
15.–42.			
42.	Röntgenkontrolle	Aktive Bewegungs- und Belastungsfreigabe auch gegen Widerstand	

◘ Tab. 15.7 Nachbehandlungsschema nach einer distalen Radiusfraktur, intern versorgt

Postoperativer Tag	Behandlung	Physiotherapie	Besonderheiten
1./2.	Schmerztherapie (initial hochdosiert, schrittweise Reduktion), Kryotherapie, Drainagenzug, Röntgenkontrolle	Schmerzadaptierte aktive Bewegungsübungen, keine forcierten Rotationsbewegungen, Isometrie, freie Beübung der angrenzenden Gelenke, Ergotherapie zur Verbesserung von Grob- und Feinmotorik	Keine postoperative Ruhigstellung im Gips, außer bei hochgradiger Osteoporose oder komplexen Frakturen 23-C2/-C3
3.–11.			
12.–14.	Fadenzug Röntgenkontrolle		
15.–28.			
29.–42.		Zusätzlich verstärkte Beübung von Pro- und Supination	
42.	Röntgenkontrolle	Aktive Bewegungs- und Belastungsfreigabe auch gegen Widerstand	
Materialentfernung ggf. nach 912 Monaten bei jüngeren Patienten			

15.8 Distale Radiusfraktur – externe Osteosynthese (Fixateur externe)

Zur Nachbehandlung ◘ Tab. 15.8.

15.9 Skaphoidfraktur (Herbertschraube)

Zur Nachbehandlung ◘ Tab. 15.9.

◘ **Tab. 15.8** Nachbehandlungsschema nach einer distalen Radiusfraktur, versorgt mit externer Osteosynthese

Postoperativer Tag	Behandlung	Physiotherapie	Besonderheiten
1. / 2.	Schmerztherapie (initial hoch-dosiert, schrittweise Reduktion), Kryotherapie, Röntgenkontrolle	Schmerzadaptierte aktive Bewegungsübungen, keine forcierten Rotationsbewegungen, Isometrie, freie Beübung der angrenzenden Gelenke, Ergotherapie zur Verbesserung von Grob- und Feinmotorik	Tgl. Pinstellenpflege obligat, Fixateurbacken regelmäßig nachziehen
3.–11.			
12.–14.	ggf. Fadenzug Röntgenkontrolle	ggf. Reduktion der Vorspannung des Fixateurs	
15.–28.		Schmerzadaptierte aktive Bewegungsübungen, Isometrie, freie Beübung der angrenzenden Gelenke, Ergotherapie zur Verbesserung von Grob- und Feinmotorik	
42.	Röntgenkontrolle	Rückbau Fixateur externe, aktive Bewegungs- und Belastungsfreigabe auch gegen Widerstand	

◘ **Tab. 15.9** Nachbehandlungsschema nach einer Skaphoidfraktur (Herbertschraube)

Postoperativer Tag	Behandlung	Physiotherapie	Besonderheiten
1./2.	Kryotherapie, Schmerztherapie (initial hochdosiert, schrittweise Reduktion), Röntgenkontrolle	Unterarmgips mit Daumeneinschluss für 4 Wochen, alternativ RhizoLoc-Orthese, Ergotherapie zur Verbesserung von Grob- und Feinmotorik, aktive Bewegungsübungen der Finger, keine Lasten	Bei begleitender Verletzung des SL-Bandes mit temp. Arthrodese ist eine 6-wöchige Ruhigstellung im Gips erforderlich
10.	Fadenzug		
14.	Röntgenkontrolle		
15.–28.			
29.–42.		Abnahme Unterarmgips, aktive Bewegungsübungen, keine forcierten Umwendebewegungen, Fortführung Ergotherapie, keine Lasten	
42.	Röntgenkontrolle	Zusätzlich forcierte Bewegungsübungen gestattet, keine Lasten	
ab 8. Woche		Komplette aktive Bewegungs- und Belastungsfreigabe	
Keine planmäßige Materialentfernung			

15.10 Rekonstruktion der Rotatorenmanschette

Zur Nachbehandlung ◘ Tab. 15.10.

15.11 Schulterstabilisierung

Zur Nachbehandlung ◘ Tab. 15.11.

15.12 Subakromiale Dekompression

Zur Nachbehandlung ◘ Tab. 15.12.

15.13 Anatomische Schultertotalendoprothese

Zur Nachbehandlung ◘ Tab. 15.13.

◘ **Tab. 15.10** Nachbehandlungsschema bei einer Rotatorenmanschettenrekonstruktion

Postoperativer Tag	Behandlung	Physiotherapie	Besonderheiten
1./2.	Kryotherapie, Schmerztherapie (initial hochdosiert, schrittweise Reduktion), Drainagenzug	Pass. BÜ: 60°-Abduktion, 60°-Flexion, 10°-Außenrotation, Isometrie, TENS	Abduktionskissen
3.–11.			
12.–14.	Fadenzug		
15.–28.			
29.–42.		Pass. BÜ: 90°-Abduktion, 90°-Flexion, 30°-Außenrotation, Übergang akt.- ass. BÜ, Isometrie, TENS, PNF	
ab 43.		Belastung und ROM frei	Ambulante Reha

◘ **Tab. 15.11** Nachbehandlungsschema bei einer Schulterstabilisation

Postoperativer Tag	Behandlung	Physiotherapie	Besonderheiten
1./2	Kryotherapie, Schmerztherapie (initial hochdosiert, schrittweise Reduktion), Drainagenzug, Röntgen	Passive BÜ bis 60°-Abduktion u. Flexion, keine AR über 0°, Isometrie, TENS	Abduktionskissen
3.–11.			
12.–14.	Fadenzug		
15.–28.			
29.–42.		Passive sowie akt.-ass. BÜ bis 90°-Abduktion u. Flexion, keine Außenrotation über 0°, Isometrie, TENS	
ab 43.		Belastung und ROM frei, Kräftigung des Deltamuskels und der Kopfdepressoren	Ambulante Reha

◘ **Tab. 15.12** Nachbehandlungsschema bei subakromialer Dekompression

Postoperativer Tag	Behandlung	Physiotherapie	Besonderheiten
1./2.	Kryotherapie, Schmerztherapie (initial hochdosiert, schrittweise Reduktion), Drainagenzug	Freie, schmerzadaptierte Beweglichkeit, Isometrie, TENS, PNF	Keine Ruhigstellung
3.–11.			
12.–14.	Fadenzug		

Postoperativer Tag	Behandlung	Physiotherapie	Besonderheiten
1./2.	Schmerztherapie (initial hochdosiert, schrittweise Reduktion), Kryotherapie, Drainagenzug, Röntgenkontrolle	Isometrie, Beübung freier Gelenke	Abduktionskissen
3.–11.		Passive Bewegungsübungen: - Anteversion bis 90° - Abduktion bis 90° - keine Außenrotation über 0° - Innenrotation frei Motorschiene, Isometrie, Beübung freier Gelenke	
12.–14.	Fadenzug, Röntgenkontrolle		
15.–28.		Aktiv-assistive Bewegungsübungen: - Anteversion bis 90° - Abduktion bis 90° - keine Außenrotation - Innenrotation frei Motorschiene, Isometrie, Beübung freier Gelenke	
29.–42.		Aktive Bewegungsübungen: - Anteversion über 90° - Abduktion über 90° - keine Außenrotation - Innenrotation frei Motorschiene, Isometrie, Beübung freier Gelenke	Abduktionskissen (schrittweise abtrainieren)
42.	Röntgenkontrolle	Aktive Bewegungs- und Belastungsfreigabe auch gegen Widerstand, kopfzentrierende Übungen	
Ambulante oder stationäre Rehabilitationsmaßnahme veranlassen			

□ Tab. 15.13 Nachbehandlungsschema bei anatomischer Schulter-TEP

15.14 Inverse Schulterendoprothese

Zur Nachbehandlung ◘ Tab. 15.14.

◘ **Tab. 15.14** Nachbehandlungsschema bei inverser Schulterendoprothese

Postoperativer Tag	Behandlung	Physiotherapie	Besonderheiten
1./2.	Schmerztherapie (initial hochdosiert, schrittweise Reduktion), Kryotherapie, Drainagenzug, Röntgenkontrolle	Isometrie, Beübung freier Gelenke	Abduktionskissen
3.–11.		Aktiv-assistive Bewegungsübungen: - Anteversion bis 90° - Abduktion bis 90° - keine Außenrotation über 0° - Innenrotation frei Motorschiene, Isometrie, Beübung freier Gelenke	
12.–14.	Fadenzug, Röntgenkontrolle		
15.–42.		Aktive Bewegungsübungen: - Anteversion bis 90° - Abduktion bis 90° - keine Außenrotation - Innenrotation frei im Verlauf langsam steigern Motorschiene, Isometrie, Beübung freier Gelenke	
42.	Röntgenkontrolle	Aktive Bewegungs- und Belastungsfreigabe auch gegen Widerstand, kopfzentrierende Übungen	
Ambulante oder stationäre Rehabilitationsmaßnahme veranlassen			

15

Nachbehandlungsschemata der unteren Extremität

L. Irlenbusch, K. Schendel

H. Siekmann et al. (Hrsg.), *Operationsberichte Orthopädie und Unfallchirurgie*,
DOI 10.1007/978-3-662-48881-2_16, © Springer-Verlag Berlin Heidelberg 2016

Die im Folgenden dargestellten Nachbehandlungsschemata dienen als Beispiele zur Ergänzung des Operationsberichts bzw. zur Aushändigung an den Patienten oder den weiterbehandelnden Arzt. Sie erheben keinen Anspruch auf Vollständigkeit.

16.1 Sprunggelenksfraktur dislozierte Weber-A- und -B-Frakturen ohne Syndesmosenläsion

Zur Nachbehandlung ◘ Tab. 16.1.

16.2 Sprunggelenksfrakturen mit Syndesmoseninstabilität und Stellschraubenimplantation

Zur Nachbehandlung ◘ Tab. 16.2.

16.3 Höhergradige Sprunggelenksfraktur ohne Syndesmoseninstabilität – Weber-C-Frakturen, bi-/trimalleoläre Frakturen

Zur Nachbehandlung ◘ Tab. 16.3.

16.4 Resektion von Außen- und Innenmeniskus

Zur Nachbehandlung ◘ Tab. 16.4.

16.5 Meniskusrefixation

Zur Nachbehandlung ◘ Tab. 16.5.

16.6 VKB-Ersatzplastik

Zur Nachbehandlung ◘ Tab. 16.6.

16.7 HKB-Ersatzplastik

Zur Nachbehandlung ◘ Tab. 16.7.

16.8 Chondropick-Behandlung, MACI oder OATS

Zur Nachbehandlung ◘ Tab. 16.8.

◘ Tab. 16.1 Nachbehandlungsschema nach Sprunggelenksfraktur (dislozierte Weber A und B-Frakturen ohne Syndesmosenläsion)

Postoperativer Tag	Behandlung	Physiotherapie	Besonderheiten
1./2.	Schmerztherapie (initial hochdosiert, schrittweise Reduktion), Kryotherapie, Drainagenzug, Röntgenkontrolle	Schmerzadaptierte aktive Bewegungsübungen, Isometrie, Propriozeptions- und Koordinationstraining, Gangschulung unter schmerzadaptierter Vollbelastung mit AirGo-Orthese	
3.–11.			
12.–14.	ggf. Fadenzug Röntgenkontrolle		
15.–41.			
42.	Röntgenkontrolle	Komplette Belastungsfreigabe ohne Orthese	

◘ Tab. 16.2 Nachbehandlungsschema nach Sprunggelenksfraktur mit Syndesmoseninstabilität und Stellschraubenimplantation

Postoperativer Tag	Behandlung	Physiotherapie	Besonderheiten
1./2.	Schmerztherapie (initial hochdosiert, schrittweise Reduktion), Kryotherapie, Drainagenzug, Röntgenkontrolle	schmerzadaptierte aktive Bewegungsübungen, Isometrie, Propriozeptions- und Koordinationstraining, Gangschulung unter Teilbelastung mit 20 kg mit AirGo-Orthese	
3.–11.			
12.–14.	ggf. Fadenzug, Röntgenkontrolle		
15.–41.			
42.	Röntgenkontrolle, Entfernung der Stellschraube	Nach Stellschraubenentfernung: komplette Belastungsfreigabe ohne Orthese	

☐ Tab. 16.3 Nachbehandlungsschema nach höhergradiger Sprunggelenksfraktur ohne Syndesmoseninstabilität – Weber-C-Frakturen, bi-/trimalleo-läre Frakturen

Postoperativer Tag	Behandlung	Physiotherapie	Besonderheiten
1./2.	Schmerztherapie (initial hoch-dosiert, schrittweise Reduktion), Kryotherapie, Drainagenzug, Röntgenkontrolle	Schmerzadaptierte aktive Bewegungsübungen, Isometrie, Propriozeptions- und Koordinationstraining, Gangschulung mit Teilbelastung 20 kg mit AirGo-Orthese	
3.–11.			
12.–14.	ggf. Fadenzug, Röntgenkontrolle		
15.–41.		Schmerzadaptierte aktive Bewegungsübungen, Isometrie, Propriozeptions und Koordinationstraining, Gangschulung mit Teilbelastung ½ Körpergewicht mit AirGo-Orthese	
42.	Röntgenkontrolle	Komplette Belastungsfreigabe ohne Orthese	

☐ Tab. 16.4 Nachbehandlungsschema bei Resektion von Außen- und Innenmeniskus

Postoperativer Tag	Behandlung	Physiotherapie	Besonderheiten
1./2.	Schmerztherapie (initial hoch-dosiert, schrittweise Reduktion), Kryotherapie, Drainagenzug	Schmerzadaptierte aktive Bewegungsübungen, Isometrie, Propriozeptions- und Koordinationstraining, Gangschulung unter schmerzadaptierter Vollbelastung	
12.–14.	Fadenzug		

☐ Tab. 16.5 Nachbehandlungsschema nach Meniskusrefixation

Postoperativer Tag	Behandlung	Physiotherapie	Besonderheiten
1./2.	Schmerztherapie (initial hoch-dosiert, schrittweise Reduktion), Kryotherapie, Drainagenzug	20 kg TB, ROM: 0/0/60, Motorschiene, Isometrie, TENS, Beübung freier Gelenke	Orthese
3.–11.			
12.–14.	Fadenzug		
15.–28.		20 kg TB, ROM: 0/0/60, Isometrie, TENS, Beübung freier Gelenke	
29.–42.		20 kg TB, ROM 0/0/90, Isometrie, Beübung freier Gelenke	Orthese
42.		Aktive Bewegungs- und Belastungsfreigabe	

Keine tiefe Hocke für 3 Monate

◻ **Tab. 16.6** Nachbehandlungsschema nach VKB-Ersatzplastik

Postoperativer Tag	Behandlung	Physiotherapie	Besonderheiten
1./2.	Kryotherapie, Schmerztherapie (initial hochdosiert, schrittweise Reduktion), Drainagenzug, Röntgen	20 kg TB, ROM 0/0/90, Isometrie, TENS, Motorschiene	Orthese
3.–11.			Orthese
12.–14.	Fadenzug	Vollbelastung, ROM 0/0/90, Isometrie, TENS, Motorschiene	
15.–42.			
42.		Aktive Bewegungs- und Belastungsfreigabe auch gegen Widerstand	

Beübung nur in geschlossener Kette, ambulante Reha ab 7. Woche

◻ **Tab. 16.7** Nachbehandlungsschema nach HKB-Ersatzplastik

Postoperativer Tag	Behandlung	Physiotherapie	Besonderheiten
1./2.	Kryotherapie, Schmerztherapie (initial hochdosiert, schrittweise Reduktion), Drainagenzug, Röntgen	Sohlenkontakt, ROM 0/0/20, Isometrie, TENS	PTS-Schiene, keine Flexion gegen Widerstand
3.–11.			PTS-Schiene, keine Flexion gegen Widerstand
12.–14.	Fadenzug	20 kg TB, ROM 0/0/45, Isometrie, TENS	
15.–28.			
29.–42.		½ KG TB, ROM 0/0/70, Isometrie, TENS	PTS-Schiene, keine Flexion gegen Widerstand
43.–96.		Belastung und ROM frei	PCL-Orthese, keine Flexion gegen Widerstand, ambulante Reha

◻ **Tab. 16.8** Nachbehandlungsschema bei Chondropick-Behandlung, MACI oder OATS

Postoperativer Tag	Behandlung	Physiotherapie	Besonderheiten
1./2.	Schmerztherapie (initial hochdosiert, schrittweise Reduktion), Kryotherapie	Listraschiene zum OP-Ende, »No touch« (nur bei MACI)	Keine Drainagen bei MACI
12.–14.	Fadenzug	20 kg Teilbelastung, schmerzadaptierte aktive Bewegungsübungen, Isometrie, TENS, Propriozeptions- und Koordinationstraining, Gangschulung, Bewegungslimitierung nach Maßgabe des Operateurs	
15.–28.			
29.–41.			
42.		Komplette Bewegungs-/Belastungsfreigabe	

16.9 Mediale Retinaculumrekonstruktion oder MPFL-Plastik

Zur Nachbehandlung ◘ Tab. 16.9.

◘ Tab. 16.9 Nachbehandlungsschema bei medialer Retinaculumrekonstruktion oder MPFL-Plastik

Postoperativer Tag	Behandlung	Physiotherapie	Besonderheiten
1./2.	Schmerztherapie (initial hochdosiert, schrittweise Reduktion), Kryotherapie, Drainagenzug	Listraschiene zum OP-Ende, schmerzadaptierte aktive Bewegungsübungen, Isometrie, TENS, Propriozeptions- und Koordinationstraining, Gangschulung unter schmerzadaptierter Vollbelastung,	Vorsichtige Patellamobilisation ab 3. postoperativer Woche
12.–14.	Fadenzug		
15.–28.		Orthese 0/0/60°	
29.–41.		Orthese 0/0/90°	
42.		Komplette Bewegungsfreigabe	

Serviceteil

H. Siekmann et al. (Hrsg.), *Operationsberichte Orthopädie und Unfallchirurgie*,
DOI 10.1007/978-3-662-48881-2, © Springer-Verlag Berlin Heidelberg 2016

Literaturverzeichnis

Anderson LD, D'Alonzo RT (1974) Fractures of the odontoid process of the axis. JBJS 56-A:1663–1674

Austin DW, Leventen EO (1968) Scientific exhibit of V-Osteotomy of the first meta-tarsal head. AAOS, Chicago

Bateman J (1972) The shoulder and neck. In: Saunders WB (Hrsg) The shoulder and neck. Saunders, Philadelphia, S 213–235

Bauer R, Kerschbaumer F, Poisel S (2001) Operative Zugangswege in Orthopädie und Traumatologie. Thieme, Stuttgart

Bigliani LU, Morris DS, April EW (1986) The morphology of the acromion and rotator cuff impingement. Orthop Trans 10:228–233

Börm W, Meyer F (2009) Spinale Neurochirurgie – Operatives Management von Wirbelsäulenerkrankungen. Schattauer, Stuttgart

Brittberg M, Winalski CS (2003) Evaluation of cartilage injuries and repair. JBJS (Am) 85-A Suppl 2:58–69

Brooker, AF (1973) Ectopic ossification following total hip replacement. Incidence and a method of classification. JBJS (Am) 55(8):1629–1632

Duncan CP, Masri BA (1995) Fractures of the femur after hip replacement. Instr Course Lect 44:293–304

Ellman H, Gartsmann GM (1993) Arthroscopic shoulder surgery and related procedures. Lea & Febiger, Philadelphia, S 8–99

Euler E, Rüedi T (1996) Scapulafraktur. In: Habermeyer P, Schweiberer L, Schulterchirurgie, 2. Aufl. Urban & Schwarzenberg, München, S 261–272

Fontaine VR, Kim M, Kicny R (1954) Die chirurgische Behandlung der peripheren Durchblutungsstörungen. Helvetica Chirurgica Acta 5/6:499–533

Ganz R, Parvizi J, Beck M et al (2003) Femoroacetabular impingement. A cause for osteoarthritis of the hip. Clin Orthop Relat Res 417:111–119

Gardeniers JWM (1993) Report of the Committee of Staging and Nomenclature. ARCO News Letter 5(2):79–82

Habermeyer P (2002) Schulterchirurgie, 3. Aufl. Urban & Fischer, München

Habermeyer P, Lichtenberg S, Magosch P (2010) Schulterchirurgie, Urban & Fischer, München

Hamada K, Fukuda H, Mikasa M, Kobayashi Y (1990) Roentgenographic findings in massive rotator cuff tears. A long-term observation. Clin Orthop 254:92–96

Hawkins LG (1970) Fractures of the neck of the talus. J Bone Joint Surg 52-A:991–1002

Hohmann G (1922) Über ein Verfahren zur Behandlung des Spreizfußes. Zbl Chir 49:1933–1935

Jerosch J, Heisel J (2009) Operative Therapie von Fuß und Sprunggelenk. Deutscher Ärzte-Verlag, Köln

Johansson JE, McBroom R, Barrington TW, Hunter GA (1981) Fracture of the ipsilateral femur in patients with total hip replacement. JBJS (Am) 63:1435–1442

Josten C, Lill H (2002) Ellenbogenverletzungen. Steinkopff-Verlag, Darmstadt

King HA, Moe JH, Bradford DS, Winter RB (1983) The selection of fusion levels in thoracic idiopathic scoliosis. JBJS (Am) 65(9):1302–1313

Larsen A, Dale K, Eek M (1977) Radiographic evaluation of rheumatoid arthritis and related conditions by standard reference films. Acta Radiol Diagn 18:481–491

Letournel E, Judet R (1993) Fractures of the acetabulum, 2. Aufl. Springer, Berlin

Lill H (2006) Die proximale Humerusfraktur. Thieme, Stuttgart

Magerl F, Aebi M, Gertzbein SD et al (1994) A comprehensive classification of thoracic and lumbar injuries. Eur Spine J 3:184–201

Mason ML (1954) Some observations on fractures of the head of radius with a review of one hundred cases. Br J Surg 42:123–132

Merle M, Rehart S (2009) Chirurgie der Hand. Thieme, Stuttgart

Meyerding HW (1952) Spondylolisthesis. Surg Gynecol Obstet 54:370–377

Moore TM (1981) Fracture dislocation of the knee. Clin Orthop Relat Res156:128–140

Nebelung W, Wiedemann E (2002) Schulterarthroskopie. Springer, Berlin

Neer, CS 2nd (1970) Displaced proximal humerus fractures. I. Classification and evaluation. J Bone Joint Surg (Am) 52(6):1077–1089

Neu J, Petersen D, Schellmann WD (2001) Arzthaftung, Arztfehler – Orthopädie und Unfallchirurgie. Steinkopff, Darmstadt

Outerbridge RE (1961) The ethiology of chondromalacia patellae. JBJS 43

Palmer AK (1989) Triangular fibrocartilage complex lesions: a classification. J Hand Surg A 14:594–606

Paley D (2002) Principles of deformity correction. Springer, Berlin

Pechlaner S, Hussl H, Kerschbaumer F (1998) Operationsatlas Handchirurgie. Thieme, Stuttgart

Petersen W, Zantop T (2009) Das vordere Kreuzband: Grundlagen und aktuelle Praxis der operativen Therapie. Deutscher Ärzte-Verlag, Köln

Richter KH, Leitz H (2005) Aktuelle Hinweise zur Erstellung von OP-Berichten. BDC Online, zugegriffen am 19. 5. 2012

Richtlinien des Gemeinsamen Bundesausschusses über Kriterien zur Qualitätsbeurteilung arthroskopischer Operationen (2009) Bundesanzeiger 2010:832

Rockwood CA, Matsen FA (1990) The shoulder. Volume I. WB Saunders company, Philadelphia, S 422–425

Rudigier J (2006) Kurzgefasste Handchirurgie, 5. Aufl. Thieme, Stuttgart

Rüedi TP (2008) AO-Prinzipien des Frakturmanagements, 2 Bde. Bd 1: Prinzipien, Bd 2: Spezifische Frakturen. 2. Aufl. Thieme, Stuttgart

Rüedi T, Murphy W (2003) AO Prinzipien des Frakturmanagements. Thieme, Stuttgart

Schatzker J (2005) Fractures of the olecranon. In: Schatzker J, Tile M (eds) The rationale of operative fracture care, 3. Aufl. Springer, Berlin, S 80–87

Schnettler R, Steinau HU (2004) Septische Knochenchirurgie. Thieme, Stuttgart

Siekmann H, Irlenbusch L (2011) Operationsberichte Unfallchirurgie. Springer, Berlin

Snyder SJ (1993) Evaluation and treatment of the rotator cuff. Orthop Clin North Am 24(1)

Snyder SJ, Karzel RP, Del Pizzo W et al (1990) SLAP lesions of the shoulder. Arthroscopy 6(4):274–279

Strobel M (1998) Arthroskopische Chirurgie. Springer, Berlin

Tönnis D (1979) Eine neue Form der Hüftpfannenschwenkung durch Dreifachosteotomie zur Ermöglichung späterer Hüftprothesenversorgung. Orthopädische Praxis Band 12:1003–1005

Tscherne H, Blauth M (1998) Unfallchirurgie, Wirbelsäule. Springer, Berlin

Weber BG (1972) Die Verletzung des oberen Sprunggelenkes, 2. Aufl. Huber, Bern

Weil LS (1994) Weil head-neck oblique osteotomy-technique and fixation. Paper read at »Techniques of osteotomies on the forefoot«. Bordeaux, October 20–22, 1994

Windolf J (2006) Exemplarischer Operationsbericht – OP-Technik. Unfallchirurg 109:671–672

Wirth CJ, Mutschler W (2008) Praxis der Orthopädie und Unfallchirurgie, 2. Aufl. Thieme, Stuttgart

Zwipp H, Tscherne H, Wülker N, Grote R (1989): Der intraartikuläre Fersenbeinbruch; Klassifikation, Bewertung, Operationstechnik. Unfallchirurg 92:117–129

Stichwortverzeichnis

Stichwortverzeichnis

Printed in the United States
By Bookmasters